新编临床药物
基础与应用

主编 郭衍梅 王美霞 马焕焕 宋鲁萍

郑晓丽 赵 颖 张 雷

黑龙江科学技术出版社

图书在版编目（CIP）数据

新编临床药物基础与应用 / 郭衍梅等主编． -- 哈尔滨：黑龙江科学技术出版社，2022.7
ISBN 978-7-5719-1501-8

Ⅰ．①新… Ⅱ．①郭… Ⅲ．①临床药学 Ⅳ．①R97

中国版本图书馆CIP数据核字（2022）第121705号

新编临床药物基础与应用
XINBIAN LINCHUANG YAOWU JICHU YU YINGYONG

主　　编　郭衍梅　王美霞　马焕焕　宋鲁萍　郑晓丽　赵　颖　张　雷
责任编辑　包金丹
封面设计　宗　宁
出　　版　黑龙江科学技术出版社
　　　　　地址：哈尔滨市南岗区公安街70-2号　邮编：150007
　　　　　电话：（0451）53642106　传真：（0451）53642143
　　　　　网址：www.lkcbs.cn
发　　行　全国新华书店
印　　刷　哈尔滨双华印刷有限公司
开　　本　787 mm×1092 mm　1/16
印　　张　28.5
字　　数　720千字
版　　次　2022年7月第1版
印　　次　2023年1月第1次印刷
书　　号　ISBN 978-7-5719-1501-8
定　　价　198.00元

编委会

前言 / Foreword

药物是指可改善机体的生理功能或病理状态，对用药者有益，达到预防、诊断、治疗疾病目的的物质。一般认为，药物的安全范围较大，在一定的剂量范围内使用是安全的；毒物的安全范围较小，在使用较小剂量时即对机体有明显的毒性作用。药物与毒物之间并没有本质的区别，药物的大剂量使用或非正确使用可造成药物中毒，甚至危及生命，此时药物表现出毒物的作用；而针对特定情况使用特定剂量的某些毒物时，能够产生治疗作用。随着药学服务范围的不断拓展，药师人才队伍虽日渐成长壮大，但普遍存在着缺乏药物治疗理论知识、对新药认识不足等问题，增加了医疗机构的压力。为此，我们特组织多位长期工作于临床一线的专家编写了本书，力求通过简洁的文字介绍药物学基础知识与临床用药注意事项，帮助药师培养系统的临床思维。

本书重视理论与实践相结合，在介绍药物学基础内容的同时，着重介绍了临床常用西药和中药的作用、临床应用、不良反应及注意事项。此外，本书还涉及了医院药事管理和药物临床试验的内容。本书以体现"深、精、新"为目的，结合临床实际用药情况，增加了一些药物作用机制的新理论和新进展，恰当地把握了临床用药的深度和广度。本书不仅适合各级医院临床药师参考，也适合相关专业教师备课和学生了解药物新进展。

由于药理学发展迅速，而编写时间仓促，经验有限，书中可能存在偏颇之处，敬请广大读者批评指正，以便我们再版时改进。

《新编临床药物基础与应用》编委会

2022 年 3 月

目录
Contents

第一章　总论 ……………………………………………………………（1）

　第一节　药物效应动力学 ………………………………………………（1）

　第二节　药物代谢动力学 ………………………………………………（16）

　第三节　临床药物使用原则 ……………………………………………（35）

　第四节　药物治疗注意事项 ……………………………………………（37）

第二章　医院药事管理 …………………………………………………（41）

　第一节　药品质量管理 …………………………………………………（41）

　第二节　高警讯药品管理 ………………………………………………（50）

　第三节　药物制剂管理 …………………………………………………（51）

　第四节　药品贮藏与养护 ………………………………………………（54）

第三章　药物临床试验与治疗药物监测 ………………………………（58）

　第一节　药物临床试验的工作要点与细节 ……………………………（58）

　第二节　治疗药物监测的工作要点与细节 ……………………………（75）

第四章　神经系统疾病用药 ……………………………………………（80）

　第一节　镇痛药 …………………………………………………………（80）

　第二节　镇静催眠药 ……………………………………………………（83）

　第三节　中枢兴奋药 ……………………………………………………（86）

　第四节　抗抑郁药 ………………………………………………………（90）

　第五节　抗焦虑药 ………………………………………………………（101）

　第六节　抗癫痫药、抗震颤麻痹药 ……………………………………（104）

第五章　循环系统疾病用药 ……………………………………………（109）

　第一节　降血压药 ………………………………………………………（109）

第二节　抗动脉粥样硬化药 …………………………………………………………（117）

第三节　强心药 ………………………………………………………………………（120）

第四节　抗心律失常药 ………………………………………………………………（123）

第五节　抗心绞痛药 …………………………………………………………………（129）

第六章　呼吸系统疾病用药 …………………………………………………………（137）

第一节　镇咳药 ………………………………………………………………………（137）

第二节　祛痰药 ………………………………………………………………………（147）

第三节　平喘药 ………………………………………………………………………（156）

第七章　消化系统疾病用药 …………………………………………………………（182）

第一节　抑制胃酸分泌药 ……………………………………………………………（182）

第二节　胃黏膜保护药 ………………………………………………………………（201）

第三节　促胃肠动力药 ………………………………………………………………（214）

第八章　泌尿系统疾病用药 …………………………………………………………（220）

第一节　脱水药 ………………………………………………………………………（220）

第二节　利尿药 ………………………………………………………………………（222）

第三节　抗利尿药 ……………………………………………………………………（229）

第九章　生殖系统疾病用药 …………………………………………………………（233）

第一节　性激素类药物及避孕药 ……………………………………………………（233）

第二节　促性腺激素类药物 …………………………………………………………（242）

第三节　促性腺激素释放激素类药物及其阻滞剂 …………………………………（243）

第四节　影响性功能的药物 …………………………………………………………（245）

第五节　作用于子宫平滑肌的药物 …………………………………………………（249）

第十章　免疫系统疾病用药 …………………………………………………………（253）

第一节　免疫增强药 …………………………………………………………………（253）

第二节　免疫抑制药 …………………………………………………………………（255）

第三节　抗毒血清及免疫球蛋白 ……………………………………………………（259）

第四节　抗变态反应药 ………………………………………………………………（263）

第十一章　感染性疾病用药 …………………………………………………………（271）

第一节　β-内酰胺类抗生素 …………………………………………………………（271）

第二节　大环内酯类抗生素……………………………………………………………（293）

第三节　林可霉素类抗生素……………………………………………………………（297）

第四节　喹诺酮类抗生素………………………………………………………………（299）

第五节　酰胺醇类抗生素………………………………………………………………（306）

第六节　四环素类抗生素………………………………………………………………（307）

第七节　抗真菌药………………………………………………………………………（310）

第八节　抗病毒药………………………………………………………………………（323）

第十二章　肿瘤用药……………………………………………………………………（335）

第一节　作用于 DNA 分子结构的抗肿瘤药…………………………………………（335）

第二节　影响核酸合成或转录的药物…………………………………………………（347）

第三节　拓扑异构酶抑制剂……………………………………………………………（360）

第四节　干扰有丝分裂和影响蛋白质合成的药物……………………………………（366）

第五节　激素类抗肿瘤药………………………………………………………………（373）

第六节　靶向治疗药物…………………………………………………………………（378）

第十三章　常用中药……………………………………………………………………（402）

第一节　清热解毒药……………………………………………………………………（402）

第二节　清热泻火药……………………………………………………………………（418）

第三节　清化热痰药……………………………………………………………………（425）

第四节　温化寒痰药……………………………………………………………………（429）

第五节　止咳平喘药……………………………………………………………………（434）

参考文献…………………………………………………………………………………（443）

第一章

总　论

第一节　药物效应动力学

一、药物的体内转运与转化

药物的体内过程是指药物经各种途径进入机体到排出体外的过程,包括吸收、分布、代谢和排泄统称为药物转运,药物在体内的吸收、分布、排泄过程中,不发生化学结构的改变而仅是空间位置的改变。代谢变化过程也称为生物转化,药物代谢和排泄合称消除。药物的体内过程见图 1-1。

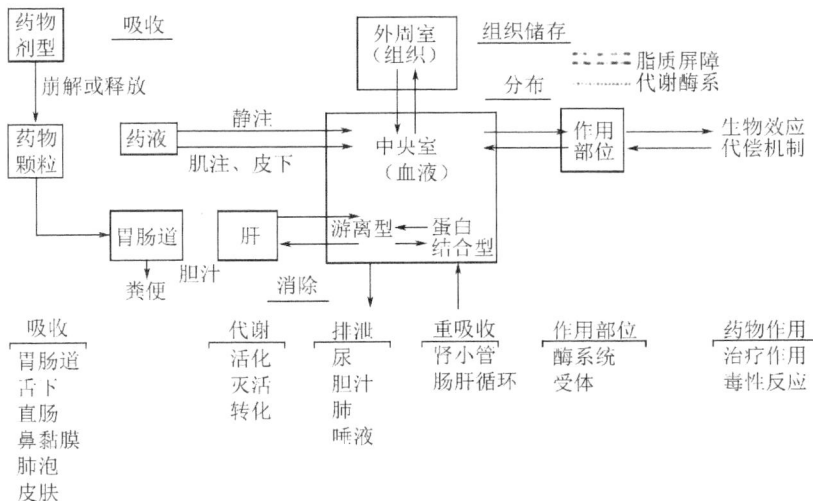

图 1-1　药物在体内的转运与转化

药动学研究反映的药物在动物或人体内动态变化规律,除可作为药效学和毒理学研究借鉴外,同时也是新药研究开发、先导化合物设计与筛选及申报临床研究或药品生产所必须提交的重要资料。研究结果还可以为确定适应证,选择给药途径、剂型,优化给药方案(如调整剂量与给药间隔时间)等临床应用提供参考依据。

(一)药物的跨膜转运

药物在体内的转运与转化或从用药部位到引起药理效应,均需要通过各种生物膜。生物膜是细胞外表的质膜和细胞内的各种细胞器膜如核膜、线粒体膜、内质网膜、溶菌酶膜等的总称,它由脂质双分子层构成,其间镶嵌着外在蛋白,可伸缩活动,具有吞噬、胞饮作用;另一类为内在蛋白,贯穿整个质膜,组成生物膜的受体、酶、载体和离子通道等。药物的吸收、分布、排泄及代谢与物质的跨膜转运密切相关。

跨膜转运的方式主要有被动转运、主动转运和膜动转运,见图1-2。

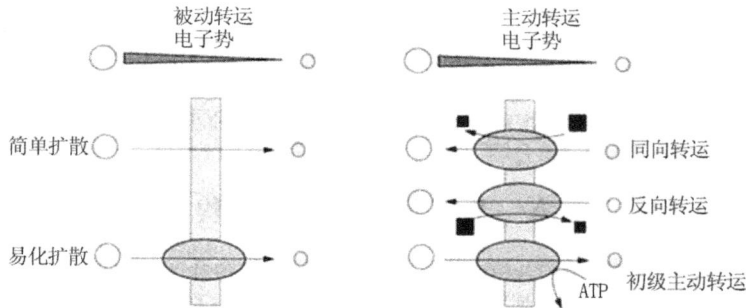

图 1-2　药物的跨膜转运

1.被动转运

被动转运是指药物分子顺着生物膜两侧的浓度梯度,由高浓度的一侧扩散到低浓度的一侧而不需要消耗 ATP,转运速度与膜两侧的浓度差成正比。浓度梯度越大,扩散越容易,当膜两侧浓度达到平衡时转运停止。生物膜脂双层分子内部为疏水性,带电荷的物质如离子很难通过。药物跨膜转运的扩散率主要取决于分子量的大小、在脂质中的相对可溶性和膜的通透性。它包括简单扩散、滤过和异化扩散。

(1)简单扩散:简单扩散又称为脂溶扩散,脂溶性药物可溶于脂质而通过细胞膜。药物的脂/水分配系数越大,在脂质层浓度越高,跨膜转运速度越快。大多数的药物转运方式属简单扩散。其扩散速率 R 与药物的扩散常数 D'、膜的面积 A 及药物的浓度梯度(c1-c2)成正比,与膜的厚度 X 成反比。其中,最主要的因素是浓度梯度。一般而言,扩散速率符合 Fiek 定律。

$$R＝D'A(c1-c2)/X$$

药物解离度对简单扩散有很大的影响。多数药物是弱酸性或弱碱性有机化合物,在体液中可部分解离。解离型药物极性大、脂溶性小,难以扩散;非解离型药物极性小、脂溶性大而容易跨膜扩散。非解离型药物离子化程度受其解离常数 pK_a 及体液 pH 的影响,可用 Handerson-Hasselbalch 公式表示。式中 pK_a 是药物解离常数的负对数值。

$$HA \leftrightarrow H^+ + A^-$$ $$BH^+ \leftrightarrow H^+ + B$$

$$Ka＝[H^+][A^-]/[HA]$$ $$K_a＝[H^+][B^-]/[BH^+]$$

$$pK_a＝pH+lg([HA]/[A^-])$$ $$pK_a＝pH+lg([BH^+]/[B])$$

$$[HA]/[A^-]＝lg^{-1}(pK_a-pH)$$ $$[BH^+]/[B]＝Ig^{-1}(pK_a-PH)$$

pK_a 是弱酸性或弱碱性药物在 50% 解离时溶液的 pH,各药均有其固定的 pK_a。当 pK_a 与 pH 的差值以数学值增减时,药物的离子型与非离子型浓度比值相应以指数值变化,pH 的改变则可明显影响弱酸性或弱碱性药物的解离度。非离子型药物可以自由穿透,而离子型药物不易跨膜转运,这种现象称为离子障。利用这个原理可以改变药物吸收或排泄的速度,对于促进药物吸收、加速体内毒物排泄具有重要的临床意义。例如,弱酸性药物在胃液中非离子型多,在胃中即可被吸收;弱碱性药物在酸性胃液中离子型多,主要在小肠吸收;碱性较强的药物如胍乙啶($pK_a=11.4$)及酸性较强的药物如色甘酸钠($pK_a=2$)在胃肠道基本都已离子化,由于离子障原因,吸收均较难。$pK_a<4$ 的弱碱性药物如地西泮($pK_a=3.3$)及 $pK_a>7.5$ 的弱酸性药物如异戊巴比妥($pK_a=7.9$)在胃肠道 pH 范围内基本都是非离子型,吸收都快而完全。

由上述分析可知,弱酸性药物在酸性环境中不易解离,在碱性环境中易解离,弱碱性药物与之相反。在生理 pH 变化范围内,弱酸性或弱碱性药物大多呈非解离型,被动扩散较快。一般而言,pK_a 为 3~7.5 的弱酸药及 pK_a 为 7~10 的弱碱药受 pH 影响较大。强酸、强碱及强极性的季铵盐可全部解离,故不易透过生物膜而难以被吸收。

(2)滤过:滤过又称为水溶扩散,是指直径小于膜孔的水溶性的极性或非极性药物,借助膜两侧的流体静压和渗透压被水携带到低压侧的过程。滤过是指有外力促进的扩散,如肾小球滤过等。其相对扩散率与该物质在膜两侧的浓度差成正比,相对分子质量<100、不带电荷的极性分子等水溶性药物可通过水溶扩散跨膜转运。

(3)易化扩散:易化扩散又称为载体转运,是通过细胞膜上的某些特异性蛋白质——通透酶帮助而扩散,不需要消耗 ATP。如葡萄糖进入红细胞需要葡萄糖通透酶,铁剂转运需要转铁蛋白,胆碱进入胆碱能神经末梢、甲氨蝶呤进入白细胞等分别通过特异性通透酶,或与这种分子或离子结构非常相似的物质。当药物浓度过高时,载体可被饱和,转运率达最大值。载体可被类似物占领,表现竞争性抑制作用。

2.主动转运

主动转运又称逆流转运,是指药物从细胞膜低浓度一侧向高浓度一侧转运,其转运需要膜上特异性的载体蛋白并消耗 ATP,如 Na^+-K^+-ATP 酶(钠泵)、Ca^{2+},Mg^{2+}-ATP 酶(钙泵)、质子泵(氢泵)、儿茶酚胺再摄取的胺泵等。主动转运具有饱和性,当同一载体转运两种药物时,可出现竞争性抑制现象,如丙磺舒可竞争性地与青霉素竞争肾小管上皮细胞膜载体,从而抑制青霉素的体内排泄,延长青霉素在机体内的有效浓度时间。

3.膜动转运

大分子物质的转运伴有膜的运动,称为膜动转运。

(1)胞饮:胞饮又称吞饮或入胞,是指某些液态蛋白质或大分子物质可通过生物膜的内陷形成小胞吞噬而进入细胞,如脑垂体后叶粉剂可从鼻黏膜给药吸收。

(2)胞吐:胞吐又称胞裂外排或出胞,是指某些液态大分子物质可从细胞内转运到细胞外,如腺体分泌及递质释放等。

(二)药物的体内过程

药物的体内过程包括吸收、分布、生物转化和排泄。

1.吸收

药物的吸收是指药物自体外或给药部位经过细胞组成的屏蔽膜进入血液循环的过程。血管给药可使药物迅速而准确地进入体循环,没有吸收过程。除此之外,药物吸收的快慢和多少常与给药途径、药物的理化性质、吸收环境等密切相关。一般情况下,常用药物给药途径的吸收速度:气雾吸入>腹腔>舌下含服>直肠>肌内注射>口服>皮肤。

(1)胃肠道吸收:口服给药是最常用的给药途径。小肠内 pH 接近中性,黏膜吸收面广、血流量大,是主要的吸收部位。药物经消化道吸收后,通过门静脉进入肝脏,最后进入体循环。有些药物在通过肠黏膜及肝脏时,部分可被代谢灭活,导致进入体循环的药量减少,称为首关消除。舌下给药或直肠给药方式分别通过口腔、直肠及结肠的黏膜吸收,虽然吸收表面积小,但血流供应丰富,可避免首关消除效应且吸收迅速;但其缺点是给药量有限,有时吸收不完全。

影响胃肠道药物吸收的因素有很多,如药物的剂型、药片的崩解速度、胃的排空速率、胃液的pH、胃内容物的多少和性质等。排空快、蠕动增加或肠内容物多,可阻碍药物接触吸收部位,使吸收减慢变少;油及高脂肪食物则可促进脂溶性药物的吸收。

(2)注射给药:肌内注射及皮下注射药物沿结缔组织吸收,后经毛细血管和淋巴内皮细胞进入血液循环。毛细血管具有微孔,常以简单扩散及滤过方式转运。药物的吸收速率常与注射部位的血流量及药物剂型有关。肌肉组织的血流量比皮下组织丰富,故肌内注射比皮下注射吸收快。水溶液吸收迅速,油剂、混悬剂或植入片可在局部滞留,吸收慢,作用持久。

(3)呼吸道给药:肺泡表面积大,与血液只隔肺泡上皮及毛细管内皮各一层,且血流量大,药物到达肺泡后吸收极其迅速,气体及挥发性药物(如全身麻醉药)可直接进入肺泡。气雾剂为分散在空气中的极细气体或固体颗粒,颗粒直径为 $3\sim10~\mu m$,可到达细支气管,如异丙肾上腺素气雾剂可用于治疗支气管哮喘;$<2~\mu m$ 可进入肺泡,但粒子过小又可随气体排出;粒径过大的喷雾剂大多滞留于支气管,可用于鼻咽部的局部治疗,如抗菌、消炎、祛痰、通鼻塞等。

(4)经皮给药:完整的皮肤吸收能力差,除汗腺外,皮肤不透水,但脂溶性药物可以缓慢通透。外用药物主要发挥局部作用,如对表皮浅表层,可将药物混合于赋形剂中敷在皮肤上,待药物溶出即可进入表皮。近年来有许多促皮吸收剂可与药物制成贴皮剂,如硝苯地平贴皮剂以达到持久的全身疗效,对于容易经皮吸收的硝酸甘油也可制成缓释贴皮剂预防心绞痛发作。

2.分布

药物进入体内循环后,经各种生理屏障到达机体组织器官的过程称为药物的分布。影响药物分布的因素主要有以下 5 种。

(1)药物与血浆蛋白的结合:大多数药物与血浆蛋白呈可逆性结合,酸性药物多与清蛋白结合,碱性药物多与 α_1 酸性糖蛋白结合,还有少数药物与球蛋白结合。只有游离型药物才能转运至作用部位产生药理效应,通常也只有游离型药物与药理作用密切相关。结合型药物由于分子量增大,不能跨膜转运及代谢或排泄,仅暂时储存于血液中,称为药物效应的"储藏库"。结合型药物与游离型药物处于相互转化的动态平衡中,当游离型药物被分布、代谢或排泄时,结合型药物可随时释放游离型药物而达到新的动态平衡。通常蛋白结合率高的药物在体内消除较慢,药理作用时间维持较长。

药物与血浆蛋白结合特异性低,而血浆蛋白结合点有限,因此两个药物可能与同一蛋白结合而发生竞争性抑制现象。如某药结合率达99%,当被另一种药物置换而下降1%时,游离型(具有药理活性)药物浓度在理论上将增加100%,可能导致中毒。不过一般药物在被置换过程中,游离型药物会加速被消除,血浆中游离型药物浓度难以持续增高。药物也可能与内源性代谢物竞争与血浆蛋白结合,如磺胺药置换胆红素与血浆蛋白结合,在新生儿中应用可能导致核黄疸症。血浆蛋白过少(如肝硬化)或变质(如尿毒症)时,药物血浆蛋白结合率下降,也容易发生毒性反应。

(2)局部器官血流量:人体组织脏器的血流量分布以肝最多,肾、脑、心次之,这些器官血流丰富,血流量大。药物吸收后由静脉回到心脏,从动脉向体循环血流量大的器官分布,脂溶性静脉麻醉药如硫喷妥钠先在血流量大的脑中发挥麻醉效应,然后向脂肪等组织转移,此时脑中药物浓度迅速下降,麻醉效应很快消失。这种现象称为再分布。药物进入体内一段时间后,血药浓度趋向"稳定",分布达到"平衡",但各组织中药物并不均等,血浆药物浓度与组织内浓度也不相等。这是由于药物与组织蛋白亲和力不同所致,因此,这种"平衡"称为假平衡,此时的血浆药物浓度高低可以反映靶器官药物结合量多少。药物在靶器官的浓度决定药物效应的强弱,故测定血浆药物浓度可以估算药物效应强度。某些药物可以分布至脂肪、骨质等无生理活性组织形成储库,或结合于毛发指(趾)甲组织。

(3)体液的 pH:药物的 pK_a 及体液 pH 是决定药物分布的另一重要因素,细胞内液 pH(约为 7)略低于细胞外液(约为 7.4),弱碱性药物在细胞内浓度略高,在细胞外浓度略低;而弱酸性药物则相反。口服碳酸氢钠碱化血液及尿液,可使脑细胞中的弱酸性巴比妥类药物向血浆转移,加速自尿排泄而缓解中毒症状,这是抢救巴比妥类药物中毒的措施之一。

(4)血-脑屏障:血-脑屏障是血-脑、血-脑脊液及脑脊液-脑三种屏障的总称,能阻碍药物穿透的主要是前两者。脑是血流量较大的器官,脑毛细血管内皮细胞间紧密连接,基底膜外还有一层星状细胞包围,药物较难穿透,因此药物在脑组织的浓度一般较低,脑脊液不含蛋白质,即使少量未与血浆蛋白结合的脂溶性药物可以穿透进入脑脊液,其后药物进入静脉的速度较快,故脑脊液中药物浓度总是低于血浆浓度,这是大脑的自我保护机制。脂溶性高、游离型分子多、分子量较小的药物可以透过血-脑屏障。脑膜炎症时,血-脑屏障通透性增加,与血浆蛋白结合较少的磺胺嘧啶能进入脑脊液,可用于治疗化脓性脑脊髓膜炎。此外,为了减少中枢神经不良反应,对于生物碱可将之季铵化以增加其极性,如将阿托品季铵化变为甲基阿托品后不能通过血-脑屏障,即不致发生中枢兴奋反应。

(5)胎盘屏障:将母亲与胎儿血液隔开的胎盘也能起屏障作用。胎盘的生理作用是母亲与胎儿间交换营养成分与代谢废物,药物可通过胎盘进入胎儿血液,其通透性与一般的毛细管无显著差别,只是到达胎儿体内的药物量和分布时间的差异,如母亲注射磺胺嘧啶 2 小时后才能与胎儿达到平衡。应该注意的是,几乎所有药物都能穿透胎盘屏障进入胚胎循环,在妊娠期间应禁用对胎儿发育有影响的药物。

3.生物转化

药物在体内经某些酶作用使其化学结构发生改变称为药物的生物转化,又称药物代谢,是体内药物作用消除的重要途径。

活性药物经生物转化后成为无活性的代谢物,称灭活;无活性或低活性药物转变为有活性或强活性药物,称为活化。大多数脂溶性药物在体内经生物转化变成极性大或解离型的代谢物,水溶性增大而不易被肾小管重吸收,利于从肾脏排出;某些水溶性高的药物在体内可不经转化以原型从肾脏排出。

机体内进行生物转化的器官主要是肝脏,胃肠道黏膜、肾脏、肺脏、体液和血液等也可参与重要的生物转化代谢作用。药物代谢通常分为两相:Ⅰ相反应包括氧化、还原或水解;Ⅱ相反应为结合反应。Ⅰ相反应主要是体内药物在某些酶,主要是肝药酶作用下,引入或除去某些功能基团如羟基、羧基和氨基等,使原型药物成为极性强的代谢产物而灭活,但少数例外(反而活化),故生物转化不能称为解毒过程。Ⅱ相反应是在某些酶作用下,药物分子结构中的极性基团与体内化学成分如葡萄糖醛酸、硫酸、甘氨酸、谷胱甘肽等结合,生成强极性的水溶性代谢产物排出体外。Ⅱ相反应和部分Ⅰ相反应的代谢产物易通过肾脏排泄。

药物在机体内的生物转化本质上是酶促反应,其催化酶主要有两大类:特异性酶与非特异性酶。特异性酶是指具有高选择性、高活性催化作用的酶,如胆碱酯酶(AchE)特异性灭活乙酰胆碱(Ach)、单胺氧化酶(monoamin oxidase,MAO)转化单胺类药物。

非特异性酶指肝脏微粒体的细胞色素 P450 酶系统,是促进药物生物转化的主要酶系,故又简称肝药酶,现已分离出 70 余种。它是由许多结构和功能相似的肝脏微粒体的细胞色素 P450 同工酶组成的。其基本作用是获得两个 H^-,接受一个氧分子,其中一个氧原子使药物羟化,另一个氧原子与两个 H 结合成水($RH + NADPH + O_2 + 2H^+ \rightarrow ROH + NADP^+ + H_2O$),没有相应的还原产物,故又名单加氧酶,能与数百种药物起反应。此酶系统活性有限,在药物间容易发生竞争性抑制。它又不稳定,个体差异大,且易受药物的诱导或抑制。例如,苯巴比妥能促进光面肌浆网增生,其中 P450 酶系统活性增加,加速药物生物转化,这是其自身耐受性及与其他药物交叉耐受性的原因。西咪替丁抑制 P450 酶系统活性,可使其他药物效应敏化。

肝药酶催化的氧化反应如图 1-3 所示。

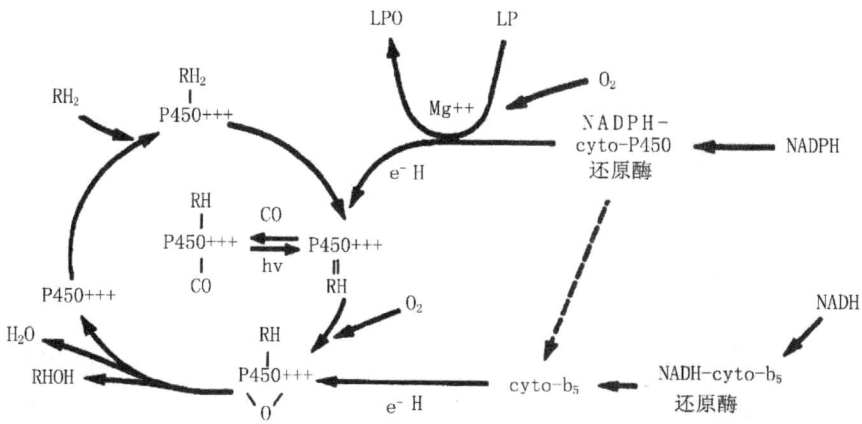

图 1-3 细胞色素 P450 酶系统对药物氧化过程示意图

4.排泄

药物在体内经吸收、分布、代谢后,最终以原型或代谢产物经不同途径排出体外称为排泄。挥发性药物及气体可从呼吸道排出,非挥发性药物主要由肾脏排泄。

(1)肾脏排泄:肾脏是主要的排泄器官。肾小球毛细管膜孔较大、滤过压也较高,故通透性较大。游离的药物能通过肾小球过滤进入肾小管。随着原尿水分的回收,肾小管中药物浓度上升。当超过血浆浓度时,那些极性低、脂溶性大的药物易经肾小管上皮细胞再吸收而向血浆扩散,排泄较少也较慢。只有那些经生物转化的极性高、水溶性代谢物不能被再吸收而顺利排出。有些药物在近曲小管由载体主动转运进入肾小管,排泄较快。肾小管有两个主动分泌通道,一是弱酸类通道,另一是弱碱类通道,分别由两类载体转运,同类药物间可能有竞争性抑制。例如,丙磺舒抑制青霉素主动分泌,使后者排泄减慢,药效延长并增强。碱化尿液使酸性药物在尿中离子化,酸化尿液使碱性药物在尿中离子化,利用离子障原理阻止药物再吸收,加速其排泄,这是药物中毒常用的解毒方法。

(2)胆汁排泄:有些药物及其代谢产物可自胆汁排泄,原理与肾排泄相似,但不是药物排泄的主要途径。药物自胆排泄有酸性、碱性及中性三个主动排泄通道。一些药物在肝细胞与葡萄糖醛酸等结合后排入胆中,随胆汁到达小肠后被水解,游离药物被重吸收,称为肝肠循环。在胆道引流患者,药物的血浆半衰期将显著缩短,如氯霉素、洋地黄等。

(3)乳腺排泄:乳汁 pH 略低于血浆,一些碱性药物(如吗啡、阿托品等)可以自乳汁排泄,哺乳期妇女用药应慎重,以免对婴儿引起不良反应。

5.其他

药物还可从肠液、唾液、泪水或汗液中排泄。胃液酸度很高,某些生物碱(如吗啡等)注射给药也可向胃液扩散,洗胃是中毒治疗和诊断的措施。药物也可自唾液及汗液排泄。粪中药物多数是口服未被吸收的药物。肺脏是某些挥发性药物的主要排泄途径,检测呼出气中的乙醇量是诊断酒后驾车的快速简便方法。

二、体内药量变化的时间过程

(一)药物浓度-时间曲线

体内药量随时间而变化的过程是药动学研究的中心问题。在药动学研究中,药物在体内连续变化的动态过程可用体内药量或血药浓度随时间变化表示。在给药后不同时间采血,测定机体血药浓度,以血药浓度为纵坐标、时间为横坐标所绘制的曲线图称为药物浓度-时间蓝线图(简称药-时曲线)。通过药-时曲线可定量分析药物在体内的动态变化过程。

图 1-4 所示的是单次非血管途径给药后药物浓度与时间的关系及变化规律。药-时曲线可分为三期:潜伏期、持续期及残留期。潜伏期是指给药后到开始出现疗效的一段时间,主要反映药物的吸收和分布过程。静脉注射给药一般无潜伏期。当药物的吸收消除相等时达到峰浓度(C_{max}),通常与药物剂量成正比。从给药时至峰浓度的时间称为药峰时间(t_{peak})。持续期是指药物维持有效浓度的时间,长短与药物的吸收及消除速率有关;在曲线中以位于最小有效浓度(MEC)以上的时段称为有效维持时间。残留期是指体内药物已降到有效浓度以下,但又未能从体内完全消除,其长短与消除速率有关。由图 1-4 可知,药物在体内的吸收、分布和排泄没有严格的界限,只是在某一个阶段以某一过程为主。由药-时曲线与横坐标形成的面积称为线下面积(area under the curve,AUC),反映进入体循环药物的相对量,其大小与进入体内的药量成正比。

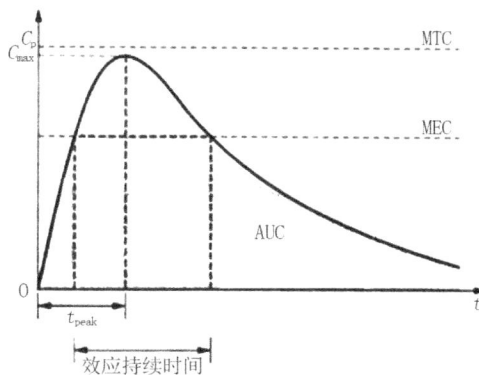

图 1-4 药物浓度-时间曲线

(二)药代动力学模型

房室模型是研究和应用较多的模型,它是依据药物在体内转运的速率和差异性,以试验与理论相结合而设置的数学模型。房室模型假设人体作为一个系统,按动力学特点内分很多房室。这个房室的概念与解剖部位或生理功能无关,而是将对药物转运速率相同的部位均视为同一房室。目前常用的动力学分析有一室模型、二室模型和非房室模型。

1.开放性一室模型

用药后,药物进入血液循环并立即分布到全身体液和各组织器官中而迅速达到动态平衡,见图1-5。

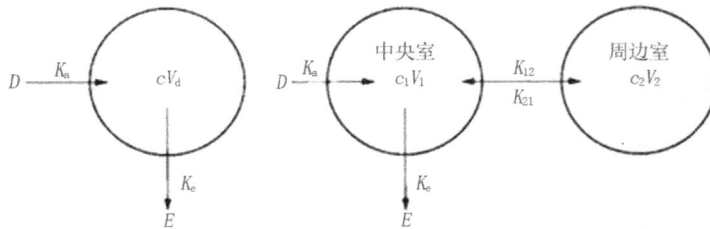

图 1-5 药代动力学模型

D:用药剂量;K_a:吸收速率常数;c:血药浓度;V_d:表观分布容积;cV_d:体内药量;K_e:消除速率常数;E:消除药量;K_{12}:药物由中央室转至周边室的一级速率常数

2.开放性二室模型

药物在体内组织器官中的分布速率不同,即中央室(血流丰富的器官如心、肝、肾)和周边室(血流量少的器官如骨、脂肪)。给药后药物迅速分布到中央室,然后再缓慢分布至周边室(图1-5)。中央室及周边室间的转运是可逆的,即 $K_{12} = K_{21}$,但药物只能从中央室消除。大多数药物在体内的转运和分布符合二室模型。

(三)药物消除动力学模型

从生理学上看,体液被分为血浆、细胞间液及细胞内液几个部分。为了说明药动学基本概念及规律,现假定机体为一个整体,体液存在于单一空间,药物分布瞬时达到平衡(一室模型)。问题虽然被简单化,但所得理论公式不失为临床应用提供了基本规律。按此假设条件,药物在体内随时间的变化可用下列基本通式表达。

$$\frac{dc}{dt} = kc^n$$

式中,c 为血药浓度,常用血浆药物浓度;k 为常数;t 为时间。

由于 c 为单位血浆容积中的药量(A),故 c 也可用 A 代替:$dA/dt = kc^n$($n = 0$,为零级动力学;$n = 1$,为一级动力学)。药物吸收时 c(或 A)为正值,消除时 c(或 A)为负值。

1.零级消除动力学

单位时间内体内药物按照恒定量消除,称为零级动力学消除,又称恒量消除。公式如下。

$$\frac{dc}{dt} = -kc^n$$

当 $n = 0$ 时,$-dc/dt = Kc_0 = K$(为了和一级动力学中消除速率常数区别,用 K 代替 k)。其药一时曲线的下降部分在半对数坐标上呈曲线(图1-6),称为非线性动力学。体内药物浓度远超过机体最大消除能力时,机体只能以最大消除速率将体内药物消除。消除速率与 c_0 大小无关,因此是恒速消除。例如,饮酒过量时,一般常人只能以每小时 10 mL 酒精恒速消除。当血药浓度下降至最大消除能力以下时,则按一级动力学消除。按零级动力学消除的药物,其 $t_{1/2}$ 不是一个恒定的值,可随血药浓度变化而变化。

2.一级消除动力学

单位时间内体内药物按恒定的比例消除,称为一级动力学消除,又称恒比消除。公式如下。

$$\frac{\mathrm{d}c}{\mathrm{d}t} = -kc^n$$

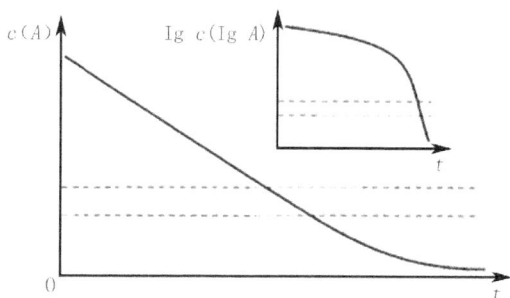

图 1-6　药物在体内消除过程的药-时曲线

当 $n=1$ 时,$\mathrm{d}c/\mathrm{d}t = k_e c^1 = ke^c$($k$ 用 k_e 表示消除速率常数)。当机体消除能力远高于血药浓度时,药物从体内的消除按一级动力学消除。进入体内的药物大多是按一级动力学消除的,药物的 $t_{1/2}$ 是恒定的。

$$c_t = c_o e^{-k_e t}$$

取自然对数,

$$\ln c_t = \ln c_o - k_e t$$

换算成常用对数,$\ln c_t = \ln c_o - \dfrac{k_e}{2.303}t$。

$$t = \lg \frac{c_o}{c_t} \times \frac{2.303}{k_e}$$

当 $c_t = 1/2 c_o$ 时,t 为药物半衰期($t_{1/2}$):$t_{1/2} = \lg 2 \times \dfrac{2.303}{k_e} = \dfrac{0.693}{k_e}$。

可见,按一级动力学消除的药物半衰期与 c 大小无关,是恒定值。体内药物按瞬时血药浓度(或体内药量)以恒定的百分比消除,单位时间内实际消除的药量随时间递减。消除速率常数(k_e)的单位是 h^{-1},它不表示单位时间内消除的实际药量,而是体内药物瞬时消除的百分率。例如,$k_e = 0.5 h^{-1}$ 不是说每小时消除 50%(如果 $t_{1/2} = 1$ 小时则表示每小时消除 50%)。按 $t_{1/2} = 0.693/k_e$ 计算,$t_{1/2} = 1.39$ 小时,即需 1.39 小时后才消除 50%。再按计算,1 小时后体内尚存 60.7%。绝大多数药物都按一级动力学消除。这些药物在体内经过 t 时后尚存。

$$A_t = A_o c^{-k_e t},\ k_e = 0.693/t_{1/2}$$

t 以 $t_{1/2}$ 为单位计算(即 $t = n \times t_{1/2}$),则 $A_t = A_o^{0.693} \times n = A_o (\frac{1}{2})^n$。

当 $n=5$ 时,$A_t \approx 3\% A_o$,即经过 5 个 $t_{1/2}$ 后体内药物已基本消除。与此相似,如果每隔一个 $t_{1/2}$ 给药一次(A_o),则体内药量(或血药浓度)逐渐累积,经过 5 个 $t_{1/2}$ 后,消除速率与给药速率相等,达到稳态。

(四)药代动力学的重要参数

1.生物利用度

生物利用度是指药物经肝脏首关消除后,进入机体循环的相对量和速度,其公式如下。

绝对生物利用度:$F=($AUC 血管外$/$AUC 血管内$)\times100\%$。

相对生物利用度:$F=($AUC 受试制剂$/$AUC 标准制剂$)\times100\%$。

从图 1-7 可以看出,某药剂量相等的三种制剂,它们的 F(AUC)值相等,但 t_{peak} 及 C_{max} 不等。

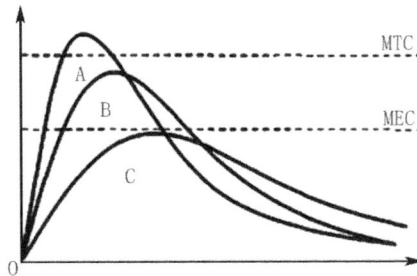

图 1-7 某药剂量相等的三种制剂的生物利用度比较

绝对生物利用度是血管外给药的 AUC 与静脉给药的 AUC 比值的百分率;而相对生物利用度是以相同给药途径来比较测试药物的 AUC 与对照标准药物 AUC 比值的百分率,常用于比较和评价不同厂家生产的同一剂型或同一厂家某一剂型不同批号的吸收率,是衡量药物制剂质量的重要指标。

2.血浆清除率(plasma clearance,CL)

它是肝肾等药物消除率的总和,即单位时间内多少容积血浆中的药物被消除干净,单位用 $L \cdot h^{-1}$ 或 mL/min,计算公式:$CL=k_{e}V_{d}=c_{o}V_{d}/AUC=A/AUC$。

按照一级动力学消除的药物,V_{d}(表观分布容积)和 CL 都是很重要的药动学参数。V_{d} 由药物的理化性质所决定。而 CL 由机体清除药物的主要组织器官的清除能力决定,因而:$CL=CL_{肾脏}+CL_{肝脏}+CL_{其他组织}$。

可见药物的血浆清除率受多个器官功能的影响。当某个重要脏器如肝或肾的功能下降时,CL 值将下降,从而影响机体的血浆清除率。肝功能下降常影响脂溶性药物的清除率,肾功能下降则主要影响水溶性药物的清除率。

3.表观分布容积

按测得的血浆浓度计算该药应占有的血浆容积。它是指静脉注射一定量(A)药物待分布平衡后,计算公式:$V_{d}=A/c_{o}=FD/c_{o}$。

式中,A 为体内已知药物总量;c_{o} 为药物在体内达到平衡时测得的药物浓度;F 为生物利用度;D 为给药量。V_{d} 是表观数值,不是实际的体液间隔大小。除少数不能透出血管的大分子药物外,多数药物的 V_{d} 值均大于血浆容积。与组织亲和力大的脂溶性药物,其 V_{d} 可能比实际体重的容积还大。

4.血浆半衰期($t_{1/2}$)

它是指血浆药物浓度消除一半所需的时间。

药物半衰期公式为 $t_{1/2}=\dfrac{0.693}{k_{e}}$。

由此可知,按一级动力学消除的药物,其 $t_{1/2}$ 与浓度无关,为恒定值,体内药物总量每隔 $t_{1/2}$ 消除一半。

零级消除动力学的半衰期 $t_{1/2}=0.5c_o/k$。

血浆半衰期 $t_{1/2}$ 在临床治疗中有非常重要的意义:①血浆半衰期 $t_{1/2}$ 反映机体消除药物的能力和消除药物的快慢程度。②按一级动力学消除的药物,一次用药后,经过 5 个 $t_{1/2}$ 后可认为体内的药物基本消除(<15%);而间隔一个 $t_{1/2}$ 给药一次,则连续 5 个 $t_{1/2}$ 后体内药物浓度可达到稳态水平。③肝肾功能不良的患者,其药物的消除能力下降,药物的 $t_{1/2}$ 延长。

（五）连续多次用药的血药浓度变化

临床治疗常需连续给药以维持有效地血药浓度。在一级动力学药物中,开始恒速给药时,药物吸收快于药物消除,体内药物蓄积。按计算约需 5 个 $t_{1/2}$ 达到血药稳态浓度(c_{xs})(图 1-8),此时给药速度(R_A)与消除速度(R_E)相等。

$$C_{xs}=\frac{R_E}{CL}=\frac{R_A}{CL}=\frac{D_{m/\tau}}{CL}=\frac{D_{m/\tau}}{k_e V_d}(\tau \text{ 为给药间隔时间})$$

可见, C_{xs} 随给药速度($R_A=D_{m/\tau}$)快慢而升降,到达 C_{xs} 的时间不因给药速度加快而提前,它取决于药物的是 k_e 或 $t_{1/2}$。据此,可以用药物的 $k_e V_d$ 或 CL 计算给药速度,以达到所需的有效药物浓度。

静脉恒速滴注时,血药浓度可以平稳地到达 C_{xs},分次给药虽然平均血药浓度上升与静脉滴注相同,但实际上血药浓度上下波动(图 1-8)。间隔时间越长波动越大。

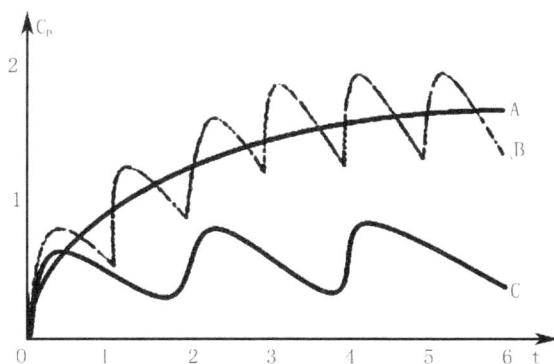

图 1-8　连续恒速给药时的时量曲线

约经 5 个半衰期血药浓度达到稳态,给药间隔越短,血药浓度波动越小;给药剂虽大,血药浓度越高
A.静脉滴注,$D_{m/t1/2}$；B.肌内注射,$D_{m/t1/2}$；C.肌内注射,1/2 $D_{m/2t1/2}$(D_m 是维持剂量)

药物吸收达到 C_{xs} 后,如果调整剂量需再经过 5 个 $t_{1/2}$。方能达到需要的 C_{xs}。

在病情危重需要立即达到有效血药浓度时,可于开始给药时采用负荷剂量(loading dose, D_1),即每隔一个 $t_{1/2}$ 给药一次时,采用首剂加倍剂量的 D_1 可使血药浓度迅速达到 C_{xs}。

理想的给药方案应该是使 $C_{xs\text{-}max}$ 略小于最小中毒血浆浓度(MTC)而 $C_{xs\text{-}max}$ 略大于最小有效血浆浓度(MEC),即血药浓度波动于 MTC 与 MEC 之间的治疗窗,这时 D_m 可按下列公式计算。

$$D_m=(\text{MTC-MEC})V_d$$

$D_1=\text{ASS}=1.44t_{1/2}R_A=1.44\ t_{1/2}D_{m/\tau}$,$\tau$ 可按一级消除动力学公式推算得 $\tau=(\lg c_o/c\tau)\times 2.303/K\tau$,令 $c_o=\text{MTC}$,$c_\tau=\text{MEC}$。

$$\tau = (\lg \frac{MTC}{MEC}) \times \frac{2.303}{0.693/t_{1/2}} = 3.323 t_{1/2} \lg \frac{MTC}{MEC}$$

因此可以根据药物的 MTC 及 MEC 计算 D_1，Dm 及 τ。注意此时 $\tau \neq t_{1/2}$，$D_1 \neq 2D_m$（图 1-9）。

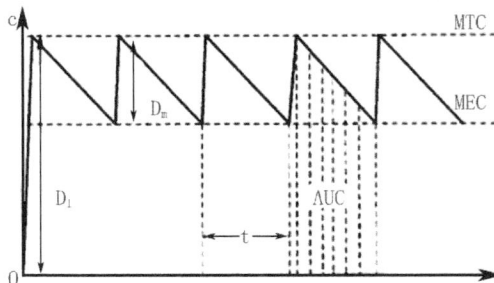

图 1-9 负荷剂量、维持剂量、给药间隔与血药浓度的关系

此外，在零级动力学药物中，体内药量超过机体最大消除能力。如果连续恒速给药，$R_A > R_E$，体内药量蓄积，血药浓度将无限增高。停药后消除时间也较长，超过 5 个 $t_{1/2}$。

临床用药可根据药动学参数如 V_d、CL、k_e、$t_{1/2}$ 及 AUC 等按以上各公式计算剂量及设计给药方案，以达到并维持有效血药浓度。除了少数 $t_{1/2}$ 特长或特短的药物以及零级动力学药物外，采用每一个半衰期给予半个有效量并将首次剂量加倍是有效、安全、快速的给药方法。

有些药在体内转化为活性产物，则需注意此活性产物的药动学，如果活性产物的消除是药物消除的限速步骤，则应按该产物的药动学参数计算剂量及设计给药方案。

三、影响药物作用的因素

药物防治疾病的疗效受多方面因素的影响：患者的年龄、性别、病理状态、个体差异、遗传因素、精神因素等。药物的剂量和剂型、给药途径、反复给药的间隔时间长短和持续次数也可影响药物的作用强度，甚至改变机体对药物的敏感性。临床上，常同时应用多种药物，故了解药物间的相互作用十分重要，以便更好地用药，既保证疗效，又能减少不良反应。现归纳为机体和药物两方面的影响因素加以叙述。

（一）药物因素

1.药物剂量与剂型

（1）剂量：同一药物在不同浓度或剂量时，作用强度不同，有时可适用于不同用途。如防腐消毒药乙醇，用于皮肤及体温计消毒时，使用浓度为 75%（体积分数）；较低浓度乙醇（40%～50%）涂擦皮肤可防治压疮；而 0～30% 乙醇涂擦皮肤，能使局部血管扩张，改善血液循环，为高烧患者降低体温。又如小剂量催眠药产生镇静作用，增加剂量有催眠作用，再增加剂量可出现抗惊厥作用。

（2）剂型：药物可制成气雾剂、注射剂、溶液剂、糖浆剂、片剂、胶囊、颗粒剂、栓剂和贴皮剂等，各适用于相应的给药途径。药物剂型影响药物的体内过程，主要表现为吸收和消除。如水溶剂注射液吸收较油剂和混悬剂快，但作用维持时间较短。口服给药的吸收速率为水溶液＞散剂＞片剂。但散剂或胶囊、片剂、糖衣片、肠溶片或肠溶胶囊，可减少药物对胃的刺激。缓释制剂可使药物缓慢释放，吸收和药效维持时间也较长。此外，如将药物与某些载体结合，能使药物导向分布到靶器官,减少不良反应,提高疗效。

(3)给药途径:不同给药途径可影响药物作用,不同给药途径药物的吸收速率不同,一般规律是静脉注射＞吸入＞肌内注射＞皮下注射＞口服＞直肠给药＞贴皮。不同给药途径其治疗剂量可相差很大,如硝酸甘油静脉注射 5～10 μg,舌下含服 0.2～0.4 mg,口服 2.5～5 mg,贴皮10 mg,分别用于急救、常规或长期防治心绞痛。

2.联合用药与药物相互作用

临床常联合应用两种或两种以上药物,以达到多种治疗目的,并利用药物间的协同作用以增加疗效或利用拮抗作用以减少不良反应及解救药物中毒。但不合理的联合用药往往由于药物间相互作用而使疗效降低甚至出现意外的毒性反应。因此联合用药时,应注意以下可能发生的药物作用。

(1)配伍禁忌:药物在体外配伍直接发生物理性或化学性的相互作用而影响药物疗效或毒性反应称为配伍禁忌。注射剂在混合使用或大量稀释时易发生化学或物理改变,因此在静脉滴注时尤应注意配伍禁忌。

(2)影响药动学的相互作用:影响药动学的相互作用因素有如下几点。①阻碍药物吸收。药物吸收的主要部位在小肠,亦受胃排空速度的影响。空腹服药吸收较快,饭后服药吸收较平稳且对胃刺激较少。促进或抑制胃排空的因素都可能影响药物吸收速度。此外,胃肠道 pH 改变能影响药物的解离度,有些药物及食物间可相互作用形成络合物,如钙、镁等离子能与四环素药物形成不溶性络合物,浓茶中的鞣酸可与铁制剂或生物碱产生沉淀。②血浆蛋白结合。血浆蛋白结合率高、分布容积小、安全范围窄及消除半衰期较长的药物合用时,与其他药物竞争和血浆蛋白结合而使药理作用加强甚至产生中毒作用。③肝脏生物转化。肝药酶诱导剂及抑制药均可改变肝药酶系的活性,使药物的血药浓度升高或降低,从而影响其药理效应。如肝药酶诱导剂苯巴比妥、利福平、苯妥英及香烟、酒等能增加在肝转化药物的消除而使药效减弱。肝药酶抑制药如异烟肼、氯霉素、西咪替丁等能减慢在肝转化药物的消除而使药效加强。④肾排泄。体液和尿液pH 的改变可影响药物的解离度,通过离子障作用影响药物的被动跨膜转运,如碱化尿液可加速酸性药物自肾排泄,减慢碱性药物自肾排泄。反之,酸化尿液可加速碱性药物排泄。弱碱性及弱酸性药物可通过竞争性抑制弱碱性和弱酸性药物的主动转运载体而减慢同类型药物的排泄。

(3)影响药效学的相互作用:联合用药时,不同的药效学作用机制可产生相反或相同的生理功能调节作用,综合表现为药物效应减弱(拮抗作用)或药物效应增强(协同作用),主要表现有如下三种。①生理性拮抗或协同。药物可作用不同靶点而呈现拮抗作用或协同作用,如服用催眠镇静药后饮酒(或喝浓茶、咖啡)会加重(或减轻)中枢抑制作用,影响疗效。抗凝血药华法林和抗血小板药阿司匹林合用可能导致出血反应。②受体水平的协同与拮抗。药物可作用于不同或相同的受体而产生拮抗作用或协同作用。如许多抗组胺药、吩噻嗪类、三环类抗抑郁药都有抗M胆碱作用,如与阿托品合用可能引起精神错乱、记忆紊乱等不良反应;β受体阻滞剂与肾上腺素合用可能导致高血压危象等,都是非常危险的反应。③干扰神经递质的转运。三环类抗抑郁药抑制神经递质儿茶酚胺再摄取,可增加肾上腺素及其拟似药如酪胺等的升压反应,减弱可乐定及甲基多巴的中枢降压作用。

(二)机体因素

1.年龄

(1)儿童:儿童特别是新生儿与早产儿机体各种生理功能,包括自身调节功能尚未充分发育,与成年人有很大差别,对药物的反应一般比较敏感。新药批准上市不需要小儿临床治疗资料,缺少小儿的药动学数据,临床用药量时常由成年人剂量估算。新生儿体液占体重比例较大,水盐转换率较成人快;血浆蛋白总量较少,药物与血浆蛋白结合率较低;肝肾功能尚未充分发育,药物清除率低;这些因素能使血中游离药物及进入组织的药量增多。儿童的体力与智力都处于迅速发育阶段,易受中枢抑制药影响,如新生儿肝脏葡萄糖醛酸结合能力尚未发育,应用氯霉素或吗啡将分别导致灰婴综合征及呼吸抑制。因此对婴幼儿用药必须考虑他们的生理特点。

(2)老年人:老年人对药物的反应也与成人不同。老年人对药物的吸收变化不大,但老年人血浆蛋白量较低、体水较少、脂肪较多,故药物血浆蛋白结合率偏低,水溶性药物分布容积较小而脂溶性药物分布容积较大。肝肾功能随年龄增长而自然衰退,故药物清除率逐年下降,各种药物血浆半衰期都有程度不同的延长。在药效学方面,老年人对许多药物反应特别敏感。例如,中枢神经药物易致精神错乱,心血管药易致血压下降及心律失常,非甾体抗炎药易致胃肠出血,抗M胆碱药易致尿潴留、大便秘结及青光眼发作等。因此对老年人用药应慎重,用药剂量适当减少,避免不良反应的发生。

2.性别

性别差异可导致某些药物的代谢异常和妇产科问题。在动物中除大白鼠外,一般动物对药物反应的性别差异不大。女性体重较男性轻,脂肪占体重比率高于男性,而体液总量占体重比例低于男性,这些因素均可影响药物分布。在生理功能方面,妇女有月经、妊娠、分娩、哺乳期等特点,在月经期和妊娠期禁用剧泻药和抗凝血药,以免引起月经过多、流产、早产或出血不止;妊娠的最初三个月内用药应特别谨慎,禁用抗代谢药、激素等能使胎儿致畸的药物。20世纪50年代末期在西欧因孕妇服用反应停(沙利度胺,催眠镇静药)而生产了一万余例畸形婴儿的悲惨结果引起了对孕妇用药的警惕。对于已知的致畸药物如锂盐、酒精、华法林、苯妥英钠及性激素等在妊娠第一期胎儿器官发育期内应严格禁用。此后,在妊娠晚期及授乳期间还应考虑药物通过胎盘及乳汁对胎儿及婴儿发育的影响,因为胎盘及乳腺对药物都没有屏障作用。孕妇本身对药物的反应也有其特殊情况,需要注意。例如,抗癫痫药物产前宜适当增量,产前还应禁用阿司匹林及影响子宫肌肉收缩或可抑制胎儿呼吸的药物。

3.遗传因素

个别患者用治疗量药物后出现极敏感或极不敏感反应,或出现与往常性质不同的反应,称为特异质。某些药物的特异性反应与先天性遗传异常有关。目前已发现至少百余种与药物效应有关的遗传异常基因。特异质药物反应多数已从遗传异常表型获得解释,从而形成一个独立的药理学分支——遗传药理学。药物转化异常是遗传因素对药动学的主要影响,可分为快代谢型(extensive metabolizer,EM)及慢代谢型(poor metabolizer,PM)。前者使药物快速灭活,后者使药物灭活较缓慢。而遗传因素对药效学的影响是在不影响血药浓度的条件下,机体对药物的异常反应,如6-磷酸葡萄糖脱氢酶(G6PD)缺乏者对伯氨喹、磺胺药、砜类等药物易发生溶血反应。这些遗传异常只有在受到药物激发时才出现异常,故不是遗传性疾病。

4.心理因素

患者的精神状态与药物疗效关系密切,安慰剂是不具药理活性的剂型(如含乳糖或淀粉的片剂或含盐水的注射剂),对于头痛、心绞痛、手术后痛、感冒咳嗽、神经官能症等,30%～50%的疗效就是通过心理因素取得的。安慰剂对心理因素控制的自主神经系统功能影响较大,如血压、心率、胃分泌、呕吐、性功能等。它在患者信心不足时还会引起不良反应。安慰剂在新药临床研究的双盲对照中极其重要,可用于排除假阳性疗效或假阳性不良反应。安慰剂对任何患者都可能取得阳性效果,因此医生不可能单用安慰剂作出真病或假病(心理病)的鉴别诊断。医生的任何医疗活动,包括一言一行等服务态度都可能发挥安慰剂的作用,要充分利用这一效应;但不应利用安慰剂去敷衍或欺骗患者,而延误疾病的诊治并可能破坏患者对医生的信心。对于情绪不佳的患者尤应多加注意,氯丙嗪、利舍平、肾上腺皮质激素及一些中枢抑制性药物在抑郁患者中可能引发悲观厌世倾向,用药时应慎重。

5.病理因素

疾病的严重度与药物疗效有关,同时存在的其他疾病也会影响药物的疗效。肝肾功能不足时,分别影响在肝转化及自肾排泄药物的清除率,可以适当延长给药间隔及(或)减少剂量加以解决。神经功能抑制(如巴比妥类中毒)时,能耐受较大剂量中枢兴奋药而不致惊厥,惊厥时却能耐受较大剂量的苯巴比妥。此外,要注意患者有无潜在性疾病避免影响药物疗效。例如,氯丙嗪诱发癫痫、非甾体抗炎药激活溃疡病、氢氯噻嗪加重糖尿病、抗 M 胆碱药诱发青光眼等。在抗菌治疗时,白细胞缺乏、未引流的脓疡、糖尿病等都会影响疗效。

6.机体对药物的反应变化

在连续用药一段时间后,机体对药物的反应可能发生改变,从而影响药物效应。

(1)致敏反应:产生变态反应已如前述。

(2)快速耐受性:药物在短时内反复应用数次后药效递减直至消失。例如,麻黄碱在静脉注射三四次后升压反应逐渐消失;临床用药两三天后对支气管哮喘就不再有效,这是由于药物会促进神经末梢释放儿茶酚胺,当释放耗竭时即不再有作用。

(3)耐受性:连续用药后机体对药物的反应强度递减,程度较快速耐受性轻也较慢,不致反应消失,增加剂量可保持药效不减,这种现象叫作耐受性。有些药物在产生耐受性后,如果停药患者会发生主观不适感觉,需要再次连续用药。如果只是精神上想再用,这称为习惯性,万一停药也不致对机体形成危害。另一些药物称为麻醉药品(narcotics,注意与 anaesthetics 区分),用药时产生欣快感(euphoria),停药后会出现严重的生理功能紊乱,称为成瘾性。由于习惯及成瘾性都有主观需要连续用药,故统称依赖性。药物滥用是指无病情根据的大量长期的自我用药,是造成依赖性的原因。麻醉药品的滥用不仅对用药者危害极大,对社会危害也大,吗啡、可卡因、印度大麻及其同类药都属于麻醉药品。苯丙胺类、巴比妥类、苯二氮䓬类等亦被列入国际管制的成瘾性精神药物。

(4)耐药性:病原体及肿瘤细胞等对化学治疗药物敏感性降低称为耐药性,也称抗药性。有些细菌还可对某些抗生素产生依赖性。在抗癌化学治疗中也有类似的耐药性问题。

(三)合理用药原则

怎样才算合理用药现尚缺一具体标准,对某一疾病也没有统一的治疗方案。由于药物的有限性(即品种有限及疗效有限)和疾病的无限性(即疾病种类无限及严重度无限),因此不能简单以疾病是否治愈作为判断用药是否合理的标准。从理论上说,合理用药是要求充分发挥药物的疗效而避免或减少可能发生的不良反应。当然这也不够具体,因此只能提几条原则供临床用药参考。

1.明确诊断

选药不仅要针对适应证还要排除禁忌证。

2.根据药理学特点选药

尽量少用所谓的"撒网疗法",即多种药物合用以防漏诊或误诊,这样不仅浪费而且容易发生相互作用。

3.了解并掌握各种影响药效的因素

用药必须个体化,不能单纯公式化。

4.祛邪扶正并举

在采用对因治疗的同时要采用对症治疗法,这在细菌感染及癌肿化学治疗中尤其不应忽视。

5.对患者始终负责开出处方

仅是治疗的开始,必须严密观察病情反应,及时调整剂量或更换治疗药物。要认真分析每一病例的成功及失败的关键因素,总结经验教训,不断提高医疗质量,使用药技术更趋合理化。

（宋鲁萍）

第二节　药物代谢动力学

一、药物对机体的作用效应

药物是指用于治疗、预防和诊断疾病的化学物质。古代用药以动、植物来源为主,其本质是化学物质。无论是来源于自然界的天然产物,还是采用人工合成修饰制备的药物,对机体均能产生一定的作用。

(一)药物作用方式及特点

1.药物作用基本概念及特点

药物作用(drug action)是指药物对机体各部位组织、器官的直接作用。药物效应(drug effect)或称药理效应(pharmacological effect),是指药物初始作用后,引起机体组织器官生理形态、生化功能发生改变,是机体对药物作用的具体表现,是药物作用的反应结果。如临床眼科治疗青光眼常用的 M 胆碱受体激动剂毛果芸香碱,可兴奋眼睛虹膜中瞳孔括约肌(环状肌)的 M 胆碱受体,使括约肌收缩,进而引起瞳孔变小,虹膜周围前房角间隙变大,房水回流通畅,眼压下降。前者是药物作用,后者是药物效应,两者从不同角度描述药物-机体作用,一般可相互通用。

药理效应主要表现为机体器官原有形态、功能水平的改变。以机体器官功能改变为分类标准,其基本作用方式分为两种:功能水平升高称为兴奋(excitation)、激动(augmentation);功能水平降低称为抑制(depression)、麻痹(paralysis)。例如,强心苷可增强心肌收缩性,使心排血量增加,改善动脉系统缺血情况;又如,巴比妥类药物可抑制中枢神经系统,用于镇静和催眠。药物对机体作用后,由过度兴奋转为衰竭(failure),则是一种特殊形式的抑制。

2.药物作用途径及方式

药物通过与机体发生生理化学反应,体现其药物效应。药物进入机体的方式不同,发挥药物效应也不尽一致。常见给药途径(administration route)分为口服给药(oral)、静脉注射(intrave-nous injection)、肌内注射(intramuscular injection)、透皮吸收(penenated)、直肠吸收及其他直接吸入肺部的气雾剂和滴剂等。同一种药物采用不同的给药途径,其药理效果不同。如口服硫酸镁不易消化,可导致腹泻脱水;采用静脉注射可舒张血管收缩肌,使血管扩张,降低血压。不同药物采取合适的给药途径,可获得满意的治疗效果。如用于治疗糖尿病的胰岛素口服后无法经胃肠吸收,只能采用皮下注射方式产生药物作用。

根据药物作用部位不同,通过药物吸收进入血液循环系统,从而分布到相关部位、器官发生作用称为全身作用(general action)或系统作用(syslemic action)。如静脉注射青霉素水溶液,可起到退热镇痛的效果。无须药物吸收,直接在用药部位发挥的作用称为局部作用(local action),如大多数的中药贴膏剂型可直接缓解肌肉酸痛、关节疼痛,显示其药物效果。根据疾病生成原因进行药物治疗称为对因治疗,又称"治本"。如因缺少维生素 A 而导致的"夜盲症",通过补充一定剂量的维生素 A 或维生素 A 制剂,即可治愈。对症治疗则是用药物改善疾病症状,使其病情缓解,症状减轻,但不能消除病因。一般来说,对因治疗与对症治疗相辅相成。但存紧急情况下,如在对危重患者的救治中,对症治疗优先于对因治疗,可稳定患者病情,阻止进一步恶化,为根除疾病争取宝贵时间。在中医药治疗原则中,"辨证论治"是对因治疗与对症治疗的结合。通过症状及其原因归结到某一类"证",进一步仔细辨认其主要矛盾与影响因素,选择适合个体的药物进行治疗。

现代分子药理学从微观的角度解释药物效应,将药物作用看作是药物与其特定位点的结合,有的放矢,从分子机制上阐明药物的作用方式。近年来,这方面的研究发展十分迅速,一般认为药物作用靶点有酶、载体分子、离子通道、受体、免疫系统、相关基因及基因组等。有针对性地开发药物,可克服传统药物不良反应大,不良反应多的缺点,更具有选择性和特异性,极大地促进了新药研究,也提高了临床用药的目的性和有效性。

(二)药物的构效关系、量效关系

药物本质是化合物,其理化性质与药物的药理作用密切相关。不同药物的化学结构决定了其药理效应,如官能团相同、结构相似的药物一般具有类似的药理效应,而同一化合物由于空间立体构象不同,则很可能其药物效应完全不同。同时,药物效应也取决于药物的血药浓度,药物剂量与效果之间存在重要的关系。

1.构效关系

药物小分子进入机体后,通过与相应的作用靶点结合发挥作用。构效关系是药物化学结构与其药物效应之间的关系。早期的构效关系研究以定性、直观的方式推测药物化学结构与药物作用结果的关系,从而推测靶活性位点的结构,设计新的活性物质结构。随着信息技术的发展,以计算机为辅助工具的三维模拟技术成为构效关系研究的主要手段,定量构效关系(QSAR)也成为合理药物设计的主要方法之一。

药效功能基团(functional group)理论认为,药物与靶点作用是靶点对药物的识别,继而结合并发挥药物作用,其功能基团是符合靶点对药物分子识别结合的主要立体空间化学分子结构要素——特定的基团或结构骨架。一般来说,具备功能基团的药物,就具备发挥特定药物效应特性的潜力,其具体效果可待进一步验证。早期的药物化学理论认为功能基团对于发挥药物效应是必要的,如苯二氮䓬类药物多为 1,4 苯并二氮䓬衍生物,具有相同的母核化合物结构,种类很多,临床常用作镇静催眠药。随着计算机模拟技术的兴起,功能基团概念进一步扩充,从一系列特定的化学基团、相似的骨架结构,外延为具有相似化学基团在空间特定位置的组合,如吗啡与哌替啶并不具有相同的结构骨架,但却具有相同的药效团,因而可以产生相近的生理活性。

药物进入机体后,以一定空间结构作用于机体,其空间立体构象对药物效应产生重要的影响。这种影响主要体现在光学异构、几何异构及空间构象异构这三个不同的方面。光学异构分子存在手性中心,两个对映体互为镜像和实物,除光学特性不一致,其理化性质相同,但药理活性则有许多不同的情况。如D-(一)-异丙肾上腺素作为支气管舒张剂,比 L-(＋)-异丙肾上腺素作用强 800 倍(图 1-10);D-(一)-肾上腺素的血管收缩作用比 L-(＋)-肾上腺素强 10 倍以上。L-(＋)乙酰基-β-甲基胆碱治疗痛风的效果比D-(一)-乙酰基-β-甲基胆碱强约 200 倍。几何异构是由双键或环等刚性或半刚性系统导致基团旋转角度不同而产生的现象。如在雌激素构效研究中发现,顺式己烯雌酚中两个羟基距离为0.72 nm,而反式己烯雌酚中两个羟基距离为 1.45 nm(图 1-11),药用效果显著增强。有些药物会以不同的空间立体构象与不同的靶点结合,所起药物作用亦不相同。例如,组胺可以偏转式构象与 H_2 受体结合,诱导炎症反应;又可以反式构象与 H_2 受体结合,抑制胃酸分泌。

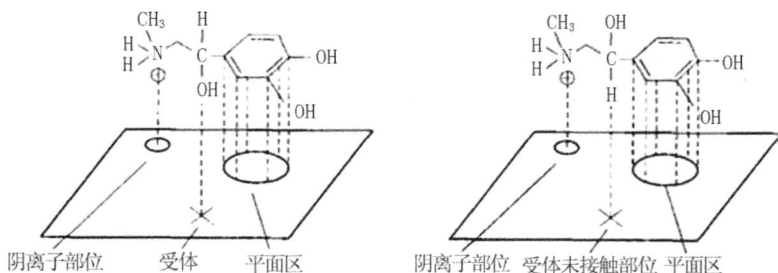

图 1-10 D-(一)-异丙肾上腺素、L-(＋)-异丙肾上腺素与受体结合示意图

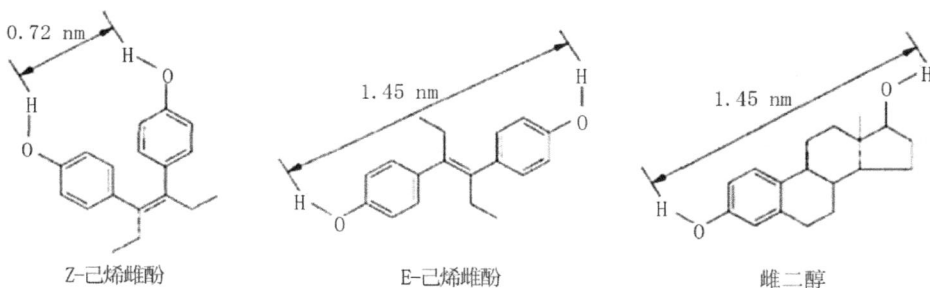

图 1-11 己烯雌酚几何异构示意图

2.剂量-效应关系

剂量-效应关系是指在一定剂量范围内,药物效应随药物剂量减小或浓度降低而减弱,随药物剂量增大或浓度升高而增强,药物剂量大小与血药浓度成正比的关系,简称量效关系。以药理效应为纵坐标、药物剂量或药物浓度为横坐标作图可以得到药物的量效曲线。

由于药物效应与血药浓度关系更为密切,在药理学研究中,常用血药浓度效应关系来直观表现这种关系。将药物剂量或药物浓度改用对数值作图,则呈典型的对称 S 形曲线,这就是通常所说的量效曲线。通过量效曲线,可直观分析药物剂量与效应之间的关系,有利于深入了解药物性质及用药规律,更好地指导临床用药。

根据不同的观测指标,可将量效曲线分为量反应和质反应两种。药物效应强度呈连续性量变,其变化量高低、多少可用具体数值或量的分级表示,称为量反应,如药物作用后血压的升降、平滑肌收缩或舒张的程度、脑部电流变化量等,可用具体数值或最大反应的百分率表示。有些药理效应只能用全或无、阳性或阴性表示则称为质反应,如死亡与生存、抽搐与不抽搐等,需用多个动物或多个试验标本以阳性反应率表示。

（1）量反应的量效曲线：以剂量或浓度为横坐标，药物效应为纵坐标，便得到量反应的量效曲线，它是一先上升、后平行的曲线（图 1-12）。能引起药理效应的最小剂量或最小浓度称最小有效剂量或最低有效浓度，亦称阈剂量或阈浓度。剂量或浓度增加，效应强度亦随之增加；当效应增加到一定程度后，若继续增加药物剂量或浓度而效应不再增加，此时的药理效应极限称为最大效应。在量反应中称为最大效能，它反映了药物的内在活性。如果反应指标是死亡，则此时的剂量称为最小致死量。如将剂量转化成对数剂量，将效应转换为最大效应百分率，则量效曲线为一左右对称的 S 形曲线。

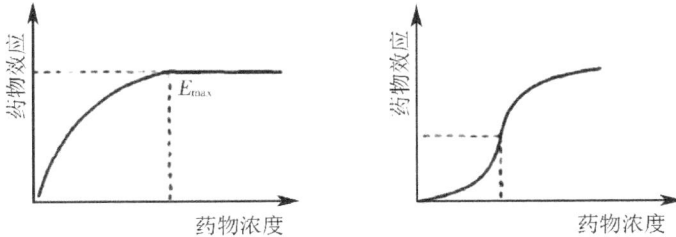

图 1-12　量反应的量效曲线与质反应的量效曲线

（2）质反应的量效曲线：参照阳性观测指标，以药物剂量或药物浓度的区段出现的阳性频率作图，得到呈正态分布的曲线称为质反应的量效曲线。如以对数剂量为横坐标，随剂量增加的累计阳性反应率为纵坐标作图，同样也可得到一条典型的对称 S 形量效曲线（图 1-13）。

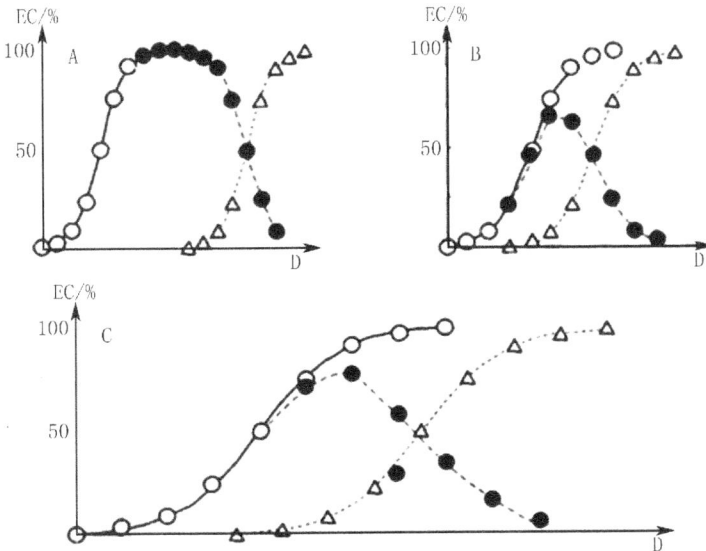

图 1-13　药物的安全性指标：治疗指数及安全范围

○有效量的量效关系；△中毒量的量效关系；●有效百分数减中毒百分数

从图 1-13 可以看出，A 药的治疗指数比 B 药大，A 药与 C 药的治疗指数相等，但 A 药的安全范围较大；C 药的治疗指数比 B 药大，而安全范围无区别。

（3）半数有效量、半数致死量及治疗指数：半数有效量是能引起 50% 阳性反应（质反应）或

50％最大效应（量反应）的浓度或剂量,分别用半数有效浓度（EC_{50}）及半数有效剂量（ED_{50}）表示。如果效应指标为中毒或死亡,则可改用半数中毒浓度（TC_{50}）、半数中毒剂量（TD_{50}）或半数致死浓度（LC_{50}）、半数致死剂量（LD_{50}）表示。LD_{50}及ED_{50}常可通过动物试验从质反应的量效曲线上求出。在药物安全性评价中,TD_{50}/ED_{50}或TC_{50}/EC_{50}的比值称为治疗指数,它是药物的安全性指标。治疗指数为4的药物相对较治疗指数为2的药物安全。

一般治疗指数越大,药物越安全。但只用治疗指数来衡量一个药物的安全性有时并不可靠。有的药物在未充分发挥疗效时,可能已经导致少数患者中毒,造成 TD 与 ED 两条量效曲线重叠,即ED_{95}有可能大于TD_5。较好的药物安全性指标是ED_{95}～TD_5间的距离,称为安全范围,其值越大越安全。药物安全性与药物剂量或浓度有关,因此一般应用时需将 ED 与 TD 两条曲线同时画出加以比较,见图 1-13。

对于药物剂量,各国药典都规定了常用的剂量范围;对于非药典药,一般在说明书上也有介绍。药典对于剧毒类药品还规定了极量（包括单剂量、一日量及疗程量）,超限用药造成的不良后果及医生应负的法律责任等。

（三）药物作用与不良反应

凡不符合治疗目的,并为患者带来不适或痛楚的反应统称为不良反应。多数药物不良反应是药物作用固有效应的延伸,通过药物安全性评价一般可以预知,但不一定都能避免。少数较严重的反应难以恢复,称为药源性疾病。例如,庆大霉素引起耳聋,肼苯嗪引起系统性红斑狼疮等。

1.不良反应

不良反应是指药物在治疗剂量时产生与治疗目的无关,引起患者不适的药理效应。这主要是药理效应选择性不强造成的,除影响靶器官外,还影响其他多个组织器官。当某一效应用于治疗目的时,其他效应就成为不良反应。如阿托品用于解除胃肠痉挛时,可引起口干、心悸、便秘等不良反应。不良反应通常是较轻微的可逆功能性变化,常难以避免,一般不太严重,停药后能较快恢复,对身体危害不大。

2.毒性反应

毒性反应是指在剂量过大、蓄积过多或作用时间过久时发生的危害性反应,一般比较严重,是应该避免发生的不良反应。药物毒性反应按照发生过程分为急性毒性和慢性毒性。急性毒性发生较快,多损害循环、呼吸及神经系统功能,如一次性误服（或其他原因）巴比妥类药物,可导致严重急性中毒;慢性毒性一般较缓发生,多损害肝、肾、骨髓、内分泌等功能。致癌、致畸胎、致突变,即通常所说的"三致"反应也属于慢性毒性范畴,如长期超量服用含中药朱砂的药品,容易导致人体汞中毒,危害人体健康。

3.后遗效应与停药反应

后遗效应是指停药后血药浓度已降至最低有效浓度（阈浓度）以下时,残存的药理效应。如治疗系统性免疫疾病,长期应用肾上腺皮质激素,停药后,肾上腺皮质功能低下,数月内难以恢复。

突然停药后引起原有疾病或症状的加剧叫停药反应,又称回跃反应。如高血压患者长期服用降压药物,突然停药,次日血压将显著回升。

4.变态反应

变态反应是一类免疫反应,常见为非肽类药物作为半抗原与机体蛋白结合为抗原后,经过接触10天左右敏感化过程而发生的反应。常见于过敏体质患者,临床表现反应从轻微的皮疹、发热至造血系统抑制、肝肾功能损害、休克等。依据各药及个体不同,反应严重度差异较大,反应性质也与药物剂量及原有效应有关。停药后,反应逐渐消失,再用时可能复发。变态反应致敏物质可能是药物本身、代谢物或者药剂中的杂质。临床用药前,常做皮肤过敏试验以预防变态反应,但仍有少数假阳性或假阴性反应。

5.特异质反应

少数特异体质患者对某些药物反应特别敏感,反应性质也与常人不同,但与药物固有药理作用基本一致,反应严重度与剂量成比例,药理阻滞剂救治可能有效,这类反应称特异质反应。它不是免疫反应,而与患者遗传异常有关。如对骨骼肌松弛药琥珀胆碱异质反应是由于先天性血浆胆碱酯酶缺乏所致。这些药理遗传异常不是遗传疾病,只在有关药物触发时才出现异常症状。

在药物早期研发过程中,应密切注意药物的不良反应,开发治疗作用好、不良反应少的药物能更有效地在后期临床应用中发挥作用,减少开发成本;在药物后期临床试验过程中,更应时刻监测不良反应,加大实验样本,扩大标本选择范围,多方面、多层次、多角度考虑实际用药情况,切实保证药品质量,保障人民群众的生命安全。特别值得一提的是,在药物生产制造过程中,应按GMP流程规范生产,严格把关药品原料、辅料的采购,严格控制药品质量。若质量控制不严、上级监管不到位,无意或刻意带入非药物成分,患者长期服用后会引起严重的毒性反应与变态反应,甚至危及生命。

目前,世界上许多国家建立了不良反应报告体系(ADR)。近年来,我国也建立了层层监管、反应迅速的不良反应报告制度,并定期通报药物不良反应,收紧药品申报,切实保障人民群众切身利益,自下而上地建立起药物安全性评价网络,为保障人民群众健康安全筑起一道坚实的保护墙。

(四)影响药效的因素

药物-机体作用产生药理效应,其影响因素来自多方面:如患者之间的个体差异、遗传因素、机体生理状态、性别、年龄、药物剂型剂量、给药方案,与其他药物联合使用等均能影响药物效应。无论是在临床应用上,还是在新药研发过程中,充分重视各种因素对药物效应的影响,能更好地指导合理用药,获得更加科学的实验结果。

1.个体差异及遗传因素对药效动力学的影响

在给予剂量、给药途径及次数一致的情况下,绝大部分人服用正常治疗量的同一药物,可达到预期的相似治疗效果。然而在实验研究及临床工作中,人们会观察到个体差异十分明显的药理效应,包括各种不良反应。产生个体差异的原因是,由于药物在不同人体内效应及动力特性不一样,个别高敏性、特异性、耐受性体质的人,用药后会出现难以预料的结果。如极少数过敏体质的人,即便使用极少的青霉素,也可引起变态反应,甚至引发过敏性休克。

某些人对药物的异常反应与遗传因素有关,遗传因素可影响药物的吸收、分布、代谢、排泄等,是决定药物效应的重要因素之一。细胞色素 P450 酶是一系列酶,参与药物在体内的氧化代谢,对药物在体内的氧化代谢,发挥药理效应起重要作用。由于机体先天 P450 酶缺陷或活性降低,导致对药物效应区别较大的情况十分普遍。例如,属 P450 家族的异喹胍-4-羟化酶属常染色体隐性遗传病,可导致异喹胍类药物代谢变慢变弱,同时使 β 受体阻滞剂(如美托洛尔、噻吗洛尔等)、抗心律失常药(如普罗帕酮)、降压药(胍乙啶)等药物的代谢变慢变弱,从而使此类患者在服用上述药物的药理效应较普通人不一致。另外,缺少高铁血红蛋白还原酶的患者,不能使高铁血红蛋白还原成血红蛋白,从而出现发绀的症状。此类患者应该尽量避免使用硝酸盐、亚硝酸盐、磺胺类药物,以免病情加重。

2.机体生理状态对药效动力学的影响

不同年龄、不同性别的人群对药物的反应不尽相同,其药物效应、药物剂量范围、不良反应的性质及严重程度均有一定差异。在使用药物时,应全面分析其共性与特性,采取针对性的给药方案。

不同年龄阶段的人对药物的反应区别较大,尤其是婴幼儿及老年人这两类特殊人群,更应该特别注意。婴幼儿发育系统尚未完善,老年人处于器官不断退化的状态,这两类人群的生理生化功能较正常人虚弱,不能简单按一般规律折算,而要具体分析、具体对待。新生儿对药物的吸收、分布不规则,其血浆蛋白与药物结合率不高,服药后游离物浓度较大,易损伤肝、肾功能,甚至是中枢神经系统,导致药物毒性反应。在应用氨基糖苷类、苯二氮䓬类、巴比妥类药物时要特别小心。婴儿血-脑屏障功能尚不完全,婴幼儿对吗啡特别敏感,小剂量吗啡即可引起中枢抑制,影响呼吸及生长发育。老年人对药物的吸收功能较正常人有所降低,但影响其药物效应动力学更重要的因素则是药物的代谢及排泄。老年人使用氯霉素、利多卡因、洋地黄毒苷等药物时,由于代谢消除延缓和血药浓度增加,易出现药物不良反应,故应适当减少给药剂量。

不同性别人群对药物效应的差异并不大,考虑到女性患者特殊的生理情况,在给药时应注意女性患者的月经、妊娠、分娩、哺乳期的生理变化,尤其是在妊娠第 $1\sim3$ 个月,以不接触药物为宜,避免导致畸胎或流产的情况发生。

患者的心理和生理状态对药物效应也有一定影响,如情绪激动可导致血压升高,血液流动加快,从而加快药物吸收分布。特别是患者自身的生理生化功能正常与否,直接关系到药物效应与用药安全,如肝脏功能不良者在使用甲苯磺丁脲、氯霉素等药物时,肝脏生物转化变慢变弱,药物在肝脏中蓄积,作用加强,持续时间久;而对于某些需在肝脏经生物转化后才有效的药物如氢化可的松等,则作用减弱。又如肾功能不全者,可使庆大霉素、磺胺类等主要经肾脏排泄的药物消除减慢,引起蓄积中毒。另外,营养不良者脂肪组织较少,药物储存减少,血药浓度高,对药物的敏感性增强,易引起毒副作用;而心血管疾病、内分泌失调等也会影响药物效应。

3.药物剂型、剂量对药效动力学的影响

药物剂型是药物经过加工制成便于患者应用的形态。不同剂型吸收难易及起效快慢不同,同一剂型由于辅料选择及制剂工艺不同,药理效应也有所区别。按剂型形态可分为液体制剂(如口服液、中药汤剂、注射液)、固体制剂(如片剂、胶囊剂、丸剂)、半固体制剂(如糖浆剂、贴膏剂、滴丸)、气体制剂等。按药物吸收和释放可分为速效制剂(如注射剂、气雾剂、散剂)、长效制剂(如片剂、丸剂、透皮制剂)、缓释制剂、控释制剂(如肠溶剂)等。一般来说,液体制剂吸收及起效均较固体制剂快,注射液比口服液易吸收和起效快,水溶液注射液较油剂和混悬剂快。如麻醉和手术意外、溺水、药物中毒等引起的心脏停搏,可心室内注射肾上腺素给药,及时进行抢救。又如当今较为流行的激素皮下埋植剂,是一种长效缓释剂型,可达到长期避孕的效果。近年来,药物剂型研究进展迅速,各种新剂型药物已进入人们的视野,如脂质体制剂、微囊制剂、纳米球制剂等新剂型的药物,在具有传统皮下埋植剂,是一种长效缓释剂型,可达到长期避孕的效果。近年,药物剂型研究进展迅速,各种新剂型药物已进入人们的视野,如脂质体制剂、微囊制剂、纳米球制剂等新剂型的药物,在具有传统剂型优点的同时还具有靶向作用特点,可使药物在靶器官的分布及浓度更高,选择性强,针对性好,也减小了毒副作用,使用更为安全、有效。

同一药物在不同剂量、不同浓度时,作用强度不一样。如75%(体积分数)的乙醇杀菌能力最强,用于皮肤、医疗器械的消毒;浓度高于 75%,杀菌能力反而降低。低浓度的乙醇则用做其他方面;浓度为 40%～50% 的用于防止压疮的皮肤涂搽,浓度为 20%～30% 的乙醇涂搽可用于降低体温。

4.给药方案对药效动力学的影响

医生根据患者病情病况,正常诊断给予药物治疗,给药方案对是否能迅速治愈疾病,是否会引起不良反应影响重大。给药方案一般包括给药途径、给药强度等。不同的给药途径引起不同的药物效应。如采用氨茶碱类药物治疗哮喘时,其注射剂和片剂均能兴奋心脏,引起心率增加;改成栓剂给药,则可明显减轻对心脏的不良影响。药物的服用应选择合适的时间,一般来讲,饭前服用吸收较好,显效较快;饭后服用吸收较弱,显效较慢。有刺激性的药物宜在饭后服用,以减少对胃肠道的刺激。用药次数应根据病情需要及药物代谢速率而制订。代谢快的药物要相应增加给药次数,长期给药应注意蓄积毒副作用及产生耐受性。

在连续用药过程中,某些药物的药理效应会逐渐减弱,需加大剂量才能显示出药物效应,称为耐受性。某些病原体或肿瘤细胞对药物的敏感度降低,需加大剂量甚至更换药物,才能有效,称为耐药性或抗药性,大多是由于病原体基因变异而产生的。直接作用于中枢神经系统的药物,能兴奋或抑制中枢神经,连续使用后能产生生理或心理的依赖性。生理依赖性过去称成瘾性,是由于身体适应反复用药后产生愉悦感,突然中止用药,会出现严重的戒断综合征,患者烦躁不安,流泪出汗,腹痛腹泻。心理依赖性又称习惯性,是指用药者服药获得愉悦感后,渴望继续用药,甚至采用各种非法手段,以延续愉悦感。如应用镇痛药吗啡、哌替啶,催眠药甲喹酮,毒品海洛因等,使用者均可产生生理和心理依赖性,故在使用此类药物时一定要严格控制,合理使用,防止滥用。

5.药物相互作用对药效动力学的影响

经相同或不同途径,合用或先后给予两种或多种药物,在体内所起药物作用效应的相互影响,称为药物相互作用。药物之间的相互作用,使药物效应发生变化,其综合效应增强或减弱。某些药物联合应用时,会出现毒副作用,对机体产生伤害,应特别留意。目前研究得较多的是两种药物联用相互作用的效果,对两种以上的药物研究尚不多。

6.药物体外相互作用对药物效应的影响

在临床给药时,常将几种药物同时使用,某些药物在进入机体前就混合以便于使用。由于制剂工艺、药用辅料、药物赋形剂、使用条件等不同,就可能导致药物与药物发生理化性质的相互影响,从而对药物效应产生一定作用。如在同时应用多种注射剂时,需提前混合药物,酸碱度比较大的药物可能对注射剂中使用的稳定剂等有影响,使其沉淀出来,造成医疗事故。

7.药物体内相互作用对药物效应的影响

机体吸收药物进入体内,药物在体内进一步分布、代谢、排泄,完成整个起效过程。在这个过程中,不同药物在分布器官、作用位点、效应靶向、受体机制等水平上互相影响,发挥不同的药理效应。如抗酸剂碳酸氢钠可通过提高胃肠液的 pH 来降低四环素类药物的吸收;而含铝、镁等药物的抗酸剂,则能与四环素类药物形成螯合物,影响胃肠吸收,从而影响药物效应。药物吸收后,需与血浆蛋白结合,才能被运输分布到体内各组织器官,不同药物与血浆蛋白结合能力不同,其相互作用表现为药物结合之间的竞争。如阿司匹林、苯妥英钠等药物结合能力强,可将双香豆素类药物从蛋白结合部位置换出来,药理活性增强,甚至引起毒副作用。某些药物具有诱导或抑制药物代谢酶的作用,可影响其他药物的代谢。如苯巴比妥可加速代谢口服抗凝药,使其失效;而氯霉素可使双香豆素类药物代谢受阻,引起出血。许多药物都通过肾小管主动转运系统分泌排泄,可发生竞争性抑制作用,干扰其他药物排出,从而发生蓄积中毒,如磺胺类药物、乙酰唑胺等均可抑制青霉素的消除;另一方面,这种竞争抑制有一定的治疗意义,可使药物持续保持一定的浓度发挥药物效应,如丙磺舒可减慢青霉素和头孢菌素的肾脏排泄速度,提高血药浓度,增强药物效应。

一般来说,作用性质相近的药物联合应用,可使药作用增强,称为协同作用。相加作用是两种药物联合应用效应等于或接近于单独使用药物效应之和,如对乙酰氨基酚与阿司匹林合用,可增强镇痛解热之功效。药物合用后效应大于单独使用药物的效果,称为增强,如甲氧苄啶(TMP)可抑制细菌二氢叶酸还原酶,与抑制二氢叶酸合成酶的磺胺药物合用,可双重阻断细菌叶酸合成,使抑菌活性增强20～100倍。在某些情况下,药物合并使用药效减弱,称为拮抗作用。常见的药物拮抗作用多发生在受体水平上,一种药物与特异性受体结合,阻止其激动剂与其受体结合,称为药理性拮抗;而不同激动剂与作用相反的两个特异性受体结合,其药物效应相反,称为生理性拮抗。如阿托品可与胆碱受体结合,阻滞乙酰胆碱发挥作用,是为药理性拮抗;组胺作用于 H_1 组胺受体,可引起支气管平滑肌收缩,使小动脉、小静脉和毛细血管扩张,血管通透性增加,是为生理性拮抗。

二、受体与药物效应

受体的概念是由药理学家 Langley 和 Ehrlich 于 19 世纪末和 20 世纪初分别提出的。1905 年,Langley发现南美箭毒抑制烟碱引起的骨骼肌收缩,但无法抑制电刺激引起的骨骼肌收缩反应,因此设想机体内存在与化合物结合的特殊物质。他随即提出在神经与其效应器之间有一种接受物质,并认为肌肉松弛的结果是由于烟碱能与此物质结合产生兴奋,而箭毒与烟碱竞争性与其结合导致的。1908 年,Ehrlich发现一系列合成化合物的抗寄生虫作用和其引起的毒性反应有高度特异性,提出了"受体(receptor)"一词,并用"锁-钥匙"假说来解释药物-受体作用。此后,药物通过受体发挥作用的设想很快得到了广泛重视,20 世纪70 年代初不但证实了 N 型乙酰胆碱的存在,而且分离、纯化出 N 型乙酰胆碱蛋白,验证了受体理论的科学性。受体研究从当初只是为了解释某些现象而虚设的一个概念,到目前已成功克隆出数以千计的受体基因,并对它们的结构和功能进行了充分的研究,阐释了种类繁多的各类抗体蛋白分子结构和作用机制,发展成专门的学科。

(一)受体理论基本概念

受体是细胞内一类蛋白质大分子,由一个或多个亚基或亚单位组成,多数存在于细胞膜上,镶嵌在双层脂质膜中,少数位于细胞质或细胞核中。能与受体特异性结合的生物活性物质称为配体,两者的特异性结合部位称为结合位点或受点。一般而言,每种受体在体内都有其内源性配体,如神经递质、激素、自身活性物等;而外源性药物则常是化学结构与内源性相似的物质。受体能识别和传递信息,与配体结合后,通过一系列信息转导机制,如细胞内第二信使激活细胞,产生后续的生理反应或药理效应。

受体具有以下特点。①灵敏性:受体只需与很低浓度的配体结合即可产生显著的药理效应。②特异性:引起某一类型受体反应的配体化学结构非常相似,而光学异构体所引起的反应可能完全不同,此外,同一类型的激动剂与同一类型的受体结合后产生的效应也类似。③饱和性:细胞膜、细胞质或细胞核中的受体数目是一定的,因此配体与受体结合在高浓度具有饱和性。④可逆性:受体与配体结合是可逆的,形成的复合物可以解离而不发生化学结构的改变。⑤多样性:位于不同细胞的同一受体受生理、病理及药理因素调节,经常处于动态变化中,可以有多个亚型,因此使用对受体及亚型选择不同的药物作用可以产生不同的药理作用。⑥可调节性:受体的反应型和数量可受机体生理变化和配体的影响,因此受体的数目可以上调和下调。

(二)受体类型及调节

常见受体的命名兼用药理学和分子生物学的命名方法。对已知内源性配体的受体,按特异性的内源性配体命名;对受体及其亚型的分子结构已了解的受体,按受体结构类型命名;在药物研究过程中发现,尚不知内源性配体受体的,则以药物名命名及根据受体存在的标准命名。由于实验技术发展,特别是分子生物学技术在受体研究中的广泛应用,科学家已成功克隆出数以千计的特定受体,同时发现了许多受体亚型(受体亚型以字母及阿拉伯数字表示)。为进一步统一规范,国际药理学联合会(International Union of Pharmacology,IUPHAR)成立了专门的受体命名和药物分类委员会(简称 NC-IUPHAR),于 1998 年印发了《受体特征和分类纲要》,使受体命名更为科学可信、简易可行。

受体是一个"感觉器",是细胞膜上或细胞内能特异识别生物活性分子并与之结合,进而引起生物学效应的特殊蛋白质。大多数药物与特异性受体相互作用,通过作用改变细胞的生理生化功能而产生药理效应。目前,已确定的受体有三十余种,位于细胞质和细胞核中的受体称为胞内受体,可分为胞质受体及胞核受体,如肾上腺皮质激素受体、性激素受体是胞质受体,甲状腺素受体存在于胞质内或细胞核内;位于靶细胞膜上的受体,如胆碱受体、肾上腺素受体、多巴胺受体等称为膜受体。根据结构组成,膜受体又可分为G 蛋白耦联受体、离子通道受体和受体酪氨酸激酶三个亚型。

1.G 蛋白耦联受体(G-protein coupled receptor,GPCR)

此类受体是人体内最大的膜受体蛋白家族,因能结合和调节 G 蛋白活性而得名,介导许多细胞外信号的传导,包括激素、局部介质和神经递质等,如 M 乙酰胆碱受体、肾上腺素受体、多巴胺受体、5-羟色胺受体、前列腺素受体及一些多肽类受体等。这类受体在结构上都很相似,为七螺旋跨膜蛋白受体,其肽链由 7 个 α-螺旋的跨膜区段、3 个胞外环及 3~4 个胞内环组成(图 1-14)。序列分析发现,不同 GPCR 跨膜螺旋区域的氨基酸比较保守,而 C、N 末端和回环区域氨基酸的区别较大,可能与其相应配体的广泛性及功能多样性有关。

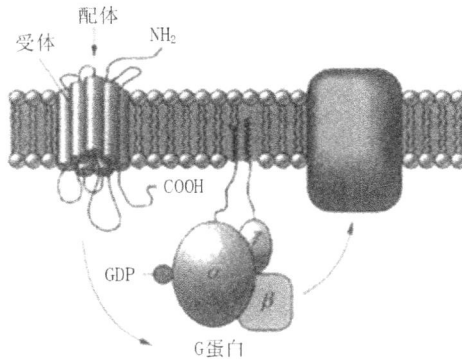

图 1-14　G 蛋白耦联受体示意图

2.离子通道受体(channel-linked receptor)

离子通道受体又称离子带受体(ionotropic receptor),受体激动时,离子通道开放使细胞膜去极化或超极化,产生兴奋或抑制效应。离子通道有 Na^+、K^+、Ca^{2+} 等通道。如 N 乙酰胆碱受体含有 Na^+ 通道,脑中的 γ-氨基丁酸(GABA)受体、谷氨酸受体含有多种离子通道。此类受体由单一肽环往返 4 次穿透细胞膜形成 1 个亚基,并由 4~5 个亚基组成跨膜离子通道。

3.酪氨酸激酶活性受体(tyrosine kinase-linked receptor)

酪氨酸激酶活性受体为一类具有内源性酪氨酸蛋白激酶活性的单次跨膜受体,目前已发现约 60 种,按照受体与配体特征将其分为 20 个亚家族。如胰岛素受体、胰岛素样生长因子、表皮生长因子受体、血小板生长因子受体、集落刺激因子-1 受体、成纤维细胞生长因子受体等都属于这类受体。

4.核受体(nuclear receptor)

核受体是配体依赖性转录因子超家族,与机体生长发育、细胞分化等过程中的基因表达调控密切相关。配体与相应核受体结合,诱导受体的二聚化并增强其与特定的 DNA 序列(激素反应元件)的结合,进而导致特定靶基因表达上调(图 1-15)。目前核受体超家族已有 150 多个成员,包括糖皮质激素受体、雌激素受体、孕激素受体、雄激素受体、维 A 酸受体、甲状腺激素受体及维生素 D 受体等。过氧化物酶体增生物激活受体(PPAR)是该家族的新成员,PPAR 激活后对体内脂肪与糖类代谢,以及细胞生长、分化和凋亡有重要的影响。

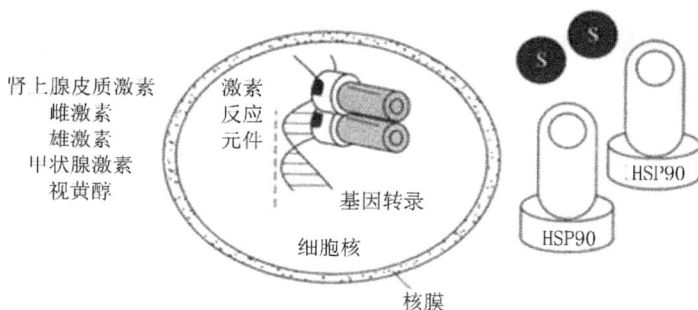

图 1-15 核受体示意图

5.其他受体

孤儿受体(orphan receptor)是一类序列已知而配体未知的蛋白受体,配体未知的 GPCR 称为孤儿 GPCR。此外,还有孤核受体(orphan nuclear receptor)等。已发现配体的孤核受体有视磺酸 X 受体、视磺酸 Z 受体、法尼酸 X 受体等。通常采用反向药理学方法发现并确定其配体,即以获取受体 cDNA 为起点,结合功能测试,寻找相关的新配体,然后用配体和受体筛选新化合物进行新药研究,一旦找到孤儿受体的相关配体,则可能从中筛选出新的药物靶点,从而发现疗效优异的新药。

有些细胞具有多种受体,如心肌细胞具有 M 胆碱受体,β_1、β_2 肾上腺素受体,H_2 受体等。有时一种阻滞剂还可阻滞多种受体,如氯丙嗪可阻滞多巴胺受体、α 肾上腺素受体,对胆碱受体、组胺受体和 5-羟色胺受体也有较弱的阻滞作用。受体除分布于突出后膜外,有些也分布于突触前膜。激动突触前膜受体可引起反馈作用,促进神经末梢释放递质,在局部调节功能平衡。

(三)受体-配体调节

配体是指能与受体特异性结合的物质,受体只有与配体结合才能被激活并产生效应,配体与受体之间相互作用进行机体协调,发挥受体调节作用,保证机体处于正常的状态。内源性配体一般指体内存在的,能与受体特异性结合的调节物质,大致可分为:①神经递质类,如乙酰胆碱、5-羟色胺等。②内分泌激素,如甲状腺素、雌激素等。③免疫或炎症活性物质,如免疫球蛋白、白介素类、肿瘤坏死因子等。④生长因子类等。药物进入机体,以配体-受体方式与特异性受体结合,发挥药理作用。

(四)第二信使的概念及作用

细胞外的信号称为第一信使,细胞表面受体接受细胞外信号后转换而来的细胞内信号称为第二信使。第二信使学说是 E.W.萨瑟兰于 1965 年首先提出的。他认为人体内各种含氮激素(蛋白质、多肽和氨基酸衍生物)都是通过细胞内的环磷酸腺苷(cAMP)而发挥作用,首次把 cAMP 叫作第二信使,激素等为第一信使。已知的第二信使种类很少,但能传递多种细胞外的不同信息,调节大量不同的生理生化过程,这说明细胞内的信号通路具有明显的通用性。

第二信使至少有两个基本特性:①第一信使同其膜受体结合后,最早在细胞膜内侧或胞质中出现,是仅在细胞内部起作用的信号分子。②能启动或调节细胞内稍晚出现的反应信号应答。第二信使都是小的分子或离子。细胞内有五种最重要的第二信使:cAMP、cGMP、1,2-二酰甘油(diacylglycerol,DAG)、1,4,5-三磷酸肌醇(inososito1 1,4,5-trisphosphate,IP$_3$)和细胞内外的钙离子。第二信使在细胞信号转导中起重要作用,它能够激活级联系统中酶的活性及非酶蛋白的活性。第二信使在细胞内的浓度受第一信使的调节,它可以瞬间升高,且能快速降低,并由此调节细胞内代谢系统的酶活性,控制细胞的生命活动,包括葡萄糖的摄取和利用、脂肪的储存和移动及细胞产物的分泌。第二信使也控制细胞的增生、分化和生存,并参与基因转录的调节。

部分内源性配体、受体及其第二信使见表 1-1。

表 1-1　部分内源性配体、受体及其第二信使

环腺苷酸		Ca^{2+}/肌醇磷脂	
β 肾上腺素受体	促肾上腺皮质激素	M 胆碱受体	P 物质
H$_2$ 组胺受体	促卵泡激素	α$_2$ 肾上腺素受体	缓激肽
5-HT$_3$ 受体	促黄体生成素	H$_1$ 组胺受体	促胃液素
前列腺素 E$_2$	促甲状腺素	5-HT$_3$ 受体	降钙素
前列环酸	黑色细胞刺激素	抗利尿激素	促甲状腺释放激素
加压素	绒促性素	血管紧张素	上皮生长因子 血小板来源的生
高血糖素		阿片多肽	长因子
		K$^+$ 去极化	生长抑素
		电刺激	

受体在识别相应配体并与之结合后需通过细胞内第二信使,如 cAMP、Ca^{2+}、肌醇磷脂、cGMP 等将获得的生物信息增强、分化、整合及传递,才能发挥其特定的生理功能或药理效应。受体蛋白经常代谢转换处于动态平衡状态,其数量、亲和力及效应力经常受到各种生理及药理因素的影响。连续用药后药效递减是常见的现象,一般分为耐受性、不应性、快速耐受性等。由于受体原因而产生的耐受性称为受体脱敏。β 肾上腺素(β-Adr)受体脱敏时不能激活腺苷酸环化酶(AC),是因为受体与 G 蛋白亲和力降低,或由于 cAMP 上升后引起磷酸二酯酶负反馈增加所致。具有酪氨酸激酶活性的受体可被细胞内吞而数目减少。这一现象称为受体数目的向下调

节。受体与不可逆阻滞剂结合后,其后果等于失去一部分受体,如被银环蛇咬伤中毒时,N_2-ACh 受体对激动剂脱敏。与此相反,在连续应用阻滞剂后,受体会向上调节,反应敏化。如长期应用 β-Adr 受体阻滞剂后,由于受体向上调节,突然停药时会出现反跳现象。

(五)受体介导的信号转导途径

细胞内存在着多种信号转导方式和途径,各种方式和途径间又有多个层次的交叉调控,是一个十分复杂的网络系统,其最终目的是使机体在整体上对外界环境的变化发生最为适宜的反应。在物质代谢调节中,往往涉及神经-内分泌系统对代谢途径在整体水平上的调节,其实质就是机体内一部分细胞发出信号,另一部分细胞接收信号并将其转变为细胞功能上的变化的过程。所以,阐明细胞信号转导的机理就意味着认清细胞在整个生命过程中的增生、分化、代谢及死亡等诸方面的表现和调控方式,进而理解机体生长、发育和代谢的调控机制。药物作用机体的本质是通过作用于细胞信号网络,影响细胞信号的传递,从而发挥其药物效应。了解信号转导的过程,有助于深入了解药物作用机制,从而指导临床用药及新药开发。细胞信号转导的途径大致可分为以下几种。

1.跨膜信号转导

(1)G 蛋白介导的信号转导途径:G 蛋白可与鸟嘌呤核苷酸可逆性结合。由 χ 和 γ 亚基组成的异三聚体在膜受体与效应器之间起中介作用。小 G 蛋白只具有 G 蛋白亚基的功能,参与细胞内信号转导。信息分子与受体结合后,激活不同 G 蛋白,有以下几种途径:①腺苷酸环化酶途径通过激活 G 蛋白不同亚型,增加或抑制腺苷酸环化酶(AC)活性,调节细胞内 cAMP 浓度,cAMP 可激活蛋白激酶 A(PKA),引起多种靶蛋白磷酸化,调节细胞功能。②磷脂酶途径激活细胞膜上磷脂酶 C(PLC),催化质膜磷脂酰肌醇二磷酸(PIP_2)水解,生成三磷酸肌醇(IP_3)和甘油二酯(DG),IP_3 促进肌浆网或内质网储存的 Ca^{2+} 释放。Ca^{2+} 可作为第二信使启动多种细胞反应。Ca^{2+} 与钙调蛋白结合,激活 Ca^{2+}/钙调蛋白依赖性蛋白激酶或磷酸酚酶,产生多种生物学效应。DG 与 Ca^{2+} 能协调活化蛋白激酶 C(PKC)。

(2)受体酪氨酸蛋白激酶(RTPK)与信号非受体酪氨酸蛋白激酶转导途径:受体酪氨酸蛋白激酶超家族的共同特征是受体本身具有酪氨酸蛋白激酶(TPK)的活性,配体主要为生长因子。RTPK 途径与细胞增生肥大和肿瘤的发生关系密切。配体与受体胞外区结合后,受体发生二聚化,自身具备(TPK)活性并催化胞内区酪氨酸残基自身磷酸化。RTPK 的下游信号转导通过多种丝氨酸/苏氨酸蛋白激酶的级联激活:①激活丝裂原活化蛋白激酶(MAPK)。②激活蛋白激酶 C。③激活磷脂酰肌醇 3 激酶(PI3K),从而引发相应的生物学效应。非受体酪氨酸蛋白激酶途径的共同特征是受体本身不具有 TPK 活性,配体主要是激素和细胞因子,其调节机制差别很大。如配体与受体结合使受体二聚化后,可通过 G 蛋白介导激活 PLC-β 或与胞质内磷酸化的 TPK 结合激活 PLC-γ,进而引发细胞信号转导级联反应。

2.核受体信号转导途径

细胞内受体分布于胞质或核内,本质上都是配体调控的转录因子,均在核内启动信号转导并影响基因转录,统称核受体。核受体按其结构和功能,分为类固醇激素受体家族和甲状腺素受体家族。类固醇激素受体(雌激素受体除外)位于胞质,与热休克蛋白(HSP)结合存在,处于非活化状态。配体与受体的结合使 HSP 与受体解离,暴露 DNA 结合区。激活的受体二聚化并移入核内,与 DNA 上的激素反应元件(HRE)结合或其他转录因子相互作用,增强或抑制基因的转录。甲状腺素类受体位于核内,不与 HSP 结合,配体与受体结合后,激活受体并以 HRE 调节基因转录。

3.细胞凋亡

细胞凋亡是一个主动的信号依赖过程,可由许多因素(如放射线照射、缺血缺氧、病毒感染、药物及毒素等)诱导。这些因素大多可通过激活死亡受体而触发细胞凋亡机制。死亡受体存在于细胞表面。属于肿瘤坏死因子的受体超家族,它们与相应的配体或受体结合而活化后,其胞质区即可与一些信号转导蛋白结合,其中重要的是含有死亡结构域的胞质蛋白。它们通过死亡结构域一方面与死亡受体相连,另一方面与下游的capase蛋白酶结合,使细胞膜表面的死亡信号传递到细胞内。

capase蛋白酶家族作为细胞凋亡的执行者,它们活化后进一步剪切底物。如多聚(ADP-核糖)聚合酶(PARP),该酶与DNA修复及基因完整性监护有关。PARP被剪切后,失去正常的功能,使受其抑制的核酸内切酶活性增强,裂解核小体间的DNA,最终引起细胞凋亡。这个过程可概括:死亡受体含有死亡结构域的胞质蛋白-capase蛋白酶家族-底物PARP-染色体断裂-细胞凋亡。不同种类的细胞在接受不同的细胞外刺激后,引起凋亡的形态学改变是高度保守的,但是它们并不是遵循同一种固定的或有规律的模式进行,而是通过各自的信号转导途径来传递的胞膜上的死亡。

(六)药物-受体相互作用

药物在机体内发挥作用的关键在于其在作用部位的浓度及其与生物靶点的相互作用(激动或拮抗)的能力。药物的结构决定了其理化性质,而理化性质决定了其与相应靶点的结合能力,进而直接决定了药物效应。药物通过作用于相应受体影响整个细胞信号通路,发挥对机体的作用效应,如何控制药物与相应受体的结合,是目前靶向给药研究的热点和难点。

1.受体与药物的相互作用学说

(1)占领学说:占领学说(occupation theory)是由Clark于1926年,Gaddum于1937年分别提出的。占领学说认为,受体必须与配体结合才能被激活并产生效应。效应的强度与被占领的受体数量成正比,全部受体被占领时,则产生药物的最大效应。1954年Ariens修正了占领学说,提出了内在活性(intrinsic activity)概念,即药物与受体结合时产生效应的能力,其大小用 α 值表示。完全激动剂 α 值为1,完全阻滞剂Q值为0,部分激动剂的 α 值则为0~1。占领学说认为,药物与受体结合不仅需要亲和力,而且需要有内在活性才能激动受体产生效应。只有亲和力而没有内在活性的药物,虽然可以与受体结合,但不能激动受体产生效应。

(2)速率学说:Paton于1961年提出速率学说(rate theory),认为药物与受体间作用最重要的因素是药物分子与受体结合与解离的速率,即单位时间内药物分子与受体碰撞的频率。完全激动剂解离速率大,部分激动剂解离速率小,阻滞剂的解离速率最小。效应的产生是一个药物分子和受体碰撞时,产生一定量的刺激经传递而导致的,与其占有受体的数量无关。

(3)二态模型学说:此学说认为受体蛋白大分子存在两种类型构象状态,即有活性的活性态R'和静息态R,两者处于动态平衡且可相互转化。药物作用后均可与R'和R两态受体结合,其选择性决定于药物与两态间的亲和力大小。激动剂与R'状态的受体亲和力大,结合后可产生效应,并且促进静息态转入活性态;而阻滞剂与R状态的受体亲和力大,结合后不产生效应,并且促进活性态转入静息态。当激动剂与阻滞剂同时进入机体后,两者发生竞争性抑制,其作用效应取决于R'-激动剂复合物与R-阻滞剂复合物的比例。若后者浓度较高,则激动剂的作用被减弱甚至阻断。由于部分激动剂对R'与R均有不同程度的亲和力,因而它既能引起较弱的激动效应,也能阻断激动剂的部分药理效应。

2.作用于受体的药物分类

根据药物与受体结合后产生的不同效应,将作用于受体的药物分为激动剂和阻滞剂两类。

(1)激动剂:药物与受体相互作用的首要条件是必须具有受体亲和力,而要产生药理活性则需有内在活性。激动剂(agonist)是指既有受体亲和力也有内在活性的药物,能与受体特异性结合产生效应。按照内在活性大小,可将激动剂分为完全激动剂(full agnosit,$\alpha=1$)和部分激动剂(partial agonist,$0<\alpha<1$)。前者具有较强的亲和力和内在活性,而后者有较强的亲和力但只有较弱的内在活性。部分激动剂和 R 结合的亲和力不小,但内在活性有限($\alpha<1$),量效曲线高度(E_{max})较低。与激动剂同时存在,当其浓度尚未达到 E_{max} 时,其效应与激动剂协同;超过此限时,则因与激动剂竞争 R 而呈阻滞关系,此时激动剂必须增大浓度方可达到其最大效能。可见部分激动剂具有激动剂与阻滞剂双重特性。

激动剂分子与受体亲和力的大小可以用 pD_2 定量表示,在数值上是激动剂解离常数的负对数。pD_2 越大,表明激动剂对受体的亲和力越强。

(2)阻滞剂:阻滞剂(antagonist)是指能与受体结合,具有较强亲和力而无内在活性($\alpha=0$)的药物,本身不产生作用,因占据受体而阻滞激动剂的效应。根据阻滞剂与受体结合是否可逆,可分为竞争性阻滞剂和非竞争性阻滞剂。竞争性阻滞剂能与激动剂竞争相同受体,这种结合是可逆的。因此无论阻滞剂浓度或剂量多大,通过逐渐增加激动剂的浓度或剂量与阻滞剂竞争相同受体,最终可以夺回被阻滞剂占领的受体而达到原激动剂的最大效能(效应)。此时,量效曲线将逐渐平行右移,但激动剂的最大效能(效应)不变。竞争性阻滞剂和受体的亲和力可用 pA_2 定量表示。当加入一定量的竞争性阻滞剂,使加倍的激动剂所产生的效能(效应)刚好等于未加入阻滞剂时,激动剂所产生的效能(效应),则取所加入阻滞剂物质的量浓度的负对数为拮抗参数 pA_2。pA_2 越大,表明拮抗作用越强,与受体的亲和力也越大。

pA_2 还能判断激动剂的性质。若两种激动剂被一种阻滞剂阻滞且两者 pA_2 相近,说明这两种激动剂作用于同一受体。

非竞争性阻滞剂与受体的结合相对是不可逆的。它能引起受体构型的改变或难逆性的化学键、共价键的结合,从而使受体反应性下降,即使逐渐增加激动剂的浓度或剂量也不能竞争性地与被占领受体结合。随着此类阻滞剂浓度或剂量的增加,激动剂量效曲线的最大效能达到原来未加入非竞争性阻滞剂时的水平,使量效曲线逐渐下移,药物的效能(效应)逐渐减小。

图 1-16 显示了激动剂和阻滞剂的量效曲线。图 1-17 是竞争性和非竞争性拮抗作用的比较。

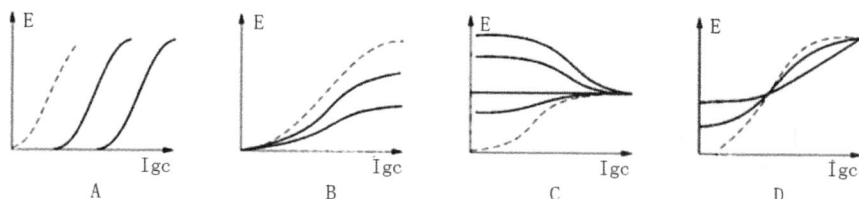

图 1-16　竞争性阻滞剂(A)、非竞争性阻滞剂(B)、部分激动剂(D)对激动剂(虚线)量效的影响及激动剂(C)对部分激动剂(虚线)量效曲线的影响

三、药效动力学研究方法及新动向

药效动力学主要研究药物效应及动力过程,其目的一是为了确认药物的治疗效果,二是为了保证用药安全,为新药研发及临床用药提供科学依据。根据试验目的不同,可将药效动力学研究大致分为体外研究和体内研究两大部分,从细胞水平、器官水平、整体动物水平及目前热门的分子基因水平等多方面多层次、全面地考察药物效应。

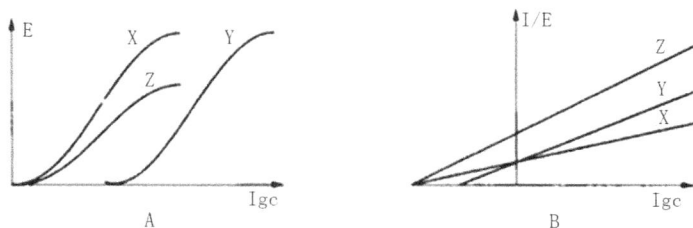

图 1-17　竞争性拮抗作用与非竞争性拮抗作用比较(A.量效曲线;B.双倒数曲线)
X.单用激动剂;Y.竞争性阻滞剂对激动剂的拮抗作用;Z.非竞争性阻滞剂对激动剂的拮抗作用

(一)细胞水平研究

在新药研发初期,从细胞水平出发,利用细胞培养技术对先导化合物进行初步筛选,可获得快速、高通量、稳定的结果,为后续研发工作奠定良好的基础,在抗肿瘤药物、抗生素药物及免疫药理等多方面均有应用,是十分经典、可信度高的方法。以下为细胞水平药理研究代表性的研究方法。

1.MTT 法

MTT 法又称 MTT 比色法,是一种检测细胞存活和生长的方法。其检测原理为活细胞线粒体中的琥珀酸脱氢酶能使外源性溴化 3(4,5-二甲基噻唑-2)-2,5-二苯基四氮唑(MTT)还原为水不溶性的蓝紫色结晶甲瓒(Formazan)并沉积在细胞中,而死细胞无此功能。二甲基亚砜(DMSO)能溶解细胞中的甲瓒,用酶联免疫检测仪在 490 nm 波长处测定其光吸收值,可间接反映活细胞数量。在一定细胞数范围内,MTT 结晶形成的量与细胞数成正比。该方法已广泛用于一些生物活性因子的活性检测、大规模的抗肿瘤药物筛选、细胞毒性试验及肿瘤放射敏感性测定等。它的特点是灵敏度高、经济。采用染色法区别活细胞还有 XTT 法、台盼蓝染色法、SRB法等。

2.克隆形成法

克隆原细胞质具有持续增生能力的细胞。当单个细胞能连续分裂 6 代以上时,其后代所组成的群体(集落)便含 50 个以上的细胞,通过对集落计数可对克隆原细胞进行定量分析。由于集落反映了单个细胞的增生潜力,故能灵敏地测定抗癌药物对肿瘤细胞的抑制能力,目前被认为是一种较为理想的方法。常用的克隆形成法可分为贴壁法与半固体法。

3.Caco-2 细胞模型

Caco-2 细胞模型是最近十几年来国外广泛采用的一种研究药物小肠吸收的体外模型,帮助了解药物的吸收机制,预测体内吸收和药物相互作用,研究药物的小肠代谢情况,从而促进新药研发,具有相对简单、重复性较好、应用范围较广的特点。Caco-2 细胞来源于人的直肠癌,结构和功能类似于人小肠上皮细胞,并含有与小肠刷状缘上皮相关的酶系。在细胞培养条件下,生长在多孔的可渗透聚碳酸酯膜上的细胞可融合并分化为肠上皮细胞,形成连续的单层,这与正常的成熟小肠上皮细胞在体外培育过程中出现反分化的情况不同。细胞亚显微结构研究表明,Caco-2细胞与人小肠上皮细胞在形态学上相似,具有相同的细胞极性和紧密连接。胞饮功能的检测也表明,Caco-2 细胞与人小肠上皮细胞类似,这些性质可以恒定维持约 20 天,因此可以在这段时间进行药物的跨膜转运试验。另外,存在于正常小肠上皮中的各种转运系统、代谢酶等在Caco-2 细胞中大都也有相同的表达,如细胞色素 P450 同工酶、谷氨酰胺转肽酶、碱性磷酸酶、蔗糖酶、葡萄糖醛酸酶及糖、氨基酸、二肽、维生素 B_{12} 等多种主动转运系统在 Caco-2 细胞中都有与小肠上皮细胞类似的表达。由于其含有各种胃肠道代谢酶,因此更接近药物在人体内吸收的实际环境,从而对药物在体内的作用给出较为准确的模拟情况,药物效应也更为可信可靠。

(二)器官组织水平研究

随着药物效应研究手段的提高,与细胞水平研究相比较而言,器官水平研究药理作用更能直接反映药物的分布及药理作用。离体器官试验常用的离体器官有心脏、血管、肠段、子宫及神经肌肉标本,用离体标本可更为直观地观测药物的作用,检测药物在机体靶向器官发挥的药理效应。不同的动物标本用于测定不同类的药物作用。

1.心血管类器官

离体蛙心和兔心是观测药物对心脏活动(包括心率、心排血量、收缩力等)的影响最常用的标本。猫、兔、豚鼠和狗乳头肌标本的制备比较简单,在适宜条件下,可较长时间保持良好的实验状态,是观测药物对心肌基本生理特性(如收缩性、兴奋性、自律性)的影响较好的试验标本。兔主动脉对 α 受体兴奋药十分敏感,是测定作用于 α 受体药作用的一个理想标本,已被广泛用来鉴定和分析拟交感药和其对耐药的作用。

2.胃肠道类器官

豚鼠回肠自发活动较少,描记时有稳定的基线,可用来测定拟胆碱药的剂量反应曲线;而兔空肠具有规则律收缩活动,可观测拟肾上腺素药和抗肾上腺素药、拟胆碱药和胆碱药对活动的影响。

3.其他类器官

未孕兔子宫对 α 受体兴奋药十分敏感,可用于鉴定 α 受体激动剂或阻滞药。豚鼠离体气管片主要含 β 受体,广泛用于鉴定和分析作用于 β 受体的药物作用。蛙坐骨神经腓肠肌标本、小鸡颈半棘肌、大白鼠膈神经标本常用来评价作用于骨骼肌的药物。而用离体脂肪组织研究作用于β 受体的药物(脂肪组织存在 β 受体),如果药物对 β 受体有兴奋作用,则引起游离脂肪酸释放增加。预先加入 β 受体阻滞剂,可使游离脂肪酸释放量明显减少,甚至完全阻断。因此通过测定游离脂肪酸含量,可评价作用于 β 受体的药物。

在离体器官研究中,不同动物的不同器官都要求最适宜的营养环境,对渗透压、离子强度、酸碱度等要求较高,因此各种动物的人工生理溶液成分和配制都有区别,应特别引起重视。

(三)分子细胞生物水平研究

药效动力学研究目前已从细胞和器官水平深入到受体和分子水平,分子生物学研究理论及手段日新月异的发展,也为药物效应研究带来了新思路及新技术。生物大分子,特别是蛋白质和核酸结构功能的研究,是分子生物学的基础。现代化学和物理学理论、技术和方法的应用推动了生物大分子结构功能的研究,从分子水平和基因表达的角度阐释药物作用及其机制,使药效学研究更有针对性,能更科学地研究药物-机体之间的作用。

1.受体及离子通道

受体是一种能够识别和选择性结合某种配体(信号分子)的大分子物质,多为糖蛋白,一般至少包括两个功能区域,与配体结合的区域和产生效应的区域。受体与配体结合后,构象改变而产生活性,启动一系列过程,最终表现为生物学效应。根据靶细胞上受体存在的部位,可将受体分为细胞内受体和细胞表面受体。细胞内受体介导亲脂性信号分子的信息传递,如胞内的甾体类激素受体;细胞表面受体介导亲水性信号分子的信息传递,可分为离子通道型受体、G蛋白耦联型受体和酶耦联型受体。离子通道由细胞产生的特殊蛋白质构成,它们聚集起来并镶嵌在细胞膜上,中间形成水分子占据的孔隙,这些孔隙就是水溶性物质快速进出细胞的通道。离子通道的活性,就是细胞通过离子通道的开放和关闭调节相应物质进出细胞速度的能力,对实现细胞各种功能具有重要的意义。药物对机体细胞的作用需通过这样的生物大分子来实现。目前,此类研究多集中在采用生物物理及生物化学手段,如光镜、电镜、激光共聚焦、膜片钳等,观察药物对其的作用及引发的一系列生化反应等,从而说明其药理效应。

2.信号转导及药物靶点

高等生物所处的环境无时无刻不在变化,机体功能上的协调统一要求有一个完善的细胞间相互识别、相互反应和相互作用的机制,这一机制可以称作细胞通信。在这一系统中,细胞或者识别与之相接触的细胞,或者识别周围环境中存在的各种信号(来自周围或远距离的细胞),并将其转变为细胞内各种分子功能上的变化,从而改变细胞内的某些代谢过程,影响细胞的生跃速度,甚至诱导细胞的死亡。这种针对外源性信号所发生的各种分子活性的变化,以及将这种变化依次传递至效应分子,以改变细胞功能的过程称为信号转导,其最终目的是使机体在整体上对外界环境的变化发生最适宜的反应。药物对机体作用后,其作用靶点及作用机制需要从信号转导的途径来解释,从而阐明药物如何对细胞在整个生命过程中的增生、分化、代谢及死亡等多方面进行调控,进而理解药物对机体病情病况的调控机制。如抗癌药物研究中,药物对凋亡调控基因caspase家族,Bcl-2家族等级联反应、蛋白表达等作用,直接关系到药物对肿瘤的抑制效果。

3.基因组学及蛋白质组学

基因组学(Genomics)出现于20世纪80年代是研究生物基因组的组成,组内各基因的精确结构、相互关系及表达调控的学科,同时也是研究生物基因组和如何利用基因的一门学问。该学科提供基因组信息及相关数据系统利用,研究基因及在遗传中的功能,试图解决生物、医学和工业领域的重大问题。20世纪90年代随着几个物种基因组计划的启动,基因组学取得了长足的发展。2001年,人类基因组计划公布了人类基因组草图,为基因组学研究揭开新的一页。随着人类基因组草图的完成,现在许多学者开始探索基因与蛋白质如何通过相互作用来形成其他蛋白质,从而出现了蛋白质组学(proteomics)。蛋白质组学是对蛋白质特别是其结构和功能的大规模研究,一个生命体在其整个生命周期中所拥有的蛋白质的全体或者在更小的规模上,特定类型的细胞在经历特定类型刺激时所拥有的蛋白质的全体。分别被称为这个生命体或细胞类型的蛋白质组。蛋白质组学比基因组学要复杂得多——基因组是相当稳定的实体,而蛋白质组通过与基因组的相互作用而不断发生改变。一个生命体在其机体的不同部分及生命周期的不同阶段,其蛋白表达可能存在巨大的差异。鉴于药物在机体作用前后,基因及蛋白水平会发生一定变化,人们设计了一系列检测方法,尝试解释这种差异,从分子组学的角度说明药物效应。如近几年兴起的核酸探针、微阵列检测及高通量的基因芯片、蛋白芯片等,均从不同角度阐释了药物的作用及机制。

4.整体动物水平研究

整体动物试验一般应用小鼠、大鼠、兔、狗、猴、猪等,根据试验目的及要求,在试验控制条件下,在动物身上制造出类似人体的毒理、药理、清理、生理过程,构建最大限度模拟病理过程及现象的模型,与正常动物及给药动物组比照,观察药物对动物生理及行为活动的影响,亦即药理效应、机制和规律。动物选择是否得当,直接关系试验的成功和质量高低。一般应选择某一功能高度发达或敏感性较强的动物,如鸽、狗、猫的呕吐反应敏感,常用来评价引起催吐和镇吐的药物的作用,而鼠类和兔模型则反应不明显;家兔对冷损伤易发生,狗则不能发生损伤;豚鼠对铜离子及汞离子的急性毒性很敏感,而大鼠、小鼠则较耐受。因此有人说,在评价动物选择是否得当时,主要看是否用"专家"式动物。一般来说,小动物模型多用于筛选试验,大动物模型多用于试验治疗和中毒机制的研究。

(1)小动物模型:新药研发中,常采用小鼠、大鼠、豚鼠、兔、猫、鸡等小型动物,进行动物水平筛选测试。抗肿瘤药物研究中,采用动物移植肿瘤,如 Lewis 肺癌小鼠、乳腺癌骨转移小鼠等用于评价研究抗肿瘤药,是目前肿瘤药物研发使用最广泛的途径。研究抗精神病药常用阿扑吗啡造成大白鼠舔、嗅、咬等定向行为,从而观测新药的安定作用。研究镇痛药物常用热刺激法,如小白鼠热板法、电刺激小白鼠尾部法及化学刺激法,用酒石酸锑钾腹腔注射造成扭体反应,从而观测镇痛药的作用。在抗感染药物研究中,用定量的致炎剂如鸡蛋清、右旋糖酐、弗氏佐剂等注入大白鼠踝部皮下,造成关节肿胀,测定用药前后的肿胀程度,从而观测抗感染药物的作用。研究抗心律失常药物,用氯仿、肾上腺素、乌头碱等诱发小白鼠或大白鼠心律失常,或将电析直接连在心房或心室诱发心房颤动或心室颤动,是评价抗心律失常药的常用新方法。对抗溃疡药物的研究和评价,常采用大白鼠或豚鼠制备试验性溃疡模型,常用应激性刺激法(如将大白鼠浸于 20 ℃水中)、组织胺法、幽门结扎法等诱发溃疡,其中以应激法较优,成功率达 100%,更为常用。

(2)大动物模型:大型动物研究成本较高,多用于试验治疗及中毒机制的研究。如 1934 年,Goldblatt 等采用线结扎狗肾动脉,造成肾性高血压,开创了试验性高血压研究的新时代。也是研究抗高血压药物的经典模型。利用铜圈置入健康 Beagle 犬心脏中,制备急性心肌缺血动物模型,其机制可能在于铜圈作为异物被置入冠脉内,会诱发冠脉内血栓形成,堵塞冠脉而发生急性心肌缺血,是研究心肌缺血药物的模型。镇咳药研究中,猫静脉注射致咳物二甲苯基哌嗪,引起咳嗽;咳嗽次数在一定范围内与致咳物剂量呈线性关系,是研究评价镇咳药的好方法。研究抗糖尿病药,给狗、猫、猴、羊静脉注射四氧嘧啶,选择性地损伤胰腺口细胞。引起实验动物糖尿病,是经典的研究抗糖尿病的方法。目前,采用与人类最接近的恒河猴制造了多种模型,对许多疾病及药物的研发做出了重大贡献。

(3)转基因动物及基因敲除动物:近年来,随着人类对生命认识的深入,利用分子生物学技术使传统药理研究发展到分子甚至更微观的水平,可采用基因敲除、转基因技术等制作更符合疾病病理病情的动物模型。转基因动物就是用实验室方法将人们需要的目的基因导入其基因组,使外源基因与动物本身的基因整合在一起,并随细胞的分裂而增生,在动物体内得到表达,并能稳定地遗传给后代的动物。整合到动物基因组上的外来结构基因称为转基因,由转基因编码的蛋白质称为转基因产品,通过转基因产品影响动物性状。如果转基因能够遗传给子代,就会形成转基因动物系或群体。转基因哺乳动物自 20 世纪 80 年代诞生以来,一直是生命科学研究和讨论的热点。随着研究的不断深入和实验技术的不断完善,转基因技术得到了更广泛的应用,如目前用于研究老年痴呆症,又称阿尔茨海默病(Alzhimer's disease)的 APP/PS1/PS2 多重转基因小鼠,能较好地表现神经纤维缠结及斑块沉积的重要病理特征,同时一定程度体现了发病机制,被公认为模拟老年痴呆的最佳模型。基因敲除动物模型是通过运用基因工程技术的方法,将动物体内的某些特定基因在染色体水平剔除或使之失活,使得与该基因相关的蛋白质表达减少或不表达。从而使动物体内与该蛋白相关的功能丧失。这一技术为探讨基因在体内的功能和疾病的发病机制提供了一种很好的研究工具,这与早期生理学研究中常用的"切除部分-观察整体-推测功能"的三部曲思想相似。目前国内研究中,已有研究机构制作出肝脏葡萄糖激酶基因条件敲除的2型糖尿病小鼠模型,可作为2型糖尿病的动物模型,正式进入产业化应用阶段。这将有助于推动2型糖尿病的发病与治疗的研究,诠释筛选抗糖尿病药物的作用机制,并推进抗糖尿病药物的研发。

(王美霞)

第三节　临床药物使用原则

对任何疾病都必须始终贯彻预防为主,防治结合的原则,即未病防病(包括传染性及非传染性疾病),有病防重(早发现,早诊断,早治疗),病重防危(防治并发症,保护重要器官功能),病愈早康复防复发。要随时运用辩证唯物主义的思维方法,密切联系实际,做到以下几点。

一、树立对患者的全面观点

根据病情轻重缓急,通过现象看本质,抓住主要矛盾,又要随时注意矛盾的转化。急则先治"标",缓则先治"本";如有必要和可能,则"标""本"同治。

（一）治"本"就是针对病因或发病因素的治疗

许多疾病,只要进行病因治疗,就可解除患者痛苦,达到治愈。例如,无并发症的轻或中度的细菌、螺旋体、原虫及其他寄生虫感染,只要给予特效抗感染药物即可治愈。有些疾病表现为功能异常或病理生理改变,如心功能不全、心律失常、心绞痛、高血压、支气管哮喘或慢性失血性贫血等,当进行对症处理后,病情虽可缓解,但由于病因未除,仍易复发。因此,一定要努力寻找病因加以治疗,只要做到病因消除才能根治疾病。

（二）治"标"就是对症治疗

所谓"标",就是临床表现,即各器官的病理生理或功能改变所引起的症状,体征或血液的生化指标异常,常是导致患者求医的主要原因。常见的有发热、全身酸痛及各系统症状,如心血管系统有心悸、水肿、气促、胸痛、血压波动、心律失常、晕厥等,呼吸系统有咳嗽、气促、咳痰、咯血、胸痛等,消化系统有食欲缺乏、恶心、呕吐、嗳气、反酸、呕血、腹痛、腹胀、腹泻、便秘、便血、黄疸等,泌尿系统有尿频、尿急、排尿疼痛、血尿、尿失禁、少尿或无尿等,精神神经系统有头痛、头晕、眩晕、嗜睡、神志不清、昏迷、失眠、躁动、抽搐、瘫痪、思维紊乱或行为异常等,其他各系统及五官各有其常见症状、体征,在此不一一列举。

当临床表现使患者感到痛苦或危及生命与远期预后时,应及时作对症处理,减轻症状,改善病理生理状况,赢得时间进行全面详细的检查,得出病因诊断并进行病因治疗。2003年春流行的SARS,虽已查出病因为冠状病毒变异亚型引起,但无特效药,许多患者就是靠对症支持疗法度过危险期和自身产生的抵抗力而获痊愈的。

对于"症",也要分清本质进行有针对性的治疗,不可头痛医头,足痛医足。例如,颅内压增高可引起头痛、呕吐,不可简单地给以镇痛止吐药物,而要降低颅内压,使用降颅内压药物,而不可通过腰椎穿刺抽出脑脊液减压,因后者有引起脑疝的危险。颅内压过低也可致头痛,却需要输液治疗。硝酸酯类药是预防和治疗心绞痛常用药,对有些患者可引起颅内静脉扩张导致剧烈头痛,如果不问清楚服药史,盲目给以止痛药可能无效。血管紧张素转换酶抑制剂可引起干咳,医师不问服药情况盲目给以待因镇咳是错误的。又如,同是无尿,但阶段性不同,处理原则也不同;急性失水引起的低血容量休克所致的无尿,在起病 6～7 小时内快速补液改善休克后,无尿也就好转;但如无尿已持续 7 小时以上,肾小管已坏死,此时的快速补液虽然升高血压,改善其他器官的微循环,但无尿不会好转,并且大量输液反而有害;如果无尿是肾毒性物质(如鱼胆或毒蕈)中毒所致,大量补液是有害无益的。

对症治疗虽然可解除患者痛苦,甚至使患者脱离险境,但对于诊断未明确的患者要严格掌握用药原则,以免掩盖病情延误诊断,例如,对急腹症不可滥用吗啡、哌替啶类麻醉性止痛剂,对发热性疾病不可滥用肾上腺皮质激素或解热药。

二、一切从实际出发

针对原发疾病病情及并发症的严重程度,诊断的主次,根据主客观条件,权衡轻重缓急,以及患者的利害得失,选择治疗方案,全面考虑,找出主要矛盾,进行综合治疗,不可单纯依赖药物。用药既要有针对性,又要分清主次、先后,不可"大包围"式地用药。现阶段,卫生资源匮乏是一个全球性现象,在发展中国家卫生资源不足尤其严重。一方面是国民经济生产总值增长的速度,用于健康保障费用增长的速度,通货膨胀的速度,医药费用上涨尤其是价高的新药涌现和高精尖检查技术的应用所增加的付出等不成比例。另一方面是不少医务人员未很好掌握高精尖检查技术的适应证造成滥用,和片面认为新药就是最好的药,而不愿使用"老"药,以致不适当地增加了医药费用的支出。实际上,不少"老"药不仅有效,毒副作用较少而且价廉,其显效率可能低于某些新药,但是如果它在某些患者身上已经有了好的效果,又没有不良反应,就不必更换。

三、始终贯彻个体化原则

由于患者年龄,性别,体重,生理状况,环境因素,病情程度,病变范围,病程阶段,肝肾等解毒排毒器官的功能状况,并发症的有无,既往治疗的反应,对药物的吸收、代谢、排泄率,免疫力及病原微生物对抗菌药物的敏感性等方面的差异,以及患者对药物反应性大小的不同,在治疗上用药的种类和剂量大小的选择均应有所不同,不可千篇一律。一般文献及本书中所列出的治疗药物的剂量范围可供读者参考。此外,还要根据患者的特点制订所要解决问题的特点或目标值,药物性能及患者所用实际药量的治疗反应,深入分析,适时调整。对于许多慢性疾病,尤其在老年人,开始用药量宜小,而且应当根据病情的严重程度制订复查疗效指标和观察毒副作用的时间和频度。

四、树立发展观点

确实了解患者用药情况(在门诊患者尤其重要),仔细观察治疗反应,及时评价判断疗效,酌情增减药量,加用或更换药物并继续严密观察效果。与此同时还要观察药物毒副作用或者一些不应该有的情况；这里所谈的毒副作用有两种情况：一种情况是患者自身对药物出现了异常反应，例如，有的患者在用青霉素治疗过程中虽然皮试阴性但在连续注射或滴注几次后可以突然发生过敏性休克，医护人员切不可以为皮试阴性又已经用了几剂未出现异常反应而放松了对严重变态反应的警惕性；另一种情况是由于药物带来的问题，除已知的毒副作用以外，还有医源性疾病，其中突出的有肾上腺皮质激素带来的各种不良反应及抗生素带来的二重感染或菌群失调等问题；因此，不但要严格掌握适应证，而且在使用中要有目的地加强观察，才能取得最佳疗效。

（张　雷）

第四节　药物治疗注意事项

一、了解药物

药物是治疗疾病的重要武器。临床医师对于所使用的药物必须充分了解其药物代谢动力学，如吸收、分布、代谢、排泄及影响这些环节的因素，及其药效学，如作用部位、疗效机制、显效时间及其毒副作用；尤其对新药，临床医师必须仔细阅读说明书。只有这样，才能掌握好药物适应证、禁忌证、剂量、给药途径、每天或每周给药次数及发挥作用的时间，才能进行疗效评价，提出继续用药，更换药物或联合用药的依据，并防止药物拮抗作用的发生。

二、如何评价疗效

首先需明确疗效的标准。对许多急性病或者是慢性疾病的急性并发症来说，疗效的标准应该是治愈；例如，上呼吸道感染、细菌性肺炎、慢性支气管炎急性发作、急性胃肠道炎症、急性胰腺炎、消化性溃疡伴大出血、肝硬化门静脉高压致食道下段或胃底部静脉曲张破裂大出血、高血压病合并的出血性卒中、高血压危象、冠心病患者发生的急性心肌梗死、急性泌尿道感染、急性肾衰竭、糖尿病酮症酸中毒或非酮症高渗性昏迷、甲亢或甲减的危象、急性溶血性贫血、急性药物性再生障碍性贫血或粒细胞缺乏症、急性粒细胞白血病（配合骨髓移植）、各种急性过敏性疾病等都是应该而且可能通过药疗治愈或使急性发作得到控制的。即使某些慢性疾病，通过较长期药物治疗也是可以治愈的；例如，结核病、寄生虫病、消化性溃疡（配合非药物治疗）、某些恶性肿瘤（配合手术的综合疗法）等。但很多慢性疾病应用药物治疗难以根治，只能缓解或减轻痛苦，而且可能还需长期治疗。

将药物治疗后取得的疗效归功于所用药物的评价要慎重。有些自限性疾病，如急性病毒性上呼吸道或肠道感染一般在起病一周左右可以自愈，如果此时才开始得到药物治疗，即刻出现的疗效不一定是该药物的效果；许多慢性疾病的病情，不用药物或用安慰性药物就有可能自己减轻。联合用药的效果也不一定就是联用的效果，也可能只是其中一种是真正起治疗作用的药物。

如果用药后未显疗效，也要分析原因，是否：①未到应该显效的时间，如利尿性降血压药、降血脂药、纠正贫血药、抗甲状腺功能亢进药物等显效均较慢；②口服药物吸收不良；③药物质量不可靠或存放过久已超过有效期，或药物保存不当已失效，或偶然发药有误，甚至误服家中他人之药；④医嘱处方药量不足或患者未服够规定剂量；⑤抗感染药物碰上耐药菌株；⑥机体免疫力低下;⑦药物在此患者身上本来就无效，因为很少有药物是 100％有效的;⑧当发热久治不退时，可能尚有感染灶未被发现;⑨尚有未被发现的情况，如呼吸道并发症、心力衰竭患者或对盐敏感的高血压患者未控制盐摄入量，糖尿病患者或高甘油三酯血症患者未控制高淀粉类摄入量，消化性溃疡患者饮食不节等;⑩原来诊断或用药错误。因此，对治疗无效的病例要仔细分析，必要时修订治疗方案，更换药物及给药方式，或将单一用药改为联合用药;甚至需重新采集病史，全面复查，审核病情有无发展变化及诊断有无错误。如出现毒副作用，应酌情减量或停用。

三、联合用药时可有协同或拮抗作用

一个患者使用两种以上药物时，可因配伍禁忌而降低疗效，如胃蛋白酶不应与碱性药同用，胰酶不应与稀盐酸合剂同用，在同一个输液瓶中尤其要注意配伍禁忌。有些药物可在体内发生拮抗而降低疗效;如用碳酸酐酶抑制剂乙酰唑胺(醋唑磺胺，acetazolamide)时应避免使用钙、碘及广谱抗生素等具有增强碳酸酐酶活性的药物;苯妥英钠、巴比妥类药有促使肝细胞微粒体酶系统的活性增加，因而可加速某些药物如华法林(warfarin)的代谢，降低其抗凝效果;与之相反，阿司匹林、吲哚美辛(消炎痛)、保泰松、双嘧达莫等又可增加华法林的抗凝作用，有增加出血的危险，必须慎用。氨基糖苷类和呋塞米(速尿)、依他尼酸均具耳毒性，不可同用。他汀类和贝特类降脂药单独使用都曾有引起横纹肌溶解症的报道，如果同时使用就更易发生严重横纹肌溶解，导致急性肾衰竭。呋塞米(速尿)导致排钾增多，可增加筒箭毒碱的肌松弛及麻痹作用，不可同用。普萘洛尔(心得安)应避免与维拉帕米(异搏定)同用，以免加重房室传导阻滞或致心脏骤停。另一方面，联合用药有时又可加强疗效;如甲氧苄啶具抑菌作用，又可增强其他抗菌药物的抑菌作用，现已与其他抗菌药物制成复方，如复方磺胺甲唑。此外，应用部分相互拮抗的药物，有时也可发挥增强疗效的作用，如 α_1 受体阻断剂酚妥拉明与间羟胺同用，可阻滞后者的缩血管效应而不阻滞其增强心肌收缩力的有益作用，可用于治疗心源性休克。因此，凡同时应用两种以上药物时，均要注意其间有无拮抗或协同作用，以及它们之间的相互作用对治疗所带来的后果。

四、药物二重性问题

任何药物都具有二重性，即对机体有利和不利的两个方面。如输液可治疗脱水，但输液过快过多可导致肺水肿;利尿可以消肿，减少过多血容量，减轻心脏前负荷，改善心力衰竭，但利尿过多可以导致电解质紊乱及代谢改变，甚至引起脱水，血液浓缩，心脏前负荷不足使血压下降;噻嗪类利尿剂大量利尿后需补钾，但尿量不多时盲目补钾又有导致高钾血症心脏停搏的危险;吸氧有利于改善机体缺氧，但对于伴有呼吸性酸中毒，二氧化碳潴留的患者纠正缺氧过急，反可导致呼吸抑制;抗生素可以杀菌或抑菌，但可诱生耐药菌株，菌群失调，真菌感染或程度不等的变态反应，以及肝、肾、骨髓及心肌损害。门诊患者按医嘱在家用药、吸氧时，医师有责任详细向患者和家属交代注意事项。

五、谨慎使用新药

在国际上，管理新药上市最著名的机构是美国食品药品管理局(FDA)。在我国，对新药的报批和上市也有严格的规定，而且对于公费医疗容许报销的药品也进行了规定。作为对患者高度负责的医师，在使用新药前应该详细阅读其说明书，最好是查阅在国内外权威性医学期刊上有无有关该新药的论著，并且对该报道作出评价。在评价新药临床疗效时，应看其研究设计及实施

是否具有极高的科学性或很高的论证强度。由于许多疾病的自然病程,可在未治疗的情况下得到好转或痊愈。因此,在提到某种治疗措施对某一种疾病的有效率时,一定要同未得到该项治疗措施的同一种疾病而且病情程度具可比性的另一组患者的好转(有效)率相比较,进行临床差别有无统计学意义的检验,推翻该项治疗措施无效的假设,从而得出该项措施确属有效的结论。

上面述及的对比性研究方法见于近代蓬勃发展起来的新的跨学科的边缘性学科——临床流行病学,即由临床医师把传统流行病学的方法学应用于临床上,包括:①某疾病对人群危害程度的研究;②有关病因及发病的危险因素的研究;③有关发病机制及影响因素的研究;④有关诊断方法的准确度、敏感度、特异度、可靠性、预测价值的研究;⑤治疗效果的研究;⑥预防效果的研究;⑦预后的研究。有关治疗手段药物和非药物)的有效性研究的方法较多,其中,目前国际上公认以随机、双盲、同期对照的临床试验设计(RCT)的论证强度为最高;在将患者随机分为试验组和对照组之前,还要把对治疗结果有重要影响的因素作分层处理,使两组之间具有高度的可比性。

六、Cochrane 文献系统评价中心的建立与临床药物治疗学的发展

由于临床流行病学在国际上和我国的逐渐普及和发展,国外和国内医学期刊上报道用 RCT 方法研究药物临床疗效的文章正在逐渐增多,它们的设计和实施与统计处理及结果,结论尽管十分可靠,但是单个研究的样本数量不可能很多,还是或多或少要受到抽样机遇的影响,存在一定的局限性;虽然目前国内外都在大力推广多中心大样本的协作研究,但是受到许多必要条件特别是经济方面的限制,还有待于大规模推广。有鉴于此,英国已故的著名流行病学专家 Archie Cochrane 于 1979 年首先提出建议:各临床学科应将同一病种中同一问题治疗方面所有的,真正的 RCT 文章收集起来,采用荟萃分析方法,进行系统评价,并且随着新的 RCT 报道及时补充、更新;而且用再出版形式反馈给临床医师,让他们使用经过严格的科学的分析方法评价后得到的确实有效、对患者有利的治疗方法或药物,不再使用那些无效的、浪费的、甚至对患者有害的治疗手段。他的这一倡议立即受到世界临床医学界的热烈响应,于 20 世纪 80 年代出现了对心血管病、癌症、消化道疾病的某些疗法相关文献的跨国合作性系统评价。1992 年在英国牛津首先成立了世界上第 1 个医学文献系统评价中心,并命名为 Cochrane 中心,1993 年成立了世界性的 Cochrane 协作网,在 3 年多时间中,有 9 个国家、地区的 13 个 Cochrane 中心加入了协作网。我国第 1 个 Cochrane 中心已经卫生部(现卫健委)同意于 1997 年建立在原华西医科大学,该校同澳大利亚 Cochrane 中心进行了联系,并已着手收集国内脑卒中(中风)方面的文献,进行系统评价,并于 2001 年出版了《中国循证医学杂志》。迄今,Cochrane 协作网已为临床实践提供了大量高质量的二次研究成果,并通过电子杂志传播到世界各国,对临床医疗、科研起到了很大的指导作用。无疑在不久的将来,受惠的医疗单位和临床医师将会应用这些治疗方面研究成果,提高医疗质量,更好地为患者服务。

七、循证医学的应用

循证医学的发展和应用对临床药物治疗学提出了更高的要求。临床治疗学和临床药物治疗学的诞生始于经验医学。从人类生存、繁衍、发展史上看,经验医学曾经而且仍在发挥了很大的保健作用。经验医学中,大量是回顾性的,而且没有严格的,盲法评定的同期对照研究,加以某些疾病是自限性的,或者使用安慰剂后一小部分慢性疾病患者也可能得到好转。对这些患者的特

殊治疗无疑造成了卫生资源的浪费,有的甚至给患者带来严重不良反应或无可挽回的损失。临床流行病学的出现,普及和发展对提高临床医疗,科研和临床教学和卫生工作的决策已经和正在继续发挥着很大的作用;它的立足点就是要把研究工作的结论建立在科学的设计,严格的实施,正确的分析,可靠的证据的基础之上。循证医学则是要求把医学上一切有关的看法,论点都要言之有据,把临床流行病学的原理,方法,全面贯彻到医学中去。不仅是临床医学,基础医学也要言之有据,因为科学的事物都是要有证据的。循证医学的提出使医学界同仁更加重视采取医疗干预的科学性。临床流行病学、Cochrane 中心、循证医学三者的目的是同一的。临床药物治疗学也要从许多间接和直接的科学实践,科学研究和通过 Cochrane 中心提供的信息采用那些真正有效的、价廉物美的、对患者有利无害的药物贡献给临床工作者;这个任务是光荣而艰巨的。临床药物治疗学真正发展到了所有介绍的资料都是经过采用临床流行病学的方法学得到的,经受了Cochrane 文献评价中心严格的评定的,够条件纳入循证医学的那一天,就是为发展循证医学作出了自己应有的贡献,而这一切都需要我国中西医药界共同努力,联合世界上 Cochrane 中心和一切有志于发展循证医学的同道共同奋斗才能实现。

（张　雷）

第二章

医院药事管理

第一节　药品质量管理

　　药品质量的优劣直接关系患者的身体健康和生命安全。药品的安全、有效和及时提供、准确获取、合理使用等，是患者的需求和期待。如何加强药品质量管理，确保用药者的合法权益，是全人类共同关注的重要问题。

　　科学有效的管理是保证和提高质量的根本途径。通过科学有效的管理来保证和提高药品质量，是人类和社会的共同期望。导致消费者受伤害甚至死亡的药品质量事件的频繁发生，暴露出药品质量管理方面的漏洞，同时也提示了药品质量问题的严重性和药品质量管理的重要性。

一、药品质量管理的概念

　　依据 ISO 9000 国际质量标准的有关概念，可将药品质量管理定义为在药品质量方面指挥和控制组织的协调活动。包括制定药品质量的方针和目标，进行药品质量的策划、控制、保证和改进。药品质量管理定义包括以下要点。

　　（1）实质：药品质量管理的实质是全面质量管理。

　　（2）范围：药品质量既包括药品实物质量和药品服务质量，也包括影响药品质量的工作质量。

　　（3）组织：组织包括药品科研、生产、经营、使用和监管组织。

　　（4）内容：在药品质量方面指挥和控制活动的具体内容是：制定药品质量的规划，建立药品质量管理体系、药品质量标准体系和药品质量管理责任制；做好药品质量管理的各项基础工作，围绕药品质量管理开展技术创新、科研和培训工作。

二、药品质量管理模式的演变

　　随着人们对药品质量影响因素的认识逐渐深入，药品质量管理的含义不断地丰富、更新和发展，药品质量管理经历了从检验控制质量→生产控制质量→设计控制质量的模式演变。

（一）检验控制质量模式

　　检验控制质量模式基于"药品质量是通过检验来控制"的质量管理理念。其运行特点：在生产环节工艺固定的前提下，按药品质量标准进行检验，合格后放行出厂。图 2-1 表达了检验控制质量模式的运行特点。该模式的实质属事后把关型的质量管理,其劣势主要体现在 3 个方面:①因检验是事后行为,一旦产品检验不合格,虽然可以避免劣质产品流入市场,但却会给企业造成损失;②每批药品的数量较大,检验时只能按比例抽取一定数量的样品,当药品的质量不均一时,受检样品的质量并不能完全反映整批药品的质量;③检验所依据标准的质量将直接影响对药品质量的判断。

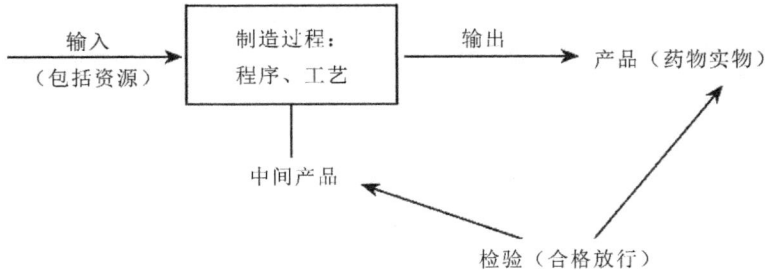

图 2-1 检验控制质量模式示意图

(二)生产控制质量模式

生产控制质量模式基于"药品质量是通过生产过程控制来实现"的质量管理理念。其运行特点:在生产环节对药品的生产工艺进行科学验证,保证严格按照经验证的工艺进行生产,同时按药品质量标准进行检验,检验合格并经过程审核后放行出厂。图 2-2 表达了生产控制质量模式的运行特点。该模式的实质是将药品质量控制的支撑点前移,针对影响药品生产质量的关键环节进行综合控制。比单纯依靠终产品检验的检验控制质量模式有了较大的进步。但是仍有明显的不足之处:①该模式焦点仍然局限在药品生产制造阶段;②生产工艺源于设计。如果药品生产工艺没有在研发阶段经过认真设计和充分的优化、筛选、验证,那么即使严格按照工艺生产,仍不能保证所生产药品的质量。

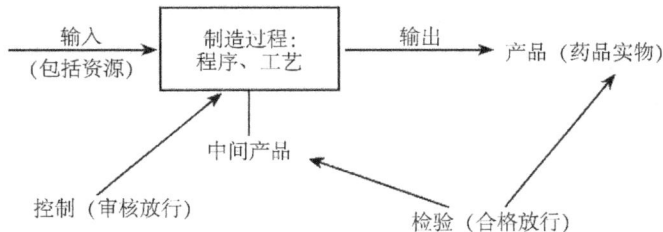

图 2-2 生产控制质量模式示意图

(三)设计控制质量模式

设计控制质量模式源于"药品质量是通过良好的设计而生产出来"的质量管理理念。其运行特点:在药品的研发阶段进行全面的设计,其中包括对药品生产工艺的优化、筛选和验证,使其科学、合理、可行。在药品的制造阶段根据生产控制质量模式的要求进行生产与检验。图 2-3 表达了设计控制质量模式的运行特点。该模式的实质是将药品质量控制的支撑点更进一步地前移至药品的设计研发阶段,消除因药品及其生产工艺设计缺陷而导致的产品质量问题,从而全面地控制药品质量。

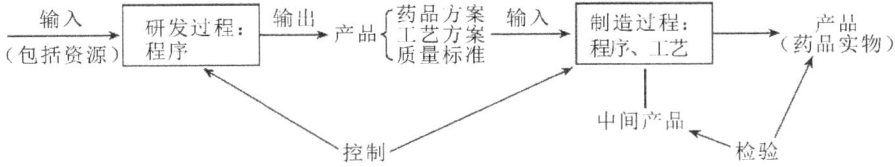

图 2-3　设计控制质量模式示意图

三、我国的药品质量管理体系

药品质量管理是一个系统的工程,包括宏观范畴的质量管理和微观范畴的质量管理。宏观质量管理指国家药品监督管理部门针对药品质量所实施的全面的质量监督管理。微观质量管理指药品研究、生产、经营、使用组织针对各环节药品质量特点所实施的质量管理,包括药品研究质量管理、药品生产质量管理、药品经营质量管理、药品使用质量管理及相关领域的质量管理。国家实施的药品质量监督管理,和药品研究、生产、经营、使用等质量管理子系统,构成了我国药品质量管理体系(图 2-4)。

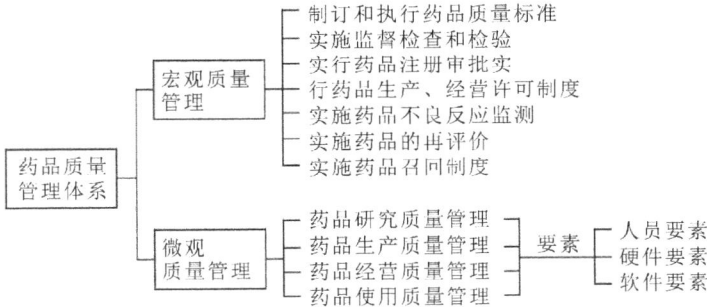

图 2-4　我国的药品质量管理体系

药品质量管理体系宏观质量管理制订和执行药品质量标准实施监督检查和检验实行药品注册审批实行药品生产、经营许可制度实施药品不良反应监测实施药品的再评价实施药品召回制度微观质量管理药品研究质量管理药品生产质量管理药品经营质量管理药品使用质量管理要素人员要素硬件要素软件要素

(一)宏观的药品质量管理

宏观的药品质量监督管理是药品监督管理的重要组成部分,是由国家政府所实施的药品质量管理。目前,我国药品质量监督管理工作的法制化、规范化建设日益完善,已逐步形成了管理体系。其监管范围包括药品研制、生产、流通、使用、广告、价格等全过程各个环节。内容包括制订和执行药品质量标准,实施监督检查和检验,对药品实行注册审批,对药品生产和经营实行许可审批,实施药品不良反应监测和再评价,以及药品分类管理和药品价格、广告、标示物等全方位、全过程和全面的质量监督管理。

1.制定和执行药品质量标准

药品质量标准包括药品标准和药品质量管理标准。以药典为代表的国家药品标准,由国家药品监管部门组织编纂和颁发并强制实施,是药品质量技术监督的核心,是市场监督的基础,是判定药品实物质量的依据。药品质量管理标准是指针对药品设计研究、生产经营和使用诸环节的质量管理规范,其中大部分由国家药品监督管理部门作为部门规章颁布并强制实施,是对药品研制、生产、流通和使用过程行政监督检查的依据,是药品研究、生产、经营、使用的准则。

2.实施监督检查和检验

国家对药品研究机构和药品生产、经营企业、医疗机构制剂的质量管理实施监督管理。其中包括实施药品质量管理规范的认证制度和日常监督管理制度。我国药品管理法规定,药品生产企业必须按照《药品生产质量管理规范》组织生产,药品经营企业必须按照《药品经营质量管理规范》组织经营。药品监督管理部门按照规定对其是否符合规范的要求进行认证,认证合格的发给认证证书。药品监督管理部门对生产、经营、使用的药品进行监督抽查检验,检验结果以质量公报的形式进行公示。药品监督检查和检验是发现药品生产、经营中的质量问题和隐患,查处违法违规行为,保证药品质量的重要措施。

3.实行药品注册审批

国家对新药、仿制药、进口药品等实施注册审批制度,该制度包括对进口药品批准文号的审批和对药品生产批准文号的审批。药品注册审批是对药品的事前监督和市场准入控制,可以从源头上保证药品质量。

4.实行药品生产、经营和医疗机构制剂许可审批

国家对药品的生产、经营和医疗机构制剂实行许可审批制度。拟开办药品生产、经营和进行制剂配制的医疗机构,必须由药品监督管理部门对其能力和条件进行审查认可,获得相应的许可证书,否则不得生产、销售和配制药品。许可审批是对药品生产、经营和医疗机构制剂配制的准入控制,可以从根本上保证药品质量。

5.实施药品不良反应监测

国家施行药品不良反应报告和监测制度,设立了各级药品不良反应监测机构,于2004年颁发了《药品不良反应报告和监测管理办法》等。规定药品的生产、经营企业和医疗、监测机构必须按规定报告所发现的药品不良反应。药品不良反应监测制度是药品上市后的追踪监督,是沟通药品质量信息,保证和提高药品质量的重要措施。

6.实施药品的再评价

国家施行药品再评价和淘汰制度,设立了专门的评价机构。按照《药品管理法》的规定,药品监督管理部门组织专家对批准生产和进口的药品进行再评价,对其中疗效不确切、不良反应大或其他原因危害人体健康的药品,将予以淘汰,停止其生产和使用。药品再评价制度亦为药品上市后的追踪监督,是保证药品质量的重要措施。

7.实施药品召回

国家施行药品召回制度。2007年12月国家食品药品监督管理总局以局令第12号颁布了《药品召回管理办法》。规定药品生产企业(包括进口药品的境外制药厂商),应及时采取有效措施,按照规定程序收回已上市销售但存在安全隐患的药品。药品经营企业和使用单位应协助药品生产企业履行药品召回义务,按照召回计划要求及时传达、反馈药品召回信息,控制和收回存在安全隐患的药品。召回药品生产企业所在地省、自治区、直辖市药品监督管理部门对药品召回工作实施监管。施行药品召回制度,可有效降低质量缺陷药品所导致的风险,更大限度地保障公众用药安全,为广大消费者安全用药构建了一道保护屏障。

(二)微观的药品质量管理

微观的药品质量管理即各环节相关部门的质量管理,是在药品的研究、生产经营和使用环

节,各相关部门以确定和达到药品质量所必需的全部职能和活动作为对象进行的管理,包括药品研究质量管理、药品生产质量管理、药品经营质量管理和药品使用质量管理等。部门药品质量管理包含人员、硬件和软件三大要素,其内容主要是针对三大要素所确定和达到药品质量必需的全部职能和活动。

1.微观药品质量管理的要素

(1)人员要素:人是三大要素中的主动因素。人员的素质是保证药品设计、生产质量和药品经营企业、医疗机构药房药品服务质量的首要条件。其中药学技术人员的数量是衡量该组织专业能力和潜在力量的重要指标;各类管理和操作人员的能力和工作质量,对药品质量起着决定性的作用。

(2)硬件要素:硬件是药品设计、生产、经营的基本条件。包括用于药品研究设计的实验室、仪器设备、试验材料等,用于药品生产制造的厂房、设备、设施等,以及用于药品供应、服务的店堂、仓库、设施设备等。硬件的设计、安装和使用的水平,对药品质量起着基础性的作用。

(3)软件要素:软件即管理体系和运行程序。完善的管理体系和科学的运行机制,严格的制度、行为规范、过程控制、记录及追溯等,对各环节药品质量起着保证性的作用。

2.微观药品质量管理的内容

(1)构建合理的人员体系,主要内容:①根据各环节特点有效设置机构并合理分工、明确职责;②根据各环节特点确定各类组织人员结构,规定各类人员资格要求并明确职责;③对各类人员合理使用并进行有效培训。

(2)配备适用的硬件设施,主要内容:①根据各环节需求确定基本条件范围;②确定各类场地和仪器设备、设施的基本要求;③对其正确、合理、有效使用,并进行及时、有序地养护和更新等。

(3)构建科学的软件系统,主要内容:①明确各环节质量管理计划和目标,建立质量管理体系;②制定系统、科学、可行的管理制度和行为规范,建立包括管理、技术、工作等方面的各类标准、程序和各类记录的文件体系;③采取严格和具有针对性的措施,强化各环节的过程管理,全面监控输入要素、转换过程及其结果;④对相关物料和产品进行科学的检测和评价;⑤及时准确地进行记录及追溯。

四、药品质量管理标准

ISO 9000 国际标准是质量管理的基本通用标准,适用于所有类型的产品和组织,同样也适用于药品的质量管理。但是药品的特殊性使得世界各国政府对其质量管理给予了特别的关注,对药品质量管理进行了严格的规定,实施严格的药品质量监督管理。同时大多数国家和地区都采用标准化的手段,通过制定、发布和实施标准,进行药品质量的控制和管理。

(一)药品质量标准体系

药品质量标准体系由药品标准和药品质量管理标准等构成。

1.药品标准

药品标准是国家对药品的质量规格、检验方法作出的一系列完整的技术规定,是法定的、强制性标准,是药品质量检验、监督管理的法定依据。药品标准包括以下类别。

(1)《中国药典》:全称《中华人民共和国药典》,译为 The Pharmacopoeia of the People's Republic of China,英文简写 ChP。由国家药典委员会编纂,国家食品药品监督管理总局发布。《中国药典》是国家为保证药品质量、保护人民用药安全有效而制定的法典;是监督检验药品质量的技术法规；是我国药品生产、经营、使用和监督管理所必须遵循的法定依据。《中国药典》分一部（中药）、二部（化学药品）和三部（生物制品），内容包括凡例、正文、附录、索引。

（2）药品注册标准：指国家食品药品监督管理总局批准给申请人特定药品的标准，生产该药品的药品生产企业必须执行该注册标准。

（3）其他药品标准：指除药典外的局颁、部颁标准和由省级药监部门制定的《中药饮片炮制规范》，以及由原卫生部药政局制定的《中国医院制剂规范》。

2.药品质量管理标准

为保证和提高药品质量，各国政府除颁布药品标准用以明确产品质量指标外，无不积极推行质量管理标准用以规范药品研究、生产、经营、使用等行为，以此作为重要的药品质量管理措施。20世纪，通过政府对药品质量监督管理的实践和药品生产经营企业的管理实践，逐渐形成了一系列药品质量管理的标准，这些标准大部分经立法成为药品质量管理的法规，被称为药品质量管理规范，简称药品GXP。

目前，药品质量管理标准已覆盖药品全过程的设计研究、生产制造、经营流通、使用等各个环节，以及与各环节相关的领域，基本形成了药品质量管理标准体系。其中《药品生产质量管理规范》（药品GMP），产生于20世纪60年代，目前已在世界范围内100多个国家和地区被广泛地推行实施；《药物非临床研究质量管理规范》（药品GLP）和《药物临床试验质量管理规范》（药品GCP），产生于20世纪70年代，目前在世界范围内被倡导实施；《药品经营质量管理规范》（药品GSP）和《优良药房工作规范》（药房GPP），产生于20世纪70年代，目前在日本、中国、英国等国家推行实施。

（二）药品质量管理标准的特点

药品质量管理规范是药事管理法规体系的重要组成部分。由国务院药品监管部门制定颁布，具有法规效力，或由行业制定和倡导实施。一般具有3个方面的特点。

1.原则性

药品质量管理规范的条款仅指明了要求的目标，而没有列出如何达到这些目标的解决办法。因此各相关部门应结合实际情况制定各种文件化程序，才能保证规范的贯彻实施。

2.时效性

各类药品质量管理规范的条款只能依据该国、该地区、现有一般水平来制定，采用目前可行的、有实际意义的方面作出规定。其条款需定期或不定期修订，对目前有法定效力或约束力或有效性的为现行规范，或者现行版规范。新版规范颁发后，前版即废止。

3.全面性

药品质量管理规范强调药品非临床安全性评价、临床试验、生产、经营、使用过程的全面质量管理，对凡能引起药品质量的诸因素，均须严格管理，强调过程的检查与防范紧密结合，且以防范为主要手段。

（三）我国药品质量管理的标准体系

我国现有的药品质量管理标准形成了较完整的药品质量管理标准体系。根据制定颁发机构和法律效力的不同，可将其分为国家政府的部门规章、地方性规章、行业自律性标准和企业倡导标准。适用范围覆盖了药品研究、生产、经营、使用等各个环节及与其相关的领域，不同类型的标准构成了我国的药品质量管理标准体系（图2-5、表2-1）。

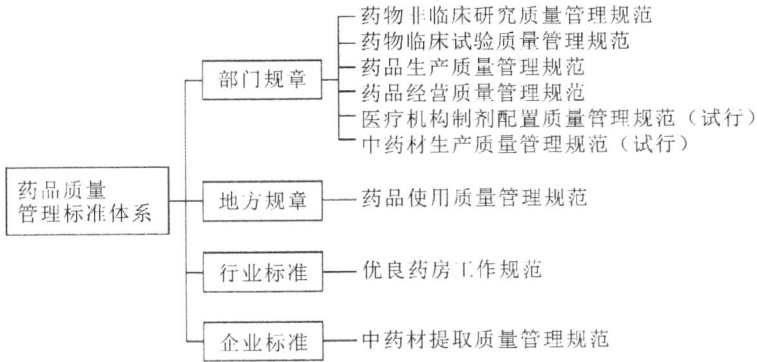

图 2-5　我国药品质量管理标准体系

表 2-1　药品研究、生产、经营、使用的质量管理规范及其相关标准

适用范围	标准名称	发布形式
药品研究	药物非临床研究质量管理规范	SFDA 部门规章
	药物临床试验质量管理规范	SFDA 部门规章
药品生产	药品生产质量管理规范（1998 年修订）	SDA 部门规章
	药品生产质量管理规范（1998 年修订）附录	SDA 通知
	药品 GMP 认证检查评定标准	SFDA 部门规章
	医疗机构制剂配制质量管理规范	SDA 部门规章
	中药材生产质量管理规范（试行）	SDA 部门规章
	中药材 GAP 认证评定标准（试行）	国食药监安[2003]251 号
	药用辅料生产质量管理规范	国食药监安[2006]120 号
	药包材生产现场考核通则	SFDA 部门规章
药品经营	药品经营质量管理规范	SDA 部门规章
	药品经营质量管理规范实施细则	国药管市[2000]526 号
药品使用	优良药房工作规范	非处方药物协会、中国药学会医院药学专业委员会
	药品使用质量管理规范	各省级人民政府文件

1.国家政府的部门规章

从 20 世纪 80 年代开始,我国在药品研究、生产、经营等领域陆续推行实施相应的药品质量管理规范。截至 2009 年 8 月份,我国主要药品质量管理规范现行版的发布与施行时间如下。

(1)《药物非临床研究质量管理规范》:国家食品药品监督管理局令第 2 号,2003 年 6 月 4 日经国家食品药品监督管理总局局务会审议通过、发布,自 2003 年 9 月 1 日起施行。

(2)《药物临床试验质量管理规范》:国家食品药品监督管理局令第 3 号,2003 年 6 月 4 日经国家食品药品监督管理总局局务会审议通过、发布,自 2003 年 9 月 1 日起施行。

(3)《药品生产质量管理规范》(1998 年修订):国家药品监督管理局令第 9 号,1999 年 3 月 18 日经原国家药品监督管理总局局务会审议通过、发布,自 1999 年 8 月 1 日起施行。

(4)《药品经营质量管理规范》:国家药品监督管理局令第 20 号,2000 年 3 月 17 日经原国家药品监督管理总局局务会审议通过、发布，自 2000 年 7 月 1 日起施行。

(5)《中药材生产质量管理规范(试行)》：国家药品监督管理局令第 32 号，2002 年 3 月 18 日经原国家药品监督管理总局局务会审议通过、发布，自 2002 年 6 月 1 日起施行。

(6)《医疗机构制剂配制质量管理规范》(试行)：国家药品监督管理局令第 27 号，2000 年 12 月 5 日经国家药品监督管理总局局务会议通过、发布、施行。

2.地方性规章

在药品使用领域实施质量管理规范的重要性和必要性，得到了社会的广泛认可。我国的湖南省、山东省、上海市、北京市等省、直辖市，从 2002 年开始，分别制定了本辖区的《药品使用质量管理规范》(药品 GUP)，以地方规章的形式发布实施。

3.行业自律性标准

目前我国的行业自律性药品质量管理标准，主要是针对社会药房的质量管理规范。2003 年 2 月 25 日由中国非处方药物协会发布《优良药房工作规范》并在行业内倡导实施。2005 年 12 月 20 日中国药学会医院药学专业委员会组织制定了《优良药房工作规范》(2005 年版)。

4.企业倡导标准

目前我国的行业自律性药品质量管理标准，主要是针对中药材提取的质量管理规范。2001 年 10 月天津天士力制药股份有限公司制定了《中药材提取质量管理规范》并在该企业实施。

(四)我国的药品质量管理规范

药品质量管理规范构成了药品质量管理标准链环，对药品研制、生产、经营和使用环节进行系统、有效地控制，为药品质量的形成和实现起到了有力的保证作用。

1.药品研究设计的质量管理规范

(1)药物非临床研究质量管理规范(药品 GLP)：药品临床前毒性试验必须遵循的基本准则，适用于为申请药品注册而进行的非临床研究。其目的是为了提高药品非临床研究的质量，确保试验资料的真实性、完整性和可靠性，保障人民用药安全。

(2)药物临床试验质量管理规范(药品 GCP)：药物在人体上进行生物医学研究的基本准则，是对临床试验全过程的标准规定。其目的是保证药品临床试验过程规范、结果科学可靠，保证受试者的权益及其安全。

2.药品生产制造的质量管理规范

(1)药品生产质量管理规范：药品生产和质量管理必须遵循的基本准则，是全面质量管理的重要组成部分。适用于药品制剂生产的全过程、原料药生产中影响成品质量的关键工序。是为了保证药品质量，对药品生产中影响质量的各种因素所规定的一系列基本要求。

(2)医疗机构制剂配制质量管理规范：医疗机构制剂配制和质量管理的基本准则，适用于制剂配制的全过程。是为了保证制剂质量，对医院制剂配制中影响质量的各种因素所规定的一系列基本要求。

(3)中药材生产质量管理规范：我国中药制药企业实施的 GMP 重要配套工程，是药学和农学结合的产物，是确保中药质量的一项绿色工程和阳光工程。适用于中药材的种植、加工和生产等过程。

此外，由企业倡导实施的《中药材提取质量管理规范》(Good Extracting Practice，简称中药材 GEP)，是基于对药材提取过程进行规范化质量管理所提出的概念，是中药生产企业药品 GMP 实施的重要配套工程。

（4）药用辅料、药包材生产质量管理规范（药用辅料、药包材GMP）：药用辅料、药包材均为药品生产的主要物料。其中药包材是直接接触药品的包装材料和容器的简称。加强药用辅料的管理是保证药品质量的重要前提，而药包材质量优劣对保证药品质量和保障人体用药安全亦具有重要的作用。国家食品药品监督管理总局于2004年7月20日颁发《直接接触药品的包装用材料和容器管理办法》（局令第13号），同时以附件的形式发布《药包材生产现场考核通则》（药包材GMP），作为药包材生产质量管理的基本准则；于2006年3月28日颁发《药用辅料生产质量管理规范》（药用辅料GMP）。上述规范为药包材、药用辅料生产企业提供生产方面的管理要求，从根本上提高了产品质量。

3.药品服务的质量管理规范

（1）药品经营质量管理规范（药品GSP）：控制药品流通环节所有可能发生质量事故的因素，从而防止质量事故发生的一整套管理程序，是经营企业质量管理的基本准则。包括对药品批发及零售环节的购进、储运和销售等环节实行质量管理。

（2）优良药房工作规范（药房GPP）：药品零售环节药品调剂和药学服务必须遵循的基本准则。适用于社会药房和医疗机构药房工作，其目的是促进科学、合理用药，保证人们用药的安全、有效、经济和药学专业服务质量。

（3）药品使用质量管理规范（药品GUP）：对药品的使用环节（医院/消费者）进行质量管理的基本准则，适用于医疗机构的药品管理、药品调剂和药品服务，其目的是保证药品的使用质量。

（五）药品质量管理规范与ISO 9000 标准

1.相同点

药品质量管理规范与ISO 9000 标准的相同点有3个方面。

（1）目标相同：药品GMP和ISO 9000 标准的目标均是保证产品质量。强调生产全过程的质量管理，提高企业的质量管理水平。强调从事后把关变为预防为主，变"管结果"为"管因素"。

（2）理论基础相同：基本管理理论均围绕全面质量管理（TQM）展开，通过控制产品形成过程中的各种因素，使其始终处于受控状态，从而保证产品的质量。

（3）检查方法相同：两者采用的都是第三方认证的形式对企业质量体系进行监督检查。

2.不同点

药品质量管理规范与ISO 9000 标准的不同点有2个方面。

（1）性质不同：ISO 9000 是国际标准化组织颁布的关于质量管理和质量保证的标准体系，其推进、贯彻、实施是建立在组织自愿基础上的，可进行选择、删除或补充某些要素。而药品质量管理规范是专用性、强制性标准，绝大多数国家或地区的药品GMP、GLP等质量管理规范具有法律效力，其实施具有强制性，所规定的内容不得增删。

（2）适用范围不同：ISO 9000 是国际性的质量标准，具有全世界通用性，不仅适用于生产行业，也适用于金融、服务、经营等行业，在应用上更具广泛性。而药品质量管理规范具有区域性，多数由各国根据本国国情制定实施，仅适用于本国的药品研究、生产、经营等行业。

（王美霞）

第二节　高警讯药品管理

一、高警讯药品定义

美国医疗安全委员会(Institute for Safe Medication Practices,ISMP)将高警讯药品定义为若使用不当会对患者造成严重伤害或死亡的药物,误用后极易引起伤亡的一小部分药品,此类药品引起的用药差错不一定比其他药物多,但发生用药差错的后果却是致命的。

高警讯药品包括高警示药品、相似药品(看似、听似)。医疗机构一般作为高警示药品管理的是高浓度电解质制剂、肌肉松弛剂、肿瘤化疗药品及细胞毒药品等。相似药品是指药品包装相似(看似),药名读音相似(听似)。

二、高警讯药品管理

(一)高警讯药品管理制度

(1)医院建立高警讯药品管理目录,并每年更新。

(2)高警讯药品应设置专门的存放药架,不得与其他药品混合存放。

(3)高警讯药品存放药架应标识醒目,设置警示牌提醒药学人员注意。

(4)高警讯药品使用前要进行充分安全性论证,有确切适应证时才能使用。

(5)高警讯药品调剂发放要实行双人复核,确保发放准确无误。

(6)加强高警讯药品的效期管理,保证先进先出、安全有效。

(7)定期和临床医护人员沟通,加强高警讯药品的不良反应监测,并定期汇总,及时反馈给临床医护人员。

(8)新引进的高警讯药品要经过药事管理与药物治疗学委员会的充分论证,引进后及时将药品的信息告知临床,指导临床合理用药和确保用药安全。

(二)常见高警讯药品目录

1.高浓度电解质制剂

10%氯化钾注射液、10%氯化钠注射液、25%硫酸镁注射液、氯化钙注射液。

2.肌肉松弛剂

(1)短效(5~10分钟):氯化琥珀胆碱。

(2)中效(20~30分钟):维库溴铵、阿曲库铵、罗库溴铵。

(3)长效(45~100分钟):哌库溴铵。

3.细胞毒药物

(1)作用于DNA化学结构的药物:多柔比星、白消安、环磷酰胺、卡铂、顺铂、丝裂霉素、奥沙利铂、苯丁酸氮芥、吡柔比星、表柔比星、卡莫司汀、柔红霉素、异环磷酰胺。

(2)影响核酸合成的药物:阿糖胞苷、氟尿嘧啶、甲氨蝶呤、羟基脲、氟达拉滨、吉西他滨、卡培他滨、硫嘌呤、氟尿苷。

(3)作用于核酸转录的药物:放线菌素D、平阳霉素。

（4）作用于拓扑异构酶的药物：拓扑替康、伊立替康、依托泊苷、替尼泊苷。

（5）作用于微管蛋白合成的药物：长春新碱、高三尖杉酯碱、长春地辛、长春瑞滨、多西他赛、三尖杉碱、紫杉醇。

（6）其他：门冬酰胺酶。

三、高警讯药品在调剂及使用中的管理

（1）依据高警讯药品的分类和品种，结合医院实际用药情况，制定高警讯药品目录。

（2）各药房对高警讯药品设置专门的存放区域，单独存放，并在高警讯药品存放药架处设置明显警示性提示牌。

（3）对医嘱系统、转抄系统、审核系统、住院病房摆药系统、门急诊药房发药系统中的高警示药品执行红底黑字标识，相似药品执行蓝底黑字标识，药学部负责定期维护。

（4）高警讯药品调剂和临床使用实行双人复核制度，确保调剂和使用的准确无误。

（5）高警讯药品在使用时，严格执行给药的 5R 原则，即正确的患者（Right patient）、正确的药品（Right drug）、正确的剂量（Right dose）、正确的给药时间（Right time）、正确的给药途经（Right route），确保准确给药；核对患者姓名、床号、药品名称、药物剂量、给药时间及给药途径等六项内容。

（6）加强病房区高警讯药品的效期管理，保证先进先出，并建立日清月结的盘点制度，病房区药房每月盘点一次，病房区护士站每天清点一次。

（7）护士站原则上不存放高警讯药品（抢救药品除外），如确实需要，须单独贮存在固定的地方，贮存处有醒目标签标志，限量存放，并定期（每季）核查备用情况。

（8）定期和临床医护人员沟通，重点加强高警讯药品的不良反应监测，并定期汇总，及时反馈给临床医护人员。

（9）定期（如每季度）排查医院内使用药品中与高警讯药品的外观相似、发音相似的药品清单，并采取相应的防范措施。

（10）医院局域网内开设"药物警戒"，定期刊出患者安全警示、患者安全事件提示等。

（11）定期对高警讯药品目录进行更新，新引进高警讯药品须经过充分论证，引进后及时将药品信息告知临床。

（王美霞）

第三节　药物制剂管理

一、物料管理

（1）制定制剂配制所用物料和中药材的购入、储存、发放与使用等管理制度。原辅料不得对制剂质量产生不良影响，并应合理储存与保管。

（2）各种物料要严格管理：①合格物料、待验物料及不合格物料应分别存放，并有易于识别的明显标志。②各种物料应按其性能与用途合理存放。对温度、湿度等有特殊要求的物料，应按规

定条件储存。挥发性物料的存放,应注意避免污染其他物料。各种物料不得露天存放。③物料应按规定的使用期限储存,储存期内如有特殊情况应及时检验。不合格的物料,应及时处理。

(3)制剂的标签、使用说明书必须与药品监督管理部门批准的内容、式样、文字相一致,不得随意更改,并应专柜存放,专人保管。

二、卫生管理

(1)制剂室应有防止污染的卫生措施和卫生管理制度,并由专人负责。配制间不得存放与配制无关的物品,配制中的废弃物应及时处理。更衣室、浴室及盥洗室的设置不得对洁净室产生污染。配制间和制剂设备、容器等应有清洁规程,洁净室应定期消毒,使用的消毒剂不得对设备、物料和成品产生污染。消毒剂品种应定期更换,防止产生耐药菌株。

(2)工作服的选材、式样及穿戴方式应与配制操作和洁净度级别要求相适应。洁净室工作服的质地应光滑、不产生静电、不脱落纤维和颗粒性物质。无菌工作服必须包盖全部头发、胡须及脚部,能阻留人体脱落物,并不得混穿。不同洁净度级别房间使用的工作服应分别定期清洗、整理,必要时应消毒或灭菌,洗涤时不应带入附加的颗粒物质。

(3)洁净室仅限于在该室的配制人员和经批准的人员进入。进入洁净室的人员不得化妆和佩戴饰物,不得裸手直接接触药品。

(4)配制人员应建立健康档案,每年至少体检一次。传染病、皮肤病患者和体表有伤口者不得从事制剂配制工作。

三、文件管理

(1)制剂室应根据有关法规要求建立和制订制剂文件系统。建立文件的管理制度,文件的制订、审查和批准的责任应明确,并有责任人签名。

(2)制剂室应有《医疗机构制剂许可证》及申报文件、验收、整改记录;制剂品种申报及批准文件,制剂室年检、抽验及监督检查文件及记录应装订成册,备查。

(3)医疗机构制剂室应有配制管理、质量管理的各项制度和记录:①制剂室操作间、设施和设备的使用、维护、保养等制度和记录。②物料的验收、配制操作、检验、发放、成品分发和使用部门及患者的反馈、投诉等制度和记录。③配制返工、不合格品管理、物料退库、报损、特殊情况处理等制度和记录。④留样观察制度和记录。⑤制剂室内外环境、设备、人员等卫生管理制度和记录。

(4)制剂配制管理文件:①制定配制规程和标准操作规程。配制规程包括制剂名称、剂型、处方、配制工艺的操作要求,原料、中间产品、成品的质量标准和技术参数及储存注意事项,成品容器、包装材料的要求等。标准操作规程:配制过程中涉及的单元操作(如加热、搅拌、振摇、混合等)具体规定和应达到的要求。②配制记录,包括编号、制剂名称、配制日期、制剂批号、有关设备名称与操作记录、原料用量、成品和半成品数量、配制过程的控制记录及特殊情况处理记录和各工序的操作者、复核者、清场者的签名等。配制记录应完整归档,至少保存2年备查。

(5)配制制剂主要的质量管理文件:物料、半成品、成品的质量标准和检验操作规程,制剂质量稳定性考察记录,检验记录,质量检验记录应完整归档,至少保存2年备查。

四、配制管理

(1)制剂配制规程和标准操作规程不得任意修改,如需修改时必须按规定程序办理修订、审批手续。

（2）每批制剂均应编制制剂批号。应按投入和产出的物料平衡对每批制剂进行检查。同批制剂在规定限度内应具有同一性质和质量。

（3）每次配制后应清场，并填写清场记录，每次配制前应确认无上次遗留物。不同制剂的配制操作不得在同一操作间同时进行；如确实无法避免时，必须在不同的操作台配制，并应采取防止污染和混淆的措施。

（4）每批制剂均应有反映配制各个环节的完整记录，操作人员应及时填写记录，填写字迹清晰、内容真实、数据完整，并由操作人、复核人及清场人签字。记录应保持整洁，不得撕毁和任意涂改。需要更改时，更改人应在更改处签字，并需使被更改部分可以辨认。

（5）新制剂的配制工艺及主要设备应按验证方案进行验证。当影响制剂质量的主要因素（如配制工艺或质量控制方法、主要原辅料、主要配制设备等）发生改变，以及配制一定周期后，应进行再验证。所有验证记录应归档保存。

五、质量管理

（1）质量管理组织应负责制剂配制全过程的质量管理。

（2）药检室负责制剂配制全过程的检验。主要包括：①制定和修订物料、中间品和成品的内控标准和检验操作规程，制定取样和留样制度。②制定检验用设备、仪器、试剂、试液、标准品（或参考品）、滴定液与培养基及试验动物等管理办法。③对物料、中间品和成品进行取样、检验、留样，并出具检验报告。④监测洁净室（区）的微生物数和尘粒数。⑤评价原料、中间品及成品的质量稳定性，为确定物料储存期和制剂有效期提供数据。

（3）质量管理组织应按预定的程序和规定的内容定期组织自检，自检应有记录并写出自检报告，包括评价及改进措施等。

六、使用管理

（1）按照食品药品监督管理部门制定的原则并结合剂型特点、原料药的稳定性和制剂稳定性试验结果规定制剂使用期限，并得到批准。

（2）制剂配发必须有完整的记录或凭据。内容包括领用部门、制剂名称、批号、规格、数量等。制剂在使用过程中出现质量问题时，制剂质量管理组织应及时进行处理，出现质量问题的制剂应立即召回，并填写召回记录。召回记录应包括制剂名称、批号、规格、数量、召回部门、召回原因、处理意见及日期等。

（3）制剂使用过程中发现的不良反应，应按《药品不良反应报告和监测管理办法》的规定予以记录，填表上报。保留病历和有关检验、检查报告单等原始记录至少1年备查。

（4）医疗机构制剂一般不得在医疗机构间调剂使用。发生灾情、疫情、突发事件或者临床急需而市场没有供应时，需要调剂使用的，必须提出申请，说明使用理由、期限、数量和范围，并报送有关资料。属省级辖区内医疗机构制剂调剂的，必须经所在地省、自治区、直辖市食品药品监督管理部门批准；属国家食品药品监督管理总局规定的特殊制剂及省、自治区、直辖市之间医疗机构制剂调剂的，必须经国家食品药品监督管理总局批准。

取得制剂批准文号的医疗机构应当对调剂使用的医疗机构制剂的质量负责。接受调剂的医疗机构应当严格按照制剂的说明书使用制剂，并对超范围使用或者使用不当造成的不良后果承担责任。

七、《医疗机构制剂许可证》的管理

(1)《医疗机构制剂许可证》是医疗机构配制制剂的法定凭证,应当载明证号、医疗机构名称、医疗机构类别、法定代表人、制剂室负责人、配制范围、注册地址、配制地址、发证机关、发证日期和有效期限等项目。其中由食品药品监督管理部门核准的许可事项:制剂室负责人、配制地址、配制范围、有效期限。任何单位和个人不得伪造、编造、买卖、出租和出借《医疗机构制剂许可证》。

(2)《医疗机构制剂许可证》变更分为许可事项变更和登记事项变更:①许可事项变更是指制剂室负责人、配制地址、配制范围的变更。登记事项变更是指医疗机构名称、医疗机构类别、法定代表人、注册地址等事项的变更。②医疗机构变更《医疗机构制剂许可证》许可事项的,在许可事项发生变更前30天,向原审核、批准机关申请变更登记。原发证机关应当自收到变更申请之日起15个工作日内作出准予变更或者不予变更的决定。③医疗机构增加配制范围或者改变配制地址的,应当按规定提交材料,经省、自治区、直辖市食品药品监督管理部门验收合格后,办理《医疗机构制剂许可证》变更登记。④医疗机构变更登记事项的,应当在有关部门核准变更后30天内,向原发证机关申请《医疗机构制剂许可证》变更登记,原发证机关应当在收到变更申请之日起15个工作日内办理变更手续。⑤《医疗机构制剂许可证》变更后,原发证机关应当在《医疗机构制剂许可证》副本上记录变更的内容和时间,并按变更后的内容重新核发《医疗机构制剂许可证》正本,收回原《医疗机构制剂许可证》正本。

(3)《医疗机构制剂许可证》有效期届满需要继续配制制剂的,医疗机构应当在有效期届满前6个月,向原发证机关申请换发《医疗机构制剂许可证》。

(4)医疗机构终止配制制剂或者关闭的,由原发证机关缴销《医疗机构制剂许可证》,同时报国家食品药品监督管理总局备案。

(5)遗失《医疗机构制剂许可证》的,持证单位应当在原发证机关指定的媒体上登载遗失声明并同时向原发证机关申请补发。遗失声明登载满1个月后原发证机关在10个工作日内补发《医疗机构制剂许可证》。

(6)医疗机构制剂室的关键配制设施等条件或药检室负责人及质量管理组织负责人发生变更的,应当在变更之日起30天内报所在地省、自治区、直辖市食品药品监督管理部门备案。

(王美霞)

第四节　药品贮藏与养护

药品应按其不同性质及剂型特点在适宜的条件下贮藏。如果贮藏条件不适当,往往会使药品变质失效,甚至产生有毒物质,不仅造成医疗资源的浪费,更严重的是可能危害患者的生命健康。药学专业技术人员必须了解各类药品制剂的理化性质及外界各种因素对药品制剂可能产生的不良影响,严格按照药品说明书规定的贮藏条件和要求,对药品进行养护。

一、药品贮藏条件的基本概念

避光:指用不透光的容器包装,如棕色容器或黑纸包裹的无色透明、半透明容器。

密闭:指将容器密闭,以防止尘土及异物进入。

密封:指将容器密封以防止风化、吸潮、挥发或异物进入。

熔封或严封:指将容器熔封或者用适宜的材料严封,以防止空气与水分的侵入并防止污染。

凉暗处:指避光且温度不超过 20 ℃处。

阴凉处:指温度不超过 20 ℃处。

冷处:指温度为 2~10 ℃处。

常温:指温度为 10~30 ℃。

二、药品贮藏设施的要求

根据卫生部 2011 年 12 月发布的《三级综合医院评审标准实施细则(2011 年版)》的要求,医疗机构贮藏药品的场所即药库(不含中药饮片库)面积应符合标准和有关规定。病床 500~1 000 张,门诊量 1 000~2 000 人次/天,面积 300~400 m²。病床 1 000 张以上,每增加 150 张床位或者门诊量每增加 2 000 人次/天,药库面积递增 30 m²。

药库与药品存放区域应远离污染区,保持仓库的清洁卫生,采取相应的措施,防止药品受潮霉变、虫蛀、鼠咬等。

注意药库的避光措施,可以采用质地厚实的黑色避光窗帘,避免药品因受光照而变质。药库的相对湿度应该保持在 45%~75%。每天上、下午各一次定时对温、湿度进行记录,如超出范围,应及时采取调控措施,并予以记录。

药品不得直接与地面接触,药品堆垛与地面的间距不小于 10 cm。药品堆垛应注意垛与垛之间、垛与墙之间、供暖管道与药品之间要留有一定的间距;垛与墙壁、屋顶、供暖管道的间距不小于 30 cm。靠墙摆放的货架,其靠墙侧面应装有隔离板面。

药品仓库应实行"色标管理",待验药品区、退货药品区——黄色;合格药品区、零货称取区、待发药品区——绿色;不合格药品区——红色。对于西药、中成药与中药材要分区存放。严禁药品库区存放非药用物品,严禁药品库区与办公区、生活区混淆使用。库房内不得出现管理人员无法到达或不能实施有效控制的管理死角。

为保证药品安全,药品仓库不允许非工作人员随便出入。应安装防盗、监控报警装置,仓库内应配备有效的消防器材,严禁烟火。

三、药品贮藏的要点与细节

药品贮藏养护时,通常按照药品的剂型类别(如口服剂型、注射剂型、外用剂型等),采取同类药品集中存放保管的方法。药品的养护要按照药品说明书"贮藏"项下规定的条件,将药品分别贮藏在冷库、阴凉库或常温库内。

药品堆垛要放置平稳、整齐、不能倒置。对于过重药品、药品包装不坚固及有堆垛要求的药品,不宜堆垛过高,以防下层受压变形。不同品种或相同品种不同批号的药品不宜混垛。为防止混药,外包装相似、易混淆的药品应该分开一定的距离堆放,可采取有效的分隔、识别措施。堆垛好的药品,其包装箱的品名、批号等内容应该易于观察和识别。

(一)易受光线影响而变质的药品贮藏

易受光线影响而变质的药品,需要避光保存,应放在阴凉干燥、阳光不易直接照射到的地方。库房门、窗可悬挂遮光用的黑色遮光窗帘,以防阳光照射。生物制品(肝素、抑肽酶注射剂)、维生素类(维生素 C、维生素 K 注射剂)等,可采用棕色瓶或用黑色纸包裹的玻璃器皿包装,以防止紫外线的透入。

(二)易受湿度影响而变质的药品贮藏

对易吸湿或易挥发的药品,应密封,置于阴凉干燥处。要严格控制药品库区内的湿度,以保持相对湿度在 45%～75%为宜。可设置除湿机、排风扇或通风器,辅用吸湿剂如石灰、木炭等。尤其在梅雨季节,更要采取有效的防霉措施。除以上防潮措施外,药品库区应根据天气情况,分别采取下列措施,在晴朗干燥的天气,可打开门窗,加强自然通风;在雾天、雨天或室外湿度高于室内时,应紧闭门窗,以防室外潮湿空气侵入。

(三)易受温度影响而变质的药品贮藏

一般情况下,大多数药品要求贮藏温度为 2～30 ℃。在药品允许的贮藏温度范围内,温度越低,越有利于保证药品质量的稳定。对热不稳定的药品,可根据其性质要求,分别存放于"阴凉处""凉暗处""冷处"。挥发性大的药品,在温度高时容器内压力大,不应剧烈震动,开启前应充分降温,以免药液喷溅伤及使用人员。

(四)中成药的药品贮藏

煎膏剂由于其内含有大量糖类、蛋白质等物质,因此贮藏不当很容易发生霉变、酸败。此类中成药一般应密闭、贮藏于阴凉干燥处,如枇杷膏、益母草膏等。

散剂由于药物表面积较大,吸湿性较强。受潮后会发生变色、结块、药效降低及微生物滋生等现象,如冰硼散、痱子粉等中成药,所以防潮是保证散剂质量的重要措施。

冲剂及颗粒剂在潮湿环境中极易潮解、结块,如苦甘冲剂、银翘解毒颗粒等中成药贮藏时应避免受潮。

(五)中药材的药品贮藏

中药材种类繁多,性质各不相同,有的易吸湿,有的易挥发等,应根据其特性分类保管。如保管不当将会发生霉变、虫蛀、变色等现象而影响其质量,甚至完全失效。中药材变质的原因,除空气、湿度、日光和温度等因素的影响外,还会受到昆虫和微生物的侵蚀。为使中药材的外部形态和有效成分在贮藏期间尽量保持稳定,必须掌握各种中药材的特性,采取合理的措施,尤其以防止霉变及虫蛀最为重要。

(1)中药材防霉,主要应严格控制水分和贮藏场所的温度、湿度,避免日光和空气的影响,使真菌不易生长繁殖。易发霉的中药材应选择阴凉、干燥、通风的库房,可以使用吸湿剂,也可以铺放生石灰、炉灰、木炭或干锯末等防潮剂,保证库区湿度符合要求,使药材保持干燥,防止霉变。

(2)中药材防虫蛀,在中药材入库前,应将库房彻底清理,以杜绝虫源,必要时在中药材入库前,可用适量的杀虫剂对四壁、地板、垫木及所有缝隙进行喷洒。对入库的中药材要进行严格的检验,防止已被虫蛀的中药材入库,保证药品质量。

(3)中药材防鼠,主要是因为有些中药材含有糖、淀粉、脂肪等有机物质,极易遭受鼠害。因此,中药库必须有防鼠设备,可使用粘鼠板或捕鼠器等。

(4)中药材贮藏过程中,为防止真菌、害虫的生长繁殖,应控制室内温度、湿度。对批量大的中药材可以将其干燥后,制作成真空包装以杜绝其与空气的接触。

四、特殊管理药品贮藏的要点与细节

麻醉药品和第一类精神药品应当设立专库或者专柜保管。专库应当设有防盗设施并安装报警装置;专柜应当使用保险柜。专库和专柜应当实行双人双锁管理。

医疗机构发生麻醉药品或精神药品被盗、被抢、丢失或者其他流入非法渠道的情形时,应当立即采取必要的控制措施,同时报告所在地县级公安机关、药品监督管理部门和卫生主管部门。

医疗用毒性药品应单独划定仓间或仓位,专柜加锁并由专人保管。建立和完善保管、验收、领发、核对等制度,严防发生差错。严禁与其他药品混杂存放。毒性药品的包装容器上必须印有特殊标志,在运输毒性药品的过程中,应当采取有效措施,防止发生事故。

易燃、易爆危险药品系指易受光、热、空气等外来因素影响而容易引起自燃、助燃、爆炸或具有强腐蚀性的药品,如果处置不当,可能引起爆炸、燃烧等严重事故。此类药品应置危险药品专库内贮藏,不得与其他药品同库贮藏,并远离电源、火源,同时应有专人负责保管。搬运时注意轻拿、轻放、避免撞击。危险药品库应当严禁烟火,并配置消防安全设备(如灭火器、沙箱等)。危险药品的包装和封口必须坚实、牢固、密封,并应经常检查是否完整无损,如果发生渗漏,必须立即进行安全处理,如有需要,可向有关部门报告,请求协助解决。

（王美霞）

第三章

药物临床试验与治疗药物监测

第一节　药物临床试验的工作要点与细节

临床试验指任何在人体(患者或健康志愿者)进行药物的系统性研究,以证实或揭示试验药物的作用、不良反应及(或)试验药物的吸收、分布、代谢和排泄,目的是确定试验药物的疗效与安全性。

临床试验可分为Ⅰ、Ⅱ、Ⅲ、Ⅳ期。

Ⅰ期临床试验:初步的临床药理学及人体安全性评价试验。观察人体对于新药的耐受程度和药代动力学,为制订给药方案提供依据。

Ⅱ期临床试验:治疗作用初步评价阶段。其目的是初步评价药物对目标适应证患者的治疗作用和安全性,也包括为Ⅲ期临床试验研究设计和给药剂量方案的确定提供依据。此阶段的研究设计可以根据具体的研究目的,采用多种形式,包括随机盲法对照临床试验。

Ⅲ期临床试验:治疗作用确证阶段。其目的是进一步验证药物对目标适应证患者的治疗作用和安全性,评价利益与风险关系,最终为药物注册申请的审查提供充分的依据。试验一般应为具有足够样本量的随机盲法对照试验。

Ⅳ期临床试验:新药上市后应用研究阶段。其目的是考察在广泛使用条件下药物的疗效和不良反应,评价在普通或者特殊人群中使用的利益与风险关系及改进给药剂量等。

生物等效性试验,是指用生物利用度研究的方法,以药代动力学参数为指标,比较同一种药物相同或者不同剂型的制剂,在相同试验条件下,其活性成分吸收程度和速度有无统计学差异的人体试验。

我国《药物临床试验质量管理规范》(Good Clinical Practice,GCP)规定,只允许医疗机构实施药物临床试验,并推行药物临床试验机构资格认定制度。《药物临床试验机构资格认定办法(试行)》第六条规定:申请资格认定的医疗机构应具备的条件如下。①已取得医疗机构执业许可。②申请资格认定的专业应与医疗机构执业许可诊疗科目一致。③具有与药物临床试验相适应的设备设施。④具有与承担药物临床试验相适应的诊疗技术能力。⑤具有与承担药物临床试验相适应的床位数和受试者人数。⑥具有承担药物临床试验的组织管理机构和人员。⑦具有能够承担药物临床试验的研究人员,并经过药物临床试验技术与法规的培训。⑧具有药物临床试验管理制度和标准操作规程。⑨具有防范和处理药物临床试验中突发事件的管理机制和措施。

由于我国药物临床试验机构本身实体为医疗机构，因此在机构业务上受卫生部、国家食品药品监督管理总局直接领导。其具体的职能：①熟悉并严格执行 GCP、《赫尔辛基宣言》《药品管理法》《药品注册管理办法》等法规。②承担国家食品药品监督管理总局批准的新药临床试验任务。③对机构内各专业进行技术指导和组织协调、人员培训和质量保证。④对上市药品进行临床再评价。⑤开展药品不良反应监测，指导临床合理用药。⑥开展临床研究咨询及信息交流。⑦承担国家食品药品监督管理总局和卫生部下达的其他任务。

鉴于目前国内药物临床试验中，医院药师主要参与Ⅰ期临床试验及生物等效性试验，因此本节内容将着重探讨医院药师在Ⅰ期临床试验及生物等效性试验中的工作要点与细节。

一、药师在Ⅰ期试验研究中的职责

Ⅰ期试验研究室应配备研究室负责人、主要研究者、研究医师、药师、研究护士及其他工作人员（主要包括项目管理人员、数据管理人员、统计人员、质控人员、研究助理等），不同人员所承担的工作及职责各不相同。研究室负责人总体负责Ⅰ期试验的管理工作，保障受试者的权益与安全，应具备医学或药学本科以上学历并具有高级技术职称，具有 5 年以上药物临床试验实践和管理经验，有成功组织实施Ⅰ期临床试验的经验；主要研究者（和研究室负责人可以是同一人）应具备医学或药学本科及以上学历、高级技术职称，负责Ⅰ期试验的全过程管理，熟悉与临床试验有关的资料与文献，具有系统的临床药理专业知识，至少 5 年以上药物临床试验经验，有负责实施多项Ⅰ期临床试验的经历，确保试验顺利进行；研究医师协助主要研究者进行医学观察和不良事件的监测与处置，应具备执业医师资格，具有医学本科或以上学历，有参与药物临床试验的经历，具备急诊和急救等方面的能力；药师负责临床试验用药品的管理等工作，应具备药学本科或以上学历，具有临床药理学相关专业知识和技能；研究护士负责Ⅰ期试验中的护理工作，应具备执业护士资格，具有相关的临床试验能力和经验进行不良事件的监测；项目管理人员、数据管理人员等同样要求具备相应的资质和能力。

在Ⅰ期试验研究团队中，药师由于其具备扎实的临床药理学、药物治疗学、药动学、药物分析学等药学专业知识，在Ⅰ期试验中逐渐承担起研究室负责人和/或主要研究者的角色，在 GCP 的宣传、培训，各项标准操作规程（Standard Operating Procedure，SOP）的制订及临床试验中发挥着重要的作用。研究室负责人其主要工作内容如下。

（1）协助申办者和研究者制订临床试验方案，根据临床试验研究室的实际情况及申办者的要求和预期结果等，拟定出较为完善合理的临床试验计划。

（2）负责组织有关人员研读研究者手册，其中包括试验用药品的理化性质、药效、药动学特点、处方特征，临床前研究和已有的临床信息等。

（3）负责安排药品的供应和验收，随时检查临床试验的进行情况，以保证质量。

（4）负责安排有关人员收集、整理和处理临床试验数据、统计分析等。

（5）负责临床试验方案中的项目计划和财务支出等。

二、Ⅰ期临床试验工作程序

建立完整的Ⅰ期临床试验工作程序，是保证临床试验操作规范的前提，一般可遵循以下工作程序。

（1）申办者向Ⅰ期临床药物试验机构提出合作要求并提供资料，包括临床前研究资料、文献资料、国家食品药品监督管理总局的药物临床试验批文、试验药品的药检报告、初步试验方案等。

（2）研究负责人阅读资料并与申办者沟通，组织相关人员研究确定其可行性，并上报所在单位药物临床试验管理机构。

（3）获所在单位药物临床试验管理机构初步同意后，对该试验项目进行登记，并编写资料目录、建档。

（4）研究负责人指定主要研究者与申办者共同开始试验前的准备工作。内容包括阅读资料、检索文献、设计试验方案、设计简易病历、病例报告表及知情同意书等，并上报所在单位伦理委员会批准。

（5）根据伦理委员会的批复，执行试验方案，或根据修改意见修改试验方案后再次报伦理委员会备案，或终止与申办者的洽谈。

（6）伦理委员会批准项目方案后，由药物临床试验管理机构与申办者签订合同书，Ⅰ期临床试验研究室对正式签订的合同书备案。

（7）在试验正式开始前，首先建立药物体内浓度测定方法。

（8）招募受试者（健康志愿者）并获得其签署的知情同意书。

（9）按照试验方案要求，对已签署知情同意书的受试者进行体检筛查。

（10）以上准备工作就绪，可正式开始药物临床试验。

（11）严格按照试验方案进行试验，并认真及时书写简易病历，如实填写病例报告表。研究室负责人应负责协调研究者、受试者、申办者及药物临床试验管理机构等之间的关系，保证试验顺利进行。

（12）在试验过程中，研究者应密切注意受试者是否有不良事件发生，并及时实施救治。如发生严重不良事件，应填写严重不良事件报告表，在法定时间内由研究室负责人逐级上报。特殊情况下也可直接越级上报。

（13）研究者应积极配合所在单位药物临床试验机构及专家组的检查，接受申办者派遣的监察员或者药品监督管理部门的监察和稽查，以确保临床试验的质量。

（14）严格遵守研究资料的保密制度。

（15）试验结束或中止时，需上报所在单位药物临床试验管理机构批准。申办者提出中止试验的要求也应上报药物临床试验管理机构批准。无论何种原因结束试验时，均应由研究者撰写试验总结报告。

（16）试验结束后，研究者提交总结报告，由研究室负责人审核后上报药物临床试验管理机构，并将总结报告及原始资料及时、完整归档。

三、试验用药品的管理

（一）使用及管理原则

试验用药品系药物临床试验专用药品，其使用及管理需遵循以下原则。

（1）临床试验用药品不得销售。

（2）申办者负责对临床试验用药品作适当的包装与标签，并标明为临床试验专用。在双盲临床试验中，试验药物与对照药品或安慰剂在外形、气味、包装、标签和其他特征上均应一致。

（3）试验用药品的使用记录应包括数量、装运、递送、接收、分配、应用后剩余药物的回收与销毁等方面的内容。

（4）试验用药品的使用由研究者负责,研究者必须保证所有试验用药品仅用于该临床试验的受试者,其剂量与用法应遵照试验方案,剩余的试验用药品退还申办者,上述过程需由专人负责并记录在案,试验用药品须有专人管理。研究者不得把试验用药品转交任何非临床试验参加者。

（5）试验用药品的供给、使用、储存及剩余药物的处理过程,应接受相关人员的检查。

（二）使用流程

1.药品接收

（1）有药品检验报告书且合格的新药和已批准上市的正式产品可作为对照药品接收。

（2）根据合同,核对试验药物名称、剂型、规格、效期、批号、编码、数量。

（3）交接双方责任人签字。

2.药品保管

（1）药品应造册登记。临床用药品应登记规格、剂型、数量、批号、使用期限、厂家;试验用样品应登记数量、效价、批号、厂家。

（2）按储存要求条件保存。

3.药品领取

（1）建立试验用药物使用记录表。

（2）领取人登记序号、受试者姓名、试验编码、日期、发药数量、剩余药物返还量、管理员签字等。

4.剩余药品处理

（1）已上市药品可继续用于临床。

（2）未上市药品退回申办者或双方共同销毁,建立剩余药物退回或销毁清单,并保证有双方责任人签字。

四、非临床试验用药品管理

（1）建立抢救药品目录,指定专人专柜实行基数管理。

（2）抢救药品的品种及数量清单由Ⅰ期临床药物实验室确定,并指定专人管理,如抢救药品品种需要更改或调整时,须研究小组负责人和研究室负责人同时签字。

（3）贵重药品、生物制品原则上不设基数。

（4）因试验研究需要使用医疗用毒性药品、麻醉及精神药品时,由研究小组提出申请,Ⅰ期临床药物试验负责人和药剂科主任签字后,从药房领取,其使用必须严格遵守国家及所在医疗机构关于毒、麻及精神药品的相关管理制度。

（5）药品保管员定期核查药品的有效期,对距有效期 6 个月以内的药品应及时退回药房,尽可能避免造成药品积压、过期等。

五、试验标准品和对照品管理

（1）标准品和对照品应由专人管理并建立使用登记制度。

（2）标准品和对照品应严格按照存储要求保存。

（3）除有特殊规定外,标准品和对照品使用期限为 5 年,逾期根据标准化结果可降级作为工作参考对照品使用(工作参考对照品是指有明确来源和检测数据的原料药)。

六、试验用药品给药注意事项

(一)口服给药

由护士开启试验用药,逐一交给受试者,当场嘱其用 200 mL 温水送服后,立即检查受试者口腔,确认药物服下后记录服药时间,按试验方案在服药后不同时间采取血样。如需收集尿样,则在服药前先排空膀胱内剩余尿液。收集尿样时,应记录总尿量后,留取所需尿液量。服药1 小时后可适量饮水,2~4 小时统一进食清淡饮食。如有剩余试验药品应按相关规定回收处理。

(二)静脉给药

按护理操作常规给受试者从静脉套管针注入或滴注试验药品,以空白注射器抽取生理盐水2 mL 注入套管针肝素帽以确保药物全部进入受试者静脉而不是滞留在套管针当中。随后按试验方案在给药后不同时间采取血样,其他要求同口服给药。

(三)其他途径给药

按每种试验药品不同给药途径分别给药,其他要求同口服给药。

七、血液采集注意事项

体内药物分析具有以下特点:被测定的药物和代谢物的浓度较低;样品成分复杂,并可能直接或间接影响测定结果,需要分离和净化;仅有少量样品可供分析,尤其是在连续测定过程中,很难再度获得完全相同的样品;样品的稳定性需要特别注意等。

可用于测定的生物标本包括:全血、血浆、血清、尿液、粪便、唾液和各种组织。其中最常用的生物样品为血液和尿液。

以血液采集为例,采血是否成功及采血时间点是否符合试验要求是药品 I 期临床试验研究能否取得成功的关键。为保护受试者权益,保证试验科学、规范,进行采血时需做好相应准备工作和记录。

(一)器械及药品准备

采血前应根据受试者人数,准备好相应数量的采血用品。相应物品清单:5 mL 或 10 mL 注射器、7# 或 8# 静脉套管针、止血带、体温计、血压计、听诊器、体重秤、开瓶器、开启安瓿用砂轮、2%碘酊、75%乙醇、清洁盘、无菌棉球或无菌棉签、医用胶带、250 mL 或 500 mL 生理盐水、按试验设计密封好的试验用药品、7 500 U 或 10 000 U 肝素钙注射液、采血记录表、不良事件记录表、收集血样的试管、试管架。

(二)受试者

受试者于试验日前 1 天进入 I 期临床研究病房,晚上统一进清淡饮食,20:00 后开始禁食。若口服给药,试验当日早晨须空腹;若注射给药,无须空腹。待试验人员及受试者准备就绪后,医护人员为每个受试者测量身高、体重、体温、脉搏、呼吸、血压并记录于采血记录表。

(三)采血及注意事项

对采血试管进行编号,不同剂量组可采用不同颜色标签加以区分标记。对生理盐水进行编号使之与受试者一一对应,开启生理盐水(如试验无特殊要求,每 500 mL 生理盐水加入肝素7 500~10 000 U 并混匀),以注射器抽取 2 mL 备用。

确认受试者健康情况符合试验要求后,由护士为每个受试者左手背表浅静脉埋植静脉套管针(左手静脉条件不佳者可以换用右手静脉)。取出针芯后戴上肝素帽,抽取空白血样 2 mL。采血后以准备好的生理盐水 2 mL 封堵静脉套管针肝素帽。如采血出现困难,以前述加肝素的生理盐水 2 mL 疏通静脉套管针。抽取的血液转移至试管或其他容器时应缓缓压出,以防血细胞破裂。

实际采血时间应与设计采血时间相符,误差不应超过 30 秒,如有超时,应在采血记录表中记录实际采血时间并说明延误理由。

每次采血均应检查穿刺点是否有血肿、瘀血、渗血,如无不良反应以敷料覆盖穿刺部位并固定。发现穿刺点有血肿、瘀血、渗血等应立即拔除套管针,局部按压止血后冷敷,换其他血管或对侧手重新埋植静脉套管针继续试验。观察 1 小时,无明显不适后,允许受试者离开。

获得的血样,如不能及时处理,应在合适条件下储藏。

(四)受试者教育

试验期间,受试者可在活动室自由活动或在病房休息,但不得离开试验场所,避免剧烈运动,禁饮茶、咖啡及其他含咖啡因或酒精类饮料,并禁止吸烟。如受试者在试验过程中发生不良事件,应立即停止试验,给予相应处理。是否拔除套管针应依据具体情况决定,此前获得的血样应废弃。

八、生物样品的储存

由于试验设计的要求所限,如药代动力学研究,在一定的时间内必须采集大量的样品,受分析方法和分析速度限制,往往不能做到边采样边分析,需将样品进行适当储存,备用。

冷冻保存是储存生物样品最常用的方法。冷冻既可以终止样品中酶的活性,又可以储存样品。在某些情况下若收集的样品来不及冷冻处理,可先将其置冰屑中,然后再行冷冻储存。冷冻时,若使用玻璃容器储存样品,需注意防止温度骤降容器破裂,造成样品损失或污染。塑料容器常含增塑剂,可能释放至样品中造成污染,而且还会吸附某些药物,导致测定结果误差。某些药物特别是碱性药物会被玻璃容器表面吸附,影响样品中药物的定量回收,因此,必要时应将玻璃容器进行硅烷化预处理。

为防止含酶样品中被测组分进一步代谢,采样后必须立即终止酶的活性。常采用的方法有液氮快速冷冻、微波照射、匀浆及沉淀、加入酶活性阻断剂(通常加入氟化钠)等。另外,某些生物样品中的药物容易被代谢,因而必须在低温下立即分离出血浆并加入抗氧剂及稳定剂,以防止药物在体外继续代谢。对于见光易分解的药物,如硝苯地平,在采集生物样品时还需注意避光。

(一)血样

制备血浆样品时,将采集的血样置含有抗凝剂的试管中,缓缓转动试管使其充分混合、离心,所得上清液即为血浆。常用的抗凝剂有肝素,为体内正常的生理成分,因而不会改变血样的化学组成或引起药物的变化,一般不会干扰测定。通常 1 mL 血液采用 20 U 的肝素即可抗凝。可将配制好的肝素溶液均匀地涂布在试管壁上,于 60～70 ℃烘干备用。其他抗凝剂有枸橼酸、草酸盐、EDTA 等,但它们可能引起被测组分发生变化或干扰某些药物的测定。制备血清样品时,将采集的血样在室温下至少放置 30～60 分钟,以 3 000～4 000 r/min 离心 10 分钟,取上层血清。

血浆和血清在采血后应及时分离。短期保存时需置冰箱(4 ℃)中,长期保存时需置超低温冰箱(-80 ℃以下)冷冻备用。

(二)尿样

尿液的主要成分是水、尿素及盐类,容易被细菌污染,因而采集后需立即冷藏或进行防腐处理,否则细菌会很快繁殖而引起尿素分解,产生氨气,可能还会导致样品分解。尤其在夏天尿样极易变质。尿样一般可置 4 ℃冰箱内保存,若欲在室温下保存,应在收集尿样后,立即加入防腐剂。常用的防腐剂有甲苯、氯仿,或改变尿液的酸碱性,以抑制细菌的繁殖。加入的防腐剂是否干扰测定或与被测组分发生化学反应,应由试验验证,以便采取合适的防腐措施。

九、生物样品的预处理

采用 HPLC 进行分析时,生物样品中药物的浓度一般很低(一般为 $\mu g/mL$ 或 ng/mL 水平),而且样品的基质、内源性物质及代谢产物成分相当复杂,若直接进行测定,药物浓度低达不到仪器的灵敏度要求,同时内源性物质可能产生干扰,因此,生物样品中的药物一般须经过分离、纯化和浓集后再供测定。

生物样品的处理方法包括如下。

(一)样品均匀化

对于血浆样品,为避免测定误差,应在测定前混合均匀,可置涡流混合器上震荡混匀,达到均匀化的目的。

对固体样品或是含有不溶性组分的样品(如组织和粪便),须将样品进行匀浆处理,以保证样品的均匀性。

(二)去蛋白处理

生物样品如血浆、血清等含有大量的蛋白质,可与药物结合,因此对于某些药物的测定,必须先将与蛋白质结合的药物游离之后再行进一步处理。测定血液、尿液和脑脊髓液等体液中的药物时,因这些体液中含有蛋白质,在测定时会产生泡沫、浑浊或沉淀,从而干扰测定;用反相高效液相色谱法进行分析时,虽然可以直接进样,但体液中的蛋白质、脂类、盐类及其他内源性杂质会沉积在色谱柱上,缩短色谱柱的寿命。因此,生物样品进行去蛋白处理是必要的。

一般方法为先对样品中的蛋白质进行变性处理后,使药物与蛋白质解离,再离心分离以去除蛋白质。可通过在含蛋白质样品中加入适当的变性剂或沉淀剂来去除蛋白质,如加入有机溶剂(甲醇、乙腈、丙酮和乙醇)或无机盐(硫酸铵、氯化铵)等,使蛋白质发生变性或盐析;或是加入酸性溶剂(三氯醋酸、高氯酸、磷酸、苦味酸),使蛋白质形成不溶性盐而析出。在使用处理方法之前应确定该方法是否会导致生物样品中的药物发生分解或影响药物的提取。

也可通过透析法或超滤法去除样品中的蛋白质。透析法是利用小分子物质在溶液中可通过半透膜,而大分子物质无法通过半透膜的特点,达到分离的目的。溶质透过半透膜的程度与被测物的性质、温度有关,半透膜需经常更换,难以实现自动化分离,一般不用于常规分析,主要用于药物在生物样品中蛋白结合率的研究。超滤法是指利用液体或气体混合物在外界压力驱动下通过一种在其上布满许多细微小孔(孔径在 $10\sim480$ 埃可完全除去细菌类物质)的超滤膜获得不同分子量的澄清液或浓缩液的分离方法,超滤法速度快,溶质转移影响因素小,还可用于样品的浓缩、脱盐、不同分子量分子的分离、药物蛋白结合率的研究,但需使用特殊的装置,仅在个别情况下使用。

十、被测组分提取方法的选择

生物样品中的被测组分一般需提取后才能进行色谱分析,这一步骤包含了样品的净化与浓缩。提取方法和提取条件的选择是分析方法研究的重要内容之一,它与分析方法的选择性、精密度和准确度密切相关。可采用的方法如下。

（一）液-液提取

该法基于被测组分在不相混溶的两种溶剂中的分配系数程度不同。在提取过程中,水相的pH是重要的参数;有时加入一些强离子的无机盐(如氯化钠),利用盐析作用,促进组分进入有机相。通过选择不同的有机溶剂可提高选择性。液-液提取可用于以水为基质的样品中非极性或弱极性组分的提取,离子型化合物则采用水浴加热蒸发、减压蒸发、冷冻干燥等方法除去溶剂,残渣用与色谱方法相适应的溶剂溶解后进样。

该法的优点:①通过萃取可将被测组分自大量内源性物质中分离出来,减少杂质对测定的干扰。②操作简单快速、经济实用。③可将萃取液蒸发,使组分富集。残渣可用与 HPLC 相适应的溶剂溶解后进样,并且所加溶剂量应尽量少,以增加测定的灵敏度。当样品为酸性(或碱性)时,可用小体积碱(或酸)溶液将药物萃取入水相,调节适当 pH 进样,可达到富集的目的,并且可进一步净化,有利于延长色谱柱的寿命。④可一次进行多个样品的萃取。

液-液提取有时会发生乳化现象,致使被测组分损失。为了防止乳化,可应用较大体积的有机溶剂,避免猛烈振摇或加入适当的试剂改变其表面张力而破乳,若已发生严重的乳化现象,可将试管置于冰箱中冷冻破乳。

萃取过程中所用的玻璃容器壁对某些药物的吸附是不可忽略的,特别是当药物浓度较低时更是如此。除对萃取所用的器具进行硅烷化处理以外,还可在萃取剂中加入异戊醇或二乙胺以减少玻璃壁对药物的吸附,并减少萃取过程中乳化的形成,从而提高萃取回收率。

两性药物或水溶性很强的药物不能用一般的溶剂萃取法将它们从体液介质中萃取出来,通常可采用离子对萃取法。针对呈解离状态的药物,可以加入反离子来形成离子对络合物,再用有机溶剂萃取出来。

（二）固相分离

固相分离又称为固相提取柱法,是以液相色谱分离机制为基础建立起来的分离和纯化方法。常用的柱填料有吸附剂、高分子大孔树脂、离子交换树脂、键合硅胶等。与液-液提取法相比,固相分离的优点:①快速,一般 1～2 分钟即可完成;②回收率高,通常超过 90%;③精密度较好;④样品用量少,有一定的选择性,无乳化现象等。

固相分离可采用两种途径实现样品纯化:一种是保留杂质,待测组分不被保留而自然流出或者被洗脱;另一种途径是先使待测物完全保留在柱上,使干扰杂质随样品溶剂或洗涤液洗出,然后以小体积溶剂洗脱待测物。采用键合硅胶固相提取的一般操作步骤如下:①以适当强溶剂湿润固相提取填料使其溶剂化;②以弱溶剂通常是水或缓冲溶液洗涤填料,使其达到良好的分离状态;③将溶于弱溶剂缓冲溶液中的样品加到固相提取柱上;④以强度适当的弱溶剂(如含有少量甲醇的水或缓冲溶液)洗涤、除去基质或干扰组分;⑤用强度较高的溶剂洗脱待测组分,收集洗脱液,直接或适当浓缩后进行色谱分析。

为了确立最佳固相提取条件,使提取方法具有良好的选择性、准确度和重现性,可从下列几方面着手:首先要研究待测组分(药物等)的物理、化学性质,根据这些性质选择合适的固相提取剂,然后根据待提取组分的性质和已选用的提取剂来选择洗脱剂;再了解样品基质的性质,这有助于选择上样前固相提取剂的平衡溶剂、样品溶剂和消除杂质用的洗涤溶剂,最后进行回收率试验,考察提取的完全程度。

(三)柱切换技术

柱切换技术是色谱分析中处理复杂样品的方法之一。利用切换阀改变不同的色谱系统,达到在线样品净化、组分富集等目的。两个不同液相色谱柱之间的切换称为液相色谱切换法,该法的优点:①操作简单,全自动化,含蛋白样品可直接进样或简单地蛋白离心沉淀后即可进样。②分析结果精密度高,一般无须内标。进样体积一般为 0.2~1.0 mL(血浆、血清因黏度较大,需稀释后进样),在线处理全过程由计算机程序控制。每个样品在同一预柱的相同条件下处理,分析结果的 RSD 值一般小于 5%。③适用于不稳定样品,如见光易分解、热不稳定样品的分析等。全部过程在封闭状态下进行,避免了分离、浓缩等操作。④富集作用提高了检测灵敏度。尤其是对无法用液-液萃取的极性较大的组分。

(四)其他纯化方法

近年来,在用 HPLC 作生物样品中药物分析在线前处理方面还出现了浸透限制固定相和含表面活性剂流动相等方法。前者是指蛋白质等大分子不能穿透进入其憎水孔内袋中,而药物及其代谢物等小分子化合物则可不受限制自由出入固定相,大分子物质如蛋白质,在色谱的死体积中被排出,避免了对色谱柱的破坏和对药物测定的干扰,而药物及其代谢物等小分子化合物则可到达固定相的憎水部位而得到分离。因而可以将血浆或血清样品直接注入,不必经除蛋白质和萃取等步骤。

十一、不良事件及严重不良事件的处理及报告

药物临床试验中所指的不良事件是指患者或临床试验的受试者接受一种药品后出现的不良医学事件,但不一定与治疗有因果关系;严重不良事件是指试验过程中发生需住院治疗、延长住院时间、伤残、影响工作能力、危及生命或死亡、导致先天畸形等事件。

临床试验过程中如遇不良事件,根据研究方案对不良事件所作的定义及不良事件严重程度的判断标准、分类标准(如肯定有关、可能有关、可能无关、无关和无法判定)实施相应处置。必要时,启动防范和处理医疗中受试者及突发事件的预案。具体处理及报告程序可参照如下。

(1)遇有严重不良事件,必须在第一时间(2 小时内)向项目负责人和药物临床试验管理办公室报告,药物临床试验管理办公室应在 24 小时内向省级食品药品监督管理部门、伦理委员会、申办单位报告。在原始资料中应记录何时、以何种方式(如电话、传真或书面)、向何人报告了严重不良事件。

(2)发生严重不良事件时,需立即查明所服药品的种类,由研究负责者拆阅(即称为紧急揭盲),一旦揭盲,该患者将被中止试验,并作为脱落病例处理,同时将处理结果通知临床监察员,还应在病例报告表中详细记录揭盲的理由、日期并签字。

(3)在报告的同时做好不良事件的记录,记录至少包括不良事件的描述、发生时间、终止时间、程度及发作频度、是否需要治疗,以及如需要,记录给予的治疗情况。

(4)药物临床试验机构办公室协助研究小组追踪不良事件,直到患者得到妥善安置或病情稳定。

十二、临床试验文件的保存

研究者应当按照 GCP 的基本要求保存各种试验资料、记录及文件,包括:①临床试验涉及的各项研究档案。②临床试验涉及所有的标准操作规程。③临床试验记录文件,如简易病历表、病例报告表、入组随机数字表、实验室记录、样品记录、试验用药记录、不良事件及其报告的记录、试

验结果记录、原始资料、总结报告等。④临床试验的其他文件,如研究者手册、试验方案,受试者招募材料、知情同意书,伦理委员会批文、研究人员履历、研究人员名单、试验监察记录、药品监管部门批文、与申办者签订的合同等。

为便于管理和查阅,可将每个临床试验的文件、资料分类管理。分类方法可参考如下:①试验方案及补正、批文。②研究者手册及更新。③与伦理委员会的沟通文件。④与食品药品监督管理部门的沟通文件。⑤知情同意书和知情同意资料。⑥受试者的招募、筛选和入选记录。⑦临床试验涉及所有的标准操作规程及更新版本。⑧紧急情况下使用的揭盲密码信封及揭盲程序。⑨与申办者、监察员的联系文件(包括合作协议书、一般联系方式等)。⑩研究人员名单及履历表。⑪试验原始资料。⑫简易病历表、病例报告表。⑬药品接收、分发、清点、回收及销毁记录等。

GCP 要求保存的具体文件可参考表 3-1、表 3-2 和表 3-3。

表 3-1 临床试验准备阶段需保存的文件

临床试验保存文件	研究者	申办者
研究者手册	保存	保存
试验方案及其修正案(已签名)	保存原件	保存
病例报告表(样表)	保存	保存
知情同意书	保存原件	保存
财务规定	保存	保存
多方协议(已签名,研究者、申办者、合同研究组织)	保存	保存
伦理委员会批文	保存原件	保存
伦理委员会成员表	保存原件	保存
临床试验申请表		保存原件
临床前实验室资料		保存原件
国家食品药品监督管理总局批文		保存原件
研究者履历及先关文件	保险	保存原件
临床试验有关的实验室检测正常值范围	保存	保存
医学或实验室操作的质控证明	保存原件	保存
试验用药品的标签		保存原件
试验用药品与试验相关物资的运货单	保存	保存
试验药物的药检证明		保存原件
设盲试验的破盲规程		保存原件
总随机表		保存原件
检察报告		保存原件

表 3-2 临床试验进行阶段需保存的文件

临床试验保存文件	研究者	申办者
研究者手册更新件	保存	保存
其他文件(方案、病例报告、知情同意书、书面情况通知)的更新	保存	保存

续表

临床试验保存文件	研究者	申办者
新研究者的履历	保存	保存原件
医学、实验室检查的正常值范围更新	保存	保存
试验用药品与试验相关物资的运货单	保存	保存
新批号试验药物的药检证明		保存原件
监察员访视报告		保存原件
已签名的知情同意书	保存原件	
原始医疗文件	保存原件	
病例报告表(已填写,签名,注明日期)	保存副本	保存原件
研究者致申办者的严重不良事件报告	保存原件	保存
申办者致食品药品监督管理局、伦理委员会的严重不良事件报告	保存	保存原件
中期或年度报告	保存	保存
受试者鉴认代码表	保存原件	
受试者筛选表与入选表	保存	保存
试验用药品登记表	保存	保存
研究者签名样张	保存	保存

表 3-3 临床试验完成后需保存的文件

临床试验保存文件	研究者	申办者
试验药物销毁证明	保存	保存
完成试验受试者编码目录	保存	保存
稽查证明件		保存原件
最终监察报告	保存原件	
治疗分配与破盲证明		保存原件
试验完成报告(致伦理委员会、国家食品药品监督管理总局)		保存原件
总结报告	保存	保存原件

在进行文件归档、保存时,需注意以下事项:①凡上级主管部门下发的文件,应及时登记,并留档保存。②应标明并保存参加试验的受试者病历,当文件被转至其他地方保管时需注明相应的联系人。③研究者不应随意销毁任何与试验相关的文件,试验资料应保存至试验结束后 5 年。④所有临床试验档案保存于 I 期临床药物实验室资料柜,专柜、专锁、专人管理。并做好防潮、防火、防盗措施。查阅档案资料时,应履行相关的借阅程序。

十三、试验记录管理制度

试验记录是指在药品研究过程中,应用试验、观察、调查或资料分析等方法,根据实际情况直接记录或统计形成的各种数据、文字、图表、声像等原始资料。

（一）试验记录的基本要求

真实、及时、准确、完整，防止漏记和随意涂改。尤其不得伪造、编造数据。

（二）试验记录的内容一般包括

试验名称、试验时间、试验目的、试验设计或方案、试验材料、试验方法、试验过程、观察指标、试验结果和结果分析等内容。

（三）试验名称

应注明课题名称和试验名称，需保密的课题可用代号。

（四）试验时间

按年、月、日顺序记录试验日期和时间。

（五）试验设计或方案

试验设计或方案是试验研究的实施依据。

（六）试验材料

受试样品和对照品的来源、批号及效期；试验仪器设备名称、型号、生产厂家等。

（七）主要试剂名称、生产厂家、规格、批号及效期等

试验材料如有变化，应在相应的试验记录中强调。

（八）试验环境

根据试验的具体要求，对环境条件敏感的试验，应记录当天的天气情况和实验室的微小气候（如光照、通风、洁净度、温度及湿度等）。

（九）试验方法

常规试验方法应在首次试验记录时注明方法来源，并简述主要步骤。

（十）试验过程

应详细记录研究过程中的操作，观察到的现象，异常现象的处理及其产生的原因，影响因素的分析等。

（十一）试验结果

准确记录计量观察指标的试验数据和定性观察指标的试验变化。

（十二）结果分析

每次（项）试验结果应做必要的数据处理和分析，并有明确的文字小结。

（十三）试验人员

应记录所有参加试验研究的人员。

十四、Ⅰ期临床试验技术要求

Ⅰ期临床试验的内容为药物耐受性试验与药动学研究，其目的是对健康志愿者进行药物试验，研究人体对药物的耐受程度，并通过药动学研究，了解药物在人体内的吸收、分布、消除的规律，为新药临床Ⅱ期试验提供安全有效的合理试验方案。

Ⅰ期试验是新药人体试验的起始阶段。从动物到人类，由于种属不同，动物试验结果虽有重要参考价值，但药物在人体的反应往往与动物有很大的不同，因此，在进行Ⅰ期试验前，必须认真复习全部动物药理与毒理资料，分析种属差异，换算动物到人体的初试剂量。

（一）耐受性试验

耐受性试验在健康志愿者中进行。试验前应检查试验样品是否有药检部门检查合格单，是否经食品药品监督管理局批准用于临床试验。研究者事先应对药物可能出现的不良反应有充分认识和估计,准备好处理意外事故的预案。受试者事先经过健康检查合格,试验前与试验后均应按规定要求检查各项生理、生化指标,判定机体对药物的耐受程度。

1.耐受性试验分组

从初始最小剂量到最大剂量之间分若干组。组间剂量距离视药物毒性大小和试验者的经验而定。毒性较小且研究者有丰富经验,可少设几个组。凡作用较强、毒性较大的药物,剂距应缩小,以免出现严重不良反应。各个试验组剂量由小到大逐组进行,每组 6～8 人,不得在同一受试者中进行剂量递增的连续耐受性试验。

2.确定最小初始剂量

初始剂量一般可用同类药物临床治疗量的 1/10 开始。新类型新药可参考改良的 Black well 方法计算初始剂量。用敏感动物 LD_{50} 的 1/600 或最小有效量的 1/60(按体重计算)。亦可按体表面积计算大动物最大耐受量的 1/5～1/3,作为人体用药的初始剂量。

3.确定最大试验剂量

最大剂量可采用同类药临床单次治疗量。当最大剂量组仍无不良反应时,试验即可结束。当剂量递增到出现第一个轻微不良反应时,虽未达到最大剂量,亦应结束试验。

4.试验方法

受试者于试验前与服药后 24 小时进行全面检查,包括体格检查,心电图检查,血液学、血生化、尿液学各项指标检查,逐组进行,不得同时进行各剂量组的耐受性试验。

5.数据处理及统计分析

应对试验前后各项检测数值进行统计比较,并对两组试验进行统计比较。

(二)药动学研究

Ⅰ期试验中健康志愿者药动学研究可与耐受性试验中治疗剂量的试验组结合起来进行。

1.受试者例数

8～12 例。

2.分组

一般选用低、中、高三种剂量。剂量的确定主要根据Ⅰ期临床耐受性试验的结果,以及经讨论后确定的Ⅱ期临床试验时采用的治疗剂量,高剂量组剂量必须小于人最大耐受的剂量。

3.生物样品分离与测试方法

常用 HPLC 法分离,紫外光检测,可根据测试药物的具体情况选择液质联用,气相色谱、气质联用等分析方法,除紫外光检测外,也可选择荧光检测或可见光检测,抗菌药物除用化学法外,同时用微生物法测定其中一种剂量血药浓度,对两种测试方法进行比较。

4.药动学测定方法的标准化与质量控制

(1)灵敏度:用最低检测浓度或定量限来表示。要求能测出 3～5 个消除半衰期时血药浓度,或能检测出 C_{max} 的 1/20～1/10 时的血药浓度。

(2)特异性:必须能证明所测的药物为原形药物或其代谢物,并能排除某些内源性物质、相应代谢物和杂质的干扰。

(3)精密度:用日内及日间相对标准偏差[$RSD=(SD/\overline{X})\times100\%$]考察方法的精确度。要求在标准曲线范围内选择低(接近最低检测浓度)、中和高(接近上限)3 种浓度,每一种浓度重复测定 5 次,求出各自的 $RSD(\%)$。一般 $RSD<15\%$,在最低检测浓度附近时应$<20\%$。

(4)准确度(相对回收率):即用质控样品的实测浓度与真实浓度的偏差表示。同样在标准曲线范围内选择低、中、高3种浓度,每一种浓度重复5次。一般偏差应少于15%,在最低检测浓度附近时应<20%。

(5)提取回收率(绝对回收率):应考察高、中、低3种浓度的提取回收率,一般应高于50%。

(6)标准曲线及线性:不同生物样品应制备各自的标准曲线,每条标准曲线应至少由6个浓度组成,应覆盖整个生物样品的浓度范围,不得外推,标准曲线不包括零点,要求提供标准曲线的线性方程和相关系数,一般相关系数 $r \geqslant 0.99$。

(7)样品稳定性:对保存在冷冻或室温条件下,以及冻结、融化过程中的样品应进行稳定性考查。

(8)方法学质控:在测定生物样品中药物浓度时应进行质量控制。在每批样品测定时应同时制备空白、低、中、高4份质控(标准浓度)管,以制备标准曲线。

5.药动学参数测定

(1)血药浓度测定。

(2)尿药浓度测定与尿中排出的百分率。

(3)试验中测得的各受试者的血药浓度-时间的数据:一般可用模型法或非房室模型分析,进行药动学参数的估算,求得新药的主要药动学参数,包括 K_a、t_{max}、C_{max}、AUC、V_d、K_{el}、$t_{1/2}$ 和 CL 等。从尿药浓度估算药物经肾排泄的速率和总量。

(三)连续给药耐受性试验与连续给药药动学研究

当新药在临床上将连续多次应用或消除 $t_{1/2}$ 较长时,应考虑该药多次给药可能引起体内蓄积或改变药动学规律,故需对该药进行多次药动学研究,旨在考察新药多次给药后的稳态血药浓度(C_{ss}),达稳态血药浓度的速率和程度,药物谷、峰浓度之间的波动系数(DF)和药动学规律是否发生改变、是否存在药物蓄积作用及 C_{ss} 和临床药理效应(药效和不良反应)的关系。如果不进行多次给药试验时,应有充分理由加以说明,并须提供相应文献或试验依据。

(1)受试者的选择和要求,试验药物的要求和受试者的例数均同单次给药。

(2)试验药物剂量,采用Ⅱ期临床试验拟订的一种治疗剂量。并根据单次给药药动学参数中的消除半衰期和Ⅱ期临床试验给药方案中制订的服药间隙和给药天数,确定总服药次数和总剂量。

(3)试验当日按规定时间和设计要求的剂量、次数、给药途径、给药方法给药,并按设计要求取各时间点血液、尿液等标本。

(4)药动学参数的估算根据试验中测定的3次谷浓度及稳态血药浓度-时间曲线数据,求得相应的药动学参数:峰时间、峰浓度、消除半衰期、清除率、平均稳态血药浓度、稳态血药浓度-时间曲线下的面积及波动系数等。

(5)数据处理,统计分析按设计要求进行。

(6)总结报告。

十五、生物等效性试验技术要求

(一)受试者的选择

1.受试者入选条件

选择受试者时,应当尽量使个体间差异减到最小,以便能检测出制剂间的差异。试验方案中应明确入选条件和剔除条件。

一般情况应选择健康受试者,可以包括男性和女性。选择健康女性受试者应考虑到妊娠的可能性,避免妊娠带来的偏差。特殊作用的药物,则应根据具体情况选择适当受试者。如待测药物存在已知的不良反应,可能带来安全性担忧,也可考虑选择患者作为受试者。

年龄:一般 18~40 周岁,同一批受试者年龄不宜相差 10 岁以上。

体重:体重应在标准体重范围内,同一批受试者体重(kg)不宜差距过大。因为受试者服用的药物剂量是相同的。

受试者应经过全面体检,身体健康,无心、肝、肾、消化道、神经系统疾病或病史,无精神异常及代谢异常等病史;血压、心率、心电图、呼吸状况、肝肾功能和血常规无异常,避免药物体内过程受到疾病干扰。根据药物类别和安全性情况,还应在试验前、试验期间、试验后进行特殊项目检查,如降糖药则应检查血糖水平。

为避免其他药物干扰,试验前 2 周内未服用任何其他药物。试验期间禁烟、酒及含咖啡因的饮料,以免干扰药物体内代谢。受试者最好是无烟、酒嗜好。如有吸烟、饮酒史,在讨论结果时应考虑可能的影响,还应注意应无吸毒史。

2.受试者例数

受试者例数应当符合统计学要求,对于目前的统计方法 18~24 例可满足大多数药物对样本量的要求,但对某些变异性大的药物可能是不够的。每种制剂、每一剂量 8~10 人。一般情况下,普通制剂与普通制剂相比或普通制剂与控释制剂相比,样本数 8~10 例,控释制剂与控释制剂相比,样本数 18~24 例。

3.受试者分组

必须采用随机方法分组,各组间应具有可比性。两组例数最好相等,此时具有较好的可比性,一般受试者例数为偶数。

(二)标准参比制剂

无论是绝对或相对生物利用度研究,都必须有标准参比制剂。药物的安全性及有效性已经证明合格者,一般可用标准参比制剂。

标准参比制剂选择的一般原则:参比制剂的质量直接影响生物等效性试验结果的可靠性,参比制剂应安全有效,一般应选择国内已经批准上市相同剂型药物中的原创药,在无法获得原创药时,也可选用上市主导产品作为参比制剂。但需要提供相关质量证明(如含量、溶出度等检查结果)及选择理由。若为完成特定研究目的,可选用相同药物的其他药剂学性质相近的上市剂型作为参比制剂,这类参比制剂亦应为上市主导产品。

(三)试验方法

交叉设计是目前应用最多、最广的方法,因为多数药物吸收和清除在个体之间均存在很大变异,个体间的变异系数远远大于个体内的变异系数,因此生物等效性研究一般要求按自身交叉对照的方法设计。把受试对象随机分为几组,按一定顺序处理,一组受试者先服用受试制剂,后服用参比制剂;另一组受试者先服用参比制剂,后服用受试制剂。两顺序间应有足够长的间隔时间,即清洗期。这样,对每位受试者都连续接受 2 次或更多次的处理,相当于自身对照,可以将制剂因素对药物吸收的影响与其他因素区分开来,减少了试验周期,降低了个体差异对试验结果的影响。

根据试验制剂数量不同,分别采用 2×2 交叉、3×3 交叉、4×4 交叉设计。如果是 2 种制剂比较,双处理、双周期、两序列的交叉设计是较好的选择。如试验包括 3 个制剂(受试制剂 2 个和参比制剂 1 个)时,宜采用 3 制剂 3 周期二重 3×3 拉丁方试验设计。各周期间也应有足够的清洗期。

设定清洗期是为了消除两制剂的互相干扰,避免上个周期内的处理影响到随后一周期的处理中。一般不应短于 10 个消除半衰期。如果清除周期不够长,一个处理可能延续到下一个处理周期中去。

但对长效制剂或某些药物(或其活性代谢物)半衰期较长时,则难以按此方法设计实施,在此情况下可能需要按平行组设计进行。

而对于某些高变异的药物,也可采用重复设计,对同一受试者两次接受同一制剂时可能存在的个体内差异进行测定。

取样点对试验的可靠性起着重要作用。服药前取空白血样。一个完整的血药浓度-时间曲线应包括吸收相、分布相和消除相。一般在血药浓度-时间曲线峰前部至少取 4 个点,峰后部取 6 个或 6 个以上的点,峰时间附近应有足够的取样点,总采样(不包括空白)不少于 12 个点。取样一般持续 3~5 个半衰期或血药浓度为 C_{max} 的 1/20~1/10。

在不能用血药浓度测定时,可采用其他生物样品进行测定,如尿液,但试验药品与试验方案应符合生物利用度测定要求。

(四)给药剂量的确定

进行药物制剂生物利用度和生物等效性研究时,药物剂量一般应与临床单次用药剂量一致,有时为了达到检测要求,也可以服药剂量加倍,但为安全考虑,一般不得超过临床推荐单次最大剂量。受试制剂和参比制剂最好采用相等剂量,需要使用不相等剂量时,应说明理由。在受试药符合线性药物动力学特征时,可通过剂量校正方式计算生物利用度。

(五)研究条件

1.受试者的饮食

为将各种因素导致的体内药物释放吸收差异减少到最小,受试者的饮食、活动应统一。试验前 1 天和试验期内均不能饮用含酒精类和咖啡因类饮料;试验前禁食过夜 10 小时。于次日早晨空腹服用受试制剂或参比制剂,用 200 mL 温开水送服;服药 2 小时后方可再饮水,4 小时后统一进餐。受试者服药后应避免剧烈运动,亦不得长时间卧床,以免影响胃肠道运动和局部血流量。

2.制剂(包括标准参比制剂及受试制剂)

应提供制剂的理化性质,如溶解度、溶出度、含量或效价等。个别药物尚需提供晶型及光学特性。

3.常用分析方法

目前常用的分析方法如下。①色谱法:气相色谱法、高效液相色谱法、色谱-质谱联用法等,可用于大多数药物的检测;②免疫学方法:放射免疫分析法、酶联免疫分析法、荧光免疫分析法等,多用于蛋白质多肽类物质检测;③微生物学方法:主要用于抗菌药物的检测。

4.方法学确证

建立科学准确的定量分析方法是进行生物等效性研究的关键之一。为了保证分析方法科学可靠,必须对选定的分析方法进行方法学验证,一般可以从以下几方面考察。

(1)特异性:特异性是指在样品中存在干扰成分的情况下,分析方法能够准确、专一地测定分析物的能力。必须提供证明所测定物质是受试药物的原形药物或特定活性代谢物,生物样品所含内源性物质和相应代谢物、降解产物不得干扰对样品的测定,如果有几个分析物,应保证每一个分析物都不被干扰。应确定保证分析方法特异性的最佳检测条件。对于色谱法至少要考察6个不同来源空白生物样品色谱图、空白生物样品外加对照物质色谱图(注明浓度)及用药后的生物样品色谱图,以反映分析方法的特异性。对于质谱法则应着重考察分析过程中的介质效应。

(2)标准曲线和线性范围:标准曲线反映了所测定物质浓度与仪器响应值之间的关系,一般用回归分析方法(如用加权最小二乘法)所得的回归方程来评价。应提供标准曲线的线性方程和相关系数,说明其线性相关程度。标准曲线高低浓度范围为定量范围,在定量范围内浓度测定结果应达到试验要求的精密度和准确度。

必须用至少6个浓度建立标准曲线,应使用与待测样品相同的生物介质,线性范围要能覆盖全部待测浓度,不允许将线性范围外推求算未知样品的浓度。标准曲线不包括零点。

(3)最低定量下限:最低定量下限是标准曲线上的最低浓度点,表示测定样品中符合准确度和精密度要求的最低药物浓度。最低定量下限应能满足测定3~5个消除半衰期时样品中的药物浓度或能检测出 C_{max} 的 $1/20$~$1/10$ 时的药物浓度。其准确度应在真实浓度的 80%~120% 范围内,RSD 应小于 20%,信噪比应大于5。

(4)精密度与准确度:精密度是指在确定的分析条件下,相同介质中相同浓度样品的一系列测量值的分散程度。通常用质控样品的批内和批间相对标准差(RSD)来考察方法的精确度。一般 RSD 应小于 15%,在最低定量下限附近 RSD 应小于 20%。

准确度是指在确定的分析条件下,测得的生物样品浓度与真实浓度的接近程度(即质控样品的实测浓度与真实浓度的偏差),重复测定已知浓度分析物样品可获得准确度。一般应在 85%~115%,在最低定量下限附近应在 80%~120% 范围内。

(5)样品稳定性:根据具体情况,对含药生物样品在室温、冷冻和冻融条件下及不同存放时间的稳定性进行考察,以确定生物样品的存放条件和时间。还应注意考察储备液的稳定性及样品处理后溶液中分析物的稳定性,以保证检测结果的准确性和重现性。

(6)提取回收率:从生物样本基质中回收得到分析物质的响应值除以纯标准品产生的响应值即为分析物的提取回收率。也可以说是将供试生物样品中分析物提取出来供分析的比例。应考察高、中、低3种浓度的提取回收率,其结果应当一致、精密和可重现。

5.方法学质量控制

应在生物样本分析方法确证完成以后开始测定未知样品。测定生物样品中的药物浓度时应进行质量控制,以保证所建立的方法在实际应用中的可靠性。每个未知样品一般测定1次,必要时可进行复测。每个分析批生物样品测定时应带随行标准曲线,并随行测定高、中、低3种浓度的质控样品,每个浓度至少双样本,并应均匀分布在未知样品测试顺序中。当一个分析批中未知样品数目较多时,应增加各浓度质控样品数,使质控样品数大于未知样品总数的 5%。质控样品测定结果的偏差一般应小于 15%。低浓度点偏差一般应小于 20%,最多允许 2 个不在同一浓度的质控样品结果超限。如质控样品测定结果不符合上述要求,则该分析批样品测试结果作废。

浓度高于定量上限的样品,应采用相应的空白介质稀释后重新测定。对于浓度低于定量下限的样品,应以零值计算。整个分析过程应当遵从预先制订的实验室 SOP 及 GLP 原则。

(王美霞)

第二节 治疗药物监测的工作要点与细节

治疗药物监测（Therapeutic Drug Monitoring，TDM）是实现个体化用药的重要手段，同时也可为药物中毒的诊断和处理提供数据参考。药师在治疗药物监测中应发挥积极作用，在做好实验室工作的同时，应与医师、护士密切配合，将临床患者治疗的需要与研究工作紧密结合起来。

治疗药物监测中药师主要的工作要点：①严格把握治疗药物监测的适应证。②确定特定患者的具体给药剂量和给药途径后，协助医师制订治疗药物监测计划。③确定患者的给药时间，帮助护理人员确定取样时间，正确采集样品，并及时送检样本。④检查用药医嘱，并协助医师调整治疗方案，尽可能减少对被监测药物的药动学和药效学的影响。⑤正确监测样品中的药物浓度，保证监测质量，并做好监测记录。⑥根据药物浓度监测结果，运用药代药动学和药效学等知识，对治疗效果和临床症状进行分析，做出合理解释，为医师治疗方案调整提供科学依据。⑦列出观察、评估治疗效果的指标，确定医师再次测定血药浓度的时机。

一、具有监测意义的药物

对一些治疗中个体差异较大的药物和一些具有特殊病理、生理状况的患者（如患者的年龄、性别、疾病等），在治疗过程中应随时监测药物浓度，使给药方案个体化，有效提高治疗的成功率，减少毒性反应、节省患者治疗时间、降低治疗费用。目前，临床治疗药物监测的品种逐渐增多，除了早期的抗癫痫药、抗心律失常药、氨基糖苷类等药物外，近年来，随着肝、肾、心、肺、骨髓移植技术的广泛应用，免疫抑制剂的监测也逐渐被临床医师重视，因为要使治疗窗窄的免疫抑制药既发挥抗炎作用又不产生排斥反应，就必须进行治疗药物监测。需监测的药物包括如下几种。

（一）治疗指数低，安全范围窄

这类药物（如地高辛、茶碱）的有效治疗浓度和最小中毒浓度十分接近，用量过大很容易中毒，必须进行血药浓度监测，调整合适给药剂量，以保证治疗安全有效。

（二）无明显可观察的药物治疗终点或指标

这类药物（如抗癫痫药物）需要长期用药，以巩固疗效或控制疾病发作，但长期使用可产生耐药性、诱导或抑制肝药酶活性，引起血药浓度降低或升高，导致疗效降低或药物在体内蓄积。

（三）治疗目的不同，血药浓度不同

根据药物不同的治疗目的调整所需的血药浓度。

（四）怀疑药物中毒

当药物毒性反应临床表现与症状难以区分时，必须依赖于血药浓度监测帮助确诊。

（五）具有非线性药动学特征的药物

使用苯妥英钠、保泰松、氨茶碱等药物时，若剂量使其在体内的消除由一级动力学转为零级动力学，继续使用该剂量，血药浓度将会持续上升，而不能达到稳态浓度，这对于这类安全剂量范围狭窄的药物而言是十分危险的。此时的治疗药物监测应根据药物的 V_m 和 K_m，计算或调整所需的给药剂量，才能确保血药浓度维持在安全有效的稳态血药浓度范围。

（六）存在影响药物体内过程的病理情况

一些特殊生理状态的患者，如肾功能不全或衰竭、心功能不全、呕吐、腹泻等，由于药物在体内的吸收、分布、代谢和排泄发生改变，也需要通过治疗药物监测以保证治疗安全有效。

（七）合并用药

此类情况由于药物间的相互作用，影响了药物的吸收、分布、代谢和排泄。

（八）治疗无效或未达到预期疗效

此类情况主要利用治疗药物监测以排查患者是否遵医嘱服药，或是服用假药、劣药，或是对药物产生耐受性等。

目前认为有监测意义的药物，如表 3-4 所示。

表 3-4 常见的具有监测意义的药物

药物类别	药物
强心苷类药	地高辛
抗心律失常药	利多卡因、普萘洛尔、奎尼丁
抗癫痫药	苯妥英钠、苯巴比妥、丙戊酸钠、卡马西平、扑米酮、乙琥胺、卡马西平
三环类抗抑郁药	阿米替林、丙咪嗪、地昔帕明、去甲替林
抗躁狂症药	碳酸锂
平喘药	茶碱
抗菌药物	庆大霉素、妥布霉素、卡那霉素、阿米卡星、奈替米星、量霉素、万古霉素
抗肿瘤药	甲氨蝶呤
免疫抑制剂	环孢素
抗风湿病药	水杨酸

二、治疗药物监测分析方法

治疗药物监测的分析方法经历过一系列的变化和发展。20 世纪五六十年代采用比色法、分光光度法、气相色谱法等，到 20 世纪 70 年代采用酶放大免疫测定法、高效液相色谱法（HPLC）等。其中 HPLC 由于测定药物范围广、效率高、灵敏度高等优点而日益被广泛应用。在应用 HPLC 测定时，应注意监测方法的质量控制。

（一）标明测定的物质

1.原形药物监测

目前治疗药物监测是测定样本中原形药物的浓度。血清和血浆是最常采用的标本，两者的区别是血浆中含有纤维蛋白原，因此，对大多数药物的测定两者是一致的。有些药物如环孢素可能浓集于红细胞中，在全血中的浓度能更好地反映药效，因此测定的是全血中浓度。

2.游离药物监测

只有游离药物才能透过细胞膜产生药效，因此，有必要了解对未与血浆蛋白结合的那部分药物浓度。如苯妥英钠的血浆蛋白结合率平均为 90％以上，蛋白尿患者体内的血清蛋白浓度低，药物的结合率低，游离药物浓度增加，易发生毒性反应，此时若用苯妥英钠总浓度的有效范围（正常蛋白结合率时）调整用药剂量，是不适宜的。因此测定游离药物浓度更具有指导意义。目前常用的游离药物血药浓度测定方法包括平衡透析法、超速离心法、凝胶过滤法、超滤离心法。由于唾液中蛋白含量低,也可测定唾液中药物浓度来代替血液样本。

3.活性代谢物监测

当活性代谢物浓度较高、活性较强或患者肾功能不全时,对活性代谢物应给予足够的重视,必要时应测定活性代谢物浓度。如扑米酮在体内很快转化为苯巴比妥与苯乙基二酰胺两个活性代谢物。动物试验表明苯乙基二酰胺具有抗癫痫活性,但对人体的作用尚不肯定,而苯巴比妥的治疗效果确切,因而临床测定苯巴比妥浓度更有意义。活性代谢物的存在使血浆浓度监测变得复杂化。例如,抗心律失常药普鲁卡因胺在体内经乙酰化形成活性代谢物 N-乙酰普鲁卡因胺。其 2/3 以原形(普鲁卡因胺)经肾排泄,而其余部分几乎都以乙酰化代谢物经肾排泄。乙酰化速率存在遗传差异,因此应对普鲁卡因胺及其代谢产物进行监测,特别是患有肾脏疾病的患者。

(二)方法的灵敏度

血药浓度与药物性质、给药剂量、吸收程度、分布容积、药物代谢等有关。每种方法对某一种药物都有其检出极限。此极限不仅决定该方法是否可应用,还决定样品取样量的多少;反之,样品中药物绝对量的多少,也能决定所选用的方法是否可用。一般来说,分析方法的灵敏度应与血药浓度水平、标准曲线下限浓度相适应。

(三)专一性或分离度

一种方法的准确性往往表现在能正确地测定出生物样品中药物的浓度,而且不受代谢物、共存物及内源性杂质的干扰,也没有较大的系统误差。这常常依赖于一个良好的提取分离过程和一个选择性高的检出技术。因此要求方法应对待测样品有特异响应,又互不交叉干扰,对内源性物质或外源性物质及代谢物等与待测样品分开并能准确定量。

(四)准确性和精密度

分析方法在一定范围内必须满足必要的准确性和精密度要求,应进行高、中、低不同浓度的日内和日间多次进样重复试验,计算其平均值、标准差和变异系数。变异系数小于 5%,可以认为重复性很好;小于 10%,方法也可用;对极低浓度和特殊情况,变异系数甚至可放大至 15%。

(五)回收率

回收率测定应在实测样品的空白(如血清)中加入对照品,以求其回收百分率。对照品加入的量应在线性范围内选几种不同的浓度同时测定。绝对回收率在 90%～100% 较为理想,如果低于 90%,但多次测定的结果一致,即标准差较小,也可通过校正系数校正;如果各个浓度的回收率不一致,但稳定性好且有相关性,则可通过权重系数来校正。因此,回收率的稳定性和重复性要比其百分率更为重要。

(六)标准曲线

定量测定不仅应符合药物有效浓度的范围,而且应符合药动学研究的要求。一般来说,药物的有效浓度范围窄,而药动学研究要求的范围宽,最大浓度与最小浓度间最好有两个数量级之差。如果测定结果超出线性范围,不能采取减少或增加样品量的方法,使测定值落在线性范围内,必须重新做标准曲线,每条标准曲线最好不少于 5 个点。

三、治疗药物监测流程

治疗药物监测流程一般由以下五部分组成,包括申请、取样、测定、数据分析和结果解释。

(一)申请

申请由临床医师根据患者用药后的病情变化及治疗需要适时地提出治疗药物监测申请并认真填写申请表。申请表中的内容:监测目的,申请监测患者的病理、生理状态和疾病情况,用药方案,合并用药,患者的依从性,末次给药时间,取样时间等,相应信息必须如实填写完整,以帮助分析监测结果。

(二)取样

治疗药物监测所采集的样品可以是血浆、血清和全血,或是唾液、尿液及脑脊液等。样本采集通常由护理人员进行操作,负责治疗药物监测的药师对护理人员进行培训,使护理人员熟悉并掌握取样时机,正确的取样部位、方法和保存运送条件等,严格按规范操作。如护理人员对监测时间及取样方法等不确定时,应及时与负责监测的药师联系、确定。

(三)测定

药物浓度的具体测定多数由临床药学人员负责,一些单位也交由检验人员进行测定。作为常规测定的方法应该在精密度、灵敏度、专属性等方法学上符合要求,并在价格和测定速度及仪器设备等方面重点考虑。

(四)数据分析

除将测定的血药浓度监测结果反馈给临床医师,药师还需要应用所掌握的药代、药动学知识和药效学知识,计算相应的药动学参数,以帮助临床制订合理的给药方案。须注意的是数据的处理和取得数据的设计是密切相关的,因此对患者取样的次数与时间的设计非常重要。为了保证取得数据的可信性,除测定方法可靠外,药师还应对患者的服药过程进行详细了解。

(五)结果解释

结果解释是整个治疗药物监测的关键,一般由药师联系临床医师共同研究,并由药师提出书面报告。为全面、客观地解释治疗药物监测结果,对于负责监测药师而言,需要注意以下事项:详细了解患者的生理、病理状态,尤其重点关注可影响药物与蛋白结合率的因素;详细了解患者的用药情况、用药方法和用药时间,注意可能与被监测药物发生药物相互作用的其他药物;了解被监测药物的有效血药浓度范围及其剂量与血药浓度效应间的相关程度和影响因素;了解被监测药物的群体药动学参数。

四、治疗药物监测中的注意事项

(一)掌握取样时间

取样时间在治疗药物监测工作中对其测定结果的临床价值有较大影响,是开展治疗药物监测工作必须考虑的基本问题。确定理想的采样时间,主要取决于药物的给药形式和半衰期。应根据治疗药物监测的目的及患者的具体情况,按以下原则确定取样时间。

1.单剂量给药时

根据药物的动力学特点,选择药物浓度在平稳状态时取血。此时获得的数据可用于估算分布容积。药物效应延迟也可能使血浆浓度监测复杂化,如口服地高辛1～2小时达到峰浓度,6～8小时血药浓度平稳,为1～2 ng/mL,此时地高辛向组织中分布基本完全。因此,地高辛首次给药后取样时间应在给药后6小时。

2.多剂量给药时

通常在多次给药后血药浓度达到稳态时取血,才可以估算清除率,并以此来预测负荷剂量和维持剂量。通常采用的是谷浓度,口服给药谷浓度通常是指下一次给药前采取血样,由于血药浓度在下一剂量给予后的小段时间内继续下降,因而所测的浓度并非真正的谷浓度,而是接近谷浓度,称偏谷浓度。如地高辛的半衰期较长(约 36 小时),其血药浓度至少需要经过 1 周才能到达稳态,如果根据较准确的清除率来计算维持剂量,则采样测定应选择在 1 周后进行。

(二)药物血浆蛋白结合率与血药浓度

某些药物的血浆蛋白结合率高,而在一些病理状态下,如尿毒症、肝硬化、严重烧伤时,由于血浆蛋白降低,药物呈结合状态者减少,游离部分增多,易发生毒性反应。血药浓度测定结果为结合及游离部分之和,遇上述病情时须考虑游离血药浓度增高的影响,在调整给药方案时须综合考虑。

(三)按规定使用采样容器

采样试管应按规定使用,如环孢素应用带抗凝剂试管,最好不要用普通塑料试管,因有些药物易被吸附,从而影响测定结果。

(四)及时送检样本

样本应立即送检测部门,以免放置过程中出现分解和溶血,如地高辛溶血后,测定值偏低。

（**王美霞**）

第四章

神经系统疾病用药

第一节　镇　痛　药

一、吗啡

（一）别名

美菲康,美施康定,路泰,锐力通,史尼康。

（二）作用与应用

本品为阿片受体激动剂。主要作用于中枢神经系统、胃肠道、胆道平滑肌、心血管系统及免疫系统。用于以下情况。

（1）镇痛,吗啡对多种原因引起的疼痛均有效,可缓解或消除严重创伤、烧伤、手术等引起的剧痛及晚期癌症疼痛;对内脏平滑肌痉挛引起的绞痛,如胆绞痛、肾绞痛加用解痉药（如阿托品）可有效缓解;对心肌梗死引起的剧痛,除能缓解疼痛和减轻焦虑外,其扩血管作用可减轻患者心脏负担;但对神经压迫性疼痛疗效较差。吗啡镇痛效果与个体对药物的敏感性及疼痛程度有关,应根据不同患者对药物的反应性来调整用量。久用易成瘾,除癌症剧痛外,一般仅短期应用于其他镇痛药无效时。诊断未明前慎用,以免掩盖病情而延误诊断。

（2）心源性哮喘,对于左心衰竭突发急性肺水肿所致的呼吸困难（心源性哮喘）,除应用强心苷、氨茶碱及吸入氧气外,静脉注射吗啡可迅速缓解患者的气促和窒息感,促进肺水肿液的吸收。其机制可能是由于吗啡扩张外周血管,降低外周阻力,减轻心脏前、后负荷,有利于肺水肿的消除;其镇静作用又有利于消除患者的焦虑、恐惧情绪。此外,吗啡降低呼吸中枢对二氧化碳的敏感性,减弱过度的反射性呼吸兴奋,使急促浅表的呼吸得以缓解,也有利于心源性哮喘的治疗。对其他原因（如尿毒症）引起的肺水肿也可应用。

（3）麻醉前给药,以保持患者安静并进入嗜睡状态。与麻醉药合用增强麻醉药的麻醉效果。

（4）偶用于恐惧性失眠、镇咳、止泻（适用于减轻急、慢性消耗性腹泻症状,可选用阿片酊或复方樟脑酊;如伴有细菌感染,应同时服用抗生素）。

(三)用法与用量

1.口服

成人 1 次 5～15 mg,1 天 15～60 mg;极量 1 次 30 mg,1 天 100 mg;缓释片和控释片 1 次 10～20 mg,每 12 小时整片吞服,视镇痛效果调整剂量。

2.皮下注射

成人 1 次 5～15 mg,1 天 15～40 mg。极量 1 次 20 mg,1 天 60 mg。儿童 1 次 0.1～0.2 mg/kg。

3.静脉注射

成人 1 次 5～10 mg。

4.硬脊膜外腔注射

成人手术后镇痛,自腰椎部位注入硬脊膜外间隙,1 次极量 5 mg,胸脊部位 1 次 2～3 mg,按一定的间歇时间可重复给药多次。

5.静脉滴注

小儿较大手术后镇痛,1 次 0.02～0.25 mg/(kg·h)。

6.舌下给药

儿童扁桃体切除术后镇痛,0.1 mg/kg。

(四)注意事项

(1)对本品或其他阿片类药物过敏、颅内压增高或颅脑损伤、慢性阻塞性肺疾病、支气管哮喘、急性左心衰竭晚期伴呼吸衰竭、肺源性心脏病代偿失调、前列腺肥大、排尿困难等患者和孕妇、哺乳期妇女、新生儿、婴儿、诊断不明的疼痛及分娩止痛(吗啡对抗缩宫素对子宫的兴奋作用而延长产程,且能通过胎盘屏障或经乳汁分泌,抑制新生儿和婴儿呼吸)患者禁用。心律失常、胃肠道手术后肠蠕动未恢复时、惊厥或有惊厥史、精神失常有自杀倾向、肝功能不全患者、肾功能不全患者、老年人及小儿慎用。

(2)治疗量可引起眩晕、恶心、呕吐、便秘、呼吸抑制、尿少、排尿困难(老年人多见)、胆道压力升高甚至胆绞痛、直立性低血压(低血容量者易发生)和免疫抑制等。偶见烦躁不安等情绪改变。

(3)长期反复应用易产生耐受性和药物依赖性。后者表现为生理依赖性,一旦停药则产生难以忍受的戒断症状,如兴奋、失眠、流泪、流涕、出汗、呕吐、腹泻,甚至虚脱、意识丧失等。患者出现病态人格,有明显强迫性觅药行为,即出现成瘾性(因用药出现的欣快、心情舒畅、情绪高涨及飘飘欲仙等而产生瘾癖)。成瘾者有一种内在的渴求,驱使用药者不顾一切不断地寻觅和使用该药,以达到享受用药带来的欣快感和避免停药所致的戒断症状的目的。由此导致药物滥用,给社会带来极大的危害。

(4)按常规剂量连用 2～3 周即可产生耐受性,剂量越大,给药间隔越短,耐受发生越快越强,且与其他阿片类药物有交叉耐受性。

(5)本品为国家特殊管理的麻醉药品,必须严格按相关规定管理。

(6)硬脊膜外腔注射时,应监测呼吸(24 小时)及循环(12 小时)功能。

(7)过量可致急性中毒,主要表现为昏迷、深度呼吸抑制、瞳孔极度缩小(针尖样瞳孔),常伴有血压下降、严重缺氧及尿潴留。呼吸麻痹是致死的主要原因。抢救措施为人工呼吸、给氧及静脉或肌内注射阿片受体阻断药纳洛酮 0.4～0.8 mg,必要时 2～3 分钟后可重复 1 次;或将纳洛酮 2 mg 溶于 0.9%氯化钠注射液或 5%葡萄糖注射液 500 mL 内静脉滴注。

(8)控(缓)释片必须整片完整地吞服,切勿嚼碎或掰开服用。

(五)药物相互作用

(1)与吩噻嗪类、镇静催眠药、三环类抗抑郁药、抗组胺药、硫喷妥钠、哌替啶、可待因、美沙酮、芬太尼等合用,可加剧和延长本品的呼吸抑制作用。

(2)与抗高血压药(如胍乙啶、美卡拉明)、利尿药(如氢氯噻嗪)、左旋多巴、金刚烷胺、利多卡因、普鲁卡因胺等同用,可发生直立性低血压。

(3)与二甲双胍合用,增加乳酸性酸中毒的危险。

(4)与M胆碱受体阻断药(尤其阿托品)合用,便秘加重,增加麻痹性肠梗阻和尿潴留的危险性。

(5)与西咪替丁合用可引起呼吸暂停、精神错乱、肌肉抽搐等。

(6)与头孢菌素类、林可霉素、克林霉素、青霉素等合用可诱发假膜性肠炎,出现严重的水样腹泻。

(7)本品可增强氮芥、环磷酰胺的毒性。

(8)与纳曲酮、卡马西平合用出现阿片戒断症状。

(9)本品注射液禁与氯丙嗪、异丙嗪、氨茶碱、巴比妥类、苯妥英钠、碳酸氢钠、肝素、哌替啶、磺胺嘧啶等药物混合注射,以免发生浑浊和沉淀。

二、阿片受体部分激动剂与激动-阻滞剂

主要代表药物为布托啡诺。

(一)别名

环丁羟吗喃,环丁甲二羟吗喃,丁啡喃,诺扬。

(二)作用与应用

本品为阿片受体部分激动剂,即激动 κ 受体,对 μ 受体有弱的竞争性拮抗作用。镇痛效力和呼吸抑制作用是吗啡的 3.5～7 倍,但呼吸抑制程度不随剂量增加而加重。对胃肠道平滑肌的兴奋作用较吗啡弱。本品可增加外周血管阻力和肺血管阻力而增加心脏做功,故不能用于心肌梗死的疼痛。口服可吸收,首过消除明显,生物利用度低(<17%)。肌内注射吸收迅速而完全,10 分钟起效,作用持续 4～6 小时。可透过胎盘和乳汁。主要经肝脏代谢,大部分代谢产物和少量原形(5%)随尿排出。用于:①缓解中、重度疼痛,如术后、创伤和癌症疼痛及平滑肌痉挛引起的疼痛(肾或胆绞痛)等,对急性疼痛的止痛效果好于慢性疼痛。②作麻醉前用药。③各种原因引起的干咳。

(三)用法与用量

1.口服

1 次 4～16 mg,每 4 小时 1 次。

2.肌内注射

一般 1 次 1～4 mg,必要时间隔 4～6 小时重复 1 次。麻醉前用药,于手术前 60～90 分钟肌内注射 2 mg。

3.静脉注射

1 次 0.5～2 mg。

4.经鼻喷药

一般初始剂量 1 mg,若 1～1.5 小时未有较好的镇痛效果,可再喷 1 mg。必要时,给予初始剂量后 3～4 小时可再次给药。用于剧痛,初始剂量可为 2 mg。患者可在止痛后休息和保持睡

意,这种情况下 4 小时内不要重复给药。

(四)注意事项

(1)对本品过敏者、对那可丁依赖(因本品具有阿片拮抗特性)及 18 岁以下的患者禁用。

(2)不良反应主要为嗜睡、头晕、恶心和/或呕吐、出汗。较少见头痛、眩晕、飘浮感、精神错乱。偶见幻觉、异常梦境、人格解体感、心悸、皮疹。

(3)用药期间应避免饮酒,不宜从事机械操作或驾驶。

(4)久用产生依赖性。

(5)对阿片类药物依赖的患者,本品可诱发戒断症状。

(6)纳洛酮可拮抗本品的呼吸抑制作用。

(五)药物相互作用

(1)与中枢神经系统抑制药(如乙醇、巴比妥类、安定药、抗组胺药)合用会导致抑制中枢神经系统的作用加强。

(2)与影响肝脏代谢的药物(如西咪替丁、红霉素、茶碱等)合用应减小起始剂量并延长给药间隔时间。

三、其他镇痛药

如布桂嗪,为速效镇痛药,镇痛作用约为吗啡的 1/3,但比解热镇痛药强。口服 30 分钟后或皮下注射 10 分钟后起效,持续 3～6 小时。对皮肤、黏膜和运动器官的疼痛有明显的抑制作用,对内脏器官疼痛的镇痛效果较差。呼吸抑制和胃肠道作用较轻。此外,尚有中枢抑制、镇咳、降压、增加下肢及脑血流量、抗组胺、利胆和麻醉等作用。有成瘾性。用于偏头痛、三叉神经痛、炎症性及创伤性疼痛、关节痛、痛经及晚期癌症疼痛等。

曲马多为非阿片类中枢性镇痛药、合成的可待因类似物,具有较弱的 μ 受体激动作用,与 μ 受体的亲和力为吗啡的 1/6 000,并能抑制去甲肾上腺素和 5-羟色胺再摄取。镇痛效力与喷他佐辛相当。有镇咳作用,镇咳效力为可待因的1/2。呼吸抑制作用弱,对胃肠道无影响,也无明显的心血管作用。因对呼吸和心血管系统影响较小,本品较适用于老年人和患有呼吸道疾病患者的镇痛。用于急性胰腺炎患者的镇痛较安全。长期应用也可成瘾。口服、注射吸收均好,口服后10～20 分钟起效,25～30 分钟达峰值,作用维持 4～8 小时。用于中、重度急、慢性疼痛,如手术、创伤、分娩和晚期癌症疼痛,心脏病突发性痛,关节痛,神经痛,劳损性疼痛,骨折和肌肉骨骼疼痛,牙痛等;也可作为肾结石和胆结石体外电击波碎石术中的重要辅助用药。

(李　青)

第二节　镇静催眠药

一、苯二氮䓬类

(一)长效类
典型代表药物有地西泮。

1.别名

安定,苯甲二氮䓬。

2.作用与应用

本品为苯二氮䓬(BDZ)类药物的代表药。BDZ类药物为中枢神经抑制药,小剂量有抗焦虑作用,随着剂量的渐增可显示镇静、催眠、抗惊厥、抗癫痫及中枢性肌肉松弛作用。BDZ类药物主要是通过加强 γ-氨基丁酸(GABA)能神经元的抑制效应发挥作用。可通过促进 GABA 与GABAA 受体的结合,也可通过提高 Cl⁻ 通道开放频率增强 GABA 对 GABAA 受体的作用,发挥中枢抑制效应。主要用于:①焦虑症及各种功能性神经症。②失眠:尤对焦虑性失眠疗效极佳。③癫痫:静脉注射控制癫痫持续状态,同时需用其他抗癫痫药巩固与维持;亦可与其他抗癫痫药合用,治疗癫痫强直阵挛发作或失神发作。④各种原因引起的惊厥:如子痫、破伤风、小儿高热、药物中毒等引起的惊厥。⑤缓解局部肌肉或关节炎症引起的反射性肌肉痉挛,上运动神经元的病变、手足徐动症和僵人综合征的肌肉痉挛,颞颌关节病变引起的咬肌痉挛,脑卒中或脊髓损伤性中枢性肌强直或腰肌劳损、内镜检查等。⑥作为麻醉前给药:可缓解患者对手术的恐惧情绪,减少麻醉药用量,增加其安全性,使患者对手术中的不良刺激在术后不复记忆,这些作用优于吗啡和氯丙嗪。⑦其他:偏头痛、紧张性头痛,呃逆,惊恐症,乙醇戒断综合征,家族性、老年性及特发性震颤等。

3.用法与用量

(1)口服:抗焦虑,1 次 2.5～10.0 mg,1 天 3 次。催眠,5～10 mg 睡前服。麻醉前给药,1 次10 mg。急性乙醇戒断,第 1 天 1 次 10 mg,1 天 3～4 次,以后按需要减少到 1 次 5 mg,1 天 3～4 次。抗惊厥、抗癫痫,1 次 2.5～10.0 mg,1 天 2～4 次。缓解肌肉痉挛,1 次 2.5～5.0 mg,1 天 3～4 次。儿童,1 岁以下 1 天 1.0～2.5 mg;幼儿 1 天不超过 5 mg;5～10 岁 1 天不超过 10 mg,均分3 次服。

(2)静脉注射:成人基础麻醉,10～30 mg。癫痫持续状态,开始 5～10 mg,每隔 5～10 分钟可按需要重复,达 30 mg 后必要时每 2～4 小时重复治疗。静脉注射要缓慢。儿童 1 次 0.25～0.50 mg/kg,但 1 次不能超过 20 mg,缓慢注射。

4.注意事项

(1)本品可致嗜睡、轻微头痛、乏力、运动失调,与剂量有关。老年患者更易出现以上反应。偶见低血压、呼吸抑制、视物模糊、皮疹、尿潴留、忧郁、精神错乱、白细胞减少。用药过量可出现持续的精神错乱、严重嗜睡、颤抖、语言不清、蹒跚、心动过缓、呼吸急促或困难、严重乏力。少数人出现兴奋不安。久用可产生耐受性和依赖性,故不宜长期应用。不可突然停药,否则可出现反跳现象和戒断症状(出现失眠、焦虑、兴奋、心动过速、呕吐、出汗及震颤,甚至惊厥)。宜从小剂量用起。

(2)静脉注射时速度宜慢,至少用时 5 分钟注完,否则可引起心血管和呼吸抑制,静脉注射后应卧床观察 3 小时以上。在注射过程中患者出现嗜睡现象时,应立刻停止注射。

(3)剂量不宜过大,必要时可分次使用,分次注射时,总量应从初量算起;因属于长效药,原则上不应做连续静脉滴注。注射液不宜与其他药物或溶液混合。误入动脉可引起动脉痉挛,导致坏疽。

5.药物相互作用

(1)与中枢神经系统抑制药(如乙醇、全麻药、镇痛药、吩噻嗪类药物、单胺氧化酶 A 型抑制药、三环类抗抑郁药)、可乐定、简箭毒碱、加拉碘铵合用,作用相互增强。

(2)与抗高血压药和利尿降压药合用,降压作用增强。

(3)与地高辛合用,地高辛的血药浓度增加。

(4)与左旋多巴合用,左旋多巴的疗效降低。

(5)与影响肝药酶细胞色素 P450 的药物合用,可发生复杂的相互作用:卡马西平、苯巴比妥、苯妥英、利福平为肝药酶的诱导剂,可增加本品的消除,使血药浓度降低;异烟肼为肝药酶的抑制药,可减少本品的消除,使半衰期延长。

(6)茶碱可逆转本品的镇静作用。高剂量咖啡与地西泮同服可干扰其抗焦虑作用。

(7)酗酒可明显增强地西泮的中枢抑制作用。吸烟可使地西泮的血浆半衰期明显缩短,疗效降低。

(8)与其他易成瘾的药物合用时,成瘾的危险性增加。

(二)中效类

如艾司唑仑,又称舒乐安定、三唑氯安定,为高效苯二氮䓬类镇静催眠药,作用与地西泮相似,具有较强的镇静、催眠、抗惊厥、抗焦虑作用,及较弱的肌肉松弛作用。本品作用于 BDZ 受体,加强中枢神经内 GABA 受体作用,影响边缘系统功能而抗焦虑。可明显缩短或取消非快动眼睡眠(NREM)的第 4 期(减少发生于此期的夜惊或梦游症),阻滞对网状结构的激活,产生镇静催眠作用,且具有广谱抗惊厥作用,对癫痫强直阵挛发作、失神发作有一定疗效。口服吸收较快,2 小时血药浓度达峰值,$t_{1/2}$ 为 10~24 小时,2~3 天血药浓度达稳态。血浆蛋白结合率约为93%。在肝脏中主要经 CYP3A 代谢,经肾脏排泄缓慢。可通过胎盘,分泌入乳汁中。用于:①各种类型的失眠:催眠作用强,口服后 20~60 分钟可入睡,维持 5~8 小时。②焦虑、紧张、恐惧及癫痫强直阵挛发作、失神发作。③术前镇静、创伤性和神经性疼痛。

(三)短效类

如奥沙西泮,又称舒宁,去甲羟基安定,羟苯二氮䓬,氯羟氧二氮䓬。本品为地西泮、氯氮䓬的主要活性代谢产物,属短、中效的 BDZ 类药,作用与地西泮相似,但较弱,嗜睡、共济失调等不良反应较少。对焦虑、紧张、失眠、头晕及部分神经症均有效。对控制癫痫强直阵挛发作、失神发作也有一定作用。口服吸收后 2~3 小时血药浓度达峰值,$t_{1/2}$ 为 4~15 小时。能透过胎盘屏障,并能从乳汁中分泌。用于焦虑障碍、伴有焦虑的失眠,并能缓解急性乙醇戒断症状。

(四)超短效类

如咪达唑仑,又称速眠安,咪唑安定,咪唑二氮䓬具有典型的苯二氮䓬类药理活性,可产生抗焦虑、镇静、催眠、抗惊厥及肌肉松弛作用。肌内注射或静脉注射后可产生短暂的顺行性记忆缺失,使患者不能回忆起在药物高峰期间所发生的事情。本品作用特点为起效迅速,而持续时间短。可缩短入睡时间(一般只需 20 分钟),延长总睡眠时间,而对快波睡眠(REM)无影响,次晨醒后患者可感到精力充沛、轻松愉快。无耐受性和戒断症状或反跳。毒性小,安全范围大。本品口服与肌内注射均吸收迅速而完全,血浆蛋白结合率为 97%,消除半衰期为 1.5~2.5 小时(充血性心力衰竭患者 $t_{1/2}$ 可延长 2~3 倍)。长期用药无蓄积作用。用于:①治疗失眠症。②外科手术或器械性诊断检查(如心血管造影、心律转复、支气管镜检查、消化道内镜检查等)时作诱导睡眠用。③全麻或局部麻醉时辅助用药。

二、巴比妥类

(一)长效类

如苯巴比妥,又称鲁米那,为长效巴比妥类,随着剂量的增加,其中枢抑制的程度和范围逐渐加深和扩大,可依次出现镇静、催眠、抗惊厥和抗癫痫、麻醉等作用。大剂量对心血管系统也有抑制作用,10倍的催眠量可引起呼吸中枢麻痹而致死。由于安全性差,易发生依赖性,其应用已日渐减少。本品还能增强解热镇痛药的作用,并能诱导肝脏微粒体葡萄糖醛酸转移酶活性,促进胆红素与葡萄糖醛酸结合,降低血浆胆红素浓度,治疗新生儿高胆红素血症(核黄疸)。因具有肝药酶诱导作用,不仅加速自身的代谢,还可加速其他多种药物的代谢。用于以下情况。①镇静:如焦虑不安、烦躁、甲状腺功能亢进、高血压、功能性恶心、小儿幽门痉挛等症。②催眠:偶用于顽固性失眠症,但醒后往往有疲倦、嗜睡等后遗效应。③抗惊厥:能对抗中枢兴奋药中毒或高热、破伤风、脑炎、脑出血等疾病引起的惊厥。④抗癫痫:对癫痫强直阵挛发作、简单部分发作(出现作用快)及癫痫持续状态有良效;而对复杂部分发作则往往无效,且单用本品治疗时还可能使发作加重。⑤麻醉前给药。⑥与解热镇痛药配伍,以增强其作用。⑦治疗新生儿高胆红素血症。⑧鲁米托品片用于自主神经功能失调所致的头痛、呕吐、颤抖、胃肠道紊乱性腹痛等。

(二)中效类

如异戊巴比妥,作用与苯巴比妥相似,但起效快(15～30分钟),且持续时间较短(3～6小时)。对中枢神经系统的抑制作用因剂量不同而表现为镇静、催眠、抗惊厥等。主要用于镇静、催眠(适用于难入睡者)、抗惊厥(如小儿高热、破伤风惊厥、子痫、癫痫持续状态等)及麻醉前给药。

(三)短效类

如司可巴比妥钠,又称速可眠,为短效巴比妥类,因剂量不同而表现为镇静、催眠、抗惊厥作用。其催眠作用与异戊巴比妥相同,作用快(15～20分钟起效),持续时间短(约3小时)。主要用于入睡困难的失眠患者;也可用于镇静、抗惊厥(小儿高热惊厥、破伤风惊厥、子痫、癫痫持续状态)及麻醉前给药。

(四)超短效类

如硫喷妥钠,为超短时间作用的巴比妥类药物,脂溶性高。静脉注射后迅速通过血-脑屏障,对中枢神经系统产生抑制作用,起效迅速,持续时间短,主要具有全身麻醉作用。可用于静脉麻醉、诱导麻醉、基础麻醉和抗惊厥。

三、其他镇静催眠药

如水合氯醛、唑吡坦、佐匹克隆等。

(李　青)

第三节　中枢兴奋药

中枢兴奋药系指能选择性地兴奋中枢神经系统,从而提高其功能活动的一类药,当中枢神经处于抑制状态或功能低下、紊乱时使用此类药物。中枢兴奋药与抢救危重症密切相关。这类药物主要作用于大脑皮质、延髓和脊髓,具有一定程度的选择性。主要包括苏醒药、精神兴奋药(如哌甲酯、苯丙胺、托莫西汀、莫达非尼、匹莫林等也都具有中枢神经兴奋作用)及大脑复健药(γ-氨基丁酸)等。苏醒药常用的有尼可刹米、二甲弗林、洛贝林、戊四氮、乙胺硫脲、细胞色素 C 等,用于治疗疾病或药物引起的呼吸衰竭及中枢抑制。

一、主要兴奋大脑皮质的药物

(一)咖啡因

1.别名

咖啡碱,无水咖啡因,甲基可可碱。

2.作用与应用

本品中枢兴奋作用较弱。小剂量咖啡因增强大脑皮质兴奋过程,振奋精神,减轻疲劳,改善思维;较大剂量可直接兴奋延髓呼吸中枢及血管运动中枢,当其处于抑制状态时,作用更为明显。此外,还有弱利尿作用(增加肾小球的血流量,减少肾小管的重吸收)。口服后容易吸收,峰浓度及血药浓度随用量而异。用于以下情况。

(1)解救因急性感染中毒,催眠药、麻醉药、镇痛药中毒引起的呼吸及循环衰竭。

(2)与溴化物合用治疗神经官能症,使大脑皮质的兴奋、抑制过程恢复平衡。

(3)与阿司匹林、对乙酰氨基酚组成复方制剂治疗一般性头痛,与麦角胺合用治疗偏头痛。

(4)小儿多动症(注意力缺陷综合征)。

(5)防治未成熟新生儿呼吸暂停或阵发性呼吸困难。

3.用法与用量

(1)皮下或肌内注射:安钠咖注射液解救中枢抑制,成人 1 次 1～2 mL,1 天 2～4 mL;极量 1 次 3 mL,1 天 12 mL。小儿 1 次 8 mg/kg,必要时可每 4 小时重复 1 次。

(2)口服:安钠咖片治疗中枢性呼吸及循环衰竭,1 次 1 片,1 天 4 次,餐后服;极量 1 次 2 片(咖啡因 0.3 g),1 天 10 片(咖啡因 1.5 g)。麦角胺咖啡因片用于偏头痛,1 次 1～2 片,1 天总量不超过 6 片。调节大脑皮质活动,口服咖溴合剂,1 次 10～15 mL,1 天 3 次,餐后服。

4.注意事项

(1)胃溃疡患者禁用。孕妇慎用(动物试验表明本品可引起仔鼠先天性缺损,骨骼发育迟缓)。

(2)偶有过量服用可致恶心、头痛或失眠,长期过多服用可出现头痛、紧张、激动、焦虑,甚至耐受性。过量的表现为烦躁、恐惧、耳鸣、视物不清、肌颤、心率增快及期前收缩。

(3)咖啡因的成人致死量一般为 10 g,有死于肝性脑病的报道。

(4)婴儿高热宜选用不含咖啡因的复方制剂。

(5)用药过量时宜静脉滴注葡萄糖氯化钠注射液,同时静脉注射 20% 甘露醇注射液,以加快药物排泄;烦躁不安或惊厥时可用短效巴比妥类药进行控制,同时给予相应的对症治疗和支持疗法。

5.药物相互作用

(1)异烟肼和甲丙氨酯能提高本品的组织浓度达 55%,使作用增强。

(2)口服避孕药可减慢本品的清除率。

(二)甲氯芬酯

1.别名

氯酯醒,遗尿丁,特维知。

2.作用与应用

本品是一种中枢兴奋药,对于抑制状态的中枢神经系统有明显的兴奋作用。主要作用于大脑皮质,能促进脑细胞的氧化还原代谢,增加对糖的利用,并能调节细胞代谢。用于:①颅脑外伤性昏迷、新生儿缺氧症及其他原因所致的意识障碍。②乙醇中毒及某些中枢和周围神经症状。③老年性精神病、儿童遗尿症等。

3.用法与用量

(1)口服:1 次 0.1～0.3 g,1 天 3 次,1 天最大剂量可达 1.5 g;儿童 1 次 0.1 g,1 天 3 次。

(2)肌内注射:1 次 0.25 g,1 天 1～3 次;儿童 1 次 0.06～0.10 g,1 天 2 次。

(3)静脉滴注:1 次 0.25 g,溶于 5% 葡萄糖注射液 250～500 mL 中滴注,1 天 1～3 次。儿童静脉滴注剂量同肌内注射。新生儿可注入脐静脉。新生儿缺氧症,1 次 0.06 g,每 2 小时 1 次。

4.注意事项

(1)对本品过敏、长期失眠、易激动或精神过度兴奋、锥体外系疾病、有明显炎症患者禁用。高血压患者慎用。

(2)可见胃部不适、兴奋、失眠、倦怠、头痛等;发生中毒的症状是焦虑不安、活动增多、共济失调、惊厥、心悸、心率加快、血压升高等。

(3)本品水溶液易水解,注射液应在肌内注射或静脉滴注前现配现用。

二、主要兴奋延髓呼吸中枢的药物(呼吸兴奋药)

代表药物为尼可刹米。

(一)别名

可拉明,二乙烟酰胺,烟酸乙胺,烟酸二乙胺,尼可拉明。

(二)作用与应用

本品选择性地直接兴奋延髓呼吸中枢,也可通过作用于颈动脉体和主动脉体化学感受器反射性地兴奋呼吸中枢,提高呼吸中枢对二氧化碳的敏感性,使呼吸加深、加快。对血管运动中枢有微弱的兴奋作用。对阿片类药物中毒的解救效力较戊四氮好,对吸入性麻醉药中毒次之,对巴比妥类药物中毒的解救不如印防己毒素及戊四氮。作用时间短暂,一次静脉注射仅可维持作用5～10分钟。本品对呼吸肌麻痹者无效。用于中枢性呼吸及循环衰竭、麻醉药及其他中枢抑制药中毒。

(三)用法与用量

皮下注射、肌内注射或静脉注射:1 次 0.25～0.50 g,必要时每 1～2 小时重复用药。极量 1 次1.25 g。儿童 1 次 10～15 mg/kg,必要时每 30 分钟可重复1次;或4～7 岁 1 次 175 mg,1 岁 1 次125 mg,6 月龄以下婴儿 1 次 75 mg。

(四)注意事项

(1)抽搐及惊厥患者、小儿高热而无中枢性呼吸衰竭时禁用。急性卟啉症者慎用。本品对呼吸肌麻痹者无效。

(2)用药时须配合人工呼吸和给氧措施。

(3)不良反应少见。大剂量可致血压升高、心悸、出汗、呕吐、震颤及肌僵直,应及时停药以防惊厥,给予对症和支持治疗,静脉滴注 10％葡萄糖注射液,促进药物排泄;如出现惊厥,应及时静脉注射苯二氮䓬类药或小剂量硫喷妥钠。

（五）药物相互作用

（1）与其他中枢兴奋药合用可引起惊厥。

（2）与鞣酸、有机碱的盐类及各种金属盐类配伍均可能产生沉淀;遇碱类物质加热可水解,并脱去乙二胺基生成烟酸盐。

三、主要兴奋脊髓的药物

代表药物为士的宁。

（一）别名

番木鳖碱,士的年。

（二）作用与应用

本品对脊髓有选择性兴奋作用,可提高骨骼肌的紧张度,对大脑皮质、呼吸和循环中枢也有一定的兴奋作用。用于以下情况。

（1）巴比妥类药物中毒,效果不及贝美格且不安全。

（2）偏瘫、瘫痪及因注射链霉素引起的骨骼肌松弛、弱视症等。因安全范围小,过量易产生惊厥,现已少用。

（三）用法与用量

1.皮下注射

1 次 1～3 mg,极量 1 次 5 mg。

2.口服

1 次 1～3 mg,1 天 3 次。对抗链霉素引起的骨骼肌松弛,1 次 1 mg,1 天 1 次。

（四）注意事项

（1）癫痫、吗啡中毒、高血压、动脉硬化、肝肾功能不全、破伤风、突眼性甲状腺肿患者、孕妇及哺乳期妇女禁用。

（2）过量时有腹部或胃部不适、惊厥、呼吸麻痹。

（3）本品排泄缓慢,有蓄积作用,故使用时间不宜过长。

（4）如出现惊厥,可立即静脉注射戊巴比妥钠 0.3～0.4 g,或用较大量的水合氯醛灌肠。如呼吸麻痹,须人工呼吸。

（5）口服本品中毒时,待惊厥控制后,以 0.1％高锰酸钾溶液洗胃。

四、其他

如他替瑞林,为合成的促甲状腺素释放激素（TRH）类似物。本品经由脑 TRH 受体对中枢神经系统（CNS）产生强而持久的多重作用。本品对 CNS 的兴奋作用比 TRH 强 10～100 倍,作用持续时间比 TRH 长约 8 倍。本品对 TRH 受体的亲和力约为 TRH 的 1/11,因而本品的内分泌作用比 TRH 弱,但本品在体内比 TRH 稳定。另外,本品对促甲状腺素（TSH）释放的作用为 TRH 的1/11～1/6。TSH 释放是由一个包括甲状腺素的强负反馈系统调节的,该负反馈系统也会抑制本品潜在的内分泌作用。目前本品仅在欧洲上市。用于改善脊髓小脑变性患者的共济失调。

（李　青）

第四节 抗 抑 郁 药

抗抑郁药是一类具有抗抑郁作用的药物。它不仅能治疗各类抑郁症,而且对焦虑、强迫、慢性疼痛、疑病及恐怖等都有一定疗效。抗抑郁药根据化学结构及作用机制的不同分为以下几类。①三环类抗抑郁药:阿米替林、丙咪嗪、氯米帕明、多塞平等。②四环类抗抑郁药:马普替林。③选择性5-HT再摄取抑制药:氟西汀、帕罗西汀、舍曲林、氟伏沙明、西酞普兰。④5-HT及去甲肾上腺素再摄取抑制药:文拉法辛。⑤去甲肾上腺素能及特异性5-HT能抗抑郁药:米氮平。⑥单胺氧化酶抑制药:吗氯贝胺。⑦5-HT受体拮抗剂/再摄取抑制药:曲唑酮。⑧选择性去甲肾上腺素再摄取抑制药:瑞波西汀。⑨其他:噻萘普汀、贯叶连翘提取物等。

传统的三环类抗抑郁药疗效明确,因其作用位点多,故易产生多种不良反应,例如,自主神经系统、中枢神经系统、心血管系统等不良反应。现较广泛使用的四环类抗抑郁药有马普替林,其疗效与三环类药物相当,但不良反应较轻。近10年来,新型抗抑郁药在临床得到广泛应用,主要因为这些药物较传统的抗抑郁药更为安全和有效。

一、阿米替林

(一)别名
氨三环庚素,盐酸阿米替林,Amitid,Amitril。

(二)作用与用途
三环类抗抑郁药,选择性抑制神经中枢突触部位对去甲肾上腺素(NA)和5-羟色胺(5-HT)的再摄取,使突触间 NA 和 5-HT 的含量增加,并增强突触后膜 $5-HT_2$ 受体的敏感性。口服吸收完全,8～12 小时达血药浓度峰值。吸收后分布于全身,可透过胎盘屏障。血浆蛋白结合率为96%。药物经肝脏代谢,主要活性代谢产物为去甲替林。本药主要经肾脏缓慢排泄,也可从乳汁排泄。血中半衰期为 32～40 小时。临床用于治疗各型抑郁症或抑郁状态,对抑郁性神经症亦有效。也用于治疗小儿遗尿症。

(三)注意事项
(1)不良反应:常见口干、嗜睡、便秘、视物模糊、排尿困难、心悸及心动过速。偶见心律失常、眩晕、运动失调、癫痫发作、直立性低血压、肝损害和迟发性运动障碍等。用量较大时对敏感者可引起谵妄。

(2)禁忌证:本品不得与单胺氧化酶抑制药合用。患者有转向躁狂倾向时应立即停药。对本药及其他三环类药物过敏者,严重心脏病、高血压患者,青光眼患者,排尿困难、前列腺肥大、尿潴留者,甲状腺功能亢进者,重症肌无力患者,急性心肌梗死恢复期患者,癫痫患者,肝功能不全者,6 岁以下儿童禁用。支气管哮喘患者,心血管疾病(除严重心脏病、高血压)患者,严重肾功能不全者,孕妇慎用。哺乳期妇女用药期间应停止哺乳。

(3)本药可导致光敏感性增加,应避免长时间暴露于阳光或日光灯下。

(4)维持治疗时,可每晚顿服,但老人、儿童与心脏病患者仍宜分次服用。

（四）用法与用量

1.成人

（1）口服：初始剂量为一次 25 mg，一日 2～3 次；可酌情增至一日 150～250 mg，分 3 次服用；最大剂量不超过一日 300 mg，维持剂量为一日 50～150 mg。

（2）肌内注射：严重抑郁症、抑郁状态，一次 20～30 mg，一日 2 次，可酌情增量；患者能配合治疗后改为口服给药。

2.老年人

口服：一日 50 mg，分次服或晚间顿服，可酌情减量。

3.儿童

口服：①6 岁以上小儿遗尿症，一次 25 mg，睡前顿服。②青少年抑郁症，一日 50 mg，分次服或晚间顿服。

（五）制剂与规格

片剂：10 mg；25 mg。缓释片：50 mg。注射液：2 mL：20 mg。

二、多塞平

（一）别名

多虑平，凯塞，凯舒，普爱宁。

（二）作用与用途

本品为三环类抗抑郁药，作用机制同阿米替林。除抗抑郁外，本药有一定的抗焦虑作用，但抗胆碱作用较弱。口服易吸收，2～4 小时血药浓度达峰值。局部外用后，也可在血中检测到药物。多塞平在体内分布较广，可透过血-脑屏障和胎盘屏障。在肝脏代谢，生成活性代谢物去甲基多塞平。药物可泌入乳汁。血中半衰期为 8～25 小时。临床用于治疗焦虑性抑郁症或抑郁性神经症。也可用于镇静、催眠。本药乳膏剂用于治疗慢性单纯性苔藓、湿疹、特应性皮炎、过敏性接触性皮炎等引起的瘙痒。

（三）注意事项

（1）不良反应：轻微的有唇干、口干、口腔异味、恶心、呕吐、食欲缺乏、消化不良、便秘、腹泻、头痛、头晕、嗜睡、疲劳、失眠、烦躁、多汗、虚弱、体重增加或减少、视物模糊等。可随机体对药物的适应自行消失。局部症状有烧灼感和/或刺痛感、瘙痒加重、湿疹加重及皮肤干燥、发紧、张力增高、感觉异常、水肿、激惹、脱屑和龟裂。严重的不良反应有兴奋、焦虑、发热、胸痛、意识障碍、排尿困难、乳房肿胀、耳鸣、痉挛、惊厥、脱发、手足麻木、心悸、癫痫、咽痛、紫癜、震颤、眼睛或皮肤黄染等。

（2）禁忌证：对本药及其他三环类药物过敏者、严重心脏病患者、心肌梗死恢复期患者、甲状腺功能亢进患者、谵妄者、尿潴留者、癫痫患者、青光眼患者、肝功能不全者禁用。心血管疾病患者、前列腺肥大、排尿困难者、眼压高者、肾功能不全者、儿童、老人、孕妇、哺乳期妇女慎用。

（3）停用单胺氧化酶抑制药 2 周后，才能使用本药。

（4）本药乳膏只用于局部未破损皮肤，不能用于眼部及黏膜。用药部位不可使用密闭敷料。连续使用本药乳膏不得超过 1 周，以防药物蓄积。

（四）用法与用量

（1）口服抗抑郁，初始剂量为一次 25 mg，一日 2～3 次；逐渐增至一日 100～250 mg；最大剂量不超过一日 300 mg。

（2）肌内注射重度抑郁症，一次 25～50 mg，一日 2 次。

（3）局部外用于患处涂一薄层，一日 3 次，每次涂布面积不超过总体表面积的 5％，2 次使用应间隔 4 小时。

（五）制剂与规格

片剂：25 mg；50 mg；100 mg。注射液：1 mL∶25 mg。乳膏：10.0 g∶0.5 g。

三、氯米帕明

（一）别名

安拿芬尼，海地芬，氯丙咪嗪，Anafranil。

（二）作用与用途

本药为三环类抗抑郁药，通过抑制突触前膜对去甲肾上腺素（NA）与 5-羟色胺（5-HT）的再摄取而产生抗抑郁作用，其抑制 5-HT 再摄取的作用强于其他三环类抗抑郁药。本药具中度抗胆碱作用，同时还有抗焦虑与镇静作用。口服吸收迅速而完全，生物利用度为 30％～40％，进食对吸收无影响。药物可广泛分布于全身，也可分布于脑脊液中，能透过胎盘屏障。血浆蛋白结合率高达 96％～97％。在肝脏有首过代谢，活性代谢产物为去甲氯米帕明。血中半衰期为21～31 小时。临床用于内因性抑郁症、心因性抑郁症、抑郁性神经症及各种抑郁状态；伴有抑郁症状的精神分裂症。用于强迫症、恐惧症。也用于多种疼痛。

（三）注意事项

（1）不良反应：常见过度嗜睡。其他主要不良反应有精神紊乱、口干、出汗、眩晕、震颤、视物模糊、排尿困难、直立性低血压、性功能障碍（见于男性）、恶心及呕吐等。偶见皮肤过敏、粒细胞减少。罕见肝损伤、发热、癫痫发作。大剂量时可产生焦虑、心律不齐、传导阻滞、失眠等。

（2）禁忌证：严重心脏病、心肌梗死急性发作期、癫痫、青光眼、尿潴留及对三环类药物过敏者、6 岁以下儿童禁用。肝肾功能不全、前列腺肥大、心血管病患者，以及老年人、孕妇及哺乳期妇女慎用。

（3）不得与单胺氧化酶抑制药合用。

（4）只有在治疗抑郁症、强迫症或恐惧症的起始阶段，口服给药不可行或不合适时，方可采用肌内注射或静脉滴注给药。

（四）用法与用量

1.口服

（1）治疗抑郁症：①成人：起始剂量为一次 25 mg，一日 2～3 次；或服缓释片，一日 75 mg，每晚顿服；可在 1～2 周内缓慢增加至最适剂量；门诊患者最大剂量为一日 250 mg，住院患者为300 mg。②老年人：口服起始剂量为一日 20～30 mg，剂量可酌情缓慢增加，以不超过一日 75 mg 为宜。③儿童：6 岁以上者，起始剂量为一日 10 mg；10 天后，6～7 岁儿童可增至一日 20 mg，8～14 岁儿童可增至一日 20～25 mg，14 岁以上儿童可增至一日 50 mg。最大剂量为一日 200 mg。

（2）治疗强迫症：起始剂量为一次 25 mg，一日 1 次；前 2 周逐渐增至一日 100 mg，数周后可再增加，最大剂量为一日 250 mg。儿童患者口服用量同抑郁症。

（3）治疗恐惧症：成人，一日 75～150 mg，分 2～3 次服。

（4）治疗慢性疼痛：成人，一日 10～150 mg，宜同时服用镇痛药。

2.静脉滴注

成人,严重抑郁症者,开始一日 25～50 mg 溶于 250～500 mL 葡萄糖氯化钠注射液中,一日 1 次,在1.5～3.0 小时输完;可缓慢增加至一日 50～150 mg,最大剂量一日不超过 200 mg。

(五)制剂与规格

片剂:10 mg;25 mg。缓释片:75 mg。注射液:2 mL:25 mg。

四、马普替林

(一)别名

甲胺丙内乙蒽,路滴美,路地米尔,马普智林,麦普替林。

(二)作用与用途

马普替林为四环类抗抑郁药,与三环类抗抑郁药具有相似的药理作用。本药可选择性地抑制中枢神经元突触前膜对去甲肾上腺素的再摄取,但不能阻断对 5-羟色胺的再摄取。其抗抑郁效果与阿米替林相似,且起效较快、不良反应较少。此外,本药还有抗胆碱作用。口服后吸收完全,血药浓度达峰时间为12 小时。起效时间通常为 2～3 周,少数可在 7 天内起效。口服片剂的生物利用度为 100%。马普替林在肝脏代谢,代谢产物有去甲基马普替林和马普替林-N-氧化物,均有药理活性。母体药物血中半衰期为27～58 小时,老年人为 66.1 小时。活性代谢物血中半衰期为 60～90 小时。临床主要用于治疗各型抑郁症。

(三)注意事项

1.不良反应

与三环类药物相似,但轻微而短暂。

2.禁忌证

对本药过敏者,急性心肌梗死患者,束支传导阻滞者,癫痫患者或有惊厥史者,闭角型青光眼患者,尿潴留者,酒精、安眠药、止痛药或抗精神病药物急性中毒者,6 岁以下儿童,哺乳期妇女禁用。心血管疾病者、前列腺肥大者、排尿困难者、有眼内压升高病史者、甲状腺功能亢进者或同服甲状腺激素者、肝肾功能不全者、老年人、孕妇慎用。

(四)用法与用量

口服。

1.成人

开始一次 25 mg,一日 2～3 次,根据病情需要隔天增加 25～50 mg;有效治疗量一般为一日 75～150 mg;维持剂量一日 50～150 mg,分 1～2 次口服。

2.老年

起始剂量为一次 10 mg,一日 3 次;或一次 25 mg,一日 1 次;或一次 12.5 mg,一日 1 次。然后逐渐增至一日 50～75 mg 维持。老年人维持治疗时不宜在晚间睡前单次服药,仍以分次服药为宜。

(五)制剂与规格

片剂:10 mg;25 mg;50 mg;75 mg。注射液:5 mL:25 mg。滴剂:50 mL:1 mg。

五、氟西汀

(一)别名

百优解,氟苯氮苯胺,氟苯氧丙胺,氟胺苯胺丙醚,氯苯氟丙胺。

(二)作用与用途

本药为选择性 5-羟色胺(5-HT)再摄取抑制药(SSRIs),可特异性地抑制 5-HT 的再摄取,增加突触间隙 5-HT 的浓度,从而起到抗抑郁的作用。本药对 5-HT 再摄取的抑制作用强于对去甲肾上腺素或多巴胺再摄取的抑制作用。其抗副交感神经的作用和抗组胺的作用较弱。口服吸收良好,用药后 1~2 周即可起效。治疗抑郁症时,4 周可达最大效应;而治疗强迫症时,需 5 周或更长时间才能达到最大效应。本药有首过效应,生物利用度为 100%。在体内分布广泛,可透过血-脑屏障。血浆蛋白结合率高达 95%。本药主要在肝脏经细胞色素 P4502D6 酶代谢,主要代谢产物为有活性的去甲氟西汀,其他还有少量葡萄糖醛酸结合物。药物主要经肾随尿排出,少量随粪便排出,另有部分随乳汁分泌。氟西汀和去甲氟西汀的血中半衰期分别为 1~3 天、4~16 天,两者均不能通过透析清除。临床用于治疗各种抑郁性精神障碍,包括轻型或重型抑郁症、双相情感障碍的抑郁症、心因性抑郁症及抑郁性神经症。国外已批准用于治疗强迫症,还用于治疗贪食症、经前紧张症。

(三)注意事项

(1)不良反应:常见厌食、焦虑、腹泻、倦怠、头痛、失眠及恶心等。可见昏睡、多汗、皮疹等。少见咳嗽、胸痛、味觉变化、呕吐、胃痉挛、食欲减退或体重下降、便秘、视力改变、多梦、注意力集中困难、头晕、口干、心率加快、乏力、震颤、尿频、痛经、性功能减退及皮肤潮红。罕见皮肤变态反应、低血糖症、低钠血症、躁狂发作或癫痫发作。

(2)禁忌证:对本药过敏者禁用。肝肾功能不全者、儿童、孕妇慎用。不推荐哺乳期妇女使用。

(3)本药及其活性代谢产物的血中半衰期较长,停药时无须逐渐减量停药,但应考虑药物的蓄积作用。停药后其作用可持续 5 周,因此在停药期间应继续观察服药期间的所有反应。

(四)用法与用量

口服。

1.一般用法

(1)成人,起始剂量为一日 20 mg,早餐后服用为宜;如数周后疗效不明显,可每周增加 20 mg;通常有效治疗剂量为一次 20~40 mg,一日 1 次;最大剂量不应超过一日 60 mg。

(2)老年人,起始剂量为一日10 mg,应延长服药间隔时间,缓慢增加剂量。

2.难治性抑郁症

可用至一次 60 mg,一日 1 次;维持量为一次 20 mg,一日 1 次;或一次20 mg,每2~3 天 1 次。

3.强迫症、贪食症

用量略高于抑郁症的治疗剂量,可能需要用至一次 40~60 mg,一日 1 次。

(五)制剂与规格

片剂:10 mg;20 mg。分散片:20 mg。胶囊:20 mg。

六、帕罗西汀

(一)别名

氟苯哌苯醚,帕罗克赛,赛乐特。

<<<

(二)作用与用途

本药为抗抑郁药,能选择性抑制 5-羟色胺(5-HT)的再摄取,提高神经突触间隙内5-HT的浓度,从而产生抗抑郁作用。对去甲肾上腺素与多巴胺的再摄取抑制作用很微弱。本药不与肾上腺素 α_1、α_2 或 β 受体发生作用,也不与多巴胺 D_2 或组胺 H_1 受体结合,不抑制单胺氧化酶。口服吸收良好,有首过效应。口服本药 30 mg,10 天内可达稳态血药浓度,达峰时间为5.2小时,血药浓度峰值为 61.7 ng/mL。生物利用度为 50%～100%。吸收不受食物或抗酸药的影响。本药可广泛分布于各种组织和器官,仅 1% 出现在体循环中。血浆蛋白结合率高达 95%。药物经肝脏 CYP450 同工酶代谢,代谢产物无活性。本药大部分经肾随尿排出,其中 2% 为原形;约 36% 由粪便排出;也可经乳汁排泄。健康人的血中半衰期为 24 小时,个体间存在显著差异。临床主要用于治疗抑郁症及其伴发的焦虑症状和睡眠障碍,也可用于惊恐障碍、社交恐惧症及强迫症。

(三)注意事项

(1)不良反应:常见乏力、便秘、腹泻、头晕、头痛、口干、视物模糊、多汗、失眠、性功能减退、震颤、尿频或尿潴留、呕吐、恶心、嗜睡、激动及胃肠胀气等。较少见焦虑、食欲改变、心悸、感觉障碍、味觉改变、体重变化、肌痛、肌无力、直立性低血压、血管神经性水肿、肝功能异常、心动过速、低钠血症、皮疹。罕见的不良反应有锥体外系反应,如静坐不能、肌张力低下、肌张力不协调、构音不连贯等。

(2)禁忌:对本药过敏者禁用。癫痫患者、癫痫或躁狂病史者、严重心脏疾病患者、闭角型青光眼患者、肝功能不全者、肾功能不全者、孕妇、哺乳期妇女慎用。

(3)帕罗西汀:在服用 1～3 周后才能充分显效。用药时间应足够长以巩固疗效,抑郁症痊愈后维持治疗时间至少数月,强迫症和惊恐障碍的维持治疗时间更长。

(4)用药期间不宜驾驶车辆、操作机械或高空作业。

(四)用法与用量

口服。建议每天早餐时顿服,勿咀嚼药片。

1.抑郁症、社交恐惧症/社交焦虑症

一日 20 mg;2～3 周后根据患者反应,每周可将一日剂量增加10 mg,最大剂量可达一日 50 mg。

2.强迫症

初始剂量为一日 20 mg,每周可将一日剂量增加 10 mg;常规剂量为一日 40 mg,最大剂量可达一日 60 mg。

3.惊恐障碍

初始剂量为一日 10 mg,每周可将一日剂量增加 10 mg;常规剂量为一日 40 mg,最大剂量可达一日50 mg。

(五)制剂与规格

片剂:20 mg。

七、舍曲林

(一)别名

珊特拉林,左洛复。

（二）作用与用途

本药是选择性 5-羟色胺（5-HT）再摄取抑制药，对 5-HT 再摄取的抑制强化了 5-HT 受体神经传递。本药与毒蕈碱受体、5-羟色胺能受体、多巴胺受体、肾上腺素受体、组胺受体、7-氨基丁酸受体及苯二氮䓬类受体无亲和作用。口服易吸收，6～8 小时血药浓度达峰值。在体内分布广泛，血浆蛋白结合率约为 98%。药物通过肝脏代谢，形成活性较弱的代谢产物 N-去甲基舍曲林。舍曲林和去甲基舍曲林在体内代谢完全，最终代谢产物随粪便和尿液等量排泄，只有少量原形药随尿排出。舍曲林在血中的平均半衰期为 22～36 小时，N-去甲基舍曲林的血中半衰期为 62～104 小时。临床主要用于治疗抑郁症，或预防其发作，也用于治疗强迫症。

（三）注意事项

（1）不良反应：有胃肠道不适，如恶心、厌食、腹泻等。亦可出现头痛、不安无力、嗜睡、失眠、头晕或震颤等。少见不良反应有过敏性皮疹及性功能减退。大剂量时可能诱发癫痫。突然停药可有撤药综合征，如失眠、焦虑、恶心、出汗、震颤、眩晕或感觉异常等。

（2）禁忌证：对本药过敏者、严重肝功能不全者禁用。有癫痫病史者、闭角型青光眼患者、严重心脏病患者、轻至中度肝功能不全者、肾功能不全者、儿童、孕妇、哺乳期妇女慎用。

（3）出现癫痫发作应停药。

（4）用药期间不宜驾驶车辆、操作机械或高空作业。

（四）用法与用量

口服。

1.抑郁症

一次 50 mg，一日 1 次，治疗剂量范围为一日 50～100 mg。

2.强迫症

开始剂量为一次 50 mg，一日一次；逐渐增加至一日 100～200 mg，分次口服。

（五）制剂与规格

片剂：50 mg；100 mg。密封，30 ℃以下保存。

八、氟伏沙明

（一）别名

氟甲沙明，氟戊肟胺，兰释。

（二）作用与用途

本药具有抗抑郁作用，可抑制脑神经元对 5-羟色胺的再摄取，但不影响对去甲肾上腺素的再摄取和单胺氧化酶的活性，对心血管系统影响小，很少引起直立性低血压。口服吸收迅速而完全。单次服用100 mg，2～8 小时达血药浓度峰值。用药后 10 天内达稳态血药浓度。进食对药物吸收的影响不明显。血清总蛋白结合率为 77%。药物在肝脏代谢，肾脏排泄占总排泄量的94%，少量经乳汁分泌。母药的血中半衰期为 15.6 小时。临床用于治疗各类抑郁症和强迫症。

（三）注意事项

（1）不良反应：本药耐受良好，常见的不良反应有困倦、恶心、呕吐、口干、过敏等，连续使用2～3周后可逐渐消失。也可见心动过缓、可逆性血清肝酶浓度升高。偶见惊厥。

（2）禁忌证：对本药过敏者、哺乳期妇女禁用。癫痫患者、患躁狂症或处于轻度躁狂状态的患者、孕妇慎用。不推荐儿童使用，但 8 岁以上儿童可酌情使用。

（3）服用本药期间禁止驾驶车辆或操作机械。

（4）本药治疗抑郁症伴焦虑状态、烦躁、失眠时，如疗效不佳，可与苯二氮䓬类药合用，但禁止与单胺氧化酶抑制药（MAOI）合用。停用本药 2 周后才可使用 MAOI。

（四）用法与用量

口服。

1.抑郁症

推荐起始剂量为一日 50～100 mg，晚间顿服，再逐渐增加；常规剂量为一日 100 mg，可酌情调整，剂量超过一日 150 mg 时可分次服。

2.抑郁症复发

推荐剂量为一日 50～100 mg。

3.强迫症

推荐的起始剂量为一日 50 mg，睡前服，连服 3～4 天，再逐渐增加；常规剂量为一日 100～300 mg；最大剂量为一日 300 mg。儿童强迫症：8 岁以上儿童的起始剂量为一日 50 mg，睡前服；最大剂量为一日 200 mg。

（五）制剂与规格

片剂：50 mg；100 mg。干燥，避光处保存。

九、西酞普兰

（一）别名

氰酞氟苯胺，喜普妙。

（二）作用与用途

本药是一种二环氢化酞类衍生物，为选择性 5-羟色胺（5-HT）再摄取抑制药。通过抑制 5-HT 再摄取，提高突触间隙 5-HT 浓度，增强 5-HT 的传递功能而产生抗抑郁作用。口服吸收好，2～4 小时达血药峰浓度，食物不影响其吸收。一日 1 次给药，约 1 周内血清浓度达稳态。绝对生物利用度约 80%。药物在肝脏代谢，主要代谢产物有 3 种，均有活性，但它们的选择性、活性都比母体化合物差，在血清中的浓度也较低。血中半衰期较长，正常成人半衰期约 35 小时。血液透析不能清除本药。临床用于各种类型的抑郁症。

（三）注意事项

（1）不良反应：本药的不良反应通常短暂而轻微，在治疗开始的第 1～2 周比较明显，随着抑郁状态的改善，不良反应逐渐消失。常见恶心、呕吐、口干、腹泻、多汗、流涎减少、震颤、头痛、头晕、嗜睡或睡眠时间缩短。可引起激素分泌紊乱、躁狂、心动过速及直立性低血压、性功能障碍。有引起癫痫发作的个案报道。

（2）禁忌证：对本药过敏者禁用。对其他 SSRI 过敏者、心血管疾病患者、有自杀倾向者、肝功能不全者、严重肾功能不全者、有躁狂病史者、有癫痫病史者、孕妇、哺乳期妇女慎用。

（3）使用本药不应同时服用含酒精的制品。

（4）服用本药期间，患者从事需精神高度集中的工作（包括驾驶汽车）时应谨慎。

（5）本药通常需经过 2～3 周的治疗方可判定疗效。为防止复发，治疗至少持续 6 个月。为避免出现戒断症状，需经过 1 周的逐步减量后方可停药。

（四）用法与用量

口服。初始剂量为一次 20 mg，一日 1 次；必要时可增至最大剂量一次 60 mg，一日 1 次；增量需间隔 2～3 周。肝功能不全者、65 岁以上的患者初始剂量为一次 10 mg，一日 1 次；推荐剂量为一日 20 mg，最大剂量为一日 40 mg。

（五）制剂与规格

片剂：20 mg。

十、文拉法辛

（一）别名

博乐欣，凡拉克辛，万拉法新，怡诺思。

（二）作用与用途

文拉法辛及其活性代谢物是神经系统 5-羟色胺和去甲肾上腺素（NA）再摄取抑制药，通过抑制 5-HT 和 NA 的再摄取而发挥抗抑郁作用。本药及其活性代谢产物对多巴胺的再摄取有轻微的抑制作用，对单胺氧化酶无抑制作用。口服经胃肠道吸收迅速而良好，有首过效应。在肝脏中代谢的主要活性产物为。O-去甲基文拉法辛（ODV），其抗抑郁作用与母体药相似。多次给药，文拉法辛和 ODV 在 3 天内达到稳态血浆浓度。文拉法辛和 ODV 的血浆蛋白结合率分别为 27% 和 30%；血中半衰期分别为 5 小时、11 小时。本药及其代谢产物主要经肾脏排泄。临床用于治疗各种抑郁症及抑郁伴发的焦虑，国外还用于治疗广泛性焦虑症。

（三）注意事项

（1）不良反应：有胃肠道不适、头痛、无力、嗜睡、失眠、头晕或震颤等；少见过敏性皮疹及性功能减退；可引起血压升高，且与剂量呈正相关；大剂量时可诱发癫痫；突然停药可见撤药综合征。

（2）禁忌证：对本品过敏者禁用。闭角型青光眼、癫痫、严重心脏疾病、高血压、甲状腺疾病、血液病患者，以及有自杀倾向者、肝功能不全者、肾功能不全者、老年患者、孕妇及儿童慎用。

（3）本药缓释胶囊应于每天相同的时间在进餐时服，一日 1 次，以水送服。不得将其弄碎、嚼碎或溶解在水中服用。

（4）用药期间驾车或操纵机器应谨慎。

（四）用法与用量

口服。起始剂量为一日 37.5 mg，分 2～3 次进餐时服；剂量可酌情增加，通常最大剂量为一日 225 mg，分 3 次服；增加的剂量达一日 75 mg 时，至少应间隔 4 天。对严重抑郁症患者，剂量可增至一日 375 mg；轻至中度肾功能不全者，日剂量应降低 25%。中度肝硬化患者，日剂量应降低 50%。

（五）制剂与规格

片剂：25 mg；37.5 mg；50 mg；75 mg；100 mg。胶囊：25 mg；50 mg。缓释胶囊：75 mg；150 mg。

十一、曲唑酮

（一）别名

苯哌丙吡唑酮，美抒玉。

(二)作用与用途

本药为三唑吡啶类抗抑郁药。本药可选择性地抑制 5-羟色胺(5-HT)的再吸收,并可微弱地阻止去甲肾上腺素再吸收。本药无抗胆碱不良反应,对心血管系统的毒性小,但能引起血压下降,此作用与剂量相关。本药还具有中枢镇静作用和轻微的肌肉松弛作用,但无抗痉挛和中枢兴奋作用。此外,本药能阻断 5-HT$_2$ 受体,改善睡眠,并能显著缩短抑郁症患者入睡的潜伏期,延长整体睡眠时间,提高睡眠效率。口服吸收良好。由肝脏的微粒体酶广泛代谢,其代谢产物仍有明显的活性。本药及其代谢产物均易透过血-脑屏障,极少量可透过胎盘屏障。本品血中半衰期平均为 4.1 小时,但个体差异较大,故某些患者可能会出现药物蓄积。临床主要用于治疗各种抑郁症,也可用于治疗伴有抑郁症状的焦虑症。

(三)注意事项

(1)不良反应:常见嗜睡、疲乏、头昏、头痛、失眠、紧张、震颤、视物模糊、口干、便秘、过度镇静及激动等。少见直立性低血压、心动过速、恶心、呕吐。偶见高血压、腹痛、共济失调、白细胞和中性粒细胞计数降低。极少见肌肉骨骼疼痛、多梦、静坐不能、变态反应、贫血、胃胀气、排尿异常、性功能障碍和月经异常等。

(2)禁忌证:对本药过敏者、严重肝功能不全者、严重心脏病或心律失常者、意识障碍者禁用。癫痫患者、轻至中度肝功能不全者、肾功能不全者、孕妇、哺乳期妇女慎用。

(3)本药与降压药合用,需要减少降压药的剂量。

(4)服用本药应从低剂量开始,逐渐增加剂量并观察治疗反应。如出现嗜睡,须减量或将每天的大部分药调至睡前服。通常在治疗第 1 周内症状有所减轻,在 2 周内出现较好的抗抑郁效果,25%的患者达到较好的疗效需要 2~4 周。

(5)本药宜在餐后立即服用。禁食或空腹服药可能会加重头晕。

(四)用法与用量

口服。

1.成人

初始剂量为一日 50~100 mg,分次服;3~4 天内,门诊患者剂量以一日 200 mg 为宜,分次服;住院患者较严重者剂量可增加,最高剂量不超过一日 400 mg,分次服。长期用药,维持量为最低有效剂量。一旦产生足够的疗效,可酌情逐渐减量。建议持续治疗数月以上。

2.老年人

初始剂量为一次 25 mg,一日 2 次;经 3~5 天逐渐增至一次 50 mg,一日 3 次;剂量很少超过一日200 mg的。

(五)制剂与规格

片剂:50 mg;100 mg。

十二、米氮平

(一)别名

米塔扎平,瑞美隆。

(二)作用与用途

为四环类抗抑郁药。该药是 α_2-肾上腺素和 5-HT 受体拮抗剂,可阻断突触前的 α_2-受体,强化去甲肾上腺素和 5-HT 的释放,对组胺 H$_1$ 受体、外周 α_1-受体及胆碱能受体也有一定的阻滞作用。口服吸收快而完全,生物利用度约为 50%。约 2 小时达血药浓度峰值,血清蛋白结合率约为 85%。本药主要在肝脏代谢,主要经肾脏排泄。女性患者的血中半衰期(平均 37 小时)显著长于男性患者(平均 26 小时)。中度和重度肾功能不全时,本药的清除率分别下降 30% 和 50%。临床用于治疗抑郁症。

(三)注意事项

(1)不良反应:主要为嗜睡、食欲增加、体重增加、头晕、便秘及口干,少见意识错乱、焦虑、情绪不稳、兴奋、皮疹、水肿、呼吸困难、低血压、肌痛、感觉迟钝、疲乏、眩晕、噩梦、恶心、呕吐、腹泻、尿频。尚可诱发双相情感障碍者的躁狂发作、惊厥发作、震颤、肌痉挛、水肿、急性骨髓抑制及血清氨基转移酶升高。

(2)禁忌证:对本品过敏者禁用。肝功能不全者、肾功能不全者,传导阻滞、心绞痛及心肌梗死等心脏病患者,癫痫患者,粒细胞缺乏者,高胆固醇血症者,孕妇和哺乳期妇女不宜使用。

(3)应避免本药与地西泮及其他中枢抑制药联用,用药期间禁止饮酒。

(四)用法与用量

口服。成人每天 15 mg,逐渐加至有效剂量每天 15~45 mg,睡前服 1 次或早晚各 1 次。

(五)制剂与规格

片剂:15 mg、30 mg。避光干燥处(2~30 ℃)。

十三、噻奈普汀

(一)别名

达体郎,Tatinol。

(二)作用与用途

为三环类抗抑郁药,作用于 5-羟色胺系统,对心境紊乱有较好的作用。对躯体不适症状具有较显著作用,特别是对与焦虑和心境紊乱有关的胃肠道不适症状效果较明显。对酒精依赖患者在戒断过程中出现的性格和行为异常有缓解作用。本药对睡眠和注意力、心血管系统没有影响,也无抗胆碱作用和药物成瘾性。口服吸收迅速且完全。口服 12.5 mg 后,0.79~1.80 小时可达血药浓度峰值。体内分布迅速,血浆蛋白结合率高达 94%。在肝脏代谢,主要以代谢产物形式从尿中排出。血中半衰期为 2.5 小时。长期用药的老年人及肾功能不全患者,半衰期延长 1 小时;对肝功能不全者未见不良影响。临床用于治疗各种抑郁症,如神经源性的反应性抑郁症、躯体(特别是胃肠道)不适的焦虑抑郁症及酒精依赖患者在戒断过程中出现的焦虑抑郁状态等。

(三)注意事项

(1)不良反应:少见,通常有轻度上腹不适、腹痛、口干、厌食、恶心、呕吐、便秘、腹胀;心动过速、期前收缩、心前区疼痛;失眠、嗜睡、噩梦、无力、眩晕、头痛、晕厥、震颤、发热、面部潮红、呼吸困难、喉部堵塞感、咽部发痒;肌痛、腰痛。

(2)禁忌证:对本药过敏者、15 岁以下儿童禁用。不宜与单胺氧化酶抑制药(MAOI)类药物合用。心血管疾病患者、胃肠道疾病患者、严重肾功能不全者、老年患者、有三环类抗抑郁药过敏史者、孕妇慎用。用药期间不宜哺乳。

(3)手术前 24 小时或 48 小时需停服本药。不要突然停药,需 7~14 天逐渐减量。正服用单胺氧化酶抑制药,需停药 2 周,才可服本药;本来服用噻奈普汀改为 MAOI 类药物治疗的患者,只需停服噻奈普汀 24 小时。用药后不宜驾驶或操纵机器。

（四）用法与用量

口服。推荐剂量为一次 12.5 mg,一日 3 次,于早、中、晚餐前服用。肾功能不全者、老年人应减少剂量,最大剂量不超过一日 25 mg。

（五）制剂与规格

片剂:12.5 mg。低于 30 ℃保存。

（李 青）

第五节 抗 焦 虑 药

抗焦虑药是一大类主要用于减轻焦虑、紧张、恐惧、稳定情绪兼有镇静催眠作用的药物。这一类药发展很快,20 世纪以前仅有溴剂、水合氯醛。20 世纪初出现了巴比妥类,是 20 世纪 50 年代以前主要的镇静催眠、抗焦虑药。

1955 年,科学家成功研制了新药氯氮䓬。1960 年,第 1 种苯二氮䓬类（BDZ）抗焦虑药问世,在抗焦虑药发展史上具有划时代意义,迅速取代巴比妥类,成为当代抗焦虑首选药。1963 年后出现了地西泮系列产品,因其优良的药理学性能,被广泛用于包括精神科、神经科在内的临床各学科。

BDZ 的主要药理作用:①抗焦虑。②镇静催眠。③抗惊厥。④骨骼肌松弛。各种 BDZ 的药理作用基本相似,只有强弱之分,无本质差异。例如,地西泮的抗焦虑和肌松作用较强,氯硝西泮抗惊厥和镇静作用强,临床有不同用途。

BDZ 促进 γ-氨基丁酸（GABA）中介的神经传导,因而其作用类似间接 γ-氨基丁酸受体激动剂。脑中有两种 BDZ 受体,BDZ(ω-1)和 BDZ(ω-1)。地西泮是它们的激动剂,具有抗焦虑、抗痉挛作用,杏仁核 BDZ 受体密度很高,提示可能是抗焦虑药重要作用部位。

目前 BDZ 仍是抗焦虑的首选药。一类新的非 BDZ 抗焦虑药（如丁螺环酮、坦度螺酮）于近年问世,其优点是镇静作用较轻,无滥用风险,但起效较慢。

一、劳拉西泮

（一）别名

氯羟安定,氯羟二氮䓬,氯羟去甲安定,罗拉。

（二）作用与用途

本药为中效的苯二氮䓬类中枢神经抑制药,可引起中枢神经系统不同部位的抑制,随着用量的增加,可引起自轻度的镇静到催眠,甚至昏迷。本药口服吸收良好、迅速;肌内注射吸收迅速、完全。血药浓度达峰时间口服为 1～6 小时,肌内注射为 1～1.5 小时。本药在血浆中及脑中有效浓度可维持数小时,作用较地西泮持久。血药浓度达稳态时间为 2～3 天。本药易通过胎盘屏障,但胎儿的血药浓度并不更高。本药的血浆蛋白结合率约为 85%。经肝脏代谢,代谢产物无药理活性。血中半衰期为 10～18 小时。重复给药蓄积少。临床主要用于抗焦虑,包括伴有精神抑郁的焦虑,但不推荐用于原发性抑郁症;可用于镇静催眠、抗惊厥及癫痫持续状态、紧张性头痛;可用作麻醉前及内镜检查前的辅助用药;注射剂可用于癌症化疗时止吐。

(三)注意事项

(1)不良反应:可出现疲劳、共济失调、肌力减弱、恶心、胃不适、头痛、头晕、乏力、定向障碍、抑郁、食欲改变、睡眠障碍、激动、眼功能障碍及便秘等。偶见不安、精神紊乱、视物模糊等。有发生血管升压素分泌增多、性欲丧失(男性)的报道。长期用药可有巴比妥-酒精样依赖性;骤然停药偶可产生惊厥。大剂量用药可出现无尿、皮疹、粒细胞减少。静脉注射可引起静脉炎、静脉血栓形成。

(2)禁忌证:对苯二氮䓬类药物过敏者、重症肌无力患者、青光眼患者禁用。中枢神经系统处于抑制状态的急性酒精中毒者,有药物滥用或成瘾史者,癫痫患者,运动过多症患者,低蛋白血症患者,严重精神抑郁者,严重慢性阻塞性肺疾病患者,伴呼吸困难的重症肌无力患者,肝功能不全者、肾功能不全者,哺乳期妇女慎用。18 岁以下患者应避免肌内注射或静脉注射本药。除用于抗癫痫外,妊娠期间应避免使用本药。

(3)服药期间应避免驾车及操纵机器。

(4)停药应逐渐减量,骤然停药会出现戒断综合征。

(四)用法与用量

1.口服

抗焦虑:一次 1～2 mg,一日 2～3 次。镇静催眠:一次 2～4 mg,睡前服。

2.肌内注射

抗焦虑、镇静催眠:按体重 0.05 mg/kg,最大剂量为 4 mg。癫痫持续状态:1～4 mg。

3.静脉注射

注射速度应<2 mg/min。①癌症化疗止吐:2～4 mg,在化疗前 30 分钟注射;必要时重复注射,可与奋乃静合用。②癫痫持续状态:一次 0.05 mg/kg,最大剂量为 4 mg;如果癫痫持续发作或复发,10～15 分钟之后可按相同剂量重复注射;如再经 10～15 分钟后仍无效,须采用其他措施;12 小时内用量通常不超过 8 mg。

(五)制剂与规格

片剂:0.5 mg;1 mg;2 mg。注射液:1 mL∶2 mg;1 mL∶4 mg;2 mL∶2 mg;2 mL∶4 mg。

二、溴西泮

(一)别名

溴西泮,宁神定,溴安定,溴吡啶安定,溴吡三氮䓬,溴氮平,溴梦拉。

(二)作用与用途

本药是一种苯二氮䓬类抗焦虑药,作用类似地西泮,但疗效较强。作用机制参见地西泮。口服吸收较快,1～4 小时达血药浓度峰值。生物利用度为 84%。药物在肝脏广泛代谢。给药量的 70%经肾脏由尿排泄,2%～6%经粪便排泄。母体的血中半衰期为 8～20 小时。重复用药蓄积少。临床主要用于抗焦虑,也可用于镇静、催眠。

(三)注意事项

(1)不良反应:大剂量用药时有嗜睡、乏力等。长期用药可致依赖。中毒症状及解救参见地西泮。

(2)禁忌证:对本药过敏者、闭角型青光眼患者、重症肌无力患者、哺乳期妇女禁用。中枢神经系统受抑制的急性酒精中毒者、昏迷或休克者、有药物滥用或成瘾史者、多动症患者、低蛋白血症患者、严重抑郁患者、严重慢性阻塞性肺气肿患者、肝功能不全者、肾功能不全者慎用。妊娠早期使用可增加致畸胎的危险;孕妇长期使用可产生依赖,使新生儿出现戒断症状;妊娠末数周用于催眠,可使新生儿中枢神经系统受抑制;分娩前或分娩时使用,可导致新生儿肌张力减弱。

(3)对本药耐受较差、清除较慢的患者应采用较低的起始剂量。

(4)本药应避免长期大量应用,停药前应缓慢减量。用药期间应避免驾驶、操作机械和高空作业等。

(四)用法与用量

口服。成人一次 1.5～3 mg,一日 2～3 次;可根据疗效和病情调整剂量,重症患者可用至一日18 mg,分次服。老年体弱者由一日 3 mg 开始,按需调整剂量。

(五)制剂与规格

片剂:1.5 mg;3 mg;6 mg。

三、丁螺环酮

(一)别名

丁螺旋酮,盐酸布螺酮,盐酸丁螺环酮。

(二)作用与用途

本药为氮杂螺环癸烷二酮化合物,是一种新型抗焦虑药。在脑中侧缝际区与 5-羟色胺(5-HT)受体高度结合,具有 5-HT$_{1A}$ 受体激动作用,抗焦虑作用可能与此有关。本药不具有抗惊厥及肌肉松弛作用,无明显地镇静作用与依赖性。本药与苯二氮䓬受体无亲和性,也不对 γ-氨基丁酸(GABA)受体产生影响。经胃肠道吸收迅速、完全,40～90 分钟后血药浓度达峰值,有首过效应。本药的蛋白结合率高达 95%,但不会置换与蛋白结合的其他药物。经肝脏代谢,代谢产物有一定生物活性。肝、肾功能不全时可影响本药的代谢及清除率。血中半衰期为 2～3 小时。临床用于治疗广泛性焦虑症及其他焦虑障碍。

(三)注意事项

(1)不良反应:常见头晕、头痛、恶心、不安、烦躁,可见多汗、便秘、食欲减退,少见视物模糊、注意涣散、萎靡、口干、肌痛、肌痉挛、肌强直、耳鸣、胃部不适、疲乏、梦魇、多梦、失眠、激动、神经过敏、腹泻、兴奋,偶见心电图异常、血清 ALT 轻度升高,罕见胸痛、精神紊乱、抑郁、心动过速、肌无力、肌肉麻木。

(2)禁忌证:对本药过敏者、癫痫患者、重症肌无力患者、急性闭角型青光眼患者、严重肝肾功能不全者、孕妇、哺乳期妇女、儿童禁用。心功能不全者,轻至中度肝肾功能不全者,肺功能不全者慎用。

(3)本药显效时间为 2 周(少数患者可能更长),故达到最大剂量后应继续治疗 2～3 周。

(4)用药期间不宜驾驶车辆和操作机器。

(四)用法与用量

口服。成人一次 5～10 mg,一日 3 次;根据病情和耐受情况调整剂量,可每隔 2～3 天增加5～15 mg;常用剂量为一日 20～40 mg,最大剂量为一日 60 mg。

(五)制剂与规格

片剂:5 mg;10 mg。

四、坦度螺酮

(一)别名
枸橼酸坦度螺酮。

(二)作用与用途
本药为嘧啶哌嗪的氮杂螺酮衍生物,属 5-HT$_{1A}$ 受体的部分激动剂,对 5-HT$_{1A}$ 受体有高度亲和力,可激动海马锥体细胞突触后 5-HT$_{1A}$ 受体和中缝核突触前 5-HT$_{1A}$ 受体,从而产生抗焦虑效应。和苯二氮䓬类药(BDZ)相比,本药作用的靶点相对集中,抗焦虑作用的选择性更高,因而免除了 BDZ 的肌松、镇静、催眠作用和对认知、运动功能的损害。此外,本药亦可较强地抑制多巴胺能神经的兴奋作用。长期使用时,可使 5-HT$_{1A}$ 受体下调,这可能与其抗抑郁作用有关。口服吸收良好,达峰时间为 0.8 小时。在肝脏代谢为1-嘧啶-哌嗪,后者的血药浓度为本药的 2～8 倍。经肾排泄率为 70%,仅有 0.1% 以原形排出,约 20% 随粪便排出,血中半衰期为 1.2 小时,1-嘧啶-哌嗪的血中半衰期为 3～5 小时。临床用于多种神经症所致的焦虑状态,如广泛性焦虑障碍。亦用于原发性高血压、消化性溃疡等疾病伴发的焦虑状态。

(三)注意事项
(1)不良反应:少而轻。较常见心动过速、头痛、头晕、嗜睡、乏力、口干、食欲缺乏、出汗。

(2)禁忌证:对本药及 1-嘧啶-哌嗪过敏和有过敏史者禁用。对其他氮杂螺酮衍生物(如丁螺环酮、伊沙匹隆、吉哌隆)有过敏史者,器质性脑功能障碍患者,中度或重度呼吸功能衰竭患者,心功能不全患者,肝、肾功能不全患者慎用。

(3)本药一般不作为抗焦虑的首选药,如需使用不得随意长期应用。

(4)对病程较长(3 年以上),病情严重或对 BDZ 无效的难治性焦虑患者,本药可能也难以产生疗效。

(5)用药期间不得从事有危险性的机械性作业。

(四)用法与用量
口服。①成人一次 10～20 mg,一日 3 次;可根据病情适当增减剂量,一日最大剂量 60 mg。②老年人用药时应从小剂量开始。

(五)制剂与规格
片剂:10 mg。

(李　青)

第六节　抗癫痫药、抗震颤麻痹药

一、抗癫痫药

(一)丙戊酸钠(sodium valproate)
1.剂型规格

片剂:100 mg、200 mg。肠溶片:250 mg、500 mg。缓释片:500 mg。

2.作用与特点

本品为广谱抗癫痫药。能提高大脑的兴奋阈,抑制病性脑电的扩散,而有抗癫痫作用。口服迅速吸收,分布于细胞外液,血中浓度 1～4 小时可达峰值,大部分与血浆蛋白结合,主要经肾脏排泄,少量从粪便排出。本品可由乳汁分泌。

3.适应证

可用于各种类型的癫痫,如大发作、小发作、局限性发作、肌阵挛、混合性癫痫等。

4.用法与用量

口服:每次 200～400 mg,每天 2～3 次。

5.不良反应与注意事项

可有嗜睡、厌食、恶心等不良反应。偶有血小板减少、脱发及共济失调等。肝功能不良者慎用,用药期间应定期检查肝功能。孕妇及哺乳期妇女慎用。限用于对其他抗癫痫药治疗无效的病例。

6.药物相互作用

本品可提高苯巴比妥的血浓度,与这些药物合用时应注意调整剂量。与氯硝西泮和乙琥胺合用时可增加这两种药物的血浓度,出现中毒的临床症状。本品与抗凝药(如华法林、肝素)、溶血栓药、抗血小板凝聚药(如阿司匹林)合用可增加这些药物的药效。与抗精神病药合用可增强中枢抑制,并降低惊厥阈。

(二)卡马西平(carbamazepine)

1.制剂与规格

片剂:200 mg。缓释片:200 mg、400 mg。

2.作用与特点

本品可稳定过度兴奋的神经细胞膜,抑制反复的神经放电,并减少突触对兴奋冲动的传递,可封闭电压依赖性钠离子通路。其抗癫痫作用可能是通过谷氨酸释放减少和稳定神经膜,抗躁狂作用可能是由于抑制多巴胺和去甲肾上腺素的积累。在人体吸收比较缓慢,但完全。单剂量服用 400 mg 后,12 小时达平均血药峰值浓度(约为 4.5 $\mu g/mL$)。食物的摄取不影响本品的吸收速率和程度。本品在 1～2 周达稳定血浆浓度,但个体差异大,大多数患者的治疗浓度范围在 4～12 $\mu g/mL$,相当于 17～50 $\mu mol/L$。儿童对本品的清除较快。本品血浆蛋白结合率为 70%～80%,乳汁中浓度相当于血浆浓度的 25%～60%。本品能通过胎盘屏障。卡马西平在肝脏代谢,单剂量口服 $t_{1/2}$ 为 36 小时,重复给药后为 16～24 小时。

3.适应证

癫痫、躁狂症、躁郁症、戒酒综合征,由于多发性硬化症引起的三叉神经痛和原发性三叉神经痛,原发性舌咽神经痛,糖尿病神经病变引起的疼痛,中枢性尿崩症,神经内分泌性的多尿和烦渴。

4.用法与用量

(1)癫痫:成人初始剂量每次 100～200 mg,1～2 次/天,逐渐增加至最佳疗效,通常每次为 400 mg,2～3 次/天;儿童 10～20 mg/(kg•d),分次服用。

(2)三叉神经痛:初始剂量 200～400 mg/d,逐渐加至每次 200 mg,3～4 次/天,然后逐渐减至最低维持剂量。

(3)戒酒综合征:平均剂量为每次 200 mg,3～4 次/天。

（4）中枢性尿崩症：成人每次 200 mg，每天 2～3 次。儿童剂量酌减。

（5）糖尿病神经病变引起的疼痛：每次200 mg，2～4 次/天。

（6）躁狂症和躁郁症：400～1 600 mg/d，分 2～3 次服用。

5.不良反应与注意事项

可引起中枢神经系统神经病学反应、皮肤及其附属器变态反应、血液系统异常、胃肠道症状、内分泌系统和代谢紊乱、肺变态反应。本品可能会影响口服避孕药的可靠性。治疗时应进行血液学检查，若出现明显的骨髓抑制应立刻停药。有严重的皮肤反应者应停用。对混合型癫痫伴有非典型失神发作的患者慎用。有心脏病、肝病和肾病史、对其他药物有血液学不良反应史或已中断本品疗程者，应在监护下慎用本品。在服药前及服药期间应定期进行肝、肾功能检查。本品有轻度的抗胆碱能作用，治疗期间眼压升高的患者，应在严密监护下治疗。本品可降低乙醇的耐受性，影响驾驶和操作机器的能力。妊娠及哺乳期妇女慎用。对本品过敏者、房室传导阻滞者、有骨髓抑制史或有急性间歇性卟啉症者禁用。禁止与单胺氧化酶抑制药合用。

6.药物相互作用

本品可降低经肝脏单胺氧化酶代谢药物的血浆浓度，减少甚至消除它们的活性。本品也可降低或升高苯妥英钠的血药浓度。下列药物可能升高本品的血药浓度：红霉素、竹桃霉素、交沙霉素（有可能）、异烟肼、维拉帕米、地尔硫䓬、右丙氧芬、维洛沙嗪、氟西汀、西咪替丁（有可能）、乙酰唑胺、达那唑、地昔帕明（有可能）、烟酰胺（成人且高剂量时），本品与这些药物合用时，应适当调节本品剂量并监测血药浓度。本品与锂盐、甲氧氯普胺，或与精神安定药（如氟哌啶醇、硫利达嗪）合用，能增加神经系统的不良反应。苯巴比妥、苯妥英钠、扑痫酮、progabide、茶碱、氯硝西泮、丙戊酸、丙戊酰胺能降低本品的血药浓度，与这些药物合用时，本品的剂量需相应调节。与一些利尿药合用（如氢氯噻嗪、呋塞米）可能引起低钠血症。本品对非去极化肌松药（如泮库铵）有拮抗作用，若需要可加大剂量。

（三）苯巴比妥钠（phenobarbital sodium）

1.剂型规格

注射液：100.0 mg/0.1 mL，200.0 mg/0.2 mL。

2.作用与特点

本品为巴比妥类长效镇静催眠药。能直接阻断脑干网状结构上行激活系统，使大脑皮质细胞产生抑制过程。具有较强的镇静、催眠、抗惊厥及抗癫痫作用。

3.适应证

用于失眠、焦虑、烦躁及多种原因引起的惊厥等。其注射剂主要用于抗惊厥。

4.用法与用量

抗惊厥及癫痫持续状态：肌内注射，每次 100～200 mg，极量每次 200～500 mg。麻醉前给药：术前0.5～1.0 小时肌内注射，每次 100～200 mg。

5.不良反应与注意事项

偶有过敏，重者皮肤和黏膜出现红斑、发疹、坏死性结膜炎、知觉异常、精神活动功能低下、发音困难、运动失调昏迷和蛋白尿、低血钾、大细胞性贫血。注射剂不稳定，不宜贮存。

6.药物相互作用

溶液 pH 为 9.7，与 pH 较低的药液混合常有沉淀析出，故不可与酸性药物配伍。

二、抗震颤麻痹药

(一)卡比多巴(Carbidopa)

1.剂型规格

片剂:25 mg。

2.作用与特点

本品为外周多巴脱羧酶抑制药,与左旋多巴合用治疗震颤麻痹时,低剂量的左旋多巴即可产生有效的多巴胺脑浓度;口服由肠道迅速吸收,由尿中排出,一般不能通过血-脑屏障。但能通过胎盘,也可经乳汁分泌。

3.适应证

与左旋多巴合用治疗震颤麻痹。

4.用法与用量

口服:每天 25～50 mg,配伍左旋多巴每天 0.25～0.50 mg。1 周后,每服 3～4 天增加卡比多巴 25 mg、左旋多巴 0.25 g。

5.不良反应与注意事项

单用未见不良反应。与左旋多巴合用时,可出现恶心、呕吐等。另外,左旋多巴引起的异常不随意运动精神障碍等趋于较早发生。常可引起精神抑郁,面部、舌、上肢及手部的不自主运动;孕妇避免使用。患有严重心、肝、肾疾病及精神病患者禁用。

6.药物相互作用

不宜和金刚烷胺、苯扎托品、丙环定、苯海索合用。

(二)盐酸苯海索(Trihexyphenidyl hydrochloride)

1.剂型规格

片剂:2 mg、5 mg。胶囊剂:5 mg。

2.作用与特点

本品为中枢性 M 受体阻断药,外周作用较弱,为阿托品的 1/10～1/3,可抑制突触间隙多巴胺的再摄取。能改善震颤麻痹患者的僵直、运动障碍、震颤等症状,对僵直症状改善效果较显著,对震颤症状改善较差,总的疗效不及左旋多巴和金刚烷胺。口服易吸收,分布广泛。小剂量时半衰期为(1.7±0.2)小时,大剂量为(3.7±0.3)小时。以原形及代谢物形式由尿排出体外。

3.适应证

震颤麻痹:主要用于轻症及不能耐受左旋多巴的患者,常与左旋多巴合用,可使 50% 患者症状改善。还用于药物利舍平和吩噻嗪类引起的锥体外系反应(迟发运动失调除外)。

4.用法与用量

常用量:口服,开始时每天 1～2 mg,逐日递增至每天 5～10 mg,分次服用。对药物引起的锥体外系反应:口服,开始每天 1 mg,并渐增剂量至每天 5～15 mg。口服极量,每天 20 mg。

5.不良反应与注意事项

本品有类似阿托品的不良反应,但略小,以口干、便秘、瞳孔散大、尿潴留、视物模糊等较常见,尚有头昏、眩晕,少数患者出现精神错乱、激动、谵妄、幻觉等精神症状。青光眼及前列腺肥大患者禁用或慎用。

6.药物相互作用

本品属抗胆碱药,可延迟胃排空,与左旋多巴合用时,使后者更易为胃酸破坏,故两药的给药时间应隔开2~3小时。与强心苷合用时,使强心苷在胃肠道停留时间延长,吸收增加,容易过量中毒。因此合用时应选择吸收迅速的强心苷制剂。

(三)左旋多巴/苄丝肼(levodopa/benserazide)

1.剂型规格

片剂:左旋多巴200 mg+苄丝肼50 mg。

2.作用与特点

帕金森病是由基底神经节缺乏多巴胺引起的,服用左旋多巴是一种替代多巴胺的手段。苄丝肼为周围脱羧酶抑制药,可避免左旋多巴在脑内、外迅速脱羧转变成多巴胺而导致的多巴胺的浪费及不良反应频繁发生。因此,本复方制剂和大剂量的左旋多巴一样有效且耐受性更好,长期应用后,帕金森病的所有症状均有显著的改善。

3.适应证

帕金森病,症状性帕金森病(脑炎后、动脉硬化性或中毒性)。

4.用法与用量

初始量125 mg,每天3次,逐渐增至合适的治疗量。有效剂量通常在每天500~1 000 mg,分3~4次服用。维持量每次250 mg,每天3次。服药时间应个体化。

5.不良反应与注意事项

轻微胃肠道反应。偶见心律不齐、直立性低血压、失眠、不安,罕见抑郁症和精神病,不随意运动如舞蹈病样动作或手足徐动症。治疗初期偶见严重的不良反应,此时应减量,很少需要中断治疗。当不良反应消失或可以耐受时,日剂量应再重新缓慢增加,在被确认为无效前,本品的治疗应当持续6个月。患有胃、十二指肠溃疡,骨软化症者,心肌梗死,冠状动脉供血不足,心律不齐,以及青光眼患者慎用。严重内分泌紊乱,肾脏、肝脏、心脏疾病,精神神经病患者,25岁以下的患者或孕妇禁用。

6.药物相互作用

勿与单胺氧化酶抑制药、环丙烷或氟烷麻醉药合用。利舍平和α-甲基多巴可对抗本品的作用。

(李　青)

第五章

循环系统疾病用药

第一节 降血压药

一、雷米普利(Ramipril)

(一)剂型规格

片剂:1.25 mg、2.5 mg、5 mg、10 mg。

(二)适应证

用于原发性高血压,可单用或与其他降压药合用;用于充血性心力衰竭,可单用或与强心药、利尿药合用;用于急性心肌梗死后(2～9天)出现的轻至中度心力衰竭(NYHA Ⅱ 和 NYHA Ⅲ)。

(三)用法用量

1.成人常规剂量

口服给药。①原发性高血压:开始剂量为一次 2.5 mg,一日 1 次晨服。根据患者的反应,如有必要在间隔至少 3 周后将剂量增至一日 5 mg。维持量为一日 2.5～5.0 mg,最大用量为 20 mg。如本药5 mg的降压效果不理想,应考虑合用利尿药等。②充血性心力衰竭:开始剂量为一次1.25 mg,一日 1 次,根据需要 1～2 周后剂量加倍,一日 1 次或分 2 次给药。一日最大用量不超过 10 mg。③急性心肌梗死后(2～9天)轻到中度心力衰竭患者:剂量调整只能在住院的情况下对血流动力学稳定的患者进行。必须严密监测合并应用抗高血压药的患者,以免血压过度降低。起始剂量常为一次2.5 mg,早晚各 1 次。如果该起始剂量患者不能耐受(如血压过低),应采用一次 1.25 mg,早晚各 1 次。随后根据患者的情况,间隔 1～2 天剂量可加倍,至最大日剂量 10 mg,早晚各 1 次。本药应在心肌梗死后 2～9 天内服用,建议用药时间至少15个月。

2.肾功能不全时剂量

开始剂量为一日 1.25 mg,最大日剂量为 5 mg。

3.肝功能不全时剂量

肝功能不全者对本药的反应可能升高或降低,在治疗初始阶段应密切监护。一日最大用量为2.5 mg。

4.老年人剂量

老年患者(大于 65 岁)应考虑采用低起始剂量(每天 1.25 mg),并根据血压控制的需要仔细调整用量。

5.其他疾病时剂量

有血压大幅度降低危险的患者(如冠状血管或者脑血供血管狭窄者)应考虑采用低起始剂量(1.25 mg/d)。

(四)注意事项

1.禁忌证

(1)对本药或其他 ACEI 过敏者。

(2)血管神经性水肿:①使用其他 ACEI 曾引起血管神经性水肿;②遗传性血管性水肿;③特发性血管性水肿。

(3)孕妇。

(4)哺乳期妇女。

(5)孤立肾、移植肾、双侧肾动脉狭窄而肾功能减退者。

(6)原发性醛固酮增多症患者。

(7)血流动力学相关的左心室流入流出障碍(如主动脉或二尖瓣狭窄)或肥厚型心肌病患者。

(8)急性心肌梗死后出现轻至中度心力衰竭,伴有以下情况时禁用本药:①持续的低血压[收缩压低于 12 kPa(90 mmHg)]。②直立性低血压[坐位 1 分钟后收缩压降低 ≥2.7 kPa(20 mmHg)]。③严重心力衰竭(NYHAⅣ)。④不稳定性心绞痛。⑤威胁生命的室性心律失常。⑥肺源性心脏病。

(9)因缺乏治疗经验,本药还禁用于下列情况:①正接受甾体、非甾体抗炎药物,免疫调节剂和/或细胞毒化合物治疗的肾病患者。②透析患者。③原发性肝脏疾病或肝功能损害患者。④未经治疗的、失代偿性心力衰竭患者。⑤儿童。

2.慎用

(1)多种原因引起的粒细胞减少(如中性粒细胞减少症、发热性疾病、骨髓抑制、使用免疫抑制药治疗、自身免疫性疾病如胶原性血管病及系统性红斑狼疮等引起者)。

(2)高钾血症。

(3)脑或冠状动脉供血不足(血压降低可加重缺血,血压如大幅度下降可引起心肌梗死或脑血管意外)。

(4)肾功能障碍(可致血钾增高、白细胞减少,并使本药潴留)。

(5)严重心力衰竭或血容量不足。

(6)肝功能不全。

(7)饮食严格限制钠盐或进行透析治疗者(首剂可能出现突然而严重的低血压)。

(8)主动脉瓣狭窄或肥厚性心肌病。

(9)缺钠的患者(应用本药可能突然出现严重低血压与肾功能恶化)。

(10)外科手术或麻醉。

3.药物对儿童的影响

未对本药进行儿童用药的研究,故本药禁用于儿童患者。

4.药物对老年人的影响

老年患者(大于 65 岁)对 ACEI 的反应较年轻人明显,同时使用利尿药、有充血性心力衰竭或肝肾功能不全的老年患者,应慎用本药。

5.药物对妊娠的影响

孕妇(尤其妊娠中晚期)使用可能导致胎儿损伤甚至死亡,故孕妇禁用本药。美国药品和食品管理局(FDA)对本药的妊娠安全性分级为 C 级(妊娠早期)和 D 级(妊娠中晚期)。

6.药物对哺乳的影响

本药可通过乳汁分泌,哺乳期妇女禁用。

7.用药前后及用药时应当检查或监测

(1)建议短期内检查血清电解质、肌酸酐浓度和血常规(尤其是白细胞计数),尤其是在治疗开始时,以及处于危险中的患者(肾功能损害和结缔组织疾病患者),或者使用其他可能引起血常规变化的药物治疗的患者(如免疫抑制药、细胞抑制药、别嘌呤醇、普鲁卡因胺)。肾功能障碍或白细胞缺乏者在最初 3 个月内应每 2 周检查白细胞计数及分类计数 1 次,此后定期检查。用药期间如有发热、淋巴结肿大和/或咽喉疼痛症状,应立即检查白细胞计数。

(2)尿蛋白检查,每月 1 次。

(3)用药前和用药期间应定期检查肝功。

(4)在较高肾素-血管紧张素系统活性患者,由于 ACE 的抑制,存在突然明显血压下降和肾功能损害的危险。在这种情况下,如果第一次使用本药或者增加剂量,应严密监测血压,直到预期不会出现进一步的急性血压下降。

(五)不良反应

在使用本药或其他 ACEI 治疗期间,可能发生下列不良反应。

1.心血管系统

当本药和/或利尿药增量时,偶可见血压过度降低(低血压、直立性低血压),表现为头晕、注意力丧失、出汗、虚弱、视觉障碍等症状,尤其是在使用本药治疗的初始阶段和伴有盐和/或体液流失的患者(如已采用利尿治疗)、心力衰竭患者(尤其是急性心肌梗死后)和严重高血压患者;罕见晕厥。可能与血压明显下降相关的不良反应还有心动过速、心悸、心绞痛、心肌梗死、短暂性脑缺血发作(TIA)、缺血性脑卒中。可能出现心律失常或心律失常加重。血管狭窄引起的循环紊乱可以加重。还可能出现血管炎。

2.泌尿生殖系统

偶见肾损害或肾损害加重,个别病例可出现急性肾衰竭。罕见蛋白尿及蛋白尿伴肾功能恶化。有肾血管疾病(如肾动脉狭窄)、肾移植或伴有心力衰竭的患者容易出现这种情况。原来有蛋白尿的患者尿蛋白可能增加,但糖尿病、肾病患者蛋白的排泄也可能减少。本药也有出现阳痿和性欲降低的报道。

3.代谢/内分泌系统

偶见血钠降低及血钾升高,后者主要发生在肾功能不全者或使用保钾利尿药的患者。在糖尿病患者可观察到血钾浓度的升高。本药极少引起男子乳腺发育。

4.呼吸系统

可出现刺激性干咳,夜间和平卧时加重,在妇女和非吸烟者中更常见。少见支气管痉挛、呼吸困难、支气管炎、鼻窦炎或鼻炎、血管神经性水肿所致喉、咽和/或舌水肿(黑种人 ACEI 治疗期间血管水肿的发生率较非黑种人高)。还可能出现支气管痉挛(特别是刺激性咳嗽的患者)。

5.消化系统

可见胃痛、恶心、呕吐、上腹部不适(某些病例胰酶升高)和消化功能紊乱。少见呕吐,腹泻,便秘,食欲丧失,口腔黏膜、舌或消化道炎症,口腔发干,口渴,肝功能异常(包括急性肝功能不全)、肝炎、胰腺炎和肠梗阻(不全梗阻)。罕见致命性肝坏死。如果出现黄疸或显著的肝功升高,必须停药并进行监护治疗。

6.皮肤

可见皮疹(个别病例为斑丘疹或苔藓样疹或黏膜疹)、风疹、瘙痒症,或者累及唇、面部和/或肢体的血管神经性水肿,此时需停药。也可能发生较轻微的非血管神经性的水肿,如踝关节周围水肿。少见多形性红斑、Stevens-Johnson综合征或者中毒性表皮坏死溶解。罕见天疱疮、银屑病恶化、银屑病样或天疱疮样皮肤或者黏膜病损、皮肤对光过敏、颜面潮红、脱发、甲癣及加重或诱发雷诺现象。某些皮肤反应可能伴有发热、肌肉痉挛、肌痛、关节痛、关节炎、血管炎、嗜酸粒细胞增多和/或抗核抗体滴度增加。如发生严重的皮肤反应则应立即停药。

7.精神神经系统

少见头痛和疲劳,罕见困倦和嗜睡、抑郁、睡眠障碍、性欲减退、感觉异常、平衡失调、意识模糊、焦虑、神经质、疲乏、颤抖、听力障碍(如耳鸣)、视物模糊和味觉紊乱或者短暂丧失。

8.血液

可出现红细胞计数和血红蛋白浓度或血小板计数偶有下降,尤其在肾功能损害,结缔组织病或同时服用别嘌呤醇、普鲁卡因胺或一些抑制免疫反应的药物的患者。罕见贫血、血小板减少、中性粒细胞减少、嗜酸性粒细胞增多,个别患者出现粒细胞减少症或全血细胞减少(可能为骨髓抑制所致)、葡萄糖-6-磷酸脱氢酶缺乏症(G6PD)H缺乏相关的溶血及溶血性贫血。

9.其他

尚未发现本药有致突变或致癌作用。

(六)药物相互作用

1.药物-药物相互作用

(1)与其他降压药合用时降压作用加强。其中,与引起肾素释放或影响交感活性的药物同用,较两者的相加作用大;与β受体阻滞剂合用,较两者的相加作用小。

(2)与催眠药、镇静药、麻醉药合用血压明显下降。

(3)与其他扩血管药合用可能导致低血压,如合用,应从小剂量开始。

(4)与钾盐或保钾利尿药(如螺内酯、氨苯蝶啶、阿米洛利)合用可能引起血钾过高,合用时须严密监测血钾浓度。

(5)本药能增强口服降糖药(如磺脲类及双胍类)和胰岛素的降糖效果,应注意有可能引起血糖过度降低。

(6)与锂盐合用可降低锂盐的排泄,由此增强锂的心脏和神经毒性,故应密切监测血锂浓度。

(7)非甾体抗炎药物、镇痛药(如吲哚美辛、阿司匹林)可能减弱本药的降压效果,还可能增加肾功能损害,有引起血清钾浓度升高的危险。

(8)麻黄含麻黄碱和伪麻黄碱,可降低抗高血压药的疗效。使用本药治疗的高血压患者应避免使用含麻黄的制剂。

(9)本药与地高辛、醋硝香豆素无明显相互作用。

(10)氯化钠可减弱本药的降压作用和缓解心力衰竭症状的效果。

(11)拟交感类血管升压药(如肾上腺素)可能减弱本药的降压效果(推荐严密监测血压)。

(12)与别嘌醇、普鲁卡因胺、细胞生长抑制药、免疫抑制药(如硫唑嘌呤)、有全身作用的皮质醇类和其他能引起血常规变化的药物合用,增加血液学反应的可能性,尤其血液白细胞计数下降,白细胞减少。

(13)与环孢素合用可使肾功能下降。

(14)与别嘌醇合用可引起超敏反应。

(15)与肝素合用可能升高血清钾浓度。

(16)服用本药同时使用昆虫毒素脱敏治疗,存在严重变态反应的危险(如威胁生命的休克)。

2.药物-酒精相互作用

酒精可提高本药的降压能力,本药可加强酒精的效应。

3.药物-食物相互作用

从饮食中摄取过量的盐可能会减弱本药的降压效果。

二、缬沙坦(Valsartan)

(一)剂型规格

胶囊:40 mg、80 mg、160 mg。

(二)适应证

用于治疗各类轻至中度高血压,尤其适用于对 ACEI 不耐受的患者。可单独或与其他抗高血压药物(如利尿药)联合应用。

(三)用法用量

1.成人常规剂量

口服给药:推荐剂量为一次 80 mg,一日 1 次,可以在进餐时或空腹服用,建议每天在同一时间用药(如早晨)。降压作用通常在服药 2 周内出现,4 周时达到最大疗效。对血压控制不满意的患者,2~4 周后可增至 1 次 160 mg,一日 1 次,也可加用利尿药。维持量为 1 次 80~160 mg,一日 1 次。

2.肾功能不全时剂量

轻至中度肾功能不全患者无须调整剂量。

3.肝功能不全时剂量

非胆管源性及胆汁淤积性肝功能不全患者无须调整剂量。轻至中度肝功能不全患者本药剂量不应超过一日 80 mg。

4.老年人剂量

老年患者不需调整给药剂量。

(四)注意事项

(1)禁忌证:①对本药或其他血管紧张素受体阻滞剂过敏者。②孕妇。③严重肾衰竭(肌酐清除率<10 mL/min)患者(尚无用药经验)。

(2)慎用:①肝、肾功能不全者。②单侧或双侧肾动脉狭窄者。③低血钠或低血容量者。④胆汁淤积或胆管阻塞者。⑤主动脉瓣或左房室瓣狭窄患者。⑥血管神经性水肿患者。⑦冠状动脉疾病患者。⑧肥厚型心肌病患者。⑨需要全身麻醉的外科手术患者。

（3）药物对儿童的影响：本药在小儿中的用药安全性和疗效尚不明确。尚无儿童用药的经验。

（4）药物对老年人的影响：尽管本药对老年人的全身性影响多于年轻人，但并无任何临床意义。

（5）药物对妊娠的影响：动物试验本药可致胎仔发育损害和死亡。尽管目前尚无人类用药经验，鉴于 ACEI 的作用机制，不能排除对胎儿的危害：胎儿从妊娠中期开始出现肾灌注，后者依赖于肾素-血管紧张素-醛固酮系统（RAAS）的发育，妊娠中、晚期应用本药，风险增高。因此，同任何直接作用于 RAAS 的药物一样，本药不能用于孕妇。美国药品和食品管理局（FDA）对本药的妊娠安全性分级为 C 级（妊娠早期）和 D 级（妊娠中、晚期）。

（6）药物对哺乳的影响：动物试验本药可经乳汁排泄，但尚不明确在人体是否如此，故哺乳期妇女不宜用药。

（7）用药前后及用药时应当检查或监测血压、肾功能。

（五）不良反应

患者对本药耐受良好，不良反应较少且短暂、轻微，一般不需中断治疗。与 ACEI 比较，本药很少引起咳嗽。

（1）发生率大于 1% 的不良反应有头痛、头晕、病毒感染、上呼吸道感染、疲乏、眩晕、腹泻、腹痛、恶心、关节痛等。

（2）发生率小于 1% 的不良反应有水肿、虚弱无力、失眠、皮疹、性欲减退，尚不知这些反应是否与本药治疗有因果关系。

（3）罕见血管神经性水肿、皮疹、瘙痒及其他超敏反应（如血清病、血管炎等过敏性反应）。

（4）实验室检查发现，极个别患者发生血红蛋白和血细胞比容降低、中性粒细胞减少，偶见血清肌酐、血钾、总胆素和肝功能指标升高。

（5）尚未观察到本药有致突变、致畸或致癌作用。

在临床试验中，极少数患者可出现关节炎、乏力、肌肉痛性痉挛、肌肉痛。

（6）其他：少数患者可导致病毒感染。

（六）药物相互作用

（1）与利尿药合用可增强降压作用。

（2）与保钾利尿药（如螺内酯、氨苯蝶啶、阿米洛利）、补钾药或含钾盐代用品合用时，可使血钾升高。

（3）本药可增加锂剂的毒性反应，可能是增加锂剂在肾脏近曲小管的重吸收所致。

（4）麻黄含有麻黄碱和伪麻黄碱，可降低抗高血压药的疗效。使用本药治疗的高血压患者应避免使用含麻黄的制剂。

（5）尽管本药有较高血浆蛋白结合率，但体外试验表明，本药与其他血浆蛋白结合率高的药物（如双氯芬酸、呋塞米和华法林）之间无血浆蛋白结合方面的相互作用。

（6）与地高辛、西咪替丁、阿替洛尔、氨氯地平、吲哚美辛、氢氯噻嗪、格列本脲等联合用药时，未发现有临床意义的相互作用。

（7）由于本药基本不被代谢，所以它与细胞色素 P450 酶系统的诱导剂或抑制药通常不会发生有临床意义的相互作用。

三、利舍平(Reserpine)

(一)剂型规格

利舍平片:0.1 mg、0.25 mg。利舍平注射液:1 mL,1 mg;1 mL,2.5 mg。

(二)适应证

(1)用于轻、中度原发性高血压,尤其适用于伴精神紧张的患者,也常与肼屈嗪、氢氯噻嗪等合用治疗严重和晚期高血压。注射液可用于高血压危象,但不推荐本药作为高血压治疗的第一线药物。

(2)用于精神病性躁狂症状。

(三)用法用量

1.成人常规剂量

(1)口服给药。高血压:1 次 0.10~0.25 mg,一日 1 次,经过 7~14 天的剂量调整期,以最小有效剂量确定维持量。1 次最大用量为 0.5 mg。

(2)肌内注射。高血压危象:初量为 0.5~1.0 mg,以后按需要每4~6小时肌内注射 0.4~0.6 mg。

2.儿童常规剂量

口服给药:一日按体重 0.005~0.020 mg/kg 或按体表面积 0.15~0.60 mg/m² 给药,分 1~2 次服用。

(四)注意事项

1.交叉过敏

对萝芙木制剂过敏者对本药也过敏。

2.禁忌证

如下所示:①对本药或萝芙木制剂过敏者;②活动性胃溃疡患者;③溃疡性结肠炎患者;④抑郁症(尤其是有自杀倾向的抑郁症)患者;⑤孕妇。

3.慎用

如下所示:①心律失常、心肌梗死患者;②癫痫患者;③胆石症患者(本药可促使胆绞痛发作);④帕金森病患者;⑤有精神抑郁史者;⑥嗜铬细胞瘤患者;⑦肾功能不全者;⑧有胃溃疡、胃肠功能失调等病史者;⑨呼吸功能差的患者;⑩年老体弱者;⑪哺乳期妇女。

4.药物对妊娠的影响

本药能透过胎盘,可使胎儿发生呼吸困难及呼吸道阻塞而危及胎儿生命。另外,还可能导致新生儿呼吸系统抑制、鼻充血、发绀、食欲减退、嗜睡、心动过缓、新生儿紧抱反射受抑制等。美国药品和食品管理局(FDA)对本药的妊娠安全性分级为 C 级。

5.药物对哺乳的影响

本药可进入乳汁,引起婴儿呼吸道分泌增多、鼻充血、发绀、体温降低和食欲减退,哺乳期妇女应用时应权衡利弊。

6.药物对检验值或诊断的影响

(1)可干扰尿中 17-羟及 17-酮的测定。

(2)可使血清催乳素浓度增高。

(3)短期大量注射本药,可使尿中儿茶酚胺排出增多,而长期使用则减少。

(4)肌内注射本药,尿中香草杏仁酸排出最初增加约 40%,第 2 天减少,长期给药总排出量减少。

(五)不良反应

1.心血管系统

较少见心律失常、心动过缓、直立性低血压、下肢水肿等。

2.呼吸系统

较多见鼻塞,较少见支气管痉挛等。

3.精神神经系统

常见头痛、注意力不集中、精神抑郁、神经紧张、焦虑、多梦、梦呓、清晨失眠,较少见手指强硬颤动等。精神抑郁的发生较隐匿,可致自杀,可出现于停药之后,并持续数月。

4.消化系统

较多见口干、食欲减退、恶心、呕吐、腹泻等。较少见胃痛、呕血及柏油样大便。胆石症患者还可促发胆绞痛。

5.泌尿生殖系统

常见性欲减退,可致阳痿。

(六)药物相互作用

1.药物-药物相互作用

(1)与利尿药或其他降压药合用,可使降压作用加强,应注意调整剂量。

(2)与中枢神经抑制药合用,可使中枢抑制作用加重。

(3)可使 β 受体阻滞剂作用增强,导致心动过缓。

(4)胍乙啶及其同类药与本药合用,可增加直立性低血压、心动过缓及精神抑郁等不良反应。

(5)与洋地黄毒苷或奎尼丁合用,可引起心律失常,虽在常用剂量甚少发生,但大剂量使用时须小心。

(6)与肾上腺素、异丙肾上腺素、去甲肾上腺素、间羟胺、去氧肾上腺素等合用,可使拟肾上腺素类药物的作用时间延长。

(7)与左旋多巴合用,可引起多巴胺耗竭而致帕金森病发作。

(8)与麻黄碱、苯丙胺等合用,可使儿茶酚胺贮存耗竭,使拟肾上腺素类药物的作用受抑制。

(9)与三环类抗抑郁药合用,本药的降压作用减弱,抗抑郁药作用也受干扰。

(10)与布洛芬合用,可使本药降压效果减弱。

(11)本药可通过耗竭去甲肾上腺素的贮存而使美芬丁胺无效。

(12)育亨宾可使本药的降压作用减弱。

2.药物-酒精相互作用

本药与酒精同用,可使中枢抑制作用加重。

四、地巴唑(Bendazol)

(一)剂型规格

地巴唑片:10 mg、20 mg、30 mg。注射液:1 mL,10 mg。滴眼液:8 mL,8 mg。

(二)适应证

(1)用于轻度高血压,也可用于妊娠高血压综合征。

(2)用于心绞痛。

（3）用于脑血管痉挛及内脏平滑肌痉挛。

（4）用于脊髓灰质炎后遗症、外周颜面神经麻痹等神经疾病。

（5）滴眼液用于青少年假性近视。

（三）用法用量

1.成人常规剂量

（1）口服给药。①高血压、胃肠痉挛：1 次 10～20 mg，一日 3 次，一日最大量为 150 mg。②神经疾病：1 次 5～10 mg，一日 3 次。

（2）静脉注射。脑血管痉挛：1 次 10～20 mg。

（3）皮下注射。高血压、胃肠痉挛等：10～20 mg。

2.儿童常规剂量

经眼给药。青少年假性近视：本药滴眼液，首次使用时，每小时 4 次（每隔 15 分钟 1 次，每侧 1 次 1 滴，滴后闭目 5～10 分钟），用后查视力对比。以后一日睡前 1 小时滴 4 次，或上、下午各滴 2～3 次，连用 7～14 天以巩固并提高疗效。

（四）注意事项

（1）禁忌证：①血管硬化症患者；②有单疱病毒发病史（即鼻翼两旁和四周有成簇性水疱）者，不宜用本药滴眼液。

（2）慎用：尚不明确。

（3）药物对妊娠的影响尚不明确。

（五）不良反应

（1）可有多汗、头痛、发热等。大剂量使用时可引起多汗、面部潮红、轻度头痛、头晕、恶心、血压下降。

（2）使用滴眼液可见眼部刺激反应。

（六）药物相互作用

药物-药物相互作用尚不明确。

（张　雷）

第二节　抗动脉粥样硬化药

动脉粥样硬化是缺血性心脑血管病的病理基础。在我国，心脑血管病发病率与死亡率近年也明显增加。因而，抗动脉粥样硬化药的研究日益受到重视。动脉粥样硬化病因、病理复杂，本类药物涉及面较广。主要介绍调血脂药、抗氧化药、多烯脂肪酸类及保护动脉内皮药等。

血脂以胆固醇酯（CE）和三酰甘油（TG）为核心，胆固醇（Ch）和磷脂（PL）构成球形颗粒，再与载脂蛋白（apo）相结合，形成脂蛋白溶于血浆进行转运与代谢。脂蛋白可分为乳糜微粒（CM）、极低密度脂蛋白（VLDL）、中间密度脂蛋白（IDL）、低密度脂蛋白（LDL）和高密度脂蛋白（HDL）等。

一、HMG-CoA 还原酶抑制药

羟基甲基戊二酸单酰辅酶 A(HMG-CoA)还原酶抑制药,又称为他汀类药(statins),从真菌培养液中提取,用于临床的有洛伐他汀、普伐他汀、辛伐他汀,以及人工合成的氟伐他汀、阿伐他汀等。

(一)体内过程

除氟伐他汀口服吸收完全而迅速,不受食物的影响外,其他药物口服均吸收不完全,且易受食物的影响。药物大部分经肝代谢灭活,小部分经肾原形排泄。

(二)药理作用

HMG-CoA 还原酶是合成胆固醇的限速酶,因此能在肝脏竞争抑制 HMG-CoA 还原酶,从而阻碍内源性胆固醇的合成,降低血浆总胆固醇水平。此外,他汀类药物还具有提高血管平滑肌对扩张血管物质的反应性,抑制血管平滑肌细胞增生、迁移和促进其凋亡,减少动脉壁泡沫细胞的形成,抑制巨噬细胞和单核细胞的黏附和分泌功能,抑制血小板聚集等作用。

(三)临床应用

他汀类药是原发性高胆固醇血症、杂合子家族性高胆固醇血症,以及糖尿病和肾性高脂血症的首选药。

(四)不良反应

该类药物不良反应轻,少数患者表现:①轻度胃肠道反应、头痛和皮疹。②血清转氨酶升高,肝病患者慎用或禁用。③无力、肌痛、肌酸磷酸激酶(CPK)升高等骨骼肌溶解症状,普伐他汀不易进入骨骼肌细胞,此反应轻,与苯氧酸类、烟酸类、红霉素、环孢素合用则症状加重。

二、胆汁酸结合树脂

胆汁酸结合树脂是碱性阴离子交换树脂,不溶于水,不易被消化酶破坏,常用药物有考来烯胺(消胆胺)和考来替泊(降胆宁)。胆固醇在肝脏经 7α-羟化酶转化为胆汁酸排入肠道,95%被肠道重吸收形成肝肠循环,胆汁酸可反馈抑制 7α-羟化酶而减少胆汁酸的合成,肠道胆汁酸有利于胆固醇的吸收。这类药物与胆汁酸结合而妨碍胆固醇的吸收,达到降血脂的目的,主要用于治疗高胆固醇血症。常见的不良反应是恶心、腹胀、便秘等;长期使用可引起水溶性维生素缺乏;该药以氯化物形式出现,可引起高氯性酸中毒;可妨碍噻嗪类、香豆素类、洋地黄类药物吸收。

三、烟酸

烟酸是广谱调血脂药,用药 1~4 天可使 VLDL 和 TG 下降,与考来烯胺合用作用增强。其调血脂作用可能与抑制脂肪酶活性,肝脏合成 TG 的原料减少而使 VLDL 合成减少,继而引起 LDL 生成较少有关。可用于高脂血症和心肌梗死的治疗。可引起皮肤潮红、瘙痒等,服药前30 分钟服用阿司匹林可缓解;也可引起恶心、呕吐、腹泻等胃肠刺激症状;大剂量可引起高血糖和高尿酸血症及肝功能异常。

四、苯氧酸类

苯氧酸类常用药物有吉非罗齐(吉非贝齐)、苯扎贝特、非诺贝特、环丙贝特等。此类药物可明显降低血浆 TG、VLDL,中度降低 TC 和 LDL-C,升高 HDL。此外还具有抑制血小板聚集、抗凝血、降低血浆黏度、增加纤溶酶活性作用。该类药物主要用于高脂血症。不良反应有恶心、腹痛和腹泻等,偶见皮疹、脱发、视物模糊、血常规和肝功能异常等。

五、多烯不饱和脂肪酸类

多烯不饱和脂肪酸类(PUFAs)主要存在于玉米、葵花籽等植物油中,也存在于海洋生物藻、鱼及贝壳类中。此类药物使血浆 TC 和 LDL-C 下降,TG、VLDL 明显下降,HDL-C 升高;也有抑制血小板聚集、使全血黏度下降、红细胞可变性增加、抑制血管平滑肌向内膜增生和舒张血管等作用。上述作用均有利于防治动脉粥样硬化。该类药物能竞争性地抑制花生四烯酸利用环氧酶,减少 TXA$_2$ 的生成,其抗血小板聚集作用可能与此有关。临床除用于降血脂外,也可用于预防血管再造术后的再梗阻。

六、抗氧化剂

氧自由基可对 LDL 进行氧化修饰,形成氧化修饰的 LDL,有细胞毒性,通过以下途径促进动脉粥样硬化形成:①抑制 LDL 与其受体结合和巨噬细胞游走,使 LDL 不能被清除而沉积在动脉内壁下。②可损伤血管内皮。③促进血小板、白细胞与内皮细胞黏附。④分泌生长因子,造成血管平滑肌过度生长。

(一)维生素 E

维生素 E 苯环的羟基失去电子或 H$^+$,可清除氧自由基和过氧化物,也可抑制磷酯酶 A$_2$ 和脂氧酶,减少氧自由基的生成,中断过氧化物和丙二醛生成。本身生成的生育醌又可被维生素 C 或氧化还原系统复原而继续发挥作用。能防止动脉粥样硬化病变过程。

(二)普罗布考(丙丁酚)

普罗布考口服吸收率低于 10%,且不规则,餐后服用吸收增加。降血脂作用弱,抗氧化作用强。主要与其他调血脂药合用治疗高胆固醇血症。用药后少数患者有消化道反应和肝功能异常;偶见嗜酸性粒细胞增加、感觉异常、血管神经性水肿;个别患者心电图 QT 间期延长。禁用于 QT 间期延长、心肌损伤的患者。

七、保护动脉内皮药

在动脉粥样硬化的发病过程中,血管内皮损伤有重要意义。机械、化学、细菌毒素因素都可损伤血管内皮,改变其通透性,引起白细胞和血小板黏附,并释放各种活性因子,导致内皮进一步损伤,最终促使动脉粥样硬化斑块形成。所以保护血管内皮免受各种因子损伤,是抗动脉粥样硬化的重要措施。

硫酸多糖是一类含有硫酸基的多糖,从动物脏器或藻类中提取或半合成的硫酸多糖如肝素、硫酸类肝素、硫酸软骨素 A、硫酸葡聚糖等都有抗多种化学物质致动脉内皮损伤的作用。对血管再造术后再狭窄也有预防作用。这类物质具有大量阴电荷,结合在血管内皮表面,能防止白细胞、血小板及有害因子的黏附,因而有保护作用,对平滑肌细胞增生也有抑制作用。

(郭衍梅)

第三节　强　心　药

　　心脏功能不全又称心力衰竭（heart failure，HF），是心脏泵血功能不全的一种综合征，是指在静脉回流适当的情况下，心脏不能排出足量血液来满足全身组织代谢的需要。早期机体可动员一些代偿机制以维持全身循环的稳定，如使心肌增生，提高前负荷，反射性兴奋交感神经甚至激活肾素-血管紧张素-醛固酮系统及精氨酸加压素系统，此时的心脏泵功能处于完全代偿阶段，但随着病情发展，交感神经张力及肾素-血管紧张素-醛固酮系统活性过高，使机体内水、钠潴留过多，心脏前、后负荷过重而进一步损害心脏舒缩功能，机体血流动力学状态陷入恶性循环，心脏泵血功能失代偿，心排血量更趋减少，静脉系统血液明显瘀滞而进入充血性心力衰竭（congestive heart failure，CHF），即成为慢性心功能不全。

　　用于减轻心脏负荷，提高和改善心脏功能，治疗 HF 的药物称为抗心功能不全药或强心药，临床用于抗 CHF 的药物主要有 8 类。

　　强心苷（即强心性配糖体）：一类选择性作用于心脏，增加心肌收缩力，改善心肌功能的药物。常用药物有地高辛、甲地高辛、毛花苷 C、毒毛花苷 K。

　　非苷类正性肌力作用药：非苷类或非儿茶酚胺类正性肌力作用类（双氢吡啶类），药物有氨力农、米力农、依诺昔酮、司喹南、左西孟旦。

　　β 受体激动剂：$β_1$ 受体激动剂长期应用难以见效，因心功能不全患者心肌 $β_1$ 受体密度已下降，$β_1$ 受体部分激动剂却有良效，当 HF 患者交感张力低下时，它激动 $β_1$ 受体而改善收缩及舒张功能，在劳累运动时可阻断 $β_1$ 受体而使心率不增快。常用药物有异丙肾上腺素、多巴胺、多巴酚丁胺、对羟苯心安、吡布特罗、普瑞特罗、扎莫特罗。

　　β 受体阻滞剂：近几十年来进展迅速，药物品种已近百个，在对抗心绞痛、心律失常、高血压上显示了良好效果，其重要性已得到全球医药界的认可。其进展历程从对受体无择性到有选择性，继而兼具 $α_1$ 受体阻滞剂和非选择性 β 受体阻滞剂。由于历史和认识上的偏差，既往 β 受体阻滞剂在治疗 HF、AMI 上曾有所禁忌，但由于循证医学的发展，近年来，多项大样本临床研究证实，β 受体阻滞剂长期治疗可改善慢性 HF 者的心脏功能、左心室功能，提高射血分数，降低死亡率，成为当前治疗慢性 HF、AMI 的重要手段。公认首选药有选择性 β 受体阻滞剂比索洛尔、美托洛尔和非选择性 β 受体阻滞剂的卡维地洛、布新洛尔。

　　血管扩张药：通过扩张外周血管，使静脉扩张，静脉回流减少，心脏前负荷下降，进而降低肺楔压，减轻肺淤血。若能扩张小动脉，使外周血管阻力降低，后负荷下降，则由于心脏前、后负荷降低，室壁肌张力和心肌耗氧量相应下降，从而改善泵血功能。其药物包括硝酸酯类（硝酸甘油、硝酸异山梨酯）、米诺地尔、肼屈嗪、硝普钠、哌唑嗪、硝苯地平。

　　利尿药：可消除钠潴留、水潴留，减少循环血容量，有利降低心脏前、后负荷，改善心脏功能。常用药物有氢氯噻嗪类、呋塞米、依他尼酸。

　　血管紧张素转换酶抑制药：可扩张血管，防止并逆转心肌肥厚与构形重建，降低心功能不全的病死率。代表药有卡托普利、依那普利、赖诺普利、福辛普利。

　　钙敏化剂：开拓治疗 HF 的途径，其增强心肌收缩蛋白对钙离子的敏感性。药物有伊索马唑、匹莫苯。

此外,钙增敏药左西孟旦已问世,可用于急性 HF;由 32 个氨基酸组成的多肽类激素奈西利肽也可用于急性代偿性充血性 HF 所致的呼吸困难。展望未来的 HF 治疗药物,有待于两个方面的突破:①强化、扩大对各种激活的神经内分泌细胞因子的抑制,如内皮素通路、中性内肽酶、加压素、肿瘤坏死因子等阻滞剂;②干细胞及基因治疗。

一、左西孟旦(Levosimendan)

(一)其他名称
西米达克,Simdax。

(二)剂型规格
西米达克注射剂,每支 50 mg。

(三)适应证
本品用于急性心力衰竭。

(四)用法用量
静脉注射或静脉滴注。初始以 12 mg/kg 负荷量静脉注射 10 分钟,后以 0.1 mg/(kg·min)滴注;用药 30~60 分钟观察疗效,滴速可调整为 0.2~0.5 mg/(kg·min),维持 6~24 小时滴注。应用前稀释于 5% 葡萄糖注射液中,治疗中可不进行损伤性检测,但可进行心电图、血压、心率、排尿量和症状的监测。

(五)不良反应
常见有头痛、低血压,发生率均为 5%;偶见有心动过速和心悸。

(六)禁忌证
对本品过敏患者禁用。妊娠及哺乳期妇女慎用。

(七)药物相互作用
如与其他血管扩张剂同时应用,可增加所致低血压的发生率。

二、多非利特(Dofetilide)

(一)其他名称
替考辛,Tikosyn。

(二)剂型规格
替考辛胶囊剂,每粒 125 μg、250 μg 和 500 μg。

(三)适应证
本品用于心力衰竭、心律失常、心房颤动的治疗。

(四)用法用量
口服。每次 500 μg,每天 2 次,于患者进入监护室的 72 小时内开始应用。

(五)不良反应
本品的安全性主要考虑转复心律时的剂量相关性反应。

(六)禁忌证
对本品过敏患者禁用。

(七)药物相互作用

与干扰阳离子转运的药物如西咪替丁、酮康唑、甲氧苄啶单剂或与磺胺甲噁唑、丙氯拉嗪、甲地孕酮等及经 CYP3A4 代谢的药物如维拉帕米等合用,均可引起本品血药浓度增加,因此禁止与本品同服。CYP3A4 酶抑制药如大环内酯类抗生素、咪唑类抗真菌药、蛋白酶抑制药、选择性 5-HT 再摄取抑制药、葡萄汁也可引起本品血药浓度增加,但作用较轻微。同时,本品不宜与使 QTc 延长的药物如索他洛尔、胺碘酮、三环类抗抑郁剂、吩噻嗪类药、西沙必利及其他大环内酯类抗生素同时服用。本品与华法林或地高辛未见明显的相互作用。

三、伊布利特(Ibutilide)

(一)其他名称

依布替利,Corvert。

(二)剂型规格

依布替利注射剂:0.1%,10 mL,1 mg。

(三)适应证

本品用于快速心房颤动、期前收缩的治疗。

(四)用法用量

静脉注射。体重大于 60 kg 者首剂 1 mg,于 10 分钟内静脉缓注;体重小于 60 kg 者,首剂 0.01 mg/kg。

(五)不良反应

常见有恶心、呕吐。另有引起非持续性或持续性室速及尖端扭转型室速(Tdp)危险。

(六)禁忌证

妊娠及哺乳期妇女禁用;对本品过敏患者禁用;有严重心动过缓、严重心力衰竭、低钾血症、低镁血症、低血压、原有 QT 间期延长和 Tdp 发作史的患者禁用。

(七)注意事项

老年人伴随年龄的增长肾功能也逐渐减退,宜综合考虑肾功能调整剂量。用药期间应严密监测血压和心电图。

(八)药物相互作用

本品可增加洋地黄的毒性,加重后者造成的心律失常。与奎尼丁、普鲁卡因胺合用有相互拮抗作用,影响各自的疗效。

四、奈西利肽(Nesiritide)

(一)其他名称

人体 B 型钠肽,Natrecor。

(二)剂型规格

奈西利肽注射剂(冻干粉针),每支 1 mg。

(三)适应证

本品用于急性代偿性 CHF 时呼吸困难的治疗。

(四)用法用量

静脉注射或静脉滴注。首次 2 μg/kg 静脉注射后,以 0.01 μg/(kg·min)连续静脉滴注,初始用药不应大于推荐剂量。

(五)不良反应

常见有低血压,发生率与硝酸甘油相似。

(六)禁忌证

对本品过敏患者禁用;妊娠及哺乳期妇女禁用;收缩压低于12 kPa(90 mmHg)者、机械通气者、可疑血容量不足或心源性休克患者、对静脉用硝酸甘油不耐受患者及对其他血管扩张剂有禁忌证的患者禁用。

(七)注意事项

治疗期间应密切监测血压,出现低血压时立即停用,一旦血压稳定后,减少30%的剂量重新应用,需要加大剂量时,应逐渐增量,最大量为 0.03 $\mu g/(kg \cdot min)$;初始治疗不应大于推荐剂量;肾功能减退患者不需调整剂量,因其代谢主要通过受体和酶降解。

(八)药物相互作用

可与利尿药、多巴胺、多巴酚丁胺、硝酸甘油联合应用。

(郭衍梅)

第四节　抗心律失常药

正常心脏在窦房结的控制下按一定频率进行有节律的跳动,当心脏的冲动起源异常或冲动传导障碍时均可引起心律失常。它有缓慢型与快速型之分,本节讨论的是治疗快速型心律失常的药物。

一、肌电生理简介

(一)心肌细胞膜电位

心肌细胞膜的静息电位约为 90 mV,处于内负外正极化状态。当 Na^+ 内流逐渐增加,膜电位随之上升(负值减小),达到阈电位水平就激发可以扩布电流脉冲,形成动作电位,动作电位包括除极和复极两个过程,按其发生的顺序将动作电位分为 5 个时相,每个时相均由不同离子内流或外流所引起(图 5-1)。

0 相——快速除极期:钠通道被激活,大量的 Na^+ 快速内流,使细胞内负电位转变为正电位。

1 相——快速复极初期:钠通道关闭,是由钾短暂外流形成。

2 相——缓慢复极期(平台期):由少量 Na^+ 及 Ca^{2+} 缓慢内流与 K^+ 外流所形成动作电位的平台。

3 相——快速复极末期:Ca^{2+} 停止内流,K^+ 快速外流所形成。0 相至 3 相的时程合称为动作电位时程(APD)。

4 相——静息期:通过 Na^+-K^+ 泵主动转运,泵出细胞内的 Na^+ 并摄入 K^+,最后细胞内外的离子浓度及分布恢复到除极前状态。在无自律性的心肌细胞 4 相处于水平的静息膜电位。而具有自律性的心肌细胞,如窦房结、房室结区、房室束及浦肯野纤维,在 4 相自动除极。根据动作电位除极化的速度及幅度,可将自律细胞分为快反应自律细胞(包括心房传导组织、房室束及浦肯野纤维)及慢反应自律细胞(包括窦房结及房室结)。快反应自律细胞 4 相自动除极速率主要与 Na^+ 内流有关,除极速率快,传导速度也快,呈现快反应电活动。慢反应自律细胞 4 相自动除极与 Ca^{2+} 内流有关,除极速率慢,传导速度也慢,呈慢反应电活动。当心肌发生病变,快反应细胞也可转变为慢反应细胞,自律性降低。

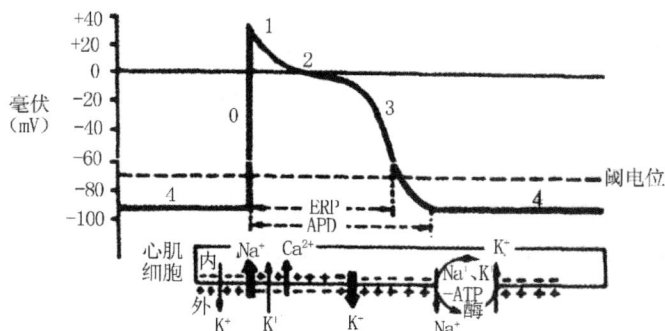

图 5-1　心肌细胞膜电位与离子转运示意图

ERP:有效不应期;APD:动作电位时程

(二)心肌电生理特性

1.自律性

一些心肌细胞能够在没有外来刺激的条件下,反复自动地发生节律性兴奋,这种特性称为自律性。自律性高低主要取决于舒张期自动除极速度即 4 相斜率,如 4 相斜率大则自律性高。凡能在快反应细胞 4 相中抑制 Na^+ 内流、促进 K^+ 外流或在慢反应细胞减少 Ca^{2+} 内流的药物,都能使 4 相斜率降低,自律性降低。反之则使自律性升高。

2.传导性

传导性指心肌细胞有将冲动传布到邻近细胞的性能。动作电位 0 相除极化速率决定传导性。快反应自律细胞 0 相除极化是由 Na^+ 内流决定,慢反应自律细胞 0 相除极化是由 Ca^{2+} 内流决定,因而抑制 Na^+ 内流、抑制 Ca^{2+} 内流均可抑制传导。

3.有效不应期

从 0 相除极开始至复极过程中,膜内电位达 $-60\sim-50$ mV 时,这段时间称为有效不应期(ERP),在 ERP 内心肌细胞对任何刺激不产生兴奋,或虽产生兴奋,但兴奋并不向周围扩布。一般 ERP 的长短与动作电位时程(APD)长短变化相适应,但程度可有不同。

二、心律失常发生机制

心律失常是由冲动形成异常和冲动传导异常或两者兼有所致。

(一)冲动形成异常

1.自律性升高

窦房结细胞动作电位 4 相 Ca^{2+} 内流增多或最大舒张电位减小,其自律性就会增高,引起窦性心动过速。其他自律细胞的 4 相除极加快或最大舒张电位减少时,其自律性也会升高,导致异位节律。

2.后除极与触发活动

后除极是在一个动作电位中继 0 相除极后所发生的除极,常表现为频率较快,振幅较小,振荡性波动。此时膜电位不稳定,容易引起异常冲动发放,此过程称为触发活动。其主要由 Ca^{2+} 或 Na^+ 内流增多所致。

(二)冲动传导异常

1.单纯性传导障碍

单纯性传导障碍包括传导减慢、传导阻滞等。其发生可能与邻近细胞不应期长短不一致或病变引起的传导有关。

2.折返激动

折返激动指冲动经传导通路折回原处而反复运行的现象。如图 5-2 所示,浦肯野纤维 A、B 两支与心室形成杯状,正常时冲动沿 A、B 两支同时到达心肌,激发除极与收缩,然后冲动各自消失在对方的不应期中。在病变时,如 A 支发生单向传导阻滞,冲动不能下传,而 B 支传导的冲动经过心肌后,可缓慢逆行经 A 支,再传回 B 支,若此时 B 支有效不应期已过,则冲动再沿 B 支下传到心室肌,形成冲动折返。这样,一个冲动折返可引起一个期前收缩,如连续多次折返,可引起一连串的期前收缩,呈现快速型心律失常。

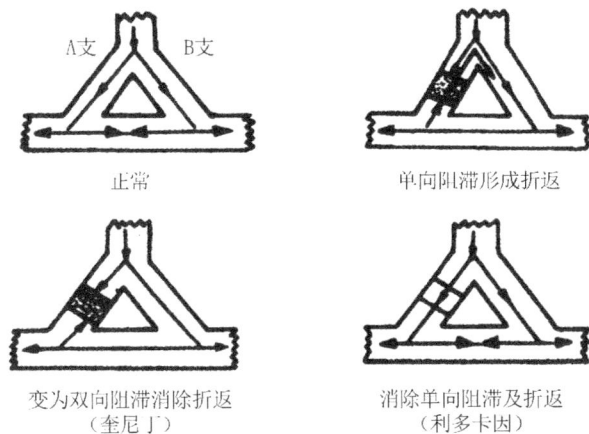

图 5-2　折返形成及抗心律失常药消除折返的机制示意图

三、抗心律失常药物的基本作用和分类

(一)抗心律失常药的基本作用

1.降低自律性

药物可通过抑制快反应细胞 4 相 Na^+ 内流或抑制慢反应细胞 4 相 Ca^{2+} 内流,减慢 4 相自动除极速率,降低自律性;也可通过促进 K^+ 外流增大最大舒张电位而降低自律性。

2.减少后除极与触发活动

药物抑制 Ca^{2+} 或 Na^+ 内流,就可以减少后除极与触发活动。

3.改变传导性

药物一方面通过促进 K^+ 外流,加大膜电位(负值),使 0 相除极速率加快,改善传导,消除单向传导阻滞,终止折返冲动,如苯妥英钠。另一方面通过抑制 K^+ 外流或 Ca^{2+} 内流或 Na^+ 内流,降低膜反应性而减慢传导,使单向传导阻滞变为双向阻滞,消除折返冲动,如奎尼丁。

4.延长有效不应期(ERP)

药物可以通过以下几种方式延长 ERP,消除折返。

（1）延长 APD、ERP，但 ERP 延长更显著，由于在一个 APD 中 ERP 所占时间越长，冲动将有更多的机会落入 ERP 中，折返冲动易被消除。

（2）缩短 APD、ERP，但 APD 缩短更显著，所以 ERP/APD 比值加大，即 ERP 相对延长，易消除折返。

（3）使邻近细胞不均一的 ERP 趋向均一化而终止折返。一般延长 ERP 的药物，可使 ERP 较短的心肌细胞延长较多，使 ERP 较长的心肌细胞延长较少，从而使邻近细胞不均一的 ERP 趋向均一，减少或终止折返。反之亦然，缩短 ERP 的药物，则使 ERP 短者缩短少些，ERP 长者缩短多些。

（二）抗心律失常药的分类

用于抗心律失常的药物较多，根据其对心肌电生理的作用特点，可分为四类，其中Ⅰ类又分 A、B、C 三个亚类，见表 5-1。

表 5-1　抗心律失常药的分类

类别		代表药物	抗心律失常原理
Ⅰ类钠通道阻滞剂	ⅠA类	奎尼丁、普鲁卡因胺	中度抑制 0 相除极化，减慢传导，延长 APD 和 ERP
	ⅠB类	利多卡因、苯妥英钠	轻度抑制 0 相除极化，减慢传导，延长 APD 和 ERP
	ⅠC类	普罗帕酮、氟卡尼	重度抑制 0 相除极化，减慢传导，APD 和 ERP 改变小
Ⅱ类　β受体阻滞剂		普萘洛尔、美托洛尔	抑制 0 相除极化，延缓传导，降低自律
Ⅲ类　选择性延长复极药		胺碘酮	延长 APD 与 ERP，延缓复极化
Ⅳ类　钙通道阻滞剂		维拉帕米、地尔硫䓬	延长 1 相和 2 相复极化，抑制 4 相自动除极化，降低自律性，减慢传导

四、常用抗心律失常药

（一）Ⅰ类——钠通道阻滞剂

1. ⅠA 类药物

本类药物能适度减少除极时 Na^+ 内流，降低 0 相上升速率，降低动作电位振幅，减慢传导速度。减少异位起搏细胞 4 相 Na^+ 内流而降低自律性。

（1）奎尼丁：奎尼丁是由茜草科植物金鸡纳树皮中提得的生物碱，是抗疟药奎宁的右旋异构体。口服后心肌中药物浓度为血浆中的 10 倍，$t_{1/2}$ 约 6 小时，主要在肝脏代谢。

作用和临床应用：奎尼丁能降低自律性，对功能正常的窦房结自律性影响很小。可降低心房、心室、浦肯野纤维等的 0 相上升速度及膜反应性，因而减慢传导速度。还能明显延长 APD 和 ERP，而 ERP 的延长更为显著，故可消除折返。此外，尚有抑制心肌收缩力及阿托品作用。本品为广谱抗心律失常药，适用于阵发性室上性和室性心动过速、心房颤动、心房扑动及用于转律。

不良反应：较多，安全范围小，易出现毒性反应。①胃肠道反应：表现为恶心、呕吐、食欲缺乏、腹痛和腹泻等。②金鸡纳反应：一般与剂量无关。轻者出现胃肠不适、耳鸣、听力下降、视物模糊，重者出现复视、神志不清，甚至精神失常。③心血管反应：较严重，包括血压下降、心力衰竭、传导阻滞等，严重者可发生奎尼丁晕厥，并可出现心室颤动或心脏停搏等，应立即静脉滴注异丙肾上腺素或注射阿托品，静脉补钾及补镁等。④变态反应：可表现瘙痒、皮疹、发热、哮喘、血小板数减少、粒细胞减少等。

用药注意及禁忌证：①奎尼丁与地高辛合用，使后者肾清除率降低而增加其血药浓度。②与双香豆素、华法林合用，竞争与血浆蛋白结合，使后者抗凝血作用增强。③肝药酶诱导剂苯巴比妥、苯妥英钠等加速其代谢，使血药浓度降低。④西咪替丁、钙通道阻滞剂可减慢其在肝脏的代谢。⑤本药还可减慢三环类抗抑郁药、可待因在肝脏的代谢。⑥肝、肾功能不全、严重房室传导阻滞、心动过缓、低血压、强心苷中毒所致的心律失常禁用。

（2）普鲁卡因胺：普鲁卡因胺为局麻药普鲁卡因的衍生物。作用和临床应用：普鲁卡因胺的作用与奎尼丁基本相似，但抑制心脏传导以房室结以下为主。主要用于室性心律失常，包括室性期前收缩及室性心动过速；对房性心律失常也可选用，但对心房颤动和心房扑动疗效较差。不良反应：变态反应较常见，表现为皮疹、药物热、粒细胞减少等。用药过久少数患者出现全身红斑狼疮样综合征。长期应用也会出现恶心、呕吐等消化道症状，静脉注射可引起低血压及窦性心动过缓。低血压及支气管哮喘者慎用，房室传导阻滞的患者禁用。

2.ⅠB类药物

本类药物轻度抑制 Na$^+$ 通道，促进 K$^+$ 外流。能降低自律性，使 APD 和 ERP 均缩短，但 APD 缩短更明显，从而 ERP 相对延长。

（1）利多卡因：利多卡因为常用的局麻药，但也有抗心律失常的作用，口服无效，必须注射用药。

作用：治疗量的利多卡因能选择性降低浦肯野纤维自律性，改善传导，相对延长有效不应期（ERP），明显提高心室致颤阈，而达到控制室性心律失常的目的。

临床应用：主要用于室性心律失常，对室性期前收缩、阵发性室性心动过速、心室颤动等均有较好疗效。对强心苷中毒引起的室性心律失常也有较好疗效。对低血钾者，应先补钾，否则因心肌膜对 K$^+$ 通透性降低会影响疗效。

不良反应：主要有头晕、兴奋、激动、嗜睡、语言与吞咽障碍等中枢神经系统症状。严重者可有短暂视力模糊、肌肉颤动、抽搐、呼吸抑制；剂量过大时可出现心率减慢、窦性停搏、房室传导阻滞、血压下降。超量可致惊厥、心脏骤停。

用药注意及禁忌证：①肝药酶抑制药如异烟肼，能减少利多卡因代谢，增强其作用。②肝药酶诱导剂如巴比妥类，能加速利多卡因代谢，减弱其作用。③普萘洛尔可延长利多卡因的半衰期而增强其作用。④利多卡因还可增强肌松药的肌松作用。⑤严重传导阻滞、伴有心动过缓的脑缺血综合征及对本药有过敏史者禁用。

（2）苯妥英钠：苯妥英钠既是一种良好的抗癫痫药，又是一种有效的抗心律失常药。其作用和用途与利多卡因相似，主要用于治疗室性心律失常，特别是对强心苷类药物中毒所致的快速性室性心律失常疗效更佳。对心肌梗死、心脏手术、麻醉、电复律等引起的室性心律失常也有效。

3.ⅠC类药物

本类药物主要作用于浦肯野纤维，阻滞 Na$^+$ 通道作用强，明显降低 0 相上升速率，减慢传导；也降低4相自动除极化速率，降低自律性。对复极过程影响较小。

普罗帕酮兼有抑制 Na$^+$ 内流、β受体阻断和钙拮抗三种作用；因毒性较大仅用于危及生命的室性心律失常。常见的不良反应有恶心、呕吐、味觉改变、头痛、眩晕，一般不需要停药，严重时可致心律失常，如传导阻滞，窦房结功能障碍，加重心力衰竭等。偶见粒细胞缺乏、红斑狼疮样综合征。

(二)Ⅱ类——β受体阻滞剂

常用于治疗心律失常的β受体阻滞剂有普萘洛尔、阿替洛尔、美托洛尔、吲哚洛尔等,现以普萘洛尔为代表药加以介绍。

1.作用

普萘洛尔主要通过β受体阻断作用降低自律性,减慢传导,发挥抗心律失常作用,其口服吸收完全,但首关效应达到70%,口服给药时应加大剂量,个体差异大,主要在肝脏代谢。

2.临床应用

适用于治疗与交感神经兴奋过高有关的各种心律失常。对窦性心动过速、心房颤动、心房扑动及阵发性室上性心动过速疗效好;对由运动、情绪激动、甲状腺功能亢进等诱发的室性心律失常也有效;普萘洛尔尚有抗心绞痛和抗高血压的作用,故对伴有心绞痛或高血压的心律失常患者更为适用。

3.不良反应和注意事项

本药可引起窦性心动过缓、房室传导阻滞、低血压、心力衰竭等,窦性心动过缓、房室传导阻滞、支气管哮喘或慢性肺部疾病的患者禁用。

(三)Ⅲ类——延长动作电位时程(APD)药

胺碘酮(乙胺磺呋酮):胺磺酮抗心律失常的特点是广谱、长效。口服吸收缓慢,起效慢,主要在肝脏代谢,胆汁排泄,消除缓慢,停药后作用可持续4~6周。静脉注射10分钟显效,维持1~2小时。

1.作用

胺碘酮能阻滞K^+通道,较明显地抑制复极过程,延长APD和ERP;能松弛冠状动脉和周围血管平滑肌,增加冠状动脉血流量,减轻心脏负荷,减少心肌耗氧。

2.临床应用

本品适用于各种室上性和室性心律失常,如心房颤动、心房扑动、心动过速及预激综合征等。对室性心动过速、室性期前收缩也有效。

3.不良反应和注意事项

有胃肠道反应、角膜褐色微粒沉着,偶见肺纤维化。因其含碘,长期服用可影响甲状腺功能,对本药或碘过敏、甲亢、心动过缓、房室传导阻滞等患者禁用。

(四)Ⅳ类——钙通道阻滞剂

1.维拉帕米(戊脉安、异搏定)

(1)作用:维拉帕米能选择性阻滞Ca^{2+}通道,抑制Ca^{2+}内流,降低自律性,减慢传导速度和延长ERP,减慢心率;还能扩张冠状动脉和外周血管,增加冠状动脉流量,降低血压,减轻心脏负荷。

(2)临床应用:维拉帕米是治疗阵发性室上性心动过速的首选药,能使80%以上的患者转为窦性节律。对房性心动过速也有良好效果。还可用于高血压、心绞痛的治疗。

(3)不良反应:有恶心、呕吐、头痛、眩晕、颜面潮红等不良反应症状。静脉注射时可引起窦性心动过缓和低血压,必要时可用葡萄糖酸钙或阿托品纠正。

(4)用药注意及禁忌证:①不宜与β受体阻滞剂或地高辛合用。②禁用于窦房结疾病、房室传导阻滞、心力衰竭及心源性休克者。老人,尤其是心、肾功能不全者应慎用。

2.地尔硫䓬

地尔硫䓬的抗心律失常作用与维拉帕米相似,口服起效较快,可用于阵发性室上性心动过速和心房颤动。

（郭衍梅）

第五节 抗心绞痛药

防治心绞痛药物通过减轻心脏负荷、降低心肌耗氧量或扩张冠状动脉、促进侧支循环的形成,以改善缺血区冠脉供血,从而缓解心绞痛。该类药物可分为以下几种。①硝酸酯、亚硝酸酯类:可松弛血管平滑肌,扩张动、静脉,使心脏的前、后负荷降低,心肌耗氧量减少。同时可扩张冠状动脉,增加缺血区血流灌注,此外,还可降低左心室充盈压,保护缺血的心肌细胞。②β受体阻滞剂:主要减少心肌耗氧量,这是由于其可阻滞心绞痛发作时体内过多释放的儿茶酚胺兴奋β受体,从而使心率减慢、心肌收缩力减弱,降低血压,达到减少心肌耗氧量的目的。此外,还可改善心肌缺血区的供血。③钙通道阻滞剂:阻滞钙通道,抑制钙离子内流,使血管扩张,血压下降,心脏负荷减轻,心肌收缩力减弱,耗氧量减少。同时可扩张冠状动脉血管,改善缺血区的供血、供氧,保护缺血心肌细胞。④抗血小板及抗凝血药:血小板聚集和血栓形成是诱发心绞痛的重要因素之一,临床常将抗血小板、抗凝血药用于心绞痛的防治。

一、硝酸酯、亚硝酸酯类药

（一）硝酸甘油(Nitroglycerin)

1.剂型规格

注射液剂:1 mL,1 mg;1 mL,2 mg;1 mL,10 mg。

2.适应证

用于冠心病心绞痛的治疗及预防,也可用于降低血压或治疗充血性心力衰竭。

3.用法用量

注射液:用5%葡萄糖注射液或氯化钠注射液稀释后静脉滴注,开始剂量为5 $\mu g/min$,最好用输液泵恒速输入。用于降低血压或治疗心力衰竭,可每3~5分钟增加5 $\mu g/min$,如在20 $\mu g/min$时无效可以10 $\mu g/min$递增,以后可20 $\mu g/min$。患者对本药的反应个体差异很大,静脉滴注无固定适合剂量,应根据个体的血压、心率和其他血流动力学参数来调整用量。

4.注意事项

如下所示。①应使用能有效缓解急性心绞痛的最小剂量,过量可能导致耐受现象。②小剂量可能发生严重低血压,尤其在直立位时。③应慎用于血容量不足或收缩压低的患者。④发生低血压时可合并心动过缓,加重心绞痛。⑤加重肥厚梗阻型心肌病引起的心绞痛。⑥易出现药物耐受性。⑦如果出现视力模糊或口干应停药。⑧剂量过大可引起剧烈头痛。⑨静脉滴注本品时,由于许多塑料输液器可吸附硝酸甘油,因此应采用非吸附本品的输液装置,如玻璃输液瓶等。⑩静脉使用本品时须采用避光措施。

5.不良反应

头痛：可于用药后立即发生，可为剧痛和呈持续性；偶可发生眩晕、虚弱、心悸和其他直立性低血压的表现，尤其在直立、制动的患者；治疗剂量可发生明显的低血压反应，表现为恶心、呕吐、虚弱、出汗、苍白和虚脱；晕厥、面红、药疹和剥脱性皮炎均有报道。

6.禁忌证

禁用于心肌梗死早期（有严重低血压及心动过速时）、严重贫血、青光眼、颅内压增高和已知对硝酸甘油过敏的患者。还禁用于使用枸橼酸西地那非（万艾可）的患者，后者增强硝酸甘油的降压作用。

7.药物过量

过量可引起严重低血压、心动过速、心动过缓、传导阻滞、心悸、循环衰竭导致死亡、晕厥、持续搏动性头痛、眩晕、视力障碍、颅内压增高、瘫痪和昏迷并抽搐、面红、出汗、恶心与呕吐、腹部绞痛与腹泻、呼吸困难与高铁血红蛋白血症。

（二）硝酸异山梨酯（Isosorbide Dinitrate）

1.剂型规格

片剂：5 mg、10 mg。缓释片：20 mg、40 mg。乳膏剂：10 g、1.5 g。气雾剂：12.5 g（含硝酸异山梨酯0.125 g）。注射剂：5 mL，5 mg；10 mL，10 mg；50 mL，50 mg。

2.适应证

主要适用于心绞痛和充血性心力衰竭的治疗。

3.用法用量

口服：预防心绞痛，一次 5～10 mg，一日 2～3 次。一日总量 10～30 mg，由于个体反应不同，需个体化调整剂量。舌下给药：一次 5 mg，缓解症状。静脉滴注：最适浓度为 1 支 10 mL 安瓿注入 200 mL 0.9%氯化钠注射液或 5%葡萄糖液中，或者 5 支 5 mL 安瓿注入 500 mL 0.9%氯化钠注射液或 5%葡萄糖液中，振摇数次，得到 50 μg/mL 的浓度；亦可用 10 mL 安瓿 5 支注入 500 mL 输液中，得到 100 μg/mL 的浓度。药物剂量可根据患者的反应调整，静脉滴注开始剂量 30 μg/min，观察 0.5～1.0 小时，如无不良反应可加倍，一日 1 次，10 天为 1 个疗程。

4.注意事项

使用过程中应严密观察患者的心率和血压。对甲状腺功能减退，营养不良，严重的肝或肾脏疾病及体重过低者也应谨慎注意。

5.不良反应

和其他硝酸盐类药物一样，在使用过程中特别是在给药初期可能会因血管扩张出现头痛、恶心等症状。

6.禁忌证

禁用于贫血、头部创伤、脑出血、严重低血压或血容量不足和对硝酸盐类药物敏感的患者。

7.药物过量

与血管过度扩张有关的反应有颅内压增高、眩晕、心悸、视物模糊、恶心与呕吐、晕厥、呼吸困难、出汗伴皮肤潮红或湿冷、传导阻滞与心动过缓、瘫痪、昏迷、癫痫发作或死亡，无特异的拮抗剂可对抗 ISDN 的血管扩张作用，用肾上腺素和其他动脉收缩剂可能弊大于利，处理方法包括抬高患者的下肢以促进静脉回流及静脉补液。也可能发生高铁血红蛋白血症，治疗方法是静脉注射亚甲蓝 1～2 mg/kg。

（三）戊四硝酯（Pentaerithrityl Tetranitrate）

1.剂型规格

片剂：10 mg、20 mg。

2.适应证

心绞痛的防治。

3.用法用量

口服，1 次 10～30 mg，一日 3～4 次。

4.注意事项

有严重肝肾功能损害的患者慎用；用药期间从卧位或坐位突然站起时须谨慎，以免突发直立性低血压；如发生晕厥或低血压，应采用卧姿并使头部放低，吸氧并辅助呼吸；交叉变态反应，对其他硝酸酯或亚硝酸酯过敏患者也可能对本品过敏，但属罕见。

5.不良反应

常见：由直立性低血压引起的眩晕、头晕、昏厥、面颊和颈部潮红；严重时可出现持续的头痛、恶心、呕吐、心动过速、烦躁、皮疹、视物模糊，口干则少见。逾量时的临床表现，按发生率的高低，依次为口唇指甲青紫、眩晕欲倒、头胀、气短、高度乏力、心跳快而弱、发热，甚至抽搐。

6.禁忌证

对本品过敏者、严重低血压、血容量减少、严重贫血、心力衰竭、青光眼和因脑出血或头部创伤而致颅内压增高的患者禁用。

7.药物过量

过量可引起严重低血压、心动过速、心动过缓、传导阻滞、心悸、循环衰竭导致死亡、晕厥、持续搏动性头痛、眩晕、视力障碍、颅内压增高、瘫痪和昏迷并抽搐、脸红与出汗、恶心与呕吐、腹部绞痛与腹泻、呼吸困难与高铁血红蛋白血症。如发生本品严重毒性反应，应给予血浆扩容剂及适当的电解质溶液以维持循环功能，如发生高铁血红蛋白血症，应静脉注射亚甲蓝。

二、β 受体阻滞剂

卡维地洛（Carvedilol）。

（一）剂型规格

片剂：6.25 mg、10 mg、12.5 mg、20 mg、25 mg。

（二）适应证

（1）原发性高血压：可单独用药，也可和其他降压药合用，尤其是噻嗪类利尿药。

（2）心功能不全：轻度或中度心功能不全（NYHA 分级 Ⅱ级或 Ⅲ级），合并应用洋地黄类药物、利尿药和血管紧张素转换酶抑制药（ACEI）。也可用于 ACEI 不耐受和使用或不使用洋地黄类药物、肼屈嗪或硝酸酯类药物治疗的心功能不全者。

（三）用法用量

剂量必须个体化，需在医师的密切监测下加量。

1.高血压

推荐起始剂量 6.25 毫克/次，一日 2 次口服，如果可耐受，以服药后 1 小时的立位收缩压作为指导，维持该剂量 7～14 天，然后根据血药谷浓度时的血压，在需要的情况下增至 12.5 毫克/次，一日 2 次。同样，剂量可增至 25 毫克/次，一日 2 次。一般在 7～14 天达到完全的降压作用。总量不得超过 50 mg/d。本品须和食物一起服用，以减慢吸收，降低直立性低血压的发生。在本品的基础上加用利尿药或在利尿药的基础上加用本品，预计可产生累加作用，扩大本品的直立性低血压作用。

2.心功能不全

在使用本品之前，洋地黄类药物、利尿药和 ACEI(如果应用)的剂量必须稳定。推荐起始剂量3.125 毫克/次，一日 2 次，口服 2 周，如果可耐受，可增至 6.25 毫克/次，一日 2 次。此后可每隔 2 周剂量加倍至患者可耐受的最大剂量。每次应用新剂量时，需观察患者有无眩晕或轻度头痛 1 小时。推荐最大剂量：体重<85 kg 者，25 毫克/次，一日 2 次；体重≥85 kg 者，50 毫克/次，一日 2 次。本品须和食物一起服用，以减慢吸收，降低直立性低血压的发生。每次增加剂量前，经评估心功能不全情况，如心功能恶化、血管扩张(眩晕、轻度头痛、症状性低血压)或心动过缓症状，以确定对卡维地洛的耐受性。一过性心功能不全恶化可通过增加利尿药剂量治疗，偶尔需要卡维地洛减量或暂时停药。血管扩张的症状对利尿药或 ACEI 减量治疗有反应，如果症状不能缓解，可能需卡维地洛减量。心功能不全恶化或血管扩张的症状稳定后，才可增加本品剂量。如果心功能不全患者发生心动过缓(脉搏<55 次/分)，必须减量。

(四)注意事项

(1)肝损害：当出现肝功能障碍的首发症状(如瘙痒、尿色加深、持续食欲缺乏、黄疸、右上腹部压痛、不能解释的"流感"样症状)时，必须进行实验室检查。如果实验室检查证实存在肝损害或黄疸，必须立即停药。

(2)外周血管疾病：β受体阻滞剂诱发或加重外周血管疾病患者的动脉血流不足症状。此类患者需小心使用。

(3)麻醉和重大手术：如果周期性长期使用卡维地洛，当使用对心脏有抑制作用的麻醉药如乙醚、三甲烯和三氯乙烯时，须加倍小心。

(4)糖尿病和低血糖：β受体阻滞剂可能掩盖低血糖症状，尤其是心动过速。

(5)甲状腺功能亢进中毒症状：β受体阻滞剂可能掩盖甲状腺功能亢进的症状，如心动过速。突然停用β受体阻滞剂可能加重甲状腺功能亢进的症状或诱发甲状腺危象。

(6)不能突然停药，尤其是缺血性心脏病患者。必须 1～2 周逐渐停药。

(7)临床试验中卡维地洛可导致心动过缓，当脉搏小于 55 次/分，必须减量。

(8)低血压：直立性低血压和晕厥在首次服药 30 天内发生的危险最高，为减少这些事件的发生，心功能不全患者的开始治疗剂量为 3.125 毫克/次，一日 2 次；高血压患者为 6.25 毫克/次，一日2次；缓慢加量，并且与食物同时服用。起始治疗期，患者必须小心，避免如驾驶或危险操作等情况。

(9)罕见心功能不全患者肾功能恶化，尤其是低血压[收缩压<13.3 kPa(100 mmHg)]、缺血性心脏病和弥漫性血管疾病，和/或潜在肾功能不全者，停药后肾功能恢复至基线水平，此类患者在加量时建议监测肾功能，如肾功能恶化，停药或减量。

(10)卡维地洛加量期可能出现心功能不全恶化或体液潴留，必须增加利尿药，卡维地洛不加量直到临床稳定。偶尔需要卡维地洛减量或暂时停药。

(11)嗜铬细胞瘤患者在使用β受体阻滞剂之前应先使用α受体阻滞剂。虽然卡维地洛具有β受体和α受体阻断活性，但尚无在这类患者中使用的临床经验。因此，怀疑嗜铬细胞瘤的患者使用卡维地洛时须小心。

（12）变异型心绞痛患者使用非选择性β受体阻滞剂时可能诱发胸痛。虽然卡维地洛的α受体阻断活性可能预防心绞痛的发生,但尚无在这类患者中使用的临床经验。

（13）变态反应的危险。

（14）非过敏性气管痉挛（如慢性支气管炎和肺气肿）、支气管痉挛疾病的患者一般禁止使用β受体阻滞剂。

（五）不良反应

1.高血压

（1）发生率≥1％的不良反应：乏力、心动过缓、直立性低血压、体位依赖性水肿、下肢水肿、眩晕、失眠、嗜睡、腹痛、腹泻、血小板减少、高脂血症、背痛、病毒感染、鼻炎、咽炎、呼吸困难、泌尿道感染。

（2）发生率＞0.1％且＜1％的不良反应：四肢缺血、心动过速、运动功能减退、胆红素尿、转氨酶增高、胸骨下疼痛、水肿、焦虑、睡眠紊乱、抑郁加重、注意力不集中、思维异常、情绪不稳定、哮喘、男性性欲下降、皮肤瘙痒、红斑、斑丘疹、光变态反应、耳鸣、尿频、口干、多汗、低钾、糖尿病、高脂血症、贫血、白细胞数减少。

（3）发生率≤0.1％,但很重要：三度房室传导阻滞、束支传导阻滞、心肌缺血、脑血管障碍、惊厥、偏头痛、神经痛、脱发、剥脱性皮炎、健忘症、胃肠道出血、气管痉挛、肺水肿、听力下降、呼吸性碱中毒、尿素氮增高、高密度脂蛋白下降及全血细胞数减少。

2.心功能不全

（1）发生率＞2％,不考虑因果关系的不良事件：多汗、乏力、胸痛、疼痛、水肿、发热、下肢水肿、心动过缓、低血压、晕厥、房室传导阻滞、心绞痛恶化、眩晕、头痛、腹泻、恶心、腹痛、呕吐、血小板数减少、体重增加、痛风、尿素氮增加、高脂血症、脱水、高血容量、背痛、关节痛、肌痛、上呼吸道感染、感染、鼻窦炎、气管炎、咽炎、泌尿道感染、血尿、视觉异常。

（2）发生率＞1％且＜2％：过敏、突然死亡、低血容量、直立性低血压、感觉减退、眩晕、黑便、牙周炎、谷丙转氨酶、谷草转氨酶升高、高尿酸尿、低血糖、低血钠、碱性磷酸酶增加、尿糖呈阳性、紫癜、嗜睡、肾功能异常及清蛋白尿。

（六）禁忌证

如下所示。①NYHA分级Ⅳ级失代偿性心功能不全,需要静脉使用正性肌力药物患者。②气管痉挛（2例报道持续性哮喘患者服用单剂卡维地洛死亡）或相关的气管痉挛状态。③二度或三度房室传导阻滞。④病态窦房结综合征。⑤心源性休克。⑥严重心动过缓。⑦临床严重肝功能不全患者。⑧对本品过敏者禁用。⑨糖尿病酮症酸中毒、代谢性酸中毒。

（七）药物过量

药物过量可能导致严重低血压、心动过缓、心功能不全、心源性休克和心搏骤停,也可能出现呼吸系统问题、气管痉挛、呕吐、神志丧失和抽搐。患者应平卧位,如果需要可予重病特别护理。可能使用洗胃和催吐剂。可能使用下列药物：①严重心动过缓：阿托品2 mg静脉注射。②支持心血管功能：每隔30秒高血糖素5～10 mg静脉注射,随后5 mg/h静脉点滴。应及时给予心血管支持治疗,包括心肺监测、抬高下肢、注意循环血容量和尿量。根据体重和疗效使用拟交感神经药（如多巴胺、异丙肾上腺素、肾上腺素）。③如果外周血管扩张明显,在持续循环监测的条件下,可能需要使用异丙肾上腺素、肾上腺素。对于药物治疗无效的心动过缓,应安装起搏器。对于气管痉挛,应给予β拟交感神经药（气雾剂或静脉用药）或静脉用氨茶碱。抽搐时,缓慢静脉推注地西泮或氯硝西泮。④严重药物过量致休克时,解救药物过量的治疗药物必须持续使用至卡维地洛的 7~10 个半衰期。

三、钙通道阻滞剂

以盐酸地尔硫䓬(Diltiazem)为例。

(一)剂型规格

片剂:30 mg、60 mg、90 mg。缓释片:30 mg、60 mg、90 mg。缓释胶囊:90 mg。注射剂:10 mg、50 mg。

(二)适应证

治疗心绞痛、高血压。由冠状动脉痉挛所致的心绞痛,包括静息时心绞痛或变异型心绞痛,或是冠状动脉阻塞所致的劳力性心绞痛,静脉注射可用于控制心房颤动时心室率。亦用于治疗肥厚性心肌病。

(三)用法用量

静脉注射:成人用量,初次为 10 mg,临用前用氯化钠注射液或葡萄糖注射液溶解、稀释成 1‰ 浓度,在 3 分钟内缓慢注射,或按体重 0.15~0.25 mg/kg 计算剂量,15 分钟后可重复,也可按体重每分钟 5~15 μg/kg 静脉滴注。

(四)注意事项

(1)用于治疗室上性心动过速,须心电图监测。

(2)肝、肾功能不全患者如需应用,剂量应特别谨慎。

(3)本品在肝内代谢由肾和胆汁排泄,长期给药应定期实验室监测。在肝、肾功能受损患者用本品应谨慎。

(4)皮肤反应可为暂时的,继续用可以消失,但皮疹进展可发展到多形红斑和/或剥脱性皮炎,如皮肤反应持续应停药。

(五)不良反应

最常见的不良反应和发生率为水肿(2.4%)、头痛(2.1%)、恶心(1.9%)、眩晕(1.5%)、皮疹(1.3%)、无力(1.2%)。不常有的(小于 1%)有以下情况。

1.心血管系统

心绞痛、心律失常、房室传导阻滞(一度、二度、三度)、心动过缓、束支传导阻滞、充血性心力衰竭、心电图异常、低血压、心悸、晕厥、心动过速、室性期前收缩。①本品延长房室交界不应期,除病窦综合征外并不明显延长窦房结恢复时间,罕见情况下此作用可异常减慢心率(特别在病窦综合征患者)或致二度或三度房室传导阻滞。本品与 β 受体阻滞剂或洋地黄同用可导致对心脏传导的协同作用。②虽本品有负性肌力作用,但在心室功能正常的人血流动力学研究无心脏指数降低或对收缩性(dp/dt)持续负性作用。在心室功能受损的患者单用本品或与 β 受体阻滞剂同用的经验有限,因而这些患者应用本品须谨慎。③低血压者用本品治疗偶可致症状性低血压。

2.神经系统

多梦、遗忘、抑郁、步态异常、幻觉、失眠、神经质、感觉异常、性格改变、嗜睡、震颤。

3.消化系统

畏食、便秘、腹泻、味觉障碍、消化不良、口渴、呕吐、体重增加。应用本品时急性肝损害为罕见情况,有碱性磷酸酶、乳酸脱氢酶、门冬氨酸氨基转移酶、丙氨酸氨基转移酶明显增高和其他伴有急性肝损害现象,停药可以恢复。

4.皮肤

瘀点、光敏感性、瘙痒、荨麻疹,注射局部发红。

5.其他

弱视、呼吸困难、鼻出血、易激惹、高血糖、高尿酸血症、阳痿、肌痉挛、鼻充血、耳鸣、夜尿增多、多尿、骨关节痛。

6.不常有的不良反应

有脱发、多形性红斑、锥体外系综合征、齿龈增生、溶血性贫血、出血时间延长、白细胞减少、紫癜、视网膜病和血小板减少,亦有报道发生剥脱性皮炎。

(六)禁忌证

如下所示:①注射剂孕妇禁用;②病窦综合征;③二度或三度房室传导阻滞(以上两种情况安置心室起搏器则例外);④低血压,小于 12 kPa(小于 90 mmHg);⑤对本品过敏者;⑥急性心肌梗死和肺充血者。

(七)药物过量

本品过量反应有心动过缓、低血压、心脏传导阻滞和心力衰竭。过量反应可考虑应用以下方法:①心动过缓,给予阿托品 0.6~1.0 mg,如无迷走阻滞反应,谨慎应用异丙肾上腺素。②高度房室传导阻滞,应用起搏器治疗。③心力衰竭,给予正性肌力药物(多巴胺或多巴酚丁胺)和利尿药。④低血压,给予升压药(多巴胺或去甲肾上腺素)。

四、抗血小板及抗凝血药

(一)双嘧达莫(Dipyridamole)

1.剂型规格

片剂:25 mg。注射剂:2 mL,10 mg。

2.适应证

(1)本品目前主要利用其抗血小板聚集作用,与阿司匹林合用用于短暂性脑缺血发作(TIA)和缺血性脑卒中患者预防脑卒中的发作(二级预防)及冠心病的治疗。

(2)本品与华法林合用,防止人工瓣膜置换术后血栓形成。

(3)本品静脉注射剂利用其血管扩张作用,用于超声心动图负荷试验及核素心肌灌注扫描时的"双嘧达莫试验"诱发心肌缺血,作为冠心病的一种辅助检查手段,并确定心肌缺血范围。可作为不能进行运动试验患者的一种替代性检查方法。

3.用法用量

(1)用于血栓栓塞性疾病时:在短暂性脑缺血发作(TIA)和缺血性脑卒中患者,推荐应用本品25~100 mg,一日 3~4 次,并联合应用小剂量阿司匹林。

(2)冠心病患者可应用 25~50 mg,一日 3 次。

(3)本品静脉注射用于双嘧达莫实验。

4.注意事项

如下所示。①可引起外周血管扩张,故低血压患者应慎用。②不宜与葡萄糖以外的其他药物混合注射。③与肝素合用可引起出血倾向。④有出血倾向患者慎用。⑤已有的研究未发现本品有致畸作用。在孕妇限用于有明确适应证者。⑥本品排入乳汁,故用于哺乳期妇女应谨慎。⑦在儿童中应用的安全性未确立。

5.不良反应

常见的不良反应有头晕、头痛、呕吐、腹泻、面部潮红、皮疹和瘙痒,罕见心绞痛和肝功能不全。不良反应持续或不能耐受者少见,停药后可消除。

6.禁忌证

对双嘧达莫过敏者禁用。

7.药物过量

如果发生低血压,必要时可用升压药。急性中毒症状在啮齿动物有共济失调、运动减少和腹泻,在狗中有呕吐、共济失调和抑郁。双嘧达莫与血浆蛋白高度结合,透析可能无益。

(二)曲美他嗪(Trimetazidine)

1.剂型规格

片剂:20 mg。

2.适应证

临床适用于冠脉功能不全、心绞痛、陈旧性心肌梗死等。对伴有严重心功能不全者可与洋地黄并用。

3.用法用量

口服:一次 20 mg,一日 3 次,饭前服。

4.注意事项

可产生食欲缺乏、恶心、呕吐、失眠、头痛等反应;新近心肌梗死患者忌用。

(三)卡波罗孟(Carbocromen)

1.剂型规格

片剂:75 mg。注射剂:40 mg。气雾剂:14 g,内含本品 350 mg(可供撤吸 200 次左右)。

2.适应证

对冠状血管有选择性的扩张作用。作用开始慢,持续时间长。长期服用能促使侧支循环形成。此外又能抑制血小板的聚集。防止血栓形成。可用于慢性冠脉功能不全及预防心绞痛的发作。还可用于预防手术、麻醉时引起的冠脉循环障碍及心律失常。

3.用法用量

口服:一次 75～150 mg,一日 3 次。重症于开始时可一次口服 150 mg,一日 4 次,待症状改善后减至一次口服 75 mg,一日 3～4 次。肌内注射或静脉注射:一次 20～40 mg,一日 1～2 次。必要时可静脉滴注,一次40～80 mg。喷雾吸入:每次撤吸 2～3 次(相当于本品 3～5 mg),一日 3 次。

4.注意事项

静脉注射过快可引起短暂面部潮红、胸部热感、心悸等,静脉注射液宜以 5%葡萄糖 10～20 mL稀释后慢推(3～5 分钟推完)。

(郭衍梅)

第六章

呼吸系统疾病用药

第一节 镇 咳 药

咳嗽是呼吸道受到刺激时所产生的一种保护性反射活动,即呼吸道感受器(化学感受器、机械感受器和牵张感受器)受到刺激时,神经冲动沿迷走神经传到咳嗽中枢,咳嗽中枢被兴奋后,其神经冲动又沿迷走神经和运动神经传到效应器(呼吸道平滑肌、呼吸肌和喉头肌),并引发咳嗽。

轻度咳嗽有利于排痰,一般不需用镇咳药。但严重的咳嗽,特别是剧烈无痰的干咳可影响休息与睡眠,甚至使病情加重或引起其他并发症。此时须在对因治疗的同时,加用镇咳药。由于可能引起痰液增稠和潴留,止咳药应避免用于慢性肺部感染,由于可能增加呼吸抑制的风险也应避免用于哮喘。

一般说来,药物抑制咳嗽反射的任一环节均可产生镇咳作用。目前常用的镇咳药按其作用部位可分为两大类。①中枢性镇咳药:此类药直接抑制延脑咳嗽中枢而产生镇咳作用,其中吗啡类生物碱及其衍生物如可待因、福尔可定、羟蒂巴酚等因具有成瘾性而又称为依赖性或成瘾性止咳药,此类药物往往还具有较强的呼吸抑制作用;而右美沙芬、喷托维林、氯哌司汀、普罗吗酯等,则属于非成瘾性或非依赖性中枢镇咳药,且在治疗剂量条件下对呼吸中枢的抑制作用不明显。中枢性镇咳药多用于无痰的干咳。②外周性(末梢性)镇咳药:凡抑制咳嗽反射弧中感受器、传入神经、传出神经及效应器中任何一环节而止咳者,均属此类。如甘草流浸膏、糖浆可保护呼吸道黏膜;祛痰药可减少痰液对呼吸道的刺激而止咳;平喘药可缓解支气管痉挛而止咳;那可丁、苯佐那酯的局麻作用可麻醉呼吸道黏膜上的牵张感受器而发挥止咳作用等。有些药如苯丙哌林兼具中枢性及外周性镇咳作用。

一、可待因

(一)其他名称
甲基吗啡,Methylmorphine,PAVERAL。

(二)性状
常用其磷酸盐,为白色细微的针状结晶性粉末。无臭,有风化性,水溶液显酸性反应。在水中易溶,在酒精中微溶,在三氯甲烷或乙醚中极微溶解。

(三)药理学

能直接抑制延脑的咳嗽中枢,止咳作用迅速而强大,其作用强度约为吗啡的 1/4。也有镇痛作用,约为吗啡的 1/12～1/7,但强于一般解热镇痛药。其镇静、呼吸抑制、便秘、耐受性及成瘾性等作用均较吗啡弱。

口服吸收快而完全,其生物利用度为 40%～70%。一次口服后,约 1 小时血药浓度达高峰,$t_{1/2}$ 为 3～4 小时。易于透过血-脑屏障及胎盘,主要在肝脏与葡萄糖醛酸结合,约 15% 经脱甲基变为吗啡。其代谢产物主要经尿排泄。

(四)适应证

(1)各种原因引起的剧烈干咳和刺激性咳嗽,尤适用于伴有胸痛的剧烈干咳。由于本品能抑制呼吸道腺体分泌和纤毛运动,故对有少量痰液的剧烈咳嗽,应与祛痰药并用。

(2)可用于中等度疼痛的镇痛。

(3)局部麻醉或全身麻醉时的辅助用药,具有镇静作用。

(五)用法和用量

(1)成人。①常用量:口服或皮下注射,一次 15～30 mg,一日 30～90 mg。缓释片剂一次 1 片(45 mg),一日 2 次。②极量:一次 100 mg,一日 250 mg。

(2)儿童:镇痛,口服,每次 0.5～1.0 mg/kg,一日 3 次,或一日 3 mg/kg;镇咳,为镇痛剂量的 1/3～1/2。

(六)不良反应

一次口服剂量超过 60 mg 时,一些患者可出现兴奋、烦躁不安、瞳孔缩小、呼吸抑制、低血压、心率过缓。小儿过量可致惊厥,可用纳洛酮对抗。亦可见恶心、呕吐、便秘及眩晕。

(七)禁忌证

多痰患者禁用,以防因抑制咳嗽反射,使大量痰液阻塞呼吸道,继发感染而加重病情。

(八)注意

(1)长期应用亦可产生耐受性、成瘾性。

(2)妊娠期应用本品可透过胎盘使胎儿成瘾,引起新生儿戒断症状,如腹泻、呕吐、打哈欠、过度啼哭等。分娩期应用可致新生儿呼吸抑制。

(3)缓释片必须整片吞服,不可嚼碎或掰开。

(九)药物相互作用

(1)本品与抗胆碱药合用时,可加重便秘或尿潴留的不良反应。

(2)与美沙酮或其他吗啡类中枢抑制药合用时,可加重中枢性呼吸抑制作用。

(3)与肌肉松弛药合用时,呼吸抑制更为显著。

(4)本品抑制齐多夫定代谢,避免两者合用。

(5)与甲喹酮合用,可增强本品的镇咳和镇痛作用。

(6)本品可增强解热镇痛药的镇痛作用。

(7)与巴比妥类药物合用,可加重中枢抑制作用。

(8)与西咪替丁合用,可诱发精神错乱,定向力障碍及呼吸急促。

(十)制剂

普通片剂:每片 15 mg;30 mg。缓释片剂:每片 45 mg。注射液:每支 15 mg(1 mL);30 mg(1 mL)。糖浆剂:0.5%,10 mL,100 mL。

含有可待因的复方制剂。①可愈糖浆：每 10 mL 中含磷酸可待因 20 mg，愈创甘油醚 200 mg。②菲迪克止咳糖浆：每 5 mL 含磷酸可待因 5 mg，盐酸麻黄碱（或伪麻黄碱）7 mg，愈创木酚磺酸钾 70 mg，盐酸曲普利定 0.7 mg。③联邦止咳露糖浆：每 5 mL 溶液中含磷酸可待因 5 mg，盐酸麻黄碱 4 mg，氯苯那敏 1 mg，氯化铵 110 mg。④联邦小儿止咳露：每 5 mL 溶液中含磷酸可待因 5 mg，盐酸异丙嗪 5 mg，盐酸麻黄碱 4 mg，愈创木酚磺酸钾 50 mg。

二、福尔可定

(一)其他名称

吗啉吗啡，福可定，吗啉乙基吗啡，Morpholinylethylmorphine，Homocodeine，PHOLCOD，ETHNINE，PHOLDINE，ADAPHOL，PHOLEVAN。

(二)性状

为白色或类白色的结晶性粉末；无臭，味苦；水溶液显碱性反应。在酒精、丙酮或三氯甲烷中易溶，在水中略溶，在乙醚中微溶，在稀盐酸中溶解。

(三)药理学

本品与磷酸可待因相似，具有中枢性镇咳作用，也有镇静和镇痛作用，但成瘾性较磷酸可待因弱。

(四)适应证

用于剧烈干咳和中等度疼痛。

(五)不良反应

偶见恶心、嗜睡等。可致依赖性。

(六)禁忌证

禁用于痰多者。

(七)用法和用量

口服：常用量，一次 5～10 mg，一日 3～4 次；极量，一日 60 mg。

(八)注意

新生儿和儿童易于耐受此药，不致引起便秘和消化紊乱。

(九)制剂

片剂：每片 5 mg；10 mg；15 mg；30 mg。

(十)贮法

本品有引湿性，遇光易变质。应密封，在干燥处避光保存。

复方福尔可定口服溶液：每 1 mL 含福尔可定 1 mg，盐酸苯丙烯啶 0.12 mg，盐酸伪麻黄碱 3 mg，愈创甘油醚 10 mg，海葱流浸液 0.001 mL，远志流浸液 0.001 mL。

复方福尔可定口服液：每支 10 mL 含福尔可定 10 mg，盐酸伪麻黄碱 30 mg，马来酸氯苯那敏 4 mg。

三、喷托维林

(一)其他名称

维静宁，咳必清，托可拉斯，Carbetapentane，TOCLASE。

(二)性状

常用其枸橼酸盐,为白色或类白色的结晶性或颗粒性粉末;无臭,味苦。在水中易溶,在酒精中溶解,在三氯甲烷中略溶,在乙醚中几乎不溶。熔点 88～93 ℃。

(三)药理学

本品对咳嗽中枢有选择性抑制作用,尚有轻度的阿托品样作用和局麻作用,大剂量对支气管平滑肌有解痉作用,故它兼有中枢性和外周性镇咳作用。其镇咳作用的强度约为可待因的 1/3。但无成瘾性。一次给药作用可持续 4～6 小时。

(四)适应证

用于上呼吸道感染引起的无痰干咳和百日咳等,对小儿疗效优于成人。

(五)用法和用量

口服,成人,每次 25 mg,一日 3～4 次。

(六)不良反应

偶有轻度头晕、口干、恶心、腹胀、便秘等不良反应,乃其阿托品样作用所致。

(七)注意

(1)青光眼及心功能不全伴有肺淤血的患者慎用。

(2)痰多者宜与祛痰药合用。

(八)制剂

片剂:每片 25 mg。滴丸:每丸 25 mg。冲剂:每袋 10 g。糖浆剂:0.145%;0.2%;0.25%。

喷托维林氯化铵糖浆:每 100 mL 内含喷托维林 0.2 g,氯化铵 3 g(含 25 mg 喷托维林)。口服,一次10 mL,一日 3 或 4 次。

喷托维林愈创甘油醚片:含枸橼酸喷托维林 25 mg,愈创甘油醚 0.15 g。口服,一次 1 片,一日3 次。

四、氯哌斯汀

(一)其他名称

氯哌啶,氯苯息定,咳平,咳安宁。

(二)性状

为白色或类白色结晶性粉末,无臭,味苦有麻木感。在水中易溶解。熔点 145～156 ℃。

(三)药理学

为非成瘾性中枢性镇咳药,主要抑制咳嗽中枢,还具有 H_1 受体拮抗作用,能轻度缓解支气管平滑肌痉挛及支气管黏膜充血、水肿,这亦有助于其镇咳作用。本品镇咳作用较可待因弱,但无耐受性及成瘾性。服药后 20～30 分钟生效,作用可维持 3～4 小时。

(四)适应证

用于急性上呼吸道炎症、慢性支气管炎、肺结核及肺癌所致的频繁咳嗽。

(五)不良反应

偶有轻度口干、嗜睡等不良反应。

(六)用法和用量

口服:成人,每次 10～30 mg,一日 3 次;儿童,每次 0.5～1 mg/kg,一日 3 次。

（七）制剂

片剂：每片 5 mg；10 mg。

（八）贮法

遮光密封保存。

五、苯丙哌林

（一）其他名称

咳快好，咳哌宁，二苯哌丙烷，咳福乐，COFREL，PIREXYL，BLASCORID。

（二）性状

常用其磷酸盐，为白色或类白色粉末；微带特臭，味苦。在水中易溶，在酒精、三氯甲烷或苯中略溶，在乙醚或丙酮中不溶。熔点 148～153 ℃。

（三）药理学

本品为非麻醉性镇咳剂，具有较强镇咳作用。药理研究结果证明，狗口服或静脉注射本品 2 mg/kg 可完全抑制多种刺激引起的咳嗽，其作用较可待因强 2～4 倍。本品除抑制咳嗽中枢外，尚可阻断肺-胸膜的牵张感受器产生的肺-迷走神经反射，并具有罂粟碱样平滑肌解痉作用，故其镇咳作用兼具中枢性和末梢性双重机制。

本品口服易吸收，服后 15～20 分钟即生效，镇咳作用可持续 4～7 小时。本品不抑制呼吸，不引起胆道及十二指肠痉挛或收缩，不引起便秘，未发现耐受性及成瘾性。

（四）适应证

用于治疗急性支气管炎及各种原因如感染、吸烟、刺激物、过敏等引起的咳嗽，对刺激性干咳效佳。有报道本品的镇咳疗效优于磷酸可待因。

（五）不良反应

偶见口干、胃部烧灼感、食欲缺乏、乏力、头晕和药疹等不良反应。

（六）用法和用量

成人，口服，一次 20～40 mg，一日 3 次；缓释片一次 1 片，一日 2 次。儿童用量酌减。

（七）禁忌证

对本品过敏者禁用。

（八）注意

（1）服用时需整片吞服，切勿嚼碎，以免引起口腔麻木。

（2）妊娠期妇女应在医师指导下应用。

（九）制剂

片（胶囊）剂：每片（粒）20 mg。泡腾片：每片 20 mg。缓释片剂：每片 40 mg。口服液：10 mg/10 mL；20 mg/10 mL。冲剂：每袋 20 mg。

（十）贮法

密闭、避光保存。

六、二氧丙嗪

（一）其他名称

双氧异丙嗪，克咳敏，Oxymeprazine，PROTHANON。

(二)性状

其盐酸盐为白色至微黄色粉末或结晶性粉末;无臭,味苦。在水中溶解,在酒精中极微溶解。

(三)药理学

本品具有较强的镇咳作用,并具有抗组胺、解除平滑肌痉挛、抗炎和局部麻醉作用,还可增加免疫功能,尤其是细胞免疫。

(四)适应证

用于慢性支气管炎,镇咳疗效显著。双盲法对照试验指出,本品 10 mg 的镇咳作用约与可待因 15 mg 相当。多于服药后 30～60 分钟显效,作用持续 4～6 小时或更长。尚可用于过敏性哮喘、荨麻疹、皮肤瘙痒症等。未见耐药性与成瘾性。

(五)用法和用量

口服。常用量:每次 5 mg,一日 2 次或 3 次;极量:一次 10 mg,一日 30 mg。

(六)不良反应

常见困倦、乏力等不良反应。

(七)禁忌证

高空作业及驾驶车辆、操纵机器者禁用。

(八)注意

(1)治疗量与中毒量接近,不得超过极量。

(2)癫痫、肝功能不全者慎用。

(九)制剂

片剂:每片 5 mg。颗粒剂:每袋 3 g(含 1.5 mg 二氧丙嗪)。复方二氧丙嗪茶碱片:每片含盐酸二氧丙嗪 5 mg,茶碱 55 mg,盐酸克仑特罗 15 μg。

七、右美沙芬

(一)其他名称

美沙芬,右甲吗喃,Dexmetrorphen,ROMILAR,TUSSADE,SEDATUSS,Mothorphan。

(二)性状

本品氢溴酸盐为白色或类白色结晶性粉末,无味或微苦,溶于水、酒精,不溶于乙醚。熔点 125 ℃左右。

(三)药理学

本品为吗啡类左吗喃甲基醚的右旋异构体,通过抑制延髓咳嗽中枢而发挥中枢性镇咳作用。其镇咳强度与可待因相等或略强。无镇痛作用,长期应用未见耐受性和成瘾性。治疗剂量不抑制呼吸。

口服吸收好,15～30 分钟起效,作用可维持 3～6 小时。血浆中原形药物浓度很低。其主要活性代谢产物 3-甲氧吗啡烷在血浆中浓度高,$t_{1/2}$ 为 5 小时。

(四)适应证

用于干咳,适用于感冒、急性或慢性支气管炎、支气管哮喘、咽喉炎、肺结核及其他上呼吸道感染时的咳嗽。

(五)用法和用量

口服,成人,每次 10～30 mg,一日 3 次。一日最大剂量 120 mg。

(六)不良反应

偶有头晕、轻度嗜睡、口干、便秘等不良反应。

(七)禁忌证

妊娠 3 个月内妇女及有精神病史者禁用。

(八)注意

妊娠期妇女及痰多患者慎用。

(九)药物相互作用

(1)与奎尼丁、胺碘酮合用,可增高本品的血药浓度,出现中毒反应。

(2)与氟西汀、帕罗西汀合用,可加重本品的不良反应。

(3)与单胺氧化酶抑制剂并用时,可致高烧、昏迷等症状。

(4)与其他中枢抑制药合用可增强本品的中枢抑制作用。

(5)酒精可增强本品的中枢抑制作用。

(十)制剂

普通片剂:每片 10 mg;15 mg。分散片:每片 15 mg。缓释片:每片 15 mg;30 mg。胶囊剂:每粒15 mg。颗粒剂:每袋 7.5 mg;15 mg。糖浆剂:每瓶 15 mg(20 mL);150 mg(100 mL)。注射剂:每支 5 mg。

复方美沙芬片:每片含对乙酰氨基酚 0.5 g、氢溴酸右美沙芬 15 mg、盐酸苯丙醇胺 12.5 mg、氯苯那敏 2 mg。用于流行性感冒、普通感冒及上呼吸道感染,可减轻发热、咳嗽、咽痛、头痛、周身痛、流涕、打喷嚏、眼部发痒、流泪、鼻塞等症状。口服,每次 1~2 片,一日 3~4 次。12 岁以下儿童遵医嘱服。主要不良反应为嗜睡,偶有头晕、口干、胃不适及一过性转氨酶(ALT)升高。肝病患者慎用。

复方氢溴酸右美沙芬糖浆:每 10 mL 内含氢溴酸右美沙芬 30 mg,愈创甘油醚 0.2 g。

(十一)贮法

遮光密闭保存。

八、福米诺苯

(一)其他名称

胺酰苯吗啉,OLEPTAN,NOLEPTAN,FINATEN。

(二)性状

白色或类白色粉末,无臭,味苦,具强烈刺激味。在酸中易溶,在酒精中略溶,在三氯甲烷中微溶,在水中极微溶解。熔点 206~208 ℃(熔融时分解)。

(三)药理学

本品镇咳特点是抑制咳嗽中枢的同时,具有呼吸中枢兴奋作用。其镇咳作用与可待因接近。呼吸道阻塞和呼吸功能不全者使用本品后,可改善换气功能,使动脉氧分压升高,二氧化碳分压降低。

(四)适应证

用于各种原因引起的慢性咳嗽及呼吸困难。用于小儿顽固性百日咳,奏效较二氢可待因快,且无成瘾性。在某些病例本品还能促进支气管的分泌,降低痰液的黏滞性,有利于咳痰。

（五）用法和用量

口服，每次 80～160 mg，一日 2～3 次。静脉注射，40～80 mg，加入 25％葡萄糖溶液中缓慢注入。

（六）注意

大剂量时可致血压降低。

（七）制剂

片剂：每片 80 mg。注射剂：每支 40 mg(1 mL)。

九、苯佐那酯

（一）其他名称

退嗽，退嗽露，TESSALONTE，VENTUSSIN。

（二）性状

为淡黄色黏稠液体，可溶于冷水，但不溶于热水。能溶于大多数有机溶剂内。

（三）药理学

本品化学结构与丁卡因相似，故具有较强的局部麻醉作用。吸收后分布于呼吸道，对肺脏的牵张感受器及感觉神经末梢有明显抑制作用，抑制肺-迷走神经反射，从而阻断咳嗽反射的传入冲动，产生镇咳作用。本品镇咳作用强度略低于可待因，但不抑制呼吸，支气管哮喘患者用药后，反能使呼吸加深加快，每分通气量增加。口服后 10～20 分钟开始产生作用，持续 2～8 小时。

（四）适应证

用于急性支气管炎、支气管哮喘、肺炎、肺癌所引起的刺激性干咳、阵咳等，也可用于支气管镜、喉镜或支气管造影前预防咳嗽。

（五）用法和用量

口服，每次 50～100 mg，一日 3 次。

（六）不良反应

有时可引起嗜睡、恶心、眩晕、胸部紧迫感和麻木感、皮疹等不良反应。

（七）禁忌证

多痰患者禁用。

（八）注意

服用时勿嚼碎，以免引起口腔麻木。

（九）制剂

糖衣丸或胶囊剂：每粒 25 mg；50 mg；100 mg。

十、那可丁

（一）其他名称

Noscapine。

（二）性状

为白色结晶性粉末或有光泽的棱柱状结晶，无臭。常用其盐酸盐。在三氯甲烷中易溶，苯中略溶，酒精或乙醚中微溶，在水中几乎不溶。熔点 174～177 ℃。

（三）药理学

本品通过抑制肺牵张反射、解除支气管平滑肌痉挛，而产生外周性镇咳作用。尚具有呼吸中枢兴奋作用。无成瘾性。

（四）适应证

用于阵发性咳嗽。

（五）用法和用量

口服，每次 15～30 mg，一日 2～3 次，剧咳可用至每次 60 mg。

（六）不良反应

偶有恶心、头痛、嗜睡等反应。

（七）注意

大剂量可引起支气管痉挛。不宜用于多痰患者。

（八）制剂

片剂：每片 10 mg、15 mg。糖浆剂：每瓶 100 mL。

阿斯美胶囊（强力安喘通胶囊）：每粒胶囊含那可丁 7 mg，盐酸甲氧那明 12.5 mg，氨茶碱 25 mg，氯苯那敏 2 mg。口服，成人，一次 2 粒，一日 3 次；15 岁以下儿童减半。

十一、左丙氧芬

左旋扑嗽芬，挪尔外，NOVRAD。

为非成瘾性中枢镇咳药，其作用约为可待因的 1/5，无镇痛和抑制呼吸作用。每次服 50～100 mg，一日 3 次。偶有头痛、头晕、恶心等反应。片剂（胶囊）：50 mg。

十二、布他米酯

咳息定，SINECOD。

为中枢性镇咳药，镇咳效力强于可待因，适用于各种原因所致干咳。每次服 10 mg，一日 3 次。偶有恶心、腹泻等反应。片剂：10 mg。

十三、地美索酯

咳散，咳舒，咳吩嗪，咳舒平，COTHERA。

镇咳作用比可待因弱，兼有局麻及微弱的解痉作用，无成瘾性。口服 5～10 分钟即起效，维持 3～7 小时。对急性呼吸道炎症引起的咳嗽效果较好，亦可用于支气管镜检查时的剧咳。

每次服 25～50 mg，一日 3 次。有头晕、唇麻、嗜睡等不良反应；不宜用于多痰患者；肝功能减退者慎用。片剂：25 mg。

十四、替培啶

安嗽灵，必嗽定，双噻哌啶，阿斯维林，压嗽灵，Tipedine，ASVERIN，ANTUPEX。

有较强的镇咳作用，同时也有祛痰作用，能促进支气管分泌及气管纤毛的运动而使痰液变稀并易于咳出。适用于急慢性支气管炎引起的咳嗽。每次服 30 mg（枸橼酸盐），一日 3 次。偶有头晕、胃不适、嗜睡、瘙痒等反应。片剂：15 mg、30 mg。

十五、依普拉酮

双苯丙哌酮,易咳嗪,咳净酮,MUCITUX,RESPLENE。

兼具中枢性和外周性镇咳作用。其等效镇咳剂量约为可待因的 2 倍。尚具镇静作用、局麻作用、抗组胺和抗胆碱作用。此外,尚有较强的黏痰溶解作用。用于急慢性支气管炎、肺炎、肺结核等症。每次服40~80 mg,一日 3 次或 4 次。偶有头晕、口干、恶心、胃不适等不良反应。片剂:40 mg。

十六、地布酸钠

咳宁,双丁萘磺钠,KEUTEN,BECANTEX。

除抑制咳嗽中枢外,本品还能抑制咳嗽冲动的传入途径,并有一定的祛痰作用,无成瘾性。适用于上呼吸道感染引起的咳嗽。每次 30~100 mg,一日 3 次,餐后及睡前服,必要时可增至一日6 次,最大剂量可用至每天 1~2 g。大剂量能引起呕吐、腹泻、食欲缺乏等症状。片剂:30 mg。

十七、氯苯达诺

敌退咳,氯苯胺丙醇,Chlophedianol,TUSSIPLEGYL,DETIGON。

除有中枢性镇咳作用外,还有抗组胺作用和阿托品样作用,能减轻支气管痉挛和黏膜充血性水肿,无成瘾性。适用于呼吸道急性感染引起的干咳或阵咳,常与祛痰药合用。每次服 25~50 mg,一日 3~4 次。小儿酌减。偶有荨麻疹、头晕、恶心等反应。不宜单独用于多痰的患者。片剂:25 mg。

十八、异米尼尔

异丙苯戊腈,咳得平,PEROGAN,DIMYRIL,MUCALAN。

其止咳作用主要通过抑制咳嗽中枢,其局麻作用和松弛支气管平滑肌作用亦与止咳作用有关。无成瘾性。用于各种原因引起的咳嗽。每次服 40 mg,一日 3 次。偶有恶心、食欲缺乏、便秘等胃肠道反应及药疹。片剂:20 mg、40 mg。

十九、羟蒂巴酚

羟甲吗喃醇,羟甲吗啡,Oxymethebanol,METEBANYL。

成瘾性中枢性镇咳药,其镇咳有效量仅为可待因的 1/10,作用迅速而持久,口服作用可持续6~8 小时,皮下注射作用可持续 4~8 小时。其成瘾性、抑制呼吸等不良反应较可待因弱。对急慢性支气管炎、肺结核、肺癌引起的咳嗽有效,尤适用于干咳。口服,每次 2 mg,一日 3 次。皮下或肌内注射,每次 2 mg,一日 2 次。偶有口干、食欲缺乏、恶心、呕吐、便秘、眩晕、嗜睡、头痛等不良反应。片剂:2 mg。注射剂:2 mg。

二十、普诺地嗪

哌乙唑,LIBEXIN,TIBEXIN,VAROXIL。

为末梢性镇咳药,镇咳作用可能与其局麻作用和解除支气管平滑肌痉挛作用有关。用于上呼吸道感染、慢性支气管炎、支气管肺炎、哮喘及肺气肿所致咳嗽。也可与阿托品并用于气管镜检查。成人每次 100 mg,儿童每次 25～50 mg,一日 3 次。服用时不可嚼碎,以免引起口腔黏膜麻木感。片剂:25 mg、100 mg。

二十一、普罗吗酯

咳必定,咳吗宁,Morphethylbutyne,MEBUTUS。

为非成瘾性中枢性镇咳药,其镇咳作用强度较可待因弱。本品尚能缓解气管平滑肌痉挛,并有一定的镇静作用。用于治疗各种原因引起的咳嗽,对轻、中度咳嗽的疗效较重度者为好。口服,每次200～250 mg,一日 3 次。偶有口干,恶心,胃部不适。片剂:250 mg。胶囊剂:200 mg。

二十二、奥昔拉定

咳乃定,压咳定,NEOBEX,PECTAMOL,SILOPENTOL,PECTAMON。

非成瘾性中枢性镇咳药,能选择性地抑制咳嗽中枢,而对呼吸中枢无抑制作用。尚有表面麻醉作用和罂粟碱样解痉作用。可用于各种原因引起的咳嗽,其镇咳疗效不如可待因。口服,每次10～20 mg,一日 4 次。可引起恶心、嗜睡、头晕等不良反应,心功能不全及肺淤血患者慎用。片剂 10 mg、20 mg。

二十三、左羟丙哌嗪

为新型外周性镇咳药,兼有抗过敏和抑制支气管收缩作用,中枢及心血管不良反应较羟丙哌嗪少。用于各种原因所致咳嗽。口服,每次 60 mg,一日 3 次。胶囊:60 mg。

二十四、齐培丙醇

镇咳嗪,双苯哌丙醇,MIRSOL,RESPILENE。

为非麻醉性中枢性镇咳药,其镇咳作用不及可待因,但优于喷托维林。尚有局麻作用和松弛支气管平滑肌作用,并有较弱的抗胆碱、抗组胺作用。本品在体外尚有黏痰溶解作用。用于各种原因引起的咳嗽。口服,每次 75 mg,一日 3 次。片剂:75 mg。

(郭衍梅)

第二节　祛　痰　药

痰是呼吸道炎症的产物,可刺激呼吸道黏膜引起咳嗽,并可加重感染。祛痰药可稀释痰液或液化黏痰,使之易于咳出。按其作用方式可将祛痰药分为三类。①恶心性祛痰药和刺激性祛痰药:前者如氯化铵、碘化钾、愈创甘油醚、桔梗流浸膏、远志流浸膏等口服后可刺激胃黏膜,引起轻微的恶心,反射性地促进呼吸道腺体分泌增加,使痰液稀释,易于咳出。后者是一些挥发性物质,如桉叶油、安息香酊等加入沸水中,其蒸气亦可刺激呼吸道黏膜,增加腺体分泌,使痰液变稀,易于咳出。②黏痰溶解剂:如氨溴索、乙酰半胱氨酸、沙雷肽酶等可分解痰液的黏性成分如黏多糖和黏蛋白,使黏痰液化,黏滞性降低而易于咳出。③黏液稀释剂:如羧甲司坦、稀化黏素等主要作用于气管、支气管的黏液产生细胞,促其分泌黏滞性低的分泌物,使呼吸道分泌的流变性恢复正常,痰液由黏变稀,易于咳出。

一、氯化铵

(一)其他名称

氯化锭、卤砂、Ammonium Muriate、SALMAIC。

(二)性状

为无色结晶或白色结晶性粉末,无臭,味咸、凉。有引湿性。在水中易溶,在酒精中微溶。

(三)药理学

口服后刺激胃黏膜的迷走神经末梢,引起轻度的恶心,反射性地引起气管、支气管腺体分泌增加。部分氯化铵吸收入血后,经呼吸道排出,由于盐类的渗透压作用而带出水分,使痰液稀释,易于咳出。能增加肾小管氯离子浓度,因而增加钠和水的排出,具利尿作用。口服吸收完全,其氯离子吸收入血后可酸化体液和尿液,并可纠正代谢性碱中毒。

(四)适应证

用于急性呼吸道炎症时痰黏稠不易咳出的病例。常与其他止咳祛痰药配成复方制剂应用。纠正代谢性碱中毒(碱血症)。其酸化尿液作用可使一些需在酸性尿液中显效的药物如乌洛托品产生作用;也可增强汞剂的利尿作用及四环素和青霉素的抗菌作用;还可促进碱性药物如哌替啶、苯丙胺、普鲁卡因的排泄。

(五)用法和用量

(1)祛痰:口服,成人一次 0.3～0.6 g,一日 3 次。

(2)治疗代谢性碱中毒或酸化尿液:静脉滴注,每天 2～20 g,每小时不超过 5 g。

(六)不良反应

(1)吞服片剂或剂量过大可引起恶心、呕吐、胃痛等胃刺激症状,宜溶于水中、餐后服用。

(2)本品可增加血氨浓度,于肝功能不全者可能诱发肝性脑病。

(七)禁忌证

(1)肝、肾功能不全者禁用。

(2)应用过量或长期服用易致高氯性酸中毒,代谢性酸血症患者禁用。

(八)注意

静脉滴注速度过快,可致惊厥或呼吸停止。溃疡病患者慎用。

(九)药物相互作用

(1)与阿司匹林合用,本品可减慢阿司匹林排泄,增强其疗效。

(2)与氯磺丙脲合用,可增强氯磺丙脲的降血糖作用。

(3)与氟卡尼合用,可减弱氟卡尼的抗心律失常作用。

(4)本品可促进美沙酮的体内清除,降低其疗效。

(5)本品可增加氟卡尼的排泄,降低其疗效。

(6)本品不宜与排钾利尿药、磺胺嘧啶、呋喃妥因等合用。

(十)制剂

片剂:每片 0.3 g。注射液:每支 5 g(500 mL)。

二、溴己新

(一)其他名称

溴己铵、必消痰、必嗽平、溴苄环己铵。

(二)性状

本品为鸭嘴花碱(vasicine)经结构改造得到的半合成品,常用其盐酸盐。白色或类白色结晶性粉末;无臭,无味。在酒精或三氯甲烷中微溶,在水中极微溶解。熔点 239～243 ℃。

(三)药理学

本品具有较强的黏痰溶解作用。主要作用于气管、支气管黏膜的黏液产生细胞,抑制痰液中酸性黏多糖蛋白的合成,并可使痰中的黏蛋白纤维断裂,因此使气管、支气管分泌的流变学特性恢复正常,黏痰减少,痰液稀释易于咳出。本品的祛痰作用尚与其促进呼吸道黏膜的纤毛运动及具有恶心性祛痰作用有关。服药后约 1 小时起效,4～5 小时作用达高峰,疗效维持 6～8 小时。

(四)适应证

用于慢性支气管炎、哮喘、支气管扩张、硅沉着病等有白色黏痰又不易咳出的患者。脓性痰患者需加用抗生素控制感染。

(五)用法和用量

口服:成人一次 8～16 mg。肌内注射:一次 4～8 mg,一日 2 次。静脉滴注:一日 4～8 mg,加入 5% 葡萄糖氯化钠溶液 500 mL。气雾吸入:一次 2 mL,一日 2～3 次。

(六)不良反应

偶有恶心、胃部不适,减量或停药后可消失。

严重的不良反应为皮疹、遗尿。

(七)禁忌证

对本药过敏者禁用。

(八)注意

本品宜餐后服用,胃溃疡患者慎用。

(九)药物相互作用

本品能增加阿莫西林、四环素类抗生素在肺内或支气管的分布浓度,合用时能增强抗菌疗效。

(十)制剂

片剂:每片 4 mg、8 mg。注射液:每支 0.2%,2 mg(1 mL);4 mg(2 mL)。气雾剂:0.2% 溶液。

复方氯丙那林溴己新片:含盐酸氯丙那林 5 mg、盐酸溴己新 10 mg、盐酸去氯羟嗪 25 mg。

复方氯丙那林溴己新胶囊:含盐酸氯丙那林 5 mg、盐酸溴己新 10 mg、盐酸去氯羟嗪 25 mg。

三、氨溴索

(一)其他名称

溴环己胺醇、沐舒坦、美舒咳、安布索、百沫舒、平坦、瑞艾乐、兰苏、兰勃素。

(二)性状

常用其盐酸盐。白色或类白色结晶性粉末,无臭。溶于甲醇,在水或酒精中微溶。

(三)药理学

本品为溴己新在体内的活性代谢产物。能促进肺表面活性物质的分泌及气道液体分泌,使痰中的黏多糖蛋白纤维断裂,促进黏痰溶解,显著降低痰黏度,增强支气管黏膜纤毛运动,促进痰液排出。改善通气功能和呼吸困难状况。其祛痰作用显著超过溴己新,且毒性小,耐受性好。

雾化吸入或口服后 1 小时内生效,作用维持 3～6 小时。

(四)适应证

用于急、慢性支气管炎及支气管哮喘、支气管扩张、肺气肿、肺结核、肺尘埃沉着病、手术后的咳痰困难等。注射给药可用于术后肺部并发症的预防及早产儿、新生儿呼吸窘迫综合征的治疗。

本品高剂量(每次 250～500 mg,一日 2 次)有降低血浆尿酸浓度和促进尿酸排泄的作用,可用于治疗痛风。

(五)用法和用量

口服:成人及 12 岁以上儿童每次 30 mg,每天 3 次。长期使用(14 天后)剂量可减半。静脉注射、肌内注射及皮下注射:成人每次 15 mg,每天 2 次。亦可加入生理盐水或葡萄糖溶液中静脉点滴。

(六)不良反应

不良反应较少,仅少数患者出现轻微的胃肠道反应如胃部不适、胃痛、腹泻等。偶见皮疹等变态反应,出现过敏症状应立即停药。

(七)禁忌证

对本品过敏者禁用。

(八)注意

妊娠第 1～3 个月慎用。注射液不应与 pH＞6.3 的其他溶液混合。

(九)药物相互作用

(1)本品与阿莫西林、阿莫西林克拉维酸钾、氨苄西林、头孢呋辛、红霉素、多西环素等抗生素合用,可增加这些抗生素在肺内的分布浓度,增强其抗菌疗效。

(2)本品与 β_2 受体激动剂及茶碱等支气管扩张剂合用有协同作用。

(十)制剂

片剂:每片 15 mg、30 mg。胶囊剂:每粒 30 mg。缓释胶囊:每粒 75 mg。口服溶液剂:每支 15 mg(5 mL)、180 mg(60 mL)、300 mg(100 mL)、600 mg(100 mL)。气雾剂:每瓶 15 mg(2 mL)。注射液:每支 15 mg(2 mL)。

氨溴特罗口服液:每 100 mL(含盐酸氨溴索 150 mg,盐酸克伦特罗 0.1 mg)。一次 20 mL,一日 2 次。

(十一)贮法

遮光、密闭保存。

四、溴凡克新

(一)其他名称

溴环己酰胺,BROVAN,BRONQUIMUCIL,BROVAXINE。

(二)药理学

本品亦为溴己新的活性代谢物,可使痰中酸性黏多糖纤维断裂,降低痰液黏度,使其液化而易于咳出,同时改善肺通气功能。本品口服或直肠给药吸收良好,服后 3~4 小时,血浓度达到最高峰。毒性低。

(三)适应证

用于急、慢性支气管炎。

(四)用法和用量

口服,成人每次 15~30 mg,一日 3 次。

(五)制剂

片剂:每片 15 mg;30 mg。

五、乙酰半胱氨酸

(一)其他名称

痰易净,易咳净,富露施,MUCOMYST,AIRBRON,FLUIMUCIL,MUCOFILIN,MUCISOL。

(二)性状

为白色结晶性粉末,有类似蒜的臭气,味酸,有引湿性。在水或酒精中易溶。熔点 101~107 ℃。

(三)药理学

本品具有较强的黏痰溶解作用。其分子中所含巯基(—SH)能使白色黏痰中的黏多糖蛋白多肽链中的二硫键(—S—S—)断裂,还可通过分解核糖核酸酶,使脓性痰中的 DNA 纤维断裂,故不仅能溶解白色黏痰而且也能溶解脓性痰,从而降低痰的黏滞性,并使之液化,易于咳出。此外,本品进入细胞内后,可脱去乙酰基形成 L-半胱氨酸,参与谷胱甘肽(GSH)的合成,故有助于保护细胞免受氧自由基等毒性物质的损害。

(四)适应证

(1)用于手术后、急性和慢性支气管炎、支气管扩张、肺结核、肺炎、肺气肿等引起的黏稠分泌物过多所致的咳痰困难。

(2)可用于对乙酰氨基酚中毒的解毒及环磷酰胺引起的出血性膀胱炎的治疗。

(五)用法和用量

(1)喷雾吸入:仅用于非应急情况下。临用前用氯化钠溶液使其溶解成 10% 溶液,每次 1~3 mL,一日 2~3 次。

(2)气管滴入:急救时以 5% 溶液经气管插管或气管套管直接滴入气管内,每次 0.5~2 mL,一日 2~4 次。

(3)气管注入:急救时以 5% 溶液用 1 mL 注射器自气管的甲状软骨环骨膜处注入气管腔内,每次 0.5~2 mL(婴儿每次 0.5 mL,儿童每次 1 mL,成人每次 2 mL)。

(4)口服:成人一次 200 mg,一日 2~3 次。

(六)不良反应

可引起咳呛、支气管痉挛、恶心、呕吐、胃炎等不良反应,减量即可缓解,如遇恶心、呕吐,可暂停给药。支气管痉挛可用异丙肾上腺素缓解。

(七)禁忌证

支气管哮喘者禁用。

(八)注意

(1)本品直接滴入呼吸道可产生大量痰液,需用吸痰器吸引排痰。

(2)不宜与金属、橡皮、氧化剂、氧气接触,故喷雾器须用玻璃或塑料制作。

(3)本品应临用前配制,用剩的溶液应严封贮于冰箱中,48 小时内用完。

(九)药物相互作用

(1)本品可减弱青霉素、四环素、头孢菌素类的抗菌活性,故不宜同时应用;必要时间隔 4 小时交替使用。

(2)与硝酸甘油合用可增加低血压和头痛的发生。

(3)与金制剂合用,可增加金制剂的排泄。

(4)与异丙肾上腺素合用或交替使用可提高药效,减少不良反应。

(5)与碘化油、糜蛋白酶、胰蛋白酶有配伍禁忌。

(十)制剂

片剂:每片 200 mg、500 mg。喷雾剂:每瓶 0.5 g、1.0 g。颗粒剂:每袋 100 mg。泡腾片:每片 600 mg。

六、羧甲司坦

(一)其他名称

羧甲基半胱氨酸,贝莱,费立,卡立宁,康普利,强利灵,强利痰灵,美咳片,Carboxymethyl Cysteine,MUCODYNE,MUCOTAB,MUCOCIS,LOVISCOL,TRANSBRONCHIN。

(二)性状

为白色结晶性粉末;无臭。在热水中略溶,在水中极微溶解,在酒精或丙酮中不溶,在酸或碱溶液中易溶。

(三)药理学

为黏液稀释剂,主要在细胞水平影响支气管腺体的分泌,使低黏度的唾液黏蛋白分泌增加,而高黏度的岩藻黏蛋白产生减少,因而使痰液的黏滞性降低,易于咳出。本品口服有效,起效快,服后 4 小时即可见明显疗效。

(四)适应证

用于慢性支气管炎、支气管哮喘等疾病引起的痰液黏稠、咳痰困难和痰阻气管等。亦可用于防治手术后咳痰困难和肺炎并发症。用于小儿非化脓性中耳炎,有预防耳聋效果。

(五)用法和用量

口服,成人每次 0.25～0.50 g,一日 3 次。儿童一日 30 mg/kg。

(六)不良反应

偶有轻头晕、恶心、胃部不适、腹泻、胃肠道出血、皮疹等不良反应。

(七)注意

(1)本品与强效镇咳药合用,会导致稀化的痰液堵塞气道。

(2)有消化道溃疡病史者慎用。

(3)有慢性肝脏疾病的老年患者应减量。

(八)制剂

口服液:每支 0.2 g(10 mL)、0.5 g(10 mL)。糖浆剂:2%(20 mg/mL)。片剂:每片 0.25 g。

泡腾剂:每包 0.25 g。

(九)贮法

密闭,于阴凉干燥处保存。

七、沙雷肽酶

(一)其他名称

舍雷肽酶,达先,敦净,释炎达,DASEN。

(二)性状

从沙雷杆菌提取的蛋白水解酶,系稍有特殊臭味的灰白色到淡褐色粉末。

(三)药理学

本品具有很强的抗炎症、消肿胀作用和分解变性蛋白质、缓激肽、纤维蛋白凝块作用,故可加速痰、脓和血肿液化与排出,促进血管、淋巴管对分解物的吸收,改善炎症病灶的循环,从而起到消炎、消肿作用,还能增加抗生素在感染灶和血中的浓度,从而增强抗生素的作用。

(四)适应证

用于手术后和外伤后消炎及鼻窦炎、乳腺淤积、膀胱炎、附睾炎、牙周炎、牙槽肿胀等疾病的消炎,还可用于支气管炎、肺结核、支气管哮喘、麻醉后的排痰困难等。国外报道本品可用于治疗儿童耳炎。

(五)用法和用量

口服:成人每次 5～10 mg,每天 3 次,餐后服。

(六)不良反应

(1)偶见黄疸、转氨酶(ALT、AST、γ-GTP)升高、厌食、恶心、呕吐、腹泻等。

(2)偶见鼻出血、血痰等出血倾向。

(3)偶见皮肤发红,瘙痒、药疹等变态反应。

(七)注意

(1)有严重肝、肾功能障碍和血液凝固异常者慎用。

(2)使用本品时应让患者及时咳出痰液,呼吸道插管患者应及时吸出痰液,以防止痰液阻塞呼吸道。

(八)药物相互作用

(1)本品增加青霉素、氨苄西林、磺苄西林等抗生素在感染灶和血中的浓度,增强抗生素的作用。

(2)与抗凝血药合用时,可增强抗凝血药的作用。

(3)与促凝血药合用时可产生部分药理性拮抗作用。

(九)制剂

肠溶片:每片 5 mg(10 000 U);10 mg(20 000 U)。

八、脱氧核糖核酸酶

(一)其他名称

胰去氧核糖核酸酶,胰道酶,DNA 酶,Pancreatic,Dornase,DORNAVAC,DNAase。

(二)性状

为白色粉末,可溶于水。溶液 pH 为 6～7 时活性最大。在室温中或过度稀释可迅速灭活。

(三)药理学

本品是从哺乳动物胰脏中提取的一种核酸内切酶,可使脓痰中的大分子脱氧核糖核酸(DNA)迅速水解成平均链长为 4 个单位的核苷酸,并使原来与 DNA 结合的蛋白质失去保护,进而产生继发性蛋白溶解作用,使痰液黏度降低,易于咳出。与抗生素合用,可使抗生素易于达到感染灶,充分发挥其抗菌作用。

(四)适应证

用于有大量脓痰的呼吸系统感染患者。

(五)用法和用量

气雾吸入:每次$(5～10)\times10^4$ U,溶于 2～3 mL 的 10% 丙二醇或生理盐水中,一日 3～4 次,可连续用药 4～6 天。腔内注射:每次 5×10^4 U。

(六)不良反应

咽部疼痛,每次喷雾后应立即漱口。长期应用可见皮疹、发热等变态反应。

(七)禁忌证

急性化脓性蜂窝组织炎及有支气管胸腔瘘管的活动性结核患者禁用。

(八)注意

本品应临用前新鲜配制。

(九)制剂

注射用脱氧核糖核酸酶:每支 10×10^4 U。

九、稀化黏素

为桃金娘科植物蓝桉、樟科植物樟树叶提取物的复方制剂。每粒胶囊含桃金娘油 300 mg,其中至少含 α-松油萜(α-pinene)30 mg、柠檬烯 75 mg、桉油精 75 mg。

(一)其他名称

吉诺通,强力稀化黏素,标准桃金娘油,复方桃金娘油,OleumEucalypti,Myrtol,MYRTENOL,GELOMYRTOLFORTE。

(二)性状

本品为无色或微黄色的澄清液体,有特异的芳香气,微似樟脑,味辛,凉。贮存日久,色稍变深。在 70% 酒精中易溶。

(三)药理学

本品为脂溶性挥发油,口服给药经小肠吸收后,再经呼吸道排出。可在呼吸道黏膜发挥溶解黏液、促进腺体分泌的作用。亦可产生 β 拟交感神经效应,刺激黏膜纤毛运动,增加黏液移动速度,有助于痰液排出。本品尚具有轻度抗炎作用,通过减轻支气管黏膜肿胀而舒张支气管,减轻气道阻塞所致呼吸困难。

(四)适应证

用于急性和慢性支气管炎、鼻窦炎、支气管扩张、肺结核、硅沉着病及各种原因所致慢性阻塞性肺疾病。亦可用于支气管造影术后,以促进造影剂的排出。

（五）用法和用量

口服。成人：每次 300 mg，一日 2～3 次；4～10 岁儿童：每次 120 mg、一日 2 次。

（六）不良反应

偶见恶心、胃肠道不适。

（七）禁忌证

妊娠期妇女禁用。

（八）注意

胶囊不可打开或嚼破后服用。宜在餐前 30 分钟整粒吞服。

（九）制剂

胶囊剂：每粒 120 mg、300 mg。

十、碘化钾

为刺激性祛痰剂，可使痰液变稀，易于咳出，并可增加支气管分泌。又配成含碘食盐（含本品 0.001%～0.020%）供食用，可预防地方性甲状腺肿。合剂：每 100 mL 中含碘化钾 5 g，碳酸氢钠 2.5 g，三氯甲烷适量。遇酸性药物能游离出碘。口服：每次 6～10 mL，一日 3 次。

十一、愈创甘油醚

愈创木酚甘油醚，Guaiphenesin，Guaiacol GlycerolEther。

为恶心祛痰剂，并有轻度的镇咳、防腐作用，大剂量尚有平滑肌松弛作用。用于慢性气管炎的多痰咳嗽，多与其他镇咳平喘药合用或配成复方应用。可见头晕、嗜睡、恶心、胃肠不适及变态反应等不良反应。片剂：每片 0.2 g，每次 0.2 g，一日 3～4 次。糖浆剂：2%（120 mL），每次 10～20 mL，一日 3 次。

十二、愈创木酚磺酸钾

刺激性祛痰药，促进支气管分泌，使痰液变稀易于咳出。尚有微弱抗炎作用。用于慢性支气管炎、支气管扩张等。多与其他镇咳、平喘药配成复方应用。口服：每次 0.5～1.0 g，一日 3 次。

十三、半胱甲酯

半胱氨酸甲酯，美司坦，Methyl Cysteine，ACDRILE。

为黏痰溶解剂，用于大量黏痰引起的呼吸困难。不良反应参见乙酰半胱氨酸。雾化吸入：每次 10% 溶液 1～3 mL，一日 2～3 次；气管滴入或注入：每次 5% 溶液 0.5～2.0 mL，一日 2 次；口服：每次 0.1 g，一日 2～3 次。片剂：0.1 g。粉剂：0.5 g、1.0 g。

十四、厄多司坦

黏痰溶解剂，通过使支气管分泌液中糖蛋白二硫键断裂而降低黏液黏性，并保护 α_1-抗胰蛋白酶使之不被氧化失活。用于急性和慢性支气管炎、鼻窦炎、耳炎、咽炎和感冒等引起的呼吸道阻塞及痰液黏稠。偶见轻微的头痛和口干、腹隐痛、恶心、呕吐、腹泻等胃肠道反应。

胶囊剂：100 mg、300 mg。口服：成人，每次 300 mg，每天 2 次。儿童，每天 10 mg/kg，分 2 次餐后服。

十五、美司钠

巯乙磺酸,MISTABRON,MUCOFLUID。

供局部吸入或滴入的速效、强效黏痰溶解剂。作用机制与乙酰半胱氨酸相似。疗效较乙酰半胱氨酸强 2 倍。用于慢性支气管炎、肺炎、肺癌患者痰液黏稠、术后肺不张等所致咳痰困难者。雾化吸入或气管内滴入,每次 20％溶液 1～2 mL。有局部刺激作用,可引起咳嗽及支气管痉挛。不宜与红霉素、四环素、氨茶碱合用。气雾剂:0.2 g/mL。溶液剂:10％水溶液。

(郭衍梅)

第三节 平 喘 药

喘息是呼吸系统疾病的常见症状之一,尤多见于支气管哮喘和喘息性支气管炎,是支气管平滑肌痉挛和支气管黏膜炎症引起的分泌物增加和黏膜水肿所致的小气道阻塞的结果。

哮喘的发病机制包括遗传和环境因素,多数人的哮喘发作包括两个时相,即速发相和迟发相。速发相多与 Ⅰ 型(速发型)变态反应有关。哮喘患者接触抗原后,体内产生抗体免疫球蛋白 E,IgE),并结合于肥大细胞表面,使肥大细胞致敏。再次吸入抗原后,抗原与致敏肥大细胞表面的抗体结合,使肥大细胞裂解脱颗粒,释放变态反应介质如组胺、白三烯 C_4 和 D_4(LTC_4 和 LTD_4)、前列腺素 D_2(PGD_2)、嗜酸性粒细胞趋化因子 A(ECF-A)等。这些介质引起血管通透性增加,黏膜下多种炎性细胞如巨噬细胞、嗜酸性粒细胞和多形核粒细胞浸润,刺激支气管平滑肌痉挛、气道黏膜水肿、黏液分泌增加,从而导致气道狭窄、阻塞,甚至气道构形重建。哮喘的迟发相反应可在夜间出现,是继发于速发相的进展性炎症反应,主要是患者支气管黏膜的 Th_2 细胞活化,生成 Th_2 型细胞因子,进一步吸引其他炎症细胞如嗜酸性粒细胞到黏膜表面。迟发相的炎症介质有半胱氨酰白三烯,白介素 IL-3、IL-5 和 IL-8,毒性蛋白,嗜酸性粒细胞阳离子蛋白,主要碱性蛋白及嗜酸性粒细胞衍生的神经毒素。这些介质在迟发相反应中起重要作用,毒性蛋白引起上皮细胞的损伤和缺失。此外,腺苷、诱导型 NO 和神经肽也可能涉及迟发相反应。

当支气管黏膜炎症时,中性粒细胞、嗜酸性粒细胞及肥大细胞释放的溶酶体酶、炎性细胞因子产生的活性氧自由基等可损伤支气管上皮细胞,分布在黏膜的感觉传入神经纤维暴露,并使气管上皮舒张因子(EpDRF)生成减少,遇冷空气、灰尘及致敏原刺激时,感觉传入神经通过轴索反射,释放出 P 物质、神经激肽 A(neurokinin A)和降钙素基因相关肽(CGRP),引起气道高反应性(bronchial 小时 yperresponsi veness,BHR),则更易诱发和加重喘息。

对哮喘发病机制的解释尚有受体学说,即认为喘息发作时 β 受体功能低下,这可能与哮喘患者血清中存在 β_2 受体的自身抗体,并因此导致肺中 β_2 受体密度降低有关。由于在肺中 β_2 受体密度降低的同时,还发现 α 受体密度增加,故亦有哮喘发病时的 α 受体功能亢进学说。根据哮喘患者的呼吸道对乙酰胆碱具有高反应性,还提出了哮喘发病的 M 胆碱受体功能亢进学说。

平喘药是指能作用于哮喘发病的不同环节,以缓解或预防哮喘发作的药物。常用平喘药可分为以下六类:①β 肾上腺素受体激动剂;② M 胆碱受体拮抗剂;③黄嘌呤类药物;④过敏介质阻释剂;⑤肾上腺糖皮质激素类;⑥抗白三烯类药物。近年来的发展趋势是将上述几类药物制成吸入型制剂或配伍制成复方制剂,以增强呼吸道局部疗效并减少全身用药的不良反应。

一、β肾上腺素受体激动剂

(一)麻黄碱

麻黄碱是从中药麻黄中提取的生物碱,可人工合成。

1.其他名称

麻黄素,SANEDRINE,EPHETONIN。

2.性状

常用其盐酸盐,为白色针状结晶或结晶性粉末;无臭,味苦。在水中易溶,在酒精中溶解,在氯仿或乙醚中不溶。熔点217~220 ℃。

3.药理学

可直接激动肾上腺素受体,也可通过促使肾上腺素能神经末梢释放去甲肾上腺素而间接激动肾上腺素受体,对 α 和 β 受体均有激动作用。①心血管系统:使皮肤、黏膜和内脏血管收缩,血流量减少;冠脉和脑血管扩张,血流量增加。用药后血压升高,脉压加大。使心收缩力增强,心排血量增加。由于血压升高反射性地兴奋迷走神经,故心率不变或稍慢。②支气管:松弛支气管平滑肌;其 α 效应尚可使支气管黏膜血管收缩,减轻充血水肿,有利于改善小气道阻塞。但长期应用反致黏膜血管过度收缩,毛细血管压增加,充血水肿反加重。此外,α 效应尚可加重支气管平滑肌痉挛。③中枢神经系统:兴奋大脑皮层和皮层下中枢,产生精神兴奋、失眠、不安和震颤等。

口服后易自肠吸收,可通过血-脑屏障进入脑脊液。V_d 为 3~4 L/kg,吸收后仅少量脱胺氧化,79%以原形经尿排泄。作用较肾上腺素弱而持久,$t_{1/2}$ 为 3~4 小时。

4.适应证

(1)预防支气管哮喘发作和缓解轻度哮喘发作,对急性重度哮喘发作效不佳。

(2)用于蛛网膜下腔麻醉或硬膜外麻醉引起的低血压及慢性低血压症。

(3)治疗各种原因引起的鼻黏膜充血、肿胀引起的鼻塞。

5.用法和用量

(1)支气管哮喘。①口服:成人,常用量一次 15~30 mg,一日 45~90 mg;极量,一次 60 mg,一日150 mg。②皮下或肌内注射:成人,常用量一次 15~30 mg,一日 45~60 mg;极量,一次 60 mg,一日 150 mg。

(2)蛛网膜下腔麻醉或硬膜外麻醉时维持血压:麻醉前皮下或肌内注射 20~50 mg。慢性低血压症,每次口服 20~50 mg,一日 2 次或 3 次。

(3)解除鼻黏膜充血、水肿:以 0.5%~1.0%溶液滴鼻。

6.不良反应

大量长期使用可引起震颤、焦虑、失眠、头痛、心悸、发热感、出汗等不良反应。晚间服用时,常加服镇静催眠药(如苯巴比妥)以防失眠。

7.禁忌证

甲状腺功能亢进症、高血压、动脉硬化、心绞痛等患者禁用。

8.注意

短期反复使用可致快速耐受现象,作用减弱,停药数小时可恢复。

9.药物相互作用

(1)麻黄碱与巴比妥类、苯海拉明、氨茶碱合用,通过后者的中枢抑制、抗过敏、抗胆碱、解除支气管痉挛及减少腺体分泌作用。

(2)忌与优降宁等单胺氧化酶抑制剂合用,以免引起血压过高。

10.制剂

片剂:每片 15 mg、25 mg、30 mg。注射液:每支 30 mg(1 mL)、50 mg(1 mL)。滴鼻剂:0.5%(小儿)、1%(成人)、2%(检查、手术或止血时用)。

(二)异丙肾上腺素

1.其他名称

喘息定,治喘灵,Isoproterenol,ISUPREL,ALUDRINE。

2.性状

常用其盐酸盐,为白色或类白色结晶性粉末;无臭,味微苦,遇光和空气渐变色,在碱性溶液中更易变色。在水中易溶,在酒精中略溶,在三氯甲烷或乙醚中不溶。熔点 165~170 ℃。

3.药理学

为非选择性肾上腺素 β 受体激动剂,对 $β_1$ 和 $β_2$ 受体均有强大的激动作用,对 α 受体几乎无作用。主要作用如下:①作用于心脏 $β_1$ 受体,使心收缩力增强,心率加快,传导加速,心排血量和心肌耗氧量增加。②作用于血管平滑肌 $β_2$ 受体,使骨骼肌血管明显舒张,肾、肠系膜血管及冠状动脉亦不同程度舒张,血管总外周阻力降低。其心血管作用导致收缩压升高,舒张压降低,脉压变大。③作用于支气管平滑肌 $β_2$ 受体,使支气管平滑肌松弛。④促进糖原和脂肪分解,增加组织耗氧量。

本品口服无效。临床多采用气雾吸入给药,亦可舌下含服,在 2~5 分钟内经舌下静脉丛吸收而迅速奏效。其生物利用度为 80%~100%。有效血浓度为 0.5~2.5 mg/mL,V_d 为 0.7 L/kg。在肝脏与硫酸结合,在其他组织被儿茶酚氧位甲基转移酶甲基化代谢灭活。静脉给药后,尿中排泄原形药物和甲基化代谢产物各占 50%。气雾吸入后,尿中排泄物全部为甲基化代谢产物。

4.适应证

(1)支气管哮喘:适用于控制哮喘急性发作,常气雾吸入给药,作用快而强,但持续时间短。

(2)心搏骤停:治疗各种原因如溺水、电击、手术意外和药物中毒等引起的心搏骤停。必要时可与肾上腺素和去甲肾上腺素配伍使用。

(3)房室传导阻滞。

(4)抗休克:心源性休克和感染性休克。对中心静脉压高、心排血量低者,应在补足血容量的基础上再用本品。

5.用法和用量

(1)支气管哮喘:舌下含服,成人常用量,一次 10~15 mg,一日 3 次;极量,一次 20 mg,一日 60 mg。气雾剂吸入,常用量,一次 0.1~0.4 mg;极量,一次 0.4 mg,一日 2.4 mg。重复使用的间隔时间不应少于 2 小时。

(2)心搏骤停:心腔内注射 0.5~1.0 mg。

(3)房室传导阻滞:二度者采用舌下含片,每次 10 mg,每 4 小时 1 次;三度者如心率低于 40 次/分时,可用 0.5~1.0 mg 溶于 5%葡萄糖溶液 200~300 mL 缓慢静脉滴注。

(4)抗休克：以 0.5～1.0 mg 加于 5％葡萄糖溶液 200 mL 中，静脉滴注，滴速 0.5～2.0 μg/min，根据心率调整滴速，使收缩压维持在 12 kPa(90 mmHg)，脉压在 2.7 kPa(20 mmHg)以上，心率 120 次/分以下。

6.不良反应

(1)常见心悸、头痛、头晕、喉干、恶心、软弱无力及出汗等不良反应。

(2)在已有明显缺氧的哮喘患者，用量过大，易致心肌耗氧量增加，易致心律失常，甚至可致室性心动过速及心室颤动。成人心率超过 120 次/分，小儿心率超过 140～160 次/分时，应慎用。

7.禁忌证

冠心病、心绞痛、心肌梗死、嗜铬细胞瘤及甲状腺功能亢进患者禁用。

8.注意

(1)舌下含服时，宜将药片嚼碎；含于舌下，否则达不到速效。

(2)过多、反复应用气雾剂可产生耐受性，此时，不仅 β 受体激动剂之间有交叉耐受性，而且对内源性肾上腺素能递质也产生耐受性，使支气管痉挛加重，疗效降低，甚至增加死亡率。故应限制吸入次数和吸入量。

9.药物相互作用

(1)与其他拟肾上腺素药有相加作用，但不良反应也增多。

(2)与普萘洛尔合用时，可拮抗本品的作用。

(3)三环类抗抑郁药可能增强其作用。

(4)三环类抗抑郁药丙咪嗪、丙卡巴肼合用可增加本品的不良反应。

(5)与洋地黄类药物合用，可加剧心动过速。

(6)钾盐引起血钾增高，增强本品对心肌的兴奋作用，易致心律失常，禁止合用。

(7)与茶碱合用可降低茶碱的血药浓度。

10.制剂

片剂：每片 10 mg。纸片：每片 5 mg。气雾剂：浓度为 0.25％，每瓶可喷吸 200 次左右，每揿约 0.175 mg。注射液：每支 1 mg(2 mL)。

复方盐酸异丙肾上腺素气雾剂(愈喘气雾剂)：每瓶含盐酸异丙肾上腺素 56 mg 和愈创甘油醚 70 mg，按盐酸异丙肾上腺素计算，每次喷雾吸入 0.1～0.4 mg，每次极量 0.4 mg，每天 2.4 mg。

(三)沙丁胺醇

1.其他名称

舒喘灵，索布氨，阿布叔醇，羟甲叔丁肾上腺素，柳丁氨醇，嗽必妥，万托林，爱纳灵。

2.性状

常用其硫酸盐。为白色或类白色的粉末；无臭，味微苦。在水中易溶，在酒精中极微溶解，在乙醚或三氯甲烷中几乎不溶。

3.药理学

为选择性 β_2 受体激动剂，能选择性激动支气管平滑肌的 β_2 受体，有较强的支气管扩张作用。于哮喘患者，其支气管扩张作用比异丙肾上腺素强约 10 倍。抑制肥大细胞等致敏细胞释放变态反应介质亦与其支气管平滑肌解痉作用有关。对心脏的 β_1 受体的激动作用较弱，故其增加心率作用仅及异丙肾上腺素的 1/10。

因不易被消化道的硫酸酯酶和组织中的儿茶酚氧位甲基转移酶破坏，故本品口服有效，作用持续时间较长。口服生物利用度为 30％，服后 15～30 分钟生效，2～4 小时作用达高峰，持续 6 小时以上。气雾吸入的生物利用度为 10％，吸入后 1～5 分钟生效，1 小时作用达高峰，可持续 4～6 小时，维持时间亦为同等剂量异丙肾上腺素的 3 倍。V_d 为 1 L/kg。大部分在肠壁和肝脏代谢，进入循环的原形药物少于 20％。主要经肾排泄。

4.适应证

用于防治支气管哮喘，哮喘型支气管炎和肺气肿患者的支气管痉挛。制止发作多用气雾吸入，预防发作则可口服。

5.用法和用量

口服：成人，每次 2～4 mg，一日 3 次。气雾吸入：每次 0.1～0.2 mg（即喷吸 1～2 次），必要时每 4 小时重复 1 次，但 24 小时内不宜超过 8 次，粉雾吸入，成人每次吸入 0.4 mg，一日 3～4 次。静脉注射：一次 0.4 mg，用 5％葡萄糖注射液 20 mL 或氯化钠注射液 2 mL 稀释后缓慢注射。静脉滴注：1 次 0.4 mg，用 5％葡萄糖注射液 100 mL 稀释后滴注。肌内注射：一次 0.4 mg，必要时 4 小时可重复注射。

6.不良反应

偶见恶心、头痛、头晕、心悸、手指震颤等不良反应。剂量过大时，可见心动过速和血压波动。一般减量即恢复，严重时应停药。罕见肌肉痉挛，变态反应。

7.禁忌证

对本品及其他肾上腺素受体激动剂过敏者禁用。

8.注意

（1）心血管功能不全、高血压、糖尿病、甲状腺功能亢进患者及妊娠期妇女慎用。

（2）对氟利昂过敏者禁用本品气雾剂。

（3）长期用药亦可形成耐受性，不仅疗效降低，且可能使哮喘加重。

（4）本品缓释片不能咀嚼，应整片吞服。

9.药物相互作用

（1）与其他肾上腺素受体激动剂或茶碱类药物合用，其支气管扩张作用增强，但不良反应也可能加重。

（2）β受体阻滞剂如普萘洛尔能拮抗本品的支气管扩张作用，故不宜合用。

（3）单胺氧化酶抑制剂、三环抗抑郁药、抗组胺药、左甲状腺素等可增加本品的不良反应。

（4）与甲基多巴合用时可致严重急性低血压反应。

（5）与洋地黄类药物合用，可增加洋地黄诱发心动过速的危险性。

（6）在产科手术中与氟烷合用，可加重宫缩无力，引起大出血。

10.制剂

片（胶囊）剂：每片（粒）0.5 mg、2 mg。缓释片（胶囊）剂：每粒 4 mg、8 mg。气雾剂：溶液型，药液浓度 0.2％（g/g），每瓶 28 mg，每撤 0.14 mg；混悬型，药液浓度 0.2％（g/g），每瓶 20 mg（200 撤），每撤 0.1 mg。粉雾剂胶囊：每粒 0.2 mg；0.4 mg，用粉雾吸入器吸入。注射液：每支 0.4 mg（2 mL）。糖浆剂：4 mg（1 mL）。

（四）特布他林

1.其他名称

间羟叔丁肾上腺素，间羟舒喘灵，间羟舒喘宁，间羟嗽必妥，叔丁喘宁，比艾，博利康尼，喘康速,BRINCANYL,BRETHINE,BRISTURIN。

2.性状

常用其硫酸盐,为白色或类白色结晶性粉末;无臭,或微有醋酸味;遇光后渐变色。熔点255 ℃。易溶于水,在甲醇或己醇中微溶,在乙醚、丙酮或三氯甲烷中几乎不溶。

3.药理学

为选择性 β_2 受体激动剂,其支气管扩张作用与沙丁胺醇相近。于哮喘患者,本品 2.5 mg 的平喘作用与 25 mg 麻黄碱相当。动物或人的离体试验证明,其对心脏 β_1 受体的作用极小,其对心脏的兴奋作用比沙丁胺醇小 7～10 倍,仅及异丙肾上腺素的 1/100。但临床应用时,特别是大量或注射给药仍有明显心血管系统不良反应,这除与它直接激动心脏 β_1 受体有关外,尚与其激动血管平滑肌 β_2 受体,舒张血管,血流量增加,通过压力感受器反射地兴奋心脏有关。

口服生物利用度为 15％±6％,约 30 分钟出现平喘作用,有效血浆浓度为 3 μg/mL,血浆蛋白结合率为 25％。因不易被儿茶酚氧位甲基转移酶、单胺氧化酶或硫酸酯酶代谢,故作用持久。2～4 小时作用达高峰,可持续 4～7 小时。V_d 为(1.4±0.4)L/kg。皮下注射或气雾吸入后 5～15 分钟生效,0.5～1.0 小时作用达高峰,作用维持 1.5～4.0 小时。

4.适应证

(1)用于支气管哮喘、哮喘型支气管炎和慢性阻塞性肺部疾病时的支气管痉挛。

(2)连续静脉滴注本品可激动子宫平滑肌 β_2 受体,抑制自发性子宫收缩和催产素引起的子宫收缩,预防早产。同样原理亦可用于胎儿窒息。

5.用法和用量

口服:成人,每次 2.5～5.0 mg,一日 3 次,一日中总量不超过 15 mg。静脉注射:一次0.25 mg,如15～30 分钟无明显临床改善,可重复注射一次,但 4 小时中总量不能超过 0.5 mg。气雾吸入:成人,每次 0.25～0.50 mg,一日 3～4 次。

6.不良反应

少数病例可见手指震颤、头痛、头晕、失眠、心悸及胃肠障碍,偶见血糖及血乳酸升高。口服5 mg时,手指震颤发生率可达 20％～33％。故应以吸入给药为主,只在重症哮喘发作时才考虑静脉应用。

7.禁忌证

禁用于:①对本品及其他肾上腺素受体激动剂过敏者;②严重心功能损害者。

8.注意

高血压病、冠心病、糖尿病、甲状腺功能亢进、癫痫患者及妊娠期妇女慎用。

9.药物相互作用

(1)与其他肾上腺素受体激动剂合用可使疗效增加,但不良反应也增多。

(2)β受体阻滞剂如普萘洛尔、醋丁洛尔、阿替洛尔、美托洛尔等可拮抗本品的作用,使疗效降低,并可致严重的支气管痉挛。

(3)与茶碱类药合用,可增加松弛支气管平滑肌作用,但心悸等不良反应也增加。

(4)单胺氧化酶抑制药、三环抗抑郁药、抗组胺药、左甲状腺素等可增加本品的不良反应。

10.制剂

片剂:每片 1.25 mg、2.5 mg、5 mg。胶囊:每粒 1.25 mg、2.5 mg。注射剂:每支 0.25 mg(1 mL)。气雾剂:每瓶 50 mg(200 喷);100 mg(400 喷),每喷 0.25 mg。粉雾剂:0.5 mg(每吸)。

(五)氯丙那林

1.其他名称

氯喘通,氯喘,喘通,邻氯喘息定,邻氯异丙肾上腺素,soprophenamine,ASTHONE。

2.性状

常用其盐酸盐,为白色或类白色结晶性粉末;无臭,味苦。在水或酒精中易溶,在三氯甲烷中溶解,在丙酮中微溶,在乙醚中不溶。熔点 165～169 ℃。

3.药理学

为选择性 β_2 受体激动剂,但其对 β_2 受体的选择性低于沙丁胺醇。有明显的支气管扩张作用,对心脏的兴奋作用较弱,仅为异丙肾上腺素的 1/3。口服后 15～30 分钟生效,约 1 小时达最大效应,作用持续4～6 小时。气雾吸入 5 分钟左右即可见哮喘症状缓解。

4.适应证

用于支气管哮喘、哮喘型支气管炎、慢性支气管炎合并肺气肿,可止喘并改善肺功能。

5.用法和用量

口服,每次 5～10 mg,一日 3 次。预防夜间发作可于睡前服 5～10 mg。气雾吸入,每次6～10 mg。

6.不良反应

用药初 1～3 天,个别患者可见心悸、手指震颤、头痛及胃肠道反应。继续服药,多能自行消失。

7.禁忌证

对本品过敏者禁用。

8.注意

心律失常、高血压、肾功能不全、甲状腺功能亢进及老年患者慎用。

9.药物相互作用

(1)与茶碱类及抗胆碱能支气管扩张药合用,其支气管扩张作用增强,不良反应也增强。

(2)与其他肾上腺素 β_2 受体激动剂有相加作用,但不良反应(如手指震颤等)也增多。

(3) β 受体阻滞剂如普萘洛尔可拮抗本品的作用。

(4)三环类抗抑郁药可能增强其作用。

10.制剂

片剂:每片 5 mg;10 mg。气雾剂:2%溶液。

复方氯喘通(复方氯丙那林)片:每片含盐酸氯丙那林 5 mg、盐酸溴己新 10 mg、盐酸去氯羟嗪 25 mg。用于祛痰、平喘、抗过敏,每次 1 片,一日 3 次。

(六)海索那林

六甲双喘定,息喘酚,哮平灵,己双肾上腺素,BRONALIN,DELAPREM,ETOSCOL,LEANOL。

选择性 β_2 受体激动剂,平喘作用似异丙肾上腺素且持久。其心脏兴奋作用仅及异丙肾上腺素的1/10。用于支气管哮喘,尤适用于伴有高血压者。口服,每次 0.5～1.0 mg,一日 3 次或 4 次。少数人有心悸、震颤、头痛、恶心、食欲缺乏等不良反应。片剂:0.5 mg。

(七)奥西那林

对 β_2 受体的作用弱于沙丁胺醇,但对心脏的兴奋作用相对较弱。吸入给药时,其支气管扩张作用与异丙肾上腺素相似,因其不被儿茶酚氧位甲基转移酶代谢灭活,故作用持续时间较异丙肾上腺素长。用于支气管哮喘和哮喘型支气管炎、慢性阻塞性肺疾病所致支气管痉挛。亦可静脉滴注用于房室传导阻滞。支气管哮喘:口服,成人,每次 10～20 mg,一日 3 或 4 次;儿童,每天 7.5～30.0 mg。气雾吸入,每次0.65～1.95 mg,一日 4～6 次,每天最大量 7.8 mg。房室传导阻滞:静脉滴注,每次 5～20 mg 加入250 mL氯化钠注射液或葡萄糖注射液中,以每分钟 8 滴的速度滴入。过量可致心悸、心动过速、高血压、震颤、头痛、恶心等,亦可能引起排尿困难。冠心病、心功能不全、高血压病、甲状腺功能亢进和糖尿病患者慎用。

片剂:每片 10 mg、20 mg。气雾剂:每瓶含本品 225 mg,每喷一次约含本品 0.65 mg。注射剂:0.5 mg(1 mL)。

(八)福莫特罗

1.其他名称

安咳通,安通克,奥克斯都保,ATOCK,OXISTURBUHALER。

2.性状

本品为富马酸盐。白色或黄白色结晶状粉末;无臭或微带特异臭。在冰醋酸、二甲基二酰胺中易溶,在甲醇中微溶,在水、丙酮、三氯甲烷或乙醚中几乎不溶。熔点 138 ℃。

3.药理学

为长效选择性 β_2 受体激动剂,对支气管的松弛作用较沙丁胺醇强且较持久,其作用机制可能是刺激肾上腺素能 β_2 受体而使气管平滑肌中的 cAMP 上升。本品尚具有明显的抗炎作用,可明显抑制抗原诱发的嗜酸性粒细胞聚集与浸润、血管通透性增高及速发性与迟发性哮喘反应,对血小板激活因子(PAF)诱发的嗜酸性粒细胞聚集亦能抑制,这是其他选择性 β_2 受体激动剂所没有的。还能抑制人嗜碱性粒细胞与肺肥大细胞由过敏或非过敏因子介导的组胺释放。对吸入组胺引起的微血管渗漏与肺水肿也有明显保护作用。

本品口服吸收迅速,0.5～1.0 小时血药浓度达峰值。口服 80 μg,4 小时后支气管扩张作用最强。吸入后约 2 分钟起效,2 小时达高峰,单剂量吸入后作用持续 12 小时左右。本品与血浆蛋白结合率为 50%。通过葡萄糖醛酸化和氧位去甲基代谢后,部分经尿排泄,部分经胆汁排泄,提示有肠肝循环。

4.适应证

用于慢性哮喘与慢性阻塞性肺疾病的维持治疗与预防发作,因其为长效制剂,特别适用于哮喘夜间发作患者,疗效尤佳。能有效地预防运动性哮喘的发作。

5.用法和用量

口服:成人每次 40～80 μg,一日 2 次。气雾吸入:成人每次 4.5～9.0 μg,每天 2 次。

6.不良反应

偶见心动过速、室性期前收缩、面部潮红、胸部压迫感、头痛、头晕、发热、嗜睡、盗汗、震颤、腹痛、皮疹等。

7.注意

(1)高血压、甲状腺功能亢进症、心脏病及糖尿病患者慎用。妊娠及哺乳期妇女慎用。

(2)与肾上腺素及异丙肾上腺素等儿茶酚胺类合用时可诱发心律失常,甚至心搏停止,应避免合用。

8.药物相互作用

(1)本品与肾上腺素、异丙肾上腺素合用时,易致心律不齐,甚至引起心搏骤停。

(2)本品与茶碱、氨茶碱、肾上腺皮质激素、利尿药(呋塞米、螺内酯等)合用,可能因低血钾引起心律不齐。

(3)与洋地黄类药物合用,可增加洋地黄诱发心律失常的危险性。

(4)与单胺氧化酶抑制药合用,可增加室性心律失常发生率,并可加重高血压。

(5)本品可增强泮库溴铵、维库溴铵神经肌肉阻滞作用。

9.制剂

片剂:每片 20 μg、40 μg。干糖浆:20 μg(0.5 g)。气雾剂:每瓶 60 喷(每喷含本品 9 μg)。片剂:每片含本品 20 μg。干粉吸入剂:每瓶 60 喷(每喷含本品 4.5 μg);每瓶 60 喷(每喷含本品 9 μg)。

(九)克仑特罗

1.其他名称

氨必妥,双氯醇胺,氨哮素,克喘素,氨双氯喘通,SPIROPENT。

2.性状

常用其盐酸盐,为白色或类白色的结晶性粉末;无臭,味略苦。在水或酒精中溶解,在三氯甲烷或丙酮中微溶,在乙醚中不溶。熔点 172～176 ℃。

3.药理学

为强效选择性 β_2 受体激动剂,其松弛支气管平滑肌作用强而持久,而对心血管系统影响较小。其支气管扩张作用约为沙丁胺醇的 100 倍,故用药量极小。哮喘患者每次口服本品 30 μg,即可明显增加每秒肺活量(FEV_1)和最大呼气流速(FEF),降低气道阻力,其平喘疗效与特布他林(每次 5 mg,一日 3 次)相近,即较后者强 165 倍。本品尚能增强纤毛运动和促进痰液排出,这也有助于提高平喘疗效。

本品口服后 10～20 分钟起效,2～3 小时达最高血浆浓度,作用维持 5 小时以上。气雾吸入后5～10 分钟起效,作用维持 2～4 小时。直肠给药后 10～30 分钟起效,作用持续 8～24 小时。

4.适应证

用于防治支气管哮喘及哮喘型慢性支气管炎、肺气肿等呼吸系统疾病所致的支气管痉挛。

5.用法和用量

口服,每次 20～40 μg,一日 3 次。舌下含服,每次 60～120 μg,先舌下含服,待哮喘缓解后,将所余部分用温开水送下。气雾吸入,每次 10～20 μg,一日 3～4 次。直肠给药,每次 60 μg,一日2次,也可于睡前给药一次。

6.不良反应

少数患者可见轻度心悸、手指震颤、头晕等不良反应,一般于用药过程中自行消失。

7.禁忌证

对本品过敏者禁用。

8.注意

心律失常、高血压、嗜铬细胞瘤和甲状腺功能亢进症患者慎用。

9.药物相互作用

与单胺氧化酶抑制药合用,可使心动过速或轻度躁狂等的发生率增加。

10.制剂

片剂:每片含本品 20 μg、40 μg。膜剂:每片含本品 60 μg、120 μg(其中 1/3 为速效膜,2/3 为缓释长效膜;前者舌下含服,后者吞服)。气雾剂:每瓶含本品 2 mg。栓剂:每粒含本品 60 μg。

喘立平气雾剂:每瓶含本品 1.5 mg 及洋金花总碱 5 mg。每天吸入 3～4 次。

喘立平栓剂:每个含本品 40 μg 和洋金花总碱 0.4 mg。每次 1 粒塞入肛门,1 天 1～2 次。起效较慢,但疗效维持时间长。

舒喘平胶囊:由克仑特罗、二羟丙茶碱、山莨菪碱、盐酸去氯羟嗪和溴己新组成的平喘、祛痰复方制剂。发作时,口服,每次 1～2 粒,1 天 3 次;症状缓解后,改为一日 1 次。青光眼、心动过速、高血压病、甲状腺功能亢进、前列腺肥大患者须在医师指导下使用。

(十)丙卡特罗

1.其他名称

普鲁卡地鲁,川迪,曼普特,美喘清,美普清,MEPTIN。

2.性状

常用其盐酸盐,为白色或类白色结晶性粉末,无臭,味涩。在水和甲醇中溶解,在酒精中微溶,在三氯甲烷、乙醚或丙酮中几乎不溶,在甲酸中溶解。熔点 193～198 ℃。

3.药理学

为选择性 β_2 受体激动剂,对支气管的 β_2 受体具有较高选择性,其支气管扩张作用强而持久。尚具有较强抗过敏作用,不仅可抑制速发型的气道阻力增加,而且可抑制迟发型的气道反应性增高。本品尚可促进呼吸道纤毛运动。

口服本品 100 μg 后,代谢衰减模式呈二相型,第一相(分布相)的 $t_{1/2}$ 为 3 小时,第二相(消除相)的 $t_{1/2}$ 为 8.4 小时。

4.适应证

用于防治支气管哮喘、喘息性支气管炎和慢性阻塞性肺疾病所致的喘息症状。

5.用法和用量

口服,成人,每晚睡前 1 次服 50 μg,或每次 25～50 μg,早晚(睡前)各服 1 次。

6.不良反应

偶见心悸、心律失常、面部潮红、失眠、头痛、眩晕、耳鸣、肌肉颤动、恶心或胃不适、口渴、鼻塞、疲倦和皮疹。

7.注意

(1)甲状腺功能亢进症、高血压病、心脏病和糖尿病患者慎用。

(2)由于本品对妊娠期妇女和婴幼儿的安全性尚未确定,故亦应慎用。

(3)本品有抗过敏作用,故评估其他药皮试反应时,应考虑本品对皮试的影响。

8.药物相互作用

(1)与其他肾上腺素受体激动剂及茶碱类合用,可引起心律失常,甚至心搏骤停。

(2)与茶碱类及抗胆碱能支气管扩张药合用,其支气管扩张作用增强,但可能产生降低血钾作用,并因此影响心率。

9.制剂

片剂(胶囊):每片(粒)含本品 25 μg、50 μg。口服液:0.15 mg(30 mL)。气雾剂:2 mg,每揿含 10 μg。

(十一)沙美特罗

1.其他名称

祺泰,司多米,平特,施立稳,QITAI,SEREVENT。

2.药理学

为新型选择性长效 β_2 受体激动剂。吸入本品 25 μg,其支气管扩张作用与吸入 200 μg 沙丁胺醇相当。尚有强大的抑制肺肥大细胞释放组胺、白三烯、前列腺素等变态反应介质作用,可抑制吸入抗原诱发的早期和迟发相反应,降低气道高反应性。

单次吸入本品 50 μg 或 400 μg 后,5~15 分钟达血药峰浓度。用药后 10~20 分钟出现支气管扩张作用,持续 12 小时。

3.适应证

用于哮喘(包括夜间哮喘和运动性哮喘)、喘息性支气管炎和可逆性气道阻塞。

4.用法和用量

粉雾吸入:成人,每次 50 μg,一日 2 次;儿童,每次 25 μg,一日 2 次。气雾吸入:剂量用法同上。

5.不良反应

偶见恶心、呕吐、震颤、心悸、头痛及口咽部刺激症状。

6.禁忌证

禁用于:①对本药过敏者;②主动脉瓣狭窄患者;③心动过速者;④严重甲状腺功能亢进者;⑤重症及有重症倾向的哮喘患者。

7.注意

(1)吸入本品有时可产生异常的支气管痉挛,加重哮喘,此时应立即停用,并使用有效的短效 β_2 受体激动剂。

(2)不宜同时使用非选择性 β 受体阻滞剂、单胺氧化酶抑制剂及三环类抗抑郁药。

(3)本品不适用于急性哮喘发作患者,此时应先用短效 β_2 受体激动剂。

8.制剂

粉雾剂胶囊:每粒含本品 50 μg。气雾剂:每喷含本品 25 μg(60 喷、120 喷、200 喷)。

舒利迭干粉吸入剂(SERETIDE):每喷含沙美特罗 50 μg、丙酸氟替卡松 100 μg(60 喷)或沙美特罗 50 μg、丙酸氟替卡松 250 μg(60 喷)。

(十二)班布特罗

1.其他名称

邦尼,邦备,贝合健,BAMBEC,Bambuterol。

2.药理学

新型选择性长效 β_2 受体激动剂。本品为特布他林的前体药物,吸收后在体内经肝脏代谢成为有活性的特布他林。本品亲脂性强,与肺组织有很高的亲和力,产生扩张支气管、抑制内源性变态反应介质释放、减轻水肿及腺体分泌,从而降低气道高反应性,改善肺及支气管通气功能。

3.适应证

用于支气管哮喘、慢性喘息性支气管炎、阻塞性肺气肿及其他伴有支气管痉挛的肺部疾病。

4.用法和用量

每晚睡前口服 1 次,成人一次 10 mg,12 岁以下儿童一次 5 mg。

5.不良反应

可致震颤、头痛、强直性肌肉痉挛及心悸。

6.禁忌证

禁用于:①对本品、特布他林及β受体激动剂过敏者。②特发性肥厚性主动脉瓣下狭窄患者。③快速型心律失常患者。④肝硬化或肝功能不全患者。

7.注意

(1)高血压、缺血性心脏病、快速性心律失常、严重心力衰竭、甲状腺功能亢进等患者慎用。

(2)肝功能不全患者不宜应用。

8.制剂

片剂(胶囊):每片(粒)10 mg、20 mg。口服液:10 mg(10 mL)。

(十三)妥洛特罗

1.其他名称

喘舒,妥布特罗,丁氯喘,叔丁氯喘通,氯丁喘安,CHLOBAMOL,LOBUTEROL。

2.性状

常用其盐酸盐,为白色或类白色的结晶性粉末,无臭,味苦。熔点161～163 ℃。溶于水、酒精,微溶于丙酮,不溶于乙醚。

3.药理学

为选择性β_2受体激动剂,对支气管平滑肌具有较强而持久的扩张作用,对心脏的兴奋作用较弱。离体动物实验证明,本品松弛气管平滑肌作用是氯丙那林的2～10倍,而对心脏的兴奋作用是异丙肾上腺素的1/1 000,作用维持时间较异丙肾上腺素长10倍。临床试用表明,本品除有明显的平喘作用外,还有一定的止咳、祛痰作用,而对心脏的兴奋作用极微。一般口服后5～10分钟起效,作用可维持4～6小时。

4.适应证

用于防治支气管哮喘、哮喘型支气管炎等。

5.用法和用量

口服,每次0.5～2.0 mg,一日3次。

6.不良反应

偶有心悸、手指震颤、心动过速、头晕、恶心、胃部不适等反应,一般停药后即消失。偶见变态反应。

7.注意

冠心病、心功能不全、肝肾功能不全、高血压病、甲状腺功能亢进症、糖尿病患者慎用。

8.药物相互作用

(1)与肾上腺素、异丙肾上腺素合用易致心律失常。

(2)与单胺氧化酶抑制药合用可出现心动过速、躁狂等不良反应。

9.制剂

片剂:每片0.5 mg、1 mg。

复方妥洛特罗片(复方叔丁氯喘通片):每片含盐酸妥洛特罗1.5 mg、盐酸溴己新15 mg、盐酸异丙嗪6 mg。每次1片,一日2或3次。

小儿复方盐酸妥洛特罗片:盐酸妥洛特罗0.5 mg,盐酸溴己新5 mg,盐酸异丙嗪3 mg。

(十四)非诺特罗

酚间羟异丙肾上腺素,备劳特。选择性作用于 β_2 受体,扩张支气管平滑肌。尚可抑制肺组织中过敏慢反应物质释放,也能抑制白细胞释放组胺。本品还可促进支气管纤毛运动,有利于排痰。口服,一次 2.5～7.5 mg,一日 3 次。气雾吸入,每次 1～2 揿,一日 3 次。偶有心动过速、心悸、眩晕、头痛、焦虑、肌肉震颤等不良反应。片剂:2.5 mg。气雾剂:0.67 mg(300 喷)。

(十五)甲氧那明

喘咳宁,甲氧苯丙甲胺,奥索克斯。主要激动 β 受体,对 α 受体作用极弱。平喘作用较麻黄碱强,心血管系统不良反应较少。用于支气管哮喘特别是不能耐受麻黄碱者。尚用于咳嗽、过敏性鼻炎和荨麻疹。口服,每次 50～100 mg,1 天 3 次。5 岁以上儿童,每次 25～50 mg。偶有口干、恶心、失眠、心悸等不良反应。片剂:50 mg。复方甲氧那明胶囊:盐酸甲氧那明 12.5 mg,那可丁 7 mg,氨茶碱 25 mg,马来酸氯苯那敏 2 mg。

二、M 胆碱受体拮抗剂

(一)异丙托溴铵

1.其他名称

异丙阿托品,溴化异丙托品,爱全乐,爱喘乐,ATROVENT。

2.性状

常用其溴化物,为白色结晶性粉末,味苦。溶于水,略溶于酒精,不溶于其他有机溶剂。熔点 232～233 ℃。

3.药理学

药理学是对支气管平滑肌 M 受体有较高选择性的强效抗胆碱药,松弛支气管平滑肌作用较强,对呼吸道腺体和心血管系统的作用较弱。其扩张支气管的剂量仅及抑制腺体分泌和加快心率剂量的 1/20～1/10。气雾吸入本品 40 μg 或 80 μg 对哮喘患者的疗效相当于气雾吸入 2 mg 阿托品、70～200 μg 异丙肾上腺素或 200 μg 沙丁胺醇的疗效。用药后痰量和痰液的黏滞性均无明显改变,但国外报道,本品可促进支气管黏膜的纤毛运动,利于痰液排出。本品为季铵盐,口服不易吸收。气雾吸入后 5 分钟左右起效,30～60 分钟作用达峰值,维持 4～6 小时。

4.适应证

(1)用于缓解慢性阻塞性肺疾病(COPD)引起的支气管痉挛、喘息症状。

(2)防治哮喘、尤适用于因用 β 受体激动剂产生肌肉震颤、心动过速而不能耐受此类药物的患者。

5.用法和用量

用量如下。①气雾吸入:成人,一次 40～80 μg,每天 3～4 次。②雾化吸入:成人,一次 100～500 μg(14 岁以下儿童 50～250 μg),用生理盐水稀释到 3～4 mL,置雾化器中吸入。

6.不良反应

常见口干、头痛、鼻黏膜干燥、咳嗽、震颤。偶见心悸、支气管痉挛、眼干、眼调节障碍、尿潴留。极少见变态反应。

7.禁忌证

禁用于:①对本品及阿托品类药物过敏者;②幽门梗阻者。

8.注意

(1)青光眼、前列腺增生患者慎用。

(2)雾化吸入时避免药物进入眼内。

(3)在窄角青光眼患者,本品与β受体激动剂合用可增加青光眼急性发作的危险性。

(4)使用与β受体激动剂组成的复方制剂时,须同时注意两者的禁忌证。

9.药物相互作用

(1)与β受体激动剂(沙丁胺醇、非诺特罗)、茶碱、色甘酸钠合用可相互增强疗效。

(2)金刚烷胺、吩噻嗪类抗精神病药、三环抗抑郁药、单胺氧化酶抑制药及抗组胺药可增强本品的作用。

10.制剂

(1)气雾剂:每喷 20 μg、40 μg;每瓶 200 喷(10 mL)。

(2)吸入溶液剂:2 mL,异丙托溴铵 500 μg。

(3)雾化溶液剂:50 μg(2 mL)、250 μg(2 mL)、500 μg(2 mL)、500 μg(20 mL)。

(4)复方异丙托溴铵气雾剂(可必特,Combivent):每瓶 14 g(10 mL),含异丙托溴铵(以无水物计)4 mg、硫酸沙丁胺醇 24 mg,每揿含异丙托溴铵(以无水物计)20 μg、硫酸沙丁胺醇 120 μg。每瓶总揿次为 200 喷。

(二)噻托溴铵

思力华,SPIRIVA。是季胺类抗胆碱药,对 $M_1 \sim M_5$ 受体均有相似的亲和力,可与支气管平滑肌上的 M_3 受体结合产生支气管扩张作用,作用维持时间较异丙托溴铵长。用于防治慢性阻塞性肺病及支气管哮喘,对于急性哮喘发作无效。噻托溴铵粉吸入剂(胶囊):每粒 18 μg。每次应用药粉吸入器吸入 1 粒胶囊。一日 1 次。常见的不良反应有口干、声音嘶哑,少数老年患者可发生便秘及尿潴留。老年患者慎用。

(三)氧托溴铵

溴乙东莨菪碱,氧托品,VENTILAT。

本品为东莨菪碱衍生物。对支气管平滑肌具有较高选择性。作用维持时间较长,可达 8 小时以上。无阿托品的中枢性不良反应,治疗剂量对心血管系统无明显影响。本品为季铵盐,口服不易由胃肠道吸收,须采用气雾吸入给药。用于支气管哮喘、慢性喘息性支气管炎和慢性阻塞性肺病。气雾吸入:成人和学龄儿童每天吸入 2 次,每次 2 揿,每揿约为 100 μg。

(四)异丙东莨菪碱

异丙东碱,溴化异丙东莨菪碱。为东莨菪碱的异丙基衍生物,其抗胆碱作用与东莨菪碱和溴化异丙阿托品相似,具有较强的支气管扩张作用。哮喘患者吸入本品的平喘疗效与异丙阿托品相似。用于支气管哮喘和哮喘型慢性支气管炎。气雾吸入,每次 180 μg(相当于喷 3 次),一日 2～4 次。极少数患者有轻度口干、恶心不良反应。气雾剂:每瓶 14 g(含本品 12 mg)。

三、黄嘌呤类药物

(一)氨茶碱

1.其他名称

茶碱乙烯双胺,茶碱乙二胺盐,AMINODUR,Diaphylline,Theophylline,Euphyllin,Ethylenediamine。

2.性状

为白色至微黄色的颗粒或粉末;易结块;微有氨臭,味苦。在空气中吸收二氧化碳,并分解成茶碱。水溶液呈碱性反应。在水中溶解,在酒精中微溶,在乙醚中几乎不溶。熔点 269～274 ℃。

3.药理学

本品为茶碱和乙二胺的复合物,含茶碱 77%～83%。乙二胺可增加茶碱的水溶性,并增强其作用。主要作用如下:①松弛支气管平滑肌,抑制过敏介质释放。在解痉的同时还可减轻支气管黏膜的充血和水肿。②增强呼吸肌如膈肌、肋间肌的收缩力,减少呼吸肌疲劳。③增强心肌收缩力,增加心排血量,低剂量一般不加快心率。④舒张冠状动脉、外周血管和胆管平滑肌。⑤增加肾血流量,提高肾小球滤过率,减少肾小管对钠和水的重吸收,具有利尿作用。⑥中枢神经兴奋作用。

茶碱口服吸收完全,其生物利用度为 96%。用药后 1～3 小时血浆浓度达峰值,有效血浓度为 10～20 μg/mL。血浆蛋白结合率约 60%。V_d 为(0.50±0.16)L/kg。80%～90%的药物在体内被肝脏的混合功能氧化酶代谢。本品的大部分代谢物及约 10%原形药均经肾脏排出。正常人 $t_{1/2}$ 为(9±2.1)小时,早产儿、新生儿、肝硬化、充血性心功能不全、肺炎、肺心病等 $t_{1/2}$ 延长,如肝硬化患者 $t_{1/2}$ 为 7～60 小时,急性心功能不全患者 $t_{1/2}$ 为 3～80 小时。

4.适应证

适应证:①支气管哮喘和喘息性支气管炎,与 β 受体激动剂合用可提高疗效。在哮喘持续状态,常选用本品与肾上腺皮质激素配伍进行治疗。②治疗急性心功能不全和心源性哮喘。③胆绞痛。

5.用法和用量

用法和用量。①口服:成人,常用量,每次 0.1～0.2 g,一日 0.3～0.6 g;极量,一次 0.5 g,一日 1 g。②肌内注射或静脉注射:成人,常用量,每次 0.25～0.50 g,1 天 0.5～1.0 g;极量,一次 0.5 g。以 50%葡萄糖注射液 20～40 mL 稀释后缓慢静脉注射(不得少于 10 分钟)。③静脉滴注:以 5%葡萄糖注射液 500 mL 稀释后滴注。④直肠给药:栓剂或保留灌肠,每次 0.3～0.5 g,每天 1～2 次。

6.不良反应

常见恶心、呕吐、胃部不适、食欲减退、头痛、烦躁、易激动、失眠等。少数患者可出现皮肤变态反应。

7.禁忌证

禁用于:①对本品、乙二胺或茶碱过敏者。②急性心肌梗死伴有血压显著降低者。③严重心律失常者。④活动性消化性溃疡者。

8.注意

(1)本品呈较强碱性,局部刺激作用强。口服可致恶心、呕吐。一次口服最大耐受量 0.5 g。餐后服药、与氢氧化铝同服,或服用肠衣片均可减轻其局部刺激作用。肌内注射可引起局部红肿、疼痛,现已极少用。

(2)静脉滴注过快或浓度过高(血浓度＞25 μg/mL)可强烈兴奋心脏,引起头晕、心悸、心律失常、血压剧降,严重者可致惊厥。故必须稀释后缓慢注射。

(3)其中枢兴奋作用可使少数患者发生激动不安、失眠等。剂量过大时可发生谵妄、惊厥。可用镇静药对抗。

（4）肝、肾功能不全，甲状腺功能亢进症患者慎用。

（5）可进入胎盘及乳汁，故妊娠期妇女及乳母慎用。

（6）不可露置空气中，以免变黄失效。

9.药物相互作用

（1）红霉素、罗红霉素、四环素类、依诺沙星、环丙沙星、氧氟沙星、克拉霉素、林可霉素等可降低氨茶碱清除率，增高其血药浓度。

（2）苯巴比妥、苯妥英、利福平、西咪替丁、雷尼替丁等可刺激氨茶碱在肝中代谢，使其清除率增加；氨茶碱也可干扰苯妥英的吸收，两者血浆浓度均下降，合用时应调整剂量。

（3）维拉帕米可干扰氨茶碱在肝内的代谢，增加血药浓度和毒性。

（4）氨茶碱可加速肾脏对锂的排泄，降低锂盐疗效。

（5）咖啡因或其他黄嘌呤类药物可增加氨茶碱作用和毒性。

（6）本品可提高心肌对洋地黄类药物的敏感性，合用时后者的心脏毒性增强。

（7）普萘洛尔可抑制氨茶碱的支气管扩张作用。

（8）稀盐酸可减少氨茶碱在小肠吸收。酸性药物可增加其排泄，碱性药物减少其排泄。

（9）静脉输液时，应避免与维生素 C、促皮质激素、去甲肾上腺素、四环素族盐酸盐配伍。

10.制剂

片剂：每片 0.05 g、0.1 g、0.2 g。肠溶片：每片 0.05 g、0.1 g。注射液：①肌内注射用每支 0.125 g（2 mL）、0.25 g（2 mL）、0.5 g（2 mL）。②静脉注射用每支 0.25 g（10 mL）。栓剂：每粒 0.25 g。

氨茶碱缓释片：每片 0.1 g、0.2 g。每 12 小时口服一次，每次 0.2～0.3 g。

复方长效氨茶碱片：白色外层含氨茶碱 100 mg、氯苯那敏 2 mg、苯巴比妥 15 mg、氢氧化铝 30 mg；棕色内层含氨茶碱和茶碱各 100 mg。外层在胃液内迅速崩解，而呈速效；内层为缓释层，在肠液内缓慢崩解以维持药效。口服，每次 1 片，一日 1 或 2 次。

阿斯美胶囊剂：每粒含氨茶碱 25 mg，那可丁 7 mg，盐酸甲氧那明 12.5 mg，氯苯那敏 2 mg。口服，成人一次 2 粒，一日 3 次。15 岁以下儿童剂量减半。

止喘栓：成人用，每个含氨茶碱 0.4 g，盐酸异丙嗪 0.025 g，苯佐卡因 0.045 g；小儿用，每个含量减半，每次 1 个，睡前塞入肛门。喘静片：含氨茶碱、咖啡因、苯巴比妥、盐酸麻黄碱、远志流浸膏。每次 1～2 片，一日 3 次。极量，每天 8 片。

（二）多索茶碱

1.其他名称

枢维新，ANSIMAR。

2.性状

多索茶碱是茶碱的 N-7 位上接 1,3-二氧环戊基-2-甲基的衍生物。本品为白色针状结晶粉末，在水、丙酮、乙酸乙酯、三氯甲烷、苯溶剂中可溶解 1%，加热可溶于甲醇和酒精，不溶于乙醚和石油醚。

3.药理学

本品对磷酸二酯酶有显著抑制作用。其支气管平滑肌松弛作用较氨茶碱强 10～15 倍，并有镇咳作用，且作用时间长，无依赖性。本品为非腺苷受体拮抗剂，因此无类似茶碱所致的中枢和胃肠道等肺外系统的不良反应，也不影响心功能。但大剂量给药后可引起血压下降。

4.适应证

用于支气管哮喘、喘息性支气管炎及其他伴支气管痉挛的肺部疾病。

5.用法和用量

口服:每天 2 片或每 12 小时 1～2 粒胶囊,或每天 1～3 包散剂冲服。急症可先注射 100 mg,然后每 6 小时静脉注射 1 次,也可每天静脉点滴 300 mg。

6.不良反应

少数人用药后可见头痛、失眠、易怒、心悸、心动过速、期前收缩、食欲缺乏、恶心、呕吐上腹不适或疼痛、高血糖及尿蛋白。

7.制剂

规格。①片剂:每片 200 mg、300 mg、400 mg。②胶囊剂:每粒 200 mg、300 mg。③散剂:每包 200 mg。④注射液:每支 100 mg(10 mL)。⑤葡萄糖注射液:每瓶 0.3 g 与葡萄糖 5 g(100 mL)。

(三)二羟丙茶碱

1.其他名称

喘定,甘油茶碱,Dyphylline,Glyphylline,Neothylline,Lufyllin。

2.性状

本品为白色粉末或颗粒,无臭,味苦。在水中易溶,在酒精中微溶,在三氯甲烷或乙醚中极微溶解。熔点 160～164 ℃。

3.药理学

平喘作用与氨茶碱相似。本品 pH 近中性,对胃肠刺激性较小,口服易耐受。肌内注射疼痛反应轻。心脏兴奋作用仅为氨茶碱的 1/20～1/10。

4.适应证

用于支气管哮喘、喘息性支气管炎,尤适用于伴有心动过速的哮喘患者。亦可用于心源性肺水肿引起的喘息。

5.用法和用量

用法和用量。①口服:每次 0.1～0.2 g,一日 3 次。极量,一次 0.5 g,一日 1.5 g。②肌内注射:每次 0.25～0.5 g。③静脉滴注:用于严重哮喘发作,每天 0.5～1 g 加于 5%葡萄糖液 1 500～2 000 mL 中滴入。④直肠给药:每次 0.25～0.5 g。

6.不良反应

偶有口干、恶心、头痛、烦躁、失眠、易激动、心悸、心动过速、期前收缩、食欲减退、呕吐、上腹不适或疼痛、高血糖及尿蛋白。

7.注意

(1)哮喘急性发作的患者不宜首选本品。

(2)静脉滴注速度过快可致一过性低血压和周围循环衰竭。

(3)大剂量可致中枢兴奋,甚至诱发惊厥,预服镇静药可防止。

8.药物相互作用

(1)与拟交感胺类支气管扩张药合用具有协同作用。

(2)苯妥英钠、卡马西平、西咪替丁、咖啡因及其他黄嘌呤类合用可增强本品的作用和毒性。

(3)克林霉素、林可霉素、大环内酯类及喹诺酮类抗菌药可降低本品的肝脏清除率,使血药浓度升高,甚至出现毒性反应。

（4）碳酸锂加速本品清除,降低本品疗效。本药也可使锂从肾脏排泄增加,影响其疗效。

（5）与普萘洛尔合用可降低本品的疗效。

9.制剂

片剂:每片 0.1 g、0.2 g。注射液:每支 0.25 g(2 mL)。葡萄糖注射液:每瓶 0.25 g 与葡萄糖 5 g(100 mL)。栓剂:每粒 0.25 g。

（四）复方茶碱片

每片含茶碱 25 mg,盐酸麻黄碱 10 mg,非那西丁 100 mg,苯巴比妥 10 mg,氨基比林 100 mg,咖啡因 15 mg,可可碱 25 mg,颠茄浸膏 2 mg。口服,每次 1 片,1 天 2 次。

（五）胆茶碱

为茶碱的胆碱盐,含无水茶碱 64%,作用与氨茶碱相似。口服易吸收,对胃的刺激性小,可耐受较大剂量。对心脏和神经系统的影响较小。适应证同氨茶碱。口服:成人每次 0.1～0.2 g,一日 3 次。极量,一次 0.5 g,一日 1 g。小儿一日 10～15 mg/kg,分 3～4 次服。偶有口干、恶心、心悸、多尿等不良反应。片剂:0.1 g、0.2 g。糖浆剂:1.24%。

（六）甘氨酸茶碱钠

又称甘非林。作用与氨茶碱相似,口服易吸收,对胃的刺激性小,可耐受较大剂量。用途同氨茶碱。口服,每次 1 片,一日 3 次。片剂:每片 330 mg,内含茶碱 165 mg。

（七）赖氨酸茶碱

作用与氨茶碱相似,用途同氨茶碱,是儿科用的茶碱制剂。6 个月以下幼儿,2～3 mg/kg;6 个月至 4 岁,3～4 mg/kg;4 岁以上,4～5 mg/kg。每 6 小时一次。偶见胃肠道反应及激动、不安,皮疹、瘙痒。禁用于低血压及对本品过敏者。肝病、心力衰竭、急性肺炎患者慎用。片剂:182 mg(含无水茶碱100 mg)。滴剂:72.5 mg/mL(含无水茶碱 40 mg)。

四、过敏介质阻释剂

（一）色甘酸钠

1.其他名称

色甘酸二钠,咽泰,咳乐钠,CromolynSodium,INTAL,NALCROM。

2.性状

为白色结晶性粉末;无臭,有引湿性,遇光易变色。在水中溶解,在酒精或氯仿中不溶。

3.药理学

本品无松弛支气管平滑肌作用和 β 受体激动作用,亦无直接拮抗组胺、白三烯等过敏介质作用和抗炎症作用。但在抗原攻击前给药,可预防速发型和迟发型过敏性哮喘,亦可预防运动和其他刺激诱发的哮喘。目前认为其平喘的作用机制可能是通过:①稳定肥大细胞膜,阻止肥大细胞释放过敏介质:可抑制肺组织肥大细胞中磷酸二酯酶活性,致使肥大细胞中 cAMP 水平增高,减少 Ca^{2+} 向细胞内转运,从而稳定肥大细胞膜,抑制肥大细胞裂解、脱颗粒,阻止组胺、白三烯、5-羟色胺、缓激肽及慢反应物质等过敏介质释放,从而预防变态反应的发生。②直接抑制由于兴奋刺激感受器而引起的神经反射,抑制反射性支气管痉挛。③抑制非特异性支气管高反应性（BHR）。④抑制血小板活化因子（PAF）引起的支气管痉挛。

本品口服极少吸收。干粉喷雾吸入时,其生物利用度约 10%。吸入剂量的 80% 以上沉着于口腔和咽部,并被吞咽入胃肠道。吸入后 10～20 分钟即达峰血浆浓度（正常人为 14～

91 ng/mL,哮喘患者为1~36 ng/mL)。血浆蛋白结合率为60%~75%。迅速分布到组织中,特别是肝和肾。V_d 为 0.13L/kg。血浆 $t_{1/2}$ 为 1.0~1.5 小时。经胆汁和尿排泄。

4.适应证

(1)支气管哮喘:可用于预防各型哮喘发作。对外源性哮喘疗效显著,特别是对已知抗原的年轻患者疗效更佳。对内源性哮喘和慢性哮喘亦有一定疗效,约半数患者的症状改善或完全控制。对依赖肾上腺皮质激素的哮喘患者,经用本品后可减少或完全停用肾上腺皮质激素。运动性哮喘患者预先给药几乎可防止全部病例发作。一般应于接触抗原前 1 周给药,但运动性哮喘可在运动前 15 分钟给药。与 β 肾上腺素受体激动剂合用可提高疗效。

(2)过敏性鼻炎,季节性花粉症,春季角膜、结膜炎,过敏性湿疹及某些皮肤瘙痒症。

(3)溃疡性结肠炎和直肠炎:本品灌肠后可改善症状,内镜检和活检均可见炎症及损伤减轻。

5.用法和用量

(1)支气管哮喘:粉雾吸入,每次 20 mg,一日 4 次;症状减轻后,一日 40~60 mg;维持量,一日20 mg。气雾吸入,每次 3.5~7.0 mg,一日 3~4 次,每天最大剂量 32 mg。

(2)过敏性鼻炎:干粉吸入或吹入鼻腔,每次 10 mg,一日 4 次。

(3)季节性花粉症和春季角膜、结膜炎:滴眼,2%溶液,每次 2 滴,一日数次。

(4)过敏性湿疹、皮肤瘙痒症:外用 5%~10%软膏。

(5)溃疡性结肠炎、直肠炎:灌肠,每次 200 mg。

6.不良反应

少数患者因吸入的干粉刺激,出现口干、咽喉干痒、呛咳、胸部紧迫感,甚至诱发哮喘,预先吸入 β 肾上腺素受体激动剂可避免其发生。

7.禁忌证

对本品过敏者禁用。

8.注意

(1)原来用肾上腺皮质激素或其他平喘药治疗者,用本品后应继续用原药至少 1 周或至症状明显改善后,才能逐渐减量或停用原用药物。

(2)获明显疗效后,可减少给药次数。如需停药,亦应逐步减量后再停。不能突然停药,以防哮喘复发。

(3)用药过程中如遇哮喘急性发作,应立即改用其他常规治疗如吸入 β 肾上腺素受体激动剂等,并停用本品。

(4)肝、肾功能不全者和妊娠期妇女慎用。

9.制剂

粉雾剂胶囊:每粒 20 mg,装于专用喷雾器内吸入。气雾剂:每瓶 700 mg(200 揿),每揿 3.5 mg。软膏:5%~10%。滴眼剂:0.16 g/8 mL(2%)。

(二)酮替芬

1.其他名称

噻喘酮,甲哌噻庚酮,Benzocycloheptathiophene,ZADITEN,ZASTEN。

2.性状

常用其富马酸盐,为类白色结晶性粉末;无臭,味苦。在甲醇中溶解,在水或酒精中微溶,在丙酮或三氯甲烷中极微溶解。熔点 191~195 ℃。

3.药理学

为强效抗组胺和过敏介质阻释剂。本品不仅能抑制抗原诱发的人肺和支气管组织肥大细胞释放组胺和白三烯等炎症介质,还可抑制抗原、血清或钙离子介导的人嗜碱性粒细胞及中性粒细胞释放组胺及白三烯。还有强大的 H_1 受体拮抗作用。此外,本品还抑制哮喘患者的气道高反应性,但其不改变痰的性质,亦不影响黏液纤毛运动。

口服迅速从胃肠道吸收,3~4 小时达血药浓度峰值,作用持续时间较长,一日仅需给药 2 次。

4.适应证

(1)支气管哮喘,对过敏性、感染性和混合性哮喘均有预防发作效果。

(2)喘息性支气管炎、过敏性咳嗽。

(3)过敏性鼻炎、过敏性结膜炎及过敏性皮炎。

5.用法和用量

(1)口服:①片剂,成人及儿童均为每次 1 mg,一日 2 次,早、晚服用。②小儿可服其口服溶液,一日1~2 次(一次量:4~6 岁,2 mL;6~9 岁,2.5 mL;9~14 岁,3 mL)。

(2)滴鼻:一次 1~2 滴,一日 1~3 次。

(3)滴眼:滴入结膜囊,一日 2 次,一次 1 滴,或每 8~12 小时滴 1 次。

6.不良反应

口服或滴鼻后可见镇静、嗜睡、疲倦、乏力、头晕、口(鼻)干等不良反应,少数患者出现变态反应,表现为皮肤瘙痒、皮疹、局部水肿等。

7.禁忌证

禁用于对本品过敏者。

8.注意

(1)妊娠期妇女慎用。3 岁以下儿童不推荐使用。

(2)用药期间不宜驾驶车辆、操作精密机器、高空作业等。

(3)出现严重不良反应时,可暂将本品剂量减半,待不良反应消失后再恢复原剂量。

(4)应用本品滴眼剂期间不宜佩戴隐形眼镜。

9.药物相互作用

(1)本品与抗组胺药有协同作用。

(2)与酒精及镇静催眠药合用可增强困倦、乏力等症状,应避免合用。

(3)与抗胆碱药合用可增加后者的不良反应。

(4)与口服降血糖药合用时,少数糖尿病患者可见血小板减少,故两者不宜合用。

(5)本品抑制齐多夫定肝内代谢,避免合用。

10.制剂

片剂:每片 0.5 mg、1 mg。胶囊剂:每粒 0.5 mg、1 mg。口服溶液:1 mg(5 mL)。滴鼻液:15 mg(10 mL)。滴眼液:2.5 mg(5 mL)。

(三)曲尼司特

1.其他名称

利喘贝,肉桂氨茴酸,利喘平,Rizaben。

2.性状

为带微黄色的白色结晶性粉末,无臭、无味。不溶于水,可溶于碱性水溶液。

3.药理学

可稳定肥大细胞和嗜碱性粒细胞膜,阻止细胞裂解脱颗粒,从而抑制组胺、白三烯及 5-羟色胺等变态反应介质释放,但对组胺、乙酰胆碱、5-羟色胺无直接对抗作用。对于 IgE 引起的大鼠皮肤变态反应和实验性哮喘有显著抑制作用。本品的中枢抑制作用弱于酮替芬。

口服易吸收,服药后 2～3 小时血药浓度达峰值,$t_{1/2}$ 为 8.6 小时,24 小时血药浓度明显降低。体内代谢产物主要是曲尼司特 4 位脱甲基与硫酸及葡萄糖醛酸的结合物。

4.适应证

用于防治支气管哮喘、过敏性鼻炎。亦可用于荨麻疹、血管神经性水肿及过敏性皮肤瘙痒症的治疗。

5.用法和用量

口服,成人,每次 0.1 g,一日 3 次。儿童,每天 5 mg/kg,分 3 次服。

6.不良反应

可见食欲缺乏、恶心、呕吐、便秘;偶见头痛、眩晕、嗜睡及尿频、尿痛、血尿等膀胱刺激症状。偶见肝功能异常如丙氨酸氨基转移酶(ALT)活性升高、黄疸等。尚有红细胞及血红蛋白减少,变态反应。

7.禁忌证

对本品过敏者、妊娠期妇女禁用。

8.注意

(1)本品对已发作的哮喘不能迅速起效,应先合用 β 受体激动剂或肾上腺皮质激素类 1～4 周,然后逐渐减少合用药的剂量,以致撤除而单用本品。

(2)对有肾上腺皮质激素依赖性的哮喘患者,加用本品可减少皮质激素的用量。

(3)肝、肾功能不全者慎用。

9.制剂

片剂(胶囊剂):每片(粒)0.1 g。

10.贮法

密封、遮光保存。

复方曲尼司特胶囊:每粒胶囊含曲尼司特 80 mg,硫酸沙丁胺醇 2.4 mg。

(四)氮司汀

1.其他名称

ALLERGODIL,AZEPTIN,PHINOLAST。

2.性状

其盐酸盐为白色结晶性粉末,无臭,味苦,溶于三氯甲烷、二氯甲烷和冰醋酸,略溶于甲醇,微溶于水或无水酒精,不溶于丙酮和乙醚。

3.药理学

属吩噻嗪类衍生物,结构式相似于酮替芬,药理作用和机制也相似。为第二代组胺(H₁)受体阻滞剂,兼有较强的抗炎、抗过敏作用。

本品通过抑制脂氧酶活性、升高细胞内 cAMP 水平、增加细胞膜稳定性、阻止钙离子进入肥大细胞和嗜碱性粒细胞,从而抑制白三烯和组胺等过敏介质的产生和释放。也能直接拮抗白三烯、组胺和缓激肽等过敏介质引起的气管和肠道平滑肌收缩,抑制实验性哮喘和局部过敏症。

4.适应证

用于治疗支气管哮喘、过敏性鼻炎或过敏性结膜炎。

5.用法和用量

(1)支气管哮喘:口服,成人每次 2~4 mg,6~12 岁儿童每次 1 mg,一日 2 次。

(2)过敏性鼻炎:口服,每次 1 mg,一日 2 次,在早餐后及睡前各服 1 次;喷鼻,一次 1 喷,一日2~4 次。

(3)过敏性结膜炎:滴眼,一次1滴,一日 2~4 次。

6.不良反应

口服可有嗜睡、困倦、口苦、食欲缺乏、恶心、呕吐及便秘等,也可见丙氨酸氨基转移酶(ALT)活性升高及皮疹等变态反应。

7.注意

(1)服药期间不宜从事驾驶机动车、高空作业等具有危险性的机械操作。

(2)避免与酒精或其他中枢抑制药同时服用。

(3)妊娠期妇女及婴幼儿慎用。

(4)应用本品滴眼剂期间不宜佩戴隐形眼镜。

8.制剂

片剂:每片 1 mg、2 mg。颗粒剂:0.2%。喷鼻剂:10 mg(10 mL)。滴眼液:2.5 mg(5 mL)。

(五)色羟丙钠

其药理作用、作用强度与机制均似色甘酸钠,用于防治春季角膜结膜炎、过敏性鼻炎和过敏性哮喘,亦可用于食物过敏等胃肠道变态反应。滴眼,每次 1~2 滴,一日 4~6 次。滴鼻,每次5~6 滴,一日5~6 次。滴眼剂:160 mg(8 mL);滴鼻剂:160 mg(8 mL)。

(六)奈多罗米

可抑制来自呼吸道的各种细胞的炎症介质释放,具有特异的抗炎作用。可拮抗运动、吸入抗原、冷空气和大气污染物所致的支气管痉挛。降低阻塞性肺疾病患者的气道高反应性。用于预防性治疗各种原因诱发的哮喘和哮喘型慢性支气管炎。吸入,成人及 12 岁以上儿童,每次 2 喷,一日 2 次,必要时可增加至一日 4 次。主要不良反应为头痛、恶心,但均较轻,可自行消失。气雾剂:每瓶 112 mg(56 喷);24 mg (112 喷),每喷 2 mg。

(七)托普司特

敏喘宁,苯氮嘌呤酮。其药理作用与作用机制似色甘酸钠,但作用较之强。用于支气管哮喘、哮喘型慢性支气管炎。对过敏性鼻炎和过敏性皮炎也有效。口服,每次 20 mg,一日 3 次。少数病例有口干、恶心、胸闷等反应。片剂:20 mg。

五、肾上腺皮质激素

(一)倍氯米松

1.其他名称

倍氯松,必可酮,双丙酸酯,二丙酸倍氯松,AKDECIN,Proctisone,BECONASE,BECOTIDE。

2.性状

本品为倍氯米松的二丙酸酯。白色或类白色粉末,无臭。在丙酮或三氯甲烷中易溶,在甲醇中溶解,在酒精中略溶,在水中几乎不溶。

3.药理学

本品是局部应用的强效肾上腺糖皮质激素。因其亲脂性强,气雾吸入后,可迅速透过呼吸道和肺组织而发挥平喘作用。其局部抗炎、抗过敏疗效是泼尼松的 75 倍,是氢化可的松的 300 倍。每天 $200\sim400\ \mu g$ 即能有效地控制哮喘发作,平喘作用可持续 $4\sim6$ 小时。

本品气雾吸入方式给药后,进入呼吸道并经肺吸收入血,其生物利用度为 $10\%\sim20\%$。另有部分沉积于咽部,咽下后在胃肠道吸收,$40\%\sim50\%$ 经肝脏首过效应灭活。本品在循环中由肝脏连续代谢而逐渐减少。因其含有亲脂性基团利于透过肝细胞膜,更易与细胞色素 P_{450} 药物代谢酶结合,故具有较高清除率,较之口服用药的糖皮质激素类高 $3\sim5$ 倍,因而全身不良反应较小。V_d 为 $0.3\ L/kg$。$t_{1/2}$ 为 3 小时,肝脏疾病时可延长。其代谢产物 70% 经胆汁、$10\%\sim15\%$ 经尿排泄。

4.适应证

适用于:①本品吸入给药可用于慢性哮喘患者。②鼻喷用于过敏性鼻炎。③外用治疗过敏所致炎症性皮肤病如湿疹、神经性或接触性皮炎、瘙痒症等。

5.用法和用量

气雾吸入,成人开始剂量每次 $50\sim200\ \mu g$,一日 2 次或 3 次,每天最大剂量 1 mg。儿童用量依年龄酌减,每天最大剂量 0.8 mg。长期吸入的维持量应个体化,以减至最低剂量又能控制症状为准。

粉雾吸入,成人每次 $200\ \mu g$,一日 $3\sim4$ 次。儿童每次 $100\ \mu g$,一日 2 次或遵医嘱。

6.不良反应

少数患者发生声音嘶哑和口腔咽喉部念珠菌感染。每次用药后漱口,不使药液残留于咽喉部可减少发病率。

7.注意

(1)在依赖口服肾上腺皮质激素的哮喘患者,由于本品奏效较慢,在吸入本品后,仍需继续口服肾上腺皮质激素,数天后再逐渐减少肾上腺皮质激素的口服量。

(2)哮喘持续状态患者,因不能吸入足够的药物,疗效常不佳,不宜用。

(3)长期大量吸入时(每天超过 $1\ 000\ \mu g$),仍可抑制下丘脑-垂体-肾上腺皮质轴,导致继发性肾上腺皮质功能不全等不良反应。

(4)活动性肺结核患者慎用。

8.制剂

气雾剂:每瓶 200 喷(每喷 50 μg、80 μg、100 μg、200 μg、250 μg);每瓶 80 喷(每喷 250 μg)。粉雾剂胶囊:每粒 50 μg、100 μg、200 μg。喷鼻剂:每瓶 10 mg(每喷 50 μg)。软膏剂:2.5 mg/10 g。霜剂:2.5 mg/10 g。

(二)布地奈德

1.其他名称

普米克,普米克令舒,英福美,PULMICORT,PULMICORTRESPULES,INFLAMMIDE。

2.性状

为白色或类白色粉末,无臭,几乎不溶于水,略溶于酒精,易溶于二氯甲烷。

3.药理学

本品是局部应用的不含卤素的肾上腺糖皮质激素类药物。因与糖皮质激素受体的亲和力较强,故局部抗炎作用更强,约为丙酸倍氯米松的 2 倍,氢化可的松的 600 倍。其肝脏代谢清除率亦高,成人消除 $t_{1/2}$ 约为 2 小时,儿童约 1.5 小时,因而几无全身肾上腺皮质激素作用。

4.适应证

(1)用于肾上腺皮质激素依赖性或非依赖性支气管哮喘及喘息性支气管炎患者,可有效地减少口服肾上腺皮质激素的用量,有助于减轻肾上腺皮质激素的不良反应。

(2)用于慢性阻塞性肺疾病。

5.用法和用量

气雾吸入:成人,开始剂量每次 200～800 μg,一日 2 次,维持量因人而异,通常为每次 200～400 μg,一日 2 次;儿童,开始剂量每次 100～200 μg,一日 2 次,维持量亦应个体化,以减至最低剂量又能控制症状为准。

6.不良反应

(1)吸入后偶见咳嗽、声音嘶哑和口腔咽喉部念珠菌感染。每次用药后漱口,不使药液残留于咽喉部可减少发病率。

(2)偶有变态反应,表现为皮疹、荨麻疹、血管神经性水肿等。

(3)极少数患者喷鼻后,出现鼻黏膜溃疡和鼻中隔穿孔。

7.禁忌证

对本品过敏者。中度及重度支气管扩张症患者。

8.注意

活动性肺结核及呼吸道真菌、病毒感染者慎用。

9.制剂

气雾剂:每瓶 10 mg(100 喷、200 喷),每喷 100 μg、50 μg;每瓶 20 mg(100 喷),每喷 200 μg;每瓶60 mg(300 喷),每喷 200 μg。粉雾剂:每瓶 20 mg、40 mg,每喷 200 μg。

(三)氟替卡松

1.其他名称

辅舒酮,辅舒良,FLOVENT,FLIXOTIDE,FLIXONASE。

2.药理学

本品为局部用强效肾上腺糖皮质激素药物。其脂溶性在目前已知吸入型糖皮质激素类药物中为最高,易于穿透细胞膜与细胞内糖皮质激素受体结合,与受体具有高度亲和力。本品在呼吸道内浓度和存留时间较长,故其局部抗炎活性更强。吸入后 30 分钟作用达高峰,起效较布地奈德快 60 分钟。口服生物利用度仅为 21%,分别是布地奈德的 1/10 和倍氯米松的 1/20。肝清除率亦高,吸收后大部分经肝脏首过效应转化成为无活性代谢物,消除半衰期为 3.1 小时。全身不良反应在常规剂量下很少。

3.适应证

雾化吸入用于慢性持续性哮喘的长期治疗,亦可治疗过敏性鼻炎。

4.用法和用量

(1)支气管哮喘:雾化吸入,成人和 16 岁以上青少年起始剂量如下。①轻度持续,一日200～500 μg,分 2 次给予。②中度持续,一日 500～1 000 μg,分 2 次给予。③重度持续,一日 1 000～2 000 μg,分 2 次给予。16 岁以下儿童起始剂量,根据病情及身体发育情况酌情给予,一日100～400 μg;5 岁以下一日100～200 μg。维持量亦应个体化,以减至最低剂量又能控制症状为准。

(2)过敏性鼻炎:鼻喷,一次 50～200 μg,一日 2 次。

5.不良反应

同其他吸入性糖皮质激素类药物。

6.注意

同其他吸入性糖皮质激素类药物。

7.制剂

气雾剂:每瓶 60 喷、120 喷(每喷 25 μg、50 μg、125 μg;250 μg)。喷鼻剂:每瓶 120 喷(每喷 50 μg)。

舒利迭复方干粉吸入剂(SERETIDE):每瓶 60 喷、120 喷(每喷含昔萘酸沙美特罗/丙酸氟替卡松分别为 50 μg/100 μg、50 μg/250 μg、50 μg/500 μg)。

六、抗白三烯类药物

(一)扎鲁司特

1.其他名称

扎非鲁卡,安可来,ACCOLATE。

2.药理学

本品为长效口服的高度选择性半胱氨酰白三烯 Cys-LTs)受体拮抗剂,能与 LTC_4、LTD_4、LTE_4 受体选择性结合而拮抗其作用。本品既可拮抗白三烯的促炎症活性,也可拮抗白三烯引起的支气管平滑肌收缩,从而减轻哮喘有关症状和改善肺功能。使用本品不改变平滑肌对 β_2 受体的反应,对抗原、阿司匹林、运动及冷空气等所致的支气管收缩痉挛均有良好疗效,可减少激素与 β 受体激动剂用量。

3.适应证

用于:①慢性轻至中度支气管哮喘的预防和治疗,尤其适于对阿司匹林敏感或有阿司匹林哮喘的患者或伴有上呼吸道疾病(如鼻息肉、过敏性鼻炎)者,但不宜用于治疗急性哮喘。②激素抵抗型哮喘或拒绝使用激素的哮喘患。③严重哮喘时加用本品以维持控制哮喘发作或用以减少激素用量。

4.用法和用量

口服:成人及 12 岁以上儿童,每次 20 mg,每天 2 次,餐前 1 小时或餐后 2 小时服。用于预防哮喘时,应持续用药。

5.不良反应

可有轻微头痛、咽炎、鼻炎及胃肠道反应。偶见转氨酶、胆红素升高、皮疹、创伤后凝血功能障碍、粒细胞缺乏。罕见变态反应。

6.注意

(1)少数服用本品的激素依赖型哮喘患者,在撤除激素治疗时可出现嗜酸性粒细胞增多、心肌病、肺浸润和以全身血管炎为特点的 Churg-Strauss 综合征(变应性脉管炎和肉芽肿病)。

(2)妊娠及哺乳期妇女及肝功能不全者慎用。

7.药物相互作用

(1)扎鲁司特在肝脏经 CYP2C9 药酶代谢,并抑制 CYP2C9 活性,可升高其他 CYP2C9 抑制剂如抗真菌药氟康唑、他汀类调血脂药氟伐他汀血药浓度。

(2)本品亦可抑制 CYP2D6 活性,使经该药酶代谢的 β 受体阻滞剂、抗抑郁药和抗精神病药的血药浓度升高。

（3）阿司匹林可使扎鲁斯特血药浓度升高。

（4）与华法林合用可增高华法林的血药浓度，使凝血酶原时间延长。

（5）红霉素、茶碱及特非那定可降低本品的血药浓度。

8.制剂

片剂：每片 20 mg、40 mg。

（二）孟鲁司特钠

1.其他名称

蒙泰路特钠，蒙鲁司特，顺尔宁，SINGULAIR。

2.药理学

本品为高选择性半胱氨酰白三烯（Cys-LTs）受体拮抗剂，通过抑制 LTC_4、LTE_4 与受体的结合，可缓解白三烯介导的支气管炎症和痉挛状态，减轻白三烯所致的激惹症状，改善肺功能。

本品口服吸收迅速而完全。成人空腹服用 10 mg 薄膜包衣片后，于 3 小时达到峰血浆浓度。平均口服生物利用度为 64%。普通饮食对口服生物利用度和 C_{max} 无影响。99% 的本品与血浆蛋白结合。本品几乎被完全代谢，细胞色素 P4503A4 和 2C9 与其代谢有关。本品及其代谢物几乎全经由胆汁排泄，在健康受试者本品平均血浆半衰期为 2.7～5.5 小时。

3.适应证

用于预防支气管哮喘和支气管哮喘的长期治疗。也用于治疗阿司匹林敏感的哮喘，预防运动性哮喘。对激素已耐药的患者本品亦有效。

4.用法和用量

口服：成人 10 mg，一日 1 次，每晚睡前服。6～14 岁儿童 5 mg，一日 1 次。2～6 岁儿童 4 mg，一日 1 次。

5.不良反应

有轻度头痛、头晕、嗜睡、兴奋、激惹、烦躁不安、失眠、感觉异常/触觉障碍及较罕见的癫痫发作、恶心、呕吐、腹痛、转氨酶升高等反应。

6.注意

（1）本品对哮喘急性发作无效，故不可骤然使用本品取代吸入型或口服糖皮质激素。

（2）本品与支气管扩张剂及肾上腺皮质激素合用可减少后者的剂量。

（3）妊娠、哺乳期妇女及幼儿慎用。

7.药物相互作用

（1）孟鲁司特钠经肝脏 CYP3A 药酶代谢，可使经该肝药酶代谢的药特非那定、阿司咪唑、西沙必利、咪哒唑仑或三唑仑的血药浓度升高或毒性增加。

（2）依非韦伦、茚地那韦可诱导 CYP3A 活性，合用时可降低本品血药浓度。

（3）克拉霉素、红霉素、酮康唑、齐多夫定、沙奎那韦可抑制 CYP3A 活性，合用时升高本品血药浓度或毒性。

8.制剂

片剂：每片 4 mg、5 mg。包衣片：10 mg。

（郭衍梅）

第七章

消化系统疾病用药

第一节 抑制胃酸分泌药

一、质子泵抑制剂

(一)奥美拉唑

1.理化性质

奥美拉唑胶囊,化学名称:5-甲氧基-2-{[(4-甲氧基-3,5-二甲基-2-吡啶基)-甲基]-亚砜}-1H-苯并咪唑,分子式:$C_{17}H_{19}N_3O_3S$,分子量:345.41。注射用奥美拉唑钠,主要成分:奥美拉唑钠,化学名称:5-甲氧基-2-{[(4-甲氧基-3,5-二甲基-2-吡啶基)-甲基]-亚磺酰基}-1H-苯并咪唑钠盐-水合物,分子式:$C_{17}H_{18}N_3NaO_3S \cdot H_2O$,分子量:385.41。奥美拉唑具有脂溶性,呈弱碱性,易浓集于酸性环境中。奥美拉唑胶囊内含类白色肠衣小颗粒;注射用奥美拉唑钠为白色疏松块状物或粉末,专用溶剂为无色的透明液体。

2.药理作用

(1)药效学:本品为脂溶性、弱碱性药物,易浓集于酸性环境中,能特异地分布于胃黏膜壁细胞的分泌小管中,并转化为亚磺酰胺的活性形式,然后通过二硫键与壁细胞分泌膜中的 H^+,K^+-ATP 酶(又称质子泵)的巯基呈不可逆性的结合,生成亚磺酰胺与质子泵的复合物,从而抑制该酶活性,阻断胃酸分泌的最后步骤,因此本品对各种原因引起的胃酸分泌具有强而持久的抑制作用。

(2)药动学:本品口服经小肠吸收,1 小时内起效,食物可延迟其吸收,但不影响其吸收总量。单次给药生物利用度约 35%,多次给药生物利用度可达 60%。本品口服后 0.5~3.5 小时血药浓度达峰值,作用持续 24 小时以上,可分布到肝、肾、胃、十二指肠、甲状腺等组织,且易透过胎盘,不易透过血-脑屏障。血浆蛋白结合率为 95%~96%,血浆半衰期为 0.5~1 小时,慢性肝病患者为 3 小时。本品在体内经肝脏微粒体细胞色素 P450 氧化酶系统代谢,代谢物约 80% 经尿液排泄,其余由胆汁分泌后从粪便排泄。肾衰竭患者对本品的清除无明显变化,肝功能受损者清除半衰期可有延长。

3.临床应用

(1)用于胃溃疡、十二指肠溃疡、应激性溃疡。

(2)用于反流性食管炎和卓-艾综合征(促胃液素瘤)。

(3)本品注射剂还可用于:①消化道出血,如消化性溃疡出血、吻合口溃疡出血等,以及预防重症疾病(如脑出血、严重创伤等)和胃手术后引起的上消化道出血;②应激状态时并发或由非甾体抗炎药引起的急性胃黏膜损伤;③对于全身麻醉或大手术后,以及衰弱、昏迷患者,防止胃酸反流合并吸入性肺炎。

(4)与阿莫西林和克拉霉素,或与甲硝唑和克拉霉素合用,可有效杀灭幽门螺杆菌。

4.用法与用量

(1)常规剂量具体如下。

口服。①消化性溃疡:一次 20 mg,一日 1～2 次。一日晨起吞服或早晚各 1 次,胃溃疡疗程通常为 4～8 周,十二指肠溃疡疗程通常 2～4 周。②反流性食管炎:一次 20～60 mg,一日 1～2 次。晨起吞服或早晚各 1 次,疗程通常为 4～8 周。③卓-艾综合征:一次 60 mg,一日 1 次,以后一日总剂量可根据病情调整为 20～120 mg,若一日总剂量需超过 80 mg 时,应分为 2 次服用。

静脉注射。一次 40 mg,一日 1～2 次。①消化性溃疡出血:一次 40 mg,每 12 小时 1 次,连用 3 天。②促胃液素瘤:初始剂量为一次 60 mg,一日 1 次,一日剂量可更高,剂量应个体化。当一日剂量超过60 mg时,分 2 次给药。

静脉滴注。一次 40 mg,每 8～12 小时 1 次。

(2)肝、肾功能不全时剂量:严重肝功能不全者必要时剂量减半,肠溶制剂一日不超过 20 mg。

5.不良反应

本品的耐受性良好,不良反应多为轻度并具有可逆性。常见不良反应有腹泻、头痛、恶心、腹痛、胃肠胀气及便秘,偶见血清氨基转移酶(ALT、AST)增高、皮疹、眩晕、嗜睡、失眠等,这些反应通常是轻微的,可自动消失,与剂量无关。长期治疗未见严重的不良反应,但在有些病例中可发生胃黏膜细胞增生和萎缩性胃炎。动物试验表明本品可引起胃底部和胃体部主要内分泌细胞(胃肠嗜铬样细胞)增生,长期服药还可发生胃部类癌。

6.注意事项

(1)对本品过敏者、严重肾功能不全者、婴幼儿及孕妇禁用。

(2)治疗胃溃疡时,应首先排除溃疡型胃癌的可能,因用本品治疗可减轻其症状,从而延误治疗。

(3)肝、肾功能不全者慎用。

(4)尚无儿童用药经验。

(5)本品可使^{13}C尿素呼气试验(UBT)结果出现假阴性,临床上应在本品治疗至少 4 周后才能进行^{13}C尿素呼气试验。

7.药物相互作用

(1)本品在肝脏通过 CYP2C19 代谢,会延长其他酶解物在体内的消除,如地西泮、苯妥英钠、华法林、硝苯地平、双香豆素、安替比林、双硫仑等,当本品和上述药物一起使用时,应减少后者的用量。

(2)本品可提高胰酶的生物利用度,增强其疗效。

（3）本品与地高辛合用时，地高辛的吸收增加，有加重地高辛中毒的危险，因此合用时应减少地高辛剂量。

（4）本品可抑制泼尼松转化为其活性形式，降低其药效。

（5）本品可使四环素、氨苄西林、酮康唑、伊曲康唑等吸收减少，血药浓度降低，这与本品造成的胃内碱性环境有关。

（6）本品抑制胃酸，使胃内细菌数量增加，致使亚硝酸盐转化为致癌性亚硝酸。

（7）本品的抑酸作用可影响铁剂的吸收。

（二）兰索拉唑

1.理化性质

化学名称：(±)-2[[[3-甲基-4-(2,2,2-三氟乙氧基)-2-吡啶基]甲基]亚硫酰基]苯并咪唑。分子式：$C_{16}H_{14}F_3N_3O_2S$，分子量：369.37。本品为白色肠溶片，除去肠溶衣后显白色或类白色。

2.药理作用

（1）药效学：本品是继奥美拉唑之后的第二代质子泵抑制剂，两者的化学结构很相似，均为苯并咪唑衍生物，不同之处为本品在吡啶环上多一个氟。本品在胃黏膜壁细胞微管的酸性环境中形成活性亚磺酰胺代谢物，此种活性物与质子泵的巯基结合，从而抑制该酶的活性，进而抑制胃酸分泌的最后一个步骤，阻断 H^+ 分泌入胃内。对基础胃酸和所有刺激物所致的胃酸分泌均有明显的抑制作用，其抑制作用明显优于 H_2 受体阻滞剂。一次口服 30 mg，可维持作用 24 小时。对胃蛋白酶有轻、中度抑制作用。可使血清促胃液素的分泌增加。对幽门螺杆菌有抑制作用。单用本品虽然对幽门螺杆菌无根除作用，但与抗生素联合应用可明显提高幽门螺杆菌的根除率。

（2）药动学：本品口服易吸收，绝对生物利用度约为 85%，抑酸作用可以达 24 小时以上。餐后服用可延缓吸收，并使峰值浓度降低，但曲线下面积与空腹服用无明显差异。健康成人空腹时单次口服 30 mg，经 1.5～2.2 小时达血药浓度峰值（0.75～1.15 mg/L），其值随剂量的增加而递增。药物血浆蛋白结合率为 97.7%～99.4%。本品在体内经肝脏微粒体细胞色素 P450 氧化酶系统代谢，主要经胆汁和尿液排泄，尿液中测不出原形药物，全部为代谢产物。本品半衰期β相为 1.3～1.7 小时，老年人半衰期约为 2 小时，严重肝功能衰竭患者半衰期延长至 7 小时。药物在体内无蓄积作用。

3.临床应用

（1）胃溃疡、十二指肠溃疡、吻合口溃疡。

（2）反流性食管炎。

（3）卓-艾综合征（促胃液素瘤）。

（4）幽门螺杆菌感染。

4.用法与用量

（1）十二指肠溃疡：通常成人一日 1 次，口服，一次 15～30 mg，连续服用 4～6 周。

（2）胃溃疡、反流性食管炎、卓-艾综合征、吻合口溃疡：通常成人一日 1 次，口服，一次30 mg，连续服用 6～8 周。

（3）合并幽门螺杆菌感染的胃或十二指肠溃疡：可一次 30 mg，一日 1～2 次，与 1～2 种抗生素联合应用，1～2 周为 1 个疗程。用于维持治疗、高龄患者、有肝功能障碍或肾功能低下的患者，一日1 次，口服，一次 15 mg。

5.不良反应

本品安全性较好,一般能很好耐受,不良反应发生率为 $2\% \sim 4\%$。常见不良反应有便秘、腹泻、便血、口干、恶心、纳差、腹胀,偶有 GOT、GPT、ALP、LDH、γ-GTP 上升等现象,口服本品可致胃黏膜轻度肠嗜铬样(ECL)细胞增生,停药后可恢复正常。偶有贫血、白细胞减少、嗜酸性粒细胞增多、血小板减少、头痛、嗜睡、发热、皮疹、瘙痒、总胆固醇上升、尿酸上升等症状,失眠、头晕等症状极少发生。有报道对大白鼠经口服(剂量为临床用量的 100 倍)的试验中,发生了 1 例胃部类癌。

6.注意事项

(1)对本品过敏者禁用。

(2)有药物过敏史者、老人、肝功能不全者慎用。

(3)小儿用药的安全性尚未确定,不推荐使用。

(4)已确认本品在大白鼠胎仔的血浆浓度比在母鼠中高。又在兔子(经口给药 30 mg/kg)的试验发现胎仔死亡率增加,故对孕妇或有可能怀孕的妇女,须事先判断治疗上的益处超过危险性时,方可用药。

(5)动物实验中本品可经乳汁分泌,哺乳妇女应避免用药,必须使用时应暂停哺乳。

(6)本品可使 ^{13}C 尿素呼气试验(UBT)结果出现假阴性,可使血清促胃液素水平升高。

(7)本品会掩盖胃癌的症状,所以须先排除胃癌,方可给药。

7.药物相互作用

(1)会延迟地西泮及苯妥英钠的代谢与排泄。

(2)与硫糖铝合用,可干扰后者的吸收,降低其生物利用度。

(3)与抗酸剂合用,能降低本品的生物利用度。

(4)与茶碱合用,可轻度降低茶碱的血药浓度。

(5)与对乙酰氨基酚合用,可使后者的血药浓度峰值升高,达峰时间缩短。

(6)与伊曲康唑、酮康唑合用,可使后两者的吸收减少。

(7)与克拉霉素合用,有发生舌炎、口腔炎或舌头变黑的报道。

(三)泮托拉唑

1.理化性质

化学名称:5-二氟甲氧基-2-[(3,4-二甲氧基-2-吡啶基)甲基]亚硫酰基-1H-苯并咪唑钠盐-水合物。分子式:$C_{16}H_{14}F_2N_3NaO_4S \cdot H_2O$,分子量:423.38。泮托拉唑钠肠溶胶囊内容物为白色或类白色粉末;泮托拉唑钠肠溶片为红棕色肠溶薄膜衣片,除去薄膜后,显白色;注射用泮托拉唑钠为白色或类白色疏松块状物或粉末,专用溶剂为无色的澄明液体。

2.药理作用

(1)药效学:本品第三代质子泵抑制剂,在中性和弱酸性条件下相对稳定,在强酸性条件下迅速活化,其 pH 依赖的活化特性,使其对 H^+,K^+-ATP 酶的作用具有更好的选择性。本品能特异性地抑制壁细胞顶端膜构成的分泌性微管和细胞质内的管状泡上的 H^+,K^+-ATP 酶,引起该酶不可逆性的抑制,从而有效地抑制胃酸的分泌。由于 H^+,K^+-ATP 酶是壁细胞分泌酸的最后一个过程,故本品抑酸能力强大。它不仅能非竞争性抑制促胃液素、组胺、胆碱引起的胃酸分泌,而且能抑制不受胆碱或 H_2 受体阻断剂影响的部分基础胃酸分泌。本品能减少胃液分泌量并抑制胃蛋白酶的分泌及活性,还可抑制幽门螺杆菌生长。本品对肝细胞内的细胞色素 P450 酶系的亲和力较低,同时也可以通过第Ⅱ系统进行代谢,故其他通过 P450 酶系代谢的药物与本品间相互作用较少。

(2)药动学:本品生物利用度高且相对稳定,单次或多次给药后的生物利用度均保持在77%,且不受食物或其他抗酸药物的影响。口服 40 mg 肠溶片 2.5 小时后达血药浓度峰值(C_{max})2~3 $\mu g/mL$。泮托拉唑的血浆蛋白结合率为 98%,主要在肝脏代谢为去甲基泮托拉唑硫酸脂。泮托拉唑的半衰期为 1 小时,约 80% 的代谢物经尿液排泄,其余经胆汁分泌后进入粪便排出,肾功能不全不影响药代动力学,肝功能不全时可延缓清除。半衰期、清除率和表观分布容积与给药剂量无关。

3.临床应用

(1)主要用于消化性溃疡(胃溃疡、十二指肠溃疡、吻合口溃疡等)及其出血,包括非甾体抗炎药引起的急性胃黏膜损伤和应激状态下溃疡出血。

(2)用于反流性食管炎,也用于全身麻醉或大手术后及衰弱、昏迷患者,防止胃酸反流合并吸入性肺炎。

(3)与其他抗菌药物(如克拉霉素、阿莫西林和甲硝唑)联用能够根除幽门螺杆菌感染。

(4)卓-艾综合征。

4.用法与用量

口服,一次 40 mg,一日 1 次,个别对其他药物无反应的病例可一日 2 次,最好于早餐前服用。十二指肠溃疡一般疗程 2~4 周,胃溃疡及反流性食管炎疗程 4~8 周。静脉滴注,一次40 mg,一日 1~2 次,临用前将 10 mL 专用溶剂注入冻干粉小瓶内,将上述溶解后的药液加入0.9%氯化钠注射液 100 mL 中稀释后供静脉滴注,时间要求在 15~30 分钟内滴完。本品溶解和稀释后必须在 3 小时内用完,禁止用其他溶剂或其他药物溶解和稀释。肾功能受损和老年患者,剂量一日不宜超过 40 mg。严重肝衰竭的患者一次 40 mg,隔天 1 次。

5.不良反应

本品不良反应较少。偶见头晕、失眠、嗜睡、恶心、腹泻、便秘、皮疹和肌肉疼痛等症状。大剂量使用时可出现心律不齐、转氨酶升高、肾功能改变、粒细胞降低等。

6.注意事项

(1)对本品过敏者、哺乳期妇女、妊娠早期妇女、婴幼儿禁用。

(2)肝、肾功能不全者慎用。

(3)尚无儿童用药经验,老年人用药剂量无须调整。

(4)本品抑制胃酸分泌的作用强、时间长,故应用本品时不宜同时再服用其他抗酸剂或抑酸剂。为防止抑酸过度,在一般消化性溃疡等病时,不建议大剂量长期应用(卓-艾综合征例外)。

(5)肾功能受损者不需调整剂量,肝功能受损者需要酌情减量。

(6)治疗胃溃疡时应排除胃癌后才能使用本品,以免延误诊断和治疗。

(7)动物试验中,长期大量使用本品后,观察到高促胃液素血症及继发胃 ECL 细胞增大和良性肿瘤的发生,这种变化在应用其他抑酸剂及施行胃大部切除术后亦可出现。

7.药物相互作用

本品可能减少生物利用度取决于胃 pH 的药物(如伊曲康唑、酮康唑)的吸收。凡通过细胞色素 P450 酶系代谢的其他药物均不能除外与本品有相互作用的可能性。

(四)雷贝拉唑

1.理化性质

化学名称:2-[[[4-(3-甲氧基丙氧基)-3-甲基-2-吡啶基]甲基]亚磺酰基]-1H-苯并咪唑钠。分子式:$C_{18}H_{20}N_3NaO_3S$,分子量:381.43。本品呈纯白色粉末状,无味。易溶于水、甲醇,可少量溶解于纯酒精和乙醚。

2.药理作用

(1)药效学:本品是一种新型的质子泵抑制剂,对基础胃酸和由刺激引起的大量胃酸分泌均有抑制作用。通过特异性抑制 H^+,K^+-ATP 酶,强烈抑制胃酸分泌,并使胃 pH 产生较大且持久的升高。其抗胃酸分泌活性与奥美拉唑相比,雷贝拉唑抑制 H^+,K^+-ATP 酶作用更强,而且抑制可恢复,对血浆促胃液素水平影响较少,具有选择性强烈抑制幽门螺杆菌作用。本品无抗胆碱能及抗 H_2 组胺的特性。

(2)药动学:本品口服后 1 小时左右可在血中检出,达峰时间为(2.83±1.56)小时,消除相半衰期为(2.17±1.05)小时。雷贝拉唑钠在给药后 72 小时之内尿液中未检出原形药物,代谢产物羧酸化物及葡萄糖酸结合体经尿液排泄约占给药量的 30%。据国外文献报道:该药是经胃后在肠道内才开始被吸收的。在 20 mg 剂量组,血药浓度峰值是在用药后 3.5 小时达到的。在 10~40 mg 剂量范围内,血药浓度峰值和曲线下面积与剂量呈线性关系。口服 20 mg 剂量组的绝对生物利用度约为 52%。重复用药后生物利用度不升高。健康受试者的药物半衰期约为 1 小时(在 0.7~1.5 小时范围内),体内药物清除率为(283±98)mL/min。在慢性肝病患者体内,血药浓度的曲线下面积提高 2~3 倍。雷贝拉唑钠的血浆蛋白结合率约为 97%,主要的代谢产物为硫醚(M1)和羧酸(M6)。次要代谢物还有砜(M2)、乙基硫醚(M4)和硫醚氨酸(M5)。只有乙基代谢物(M3)具有少量抑制分泌的活性,但不存在于血浆中。该药 90% 主要随尿液排出,其他代谢物随粪便排出。在需要血液透析的晚期稳定的肾衰竭患者体内[肌酐清除率≤5 mL/(min·1.73 m^2)],雷贝拉唑钠的分布与在健康受试者体内的分布相似。本品用于老年患者时,药物清除率有所降低。当老年患者用雷贝拉唑钠一次 20 mg,一日 1 次,连续用 7 日,出现血药浓度的曲线下面积加倍,浓度峰值相对于年轻健康受试者升高 60%。本品在体内无累积现象。

3.临床应用

(1)用于活动性十二指肠溃疡、良性活动性胃溃疡。

(2)用于减轻侵蚀性或溃疡性的胃-食管反流病(GERD)症状及其维持期的治疗。

(3)与适当的抗生素合用可根治幽门螺杆菌。

(4)用于卓-艾综合征的治疗(国外资料)。

4.用法与用量

通常成人一日口服 1 次,一次 10 mg,根据病情也可一日口服 1 次,一次 20 mg。在一般情况下,胃溃疡、吻合口溃疡、反流性食管炎的给药以 8 周为限,十二指肠溃疡的给药以 6 周为限。

5.不良反应

本品耐受性良好,不良反应与其他质子泵抑制药相似。

(1)心血管系统:罕见心悸、心动过缓、胸痛。

(2)精神、神经系统:可见眩晕、四肢乏力、感觉迟钝,偶见头痛,罕见失眠、困倦、握持力低下、口齿不清、步态蹒跚。据国外资料个案报道,既往有肝性脑病的肝硬化患者用药后出现精神错乱、识辨力丧失和嗜睡。

（3）泌尿、生殖系统：偶见血尿素氮升高、蛋白尿。

（4）消化系统：可见口干、腹胀、腹痛，偶见恶心、呕吐、便秘、腹泻及丙氨酸氨基转移酶（ALT）、天门冬氨酸氨基转移酶（AST）、碱性磷酸酶（ALP）、γ-谷氨酰胺转移酶（γ-GTP）、乳酸脱氢酶（LDH）、总胆红素、总胆固醇升高，罕见消化不良。

（5）血液系统：偶见红细胞、淋巴细胞减少、白细胞减少或增多、嗜酸性粒细胞、中性粒细胞增多，罕见溶血性贫血（出现此类状况时，应停药并采取适当措施）。

（6）其他：可见光敏性反应、皮疹、荨麻疹、瘙痒、水肿、休克、视力障碍、肌痛、鼻炎（出现此类状况时，应停药并采取适当措施）。此外，动物试验发现本品有致癌性。

6.注意事项

（1）对本品过敏者、哺乳期妇女、孕妇禁用。

（2）有药物过敏史的患者、肝功能障碍患者及高龄患者应慎用。

（3）使用本品时，有可能掩盖由胃癌引起的症状，故应在确诊无恶性肿瘤的前提下再进行给药。

（4）治疗时应密切观察其临床动态，根据病情将用量控制在治疗所需的最低限度内。

（5）服药时不要咀嚼或咬碎。

（6）对于小儿的安全性尚未确定，不推荐使用。

7.药物相互作用

（1）由于本品可升高胃内 pH，与地高辛合用时，会使地高辛的 AUC 和 C_{max} 值分别增加 19％和 29％，故合用时应监测地高辛的浓度。

（2）本品与含氢氧化铝、氢氧化镁的制酸剂同时服用，或在服用制酸剂 1 小时后再服用本品时，本品的平均血药浓度和 AUC 分别下降 8％和 6％。

（3）本品可减少酮康唑、伊曲康唑的胃肠道吸收，使其疗效降低。

（4）本品对通过细胞色素 P4502C4 途径代谢的药物（如地西泮、茶碱、华法林、苯妥英等）没有影响。

（五）埃索美拉唑

1.理化性质

化学名称：双-S-5-甲氧基-2-Ⅱ（4-甲氧基-3.5 二氧基-2-吡啶基)-1H-苯并咪唑镁三水合物。分子式：$C_{34}H_{36}MgN_6O_6S_2 \cdot H_2O$，分子量：767.15。弱碱性，对酸不稳定。

2.药理作用

（1）药效学：本品为质子泵抑制剂，是奥美拉唑的 S-异构体，能在壁细胞泌酸管的高酸环境中浓集并转化为活性形式，特异性抑制该部位的 H^+，K^+-ATP 酶，从而抑制基础酸及刺激所致的胃酸分泌。人体试验证实 S 型异构体的抑酸作用为 R 型的 4 倍。原因在于 S 型异构体口服后的生物利用度较 R 型为高。

（2）药动学：本品口服后吸收迅速，1～2 小时血药浓度达高峰。一日 1 次重复给药后，绝对生物利用度为 89％，血浆蛋白结合率为 97％，本品通过肝脏细胞色素 P450 酶系代谢，埃索美拉唑的曲线下面积（AUC）值及血浓度峰值（C_{max}）随剂量增多而相应增高，且与剂量呈非线性正相关，剂量加倍时，AUC 值升高约 3 倍。埃索美拉唑仅有 73％经 CYP2C19 代谢，其内在清除率明显低于 R-异构体。埃索美拉唑 80％代谢物从尿液中排泄，其余经粪便排出，仅 1％以原形经肾脏排出。国外研究表明，老年患者、肾功能不全患者、轻、中度肝功能不全的患者 AUC 与正常人无显著差异,在这部分人群中使用时无须调整剂量。在重度肝功能不全(Child-Pugh 分级)患者中使用时则应酌情调整剂量。

3.临床应用

(1)胃食管反流性疾病(GERD)、糜烂性反流性食管炎的治疗;已经治愈的食管炎患者防止复发的长期维持治疗;胃食管反流性疾病(GERD)的症状控制。

(2)与适当的抗菌疗法联合用药根除幽门螺杆菌,并且愈合与幽门螺杆菌感染相关的十二指肠溃疡,以及防止与幽门螺杆菌相关的消化性溃疡复发。

4.用法与用量

(1)糜烂性反流性食管炎的治疗:一次 40 mg,一日 1 次,连服 4 周。对于食管炎未治愈或持续有症状的患者建议再服药治疗 4 周。

(2)已经治愈的食管炎患者防止复发的长期维持治疗:一次 20 mg,一日 1 次。

(3)胃食管反流性疾病的症状控制:无食管炎的患者:一次 20 mg,一日 1 次,如果用药 4 周症状未获控制,应对患者作进一步的检查,一旦症状消除,随后的症状控制可采用即时疗法,即需要时口服,一次 20 mg,一日 1 次。

(4)与适当的抗菌疗法联合用药根除幽门螺杆菌,并且愈合与幽门螺杆菌相关的十二指肠溃疡,以及预防与幽门螺杆菌相关的消化性溃疡复发:埃索美拉唑镁肠溶片 20 mg+阿莫西林 1 g+克拉霉素 500 mg,一日 2 次,连用 7 日。

5.不良反应

在埃索美拉唑的临床试验中已确定或怀疑有下列不良反应,这些反应均无剂量相关性。常见不良反应有(>1/100,<1/10)头痛、腹痛、腹泻、腹胀、恶心、呕吐、便秘。少见不良反应有(>1/1000,<1/100)皮炎、瘙痒、荨麻疹、头昏、口干。罕见不良反应有(>1/10 000,<1/1000)过敏性反应,如血管性水肿、肝转氨酶升高。

6.注意事项

(1)已知对埃索美拉唑、其他苯并咪唑类化合物或本品的任何其他成分过敏者禁用。

(2)当出现任何报警症状(如显著的非有意的体重下降、反复呕吐、吞咽困难、呕血或黑便),怀疑有胃溃疡或已患有胃溃疡时,应排除恶性肿瘤,因为使用埃索美拉唑肠溶片治疗可减轻恶性肿瘤的症状,避免延误诊断。

(3)肾功能损害的患者无须调整剂量,对于严重肾功能不全的患者,由于使用该药的经验有限,治疗时应慎重。

(4)轻到中度肝功能损害的患者无须调整剂量,对于严重肝功能损害的患者,应服用的埃索美拉唑镁肠溶片剂量为 20 mg。

(5)长期使用该药治疗的患者(特别是使用 1 年以上者)应定期进行监测。

(6)无妊娠期使用埃索美拉唑的临床资料可供参考,动物试验未显示埃索美拉唑对胚胎或胎儿发育有直接或间接的损害作用,用消旋混合物进行的动物试验未显示对妊娠、分娩或出生后发育有直接或间接的有害影响,但给妊娠期妇女使用埃索美拉唑时应慎重。尚不清楚埃索美拉唑是否会经乳汁排泄,也未在哺乳期妇女中进行过埃索美拉唑的研究,因此在哺乳期间不应使用埃索美拉唑镁肠溶片。

(7)尚无在儿童中使用埃索美拉唑的经验。

(8)老年患者无须调整剂量。

7.药物相互作用

(1)治疗期间若使用酮康唑和依曲康唑,此两种药物的吸收会降低。

(2)与经 CYP2C19 代谢的药物(如地西泮、西酞普兰、丙米嗪、氧米帕明、苯妥英钠等)合用时,这些药物的血浆浓度可被升高,可能需要降低剂量。

二、组胺 H₂ 受体阻断药

(一)西咪替丁

1.理化性质

化学名称:N'-甲基-N''-[2[[(5-甲基-1H-咪唑-4-基)甲基]硫代]乙基]-N-氰基呱。分子式:$C_{10}H_{16}N_6S$,分子量:252.34。片剂为白色片或加有着色剂的淡蓝色或浅绿色片,或为薄膜衣片,无臭,味苦,易溶于甲醇、热水和稀酸中,溶于乙醇,几乎不溶于水和氯仿,对湿、热稳定,但在过量盐酸中可逐渐分解;针剂为无色至淡黄色的透明液体。

2.药理作用

(1)药效学:外源性或内源性的组胺作用于胃腺体壁细胞上的 H₂ 受体后,能刺激胃酸分泌。西咪替丁通过阻断组胺 H₂ 受体而发挥显著的抑制胃酸分泌的作用,使胃中酸度降低。西咪替丁既能明显抑制昼夜基础胃酸分泌,也能抑制由五肽促胃液素、组胺、胰岛素和试餐等刺激后胃酸分泌的容量和浓度;同时还具有轻度抑制胃蛋白酶分泌、保护胃黏膜细胞、增加胃黏膜血流量的作用;并可保护胃黏膜不受阿司匹林的损害;对各种化学性刺激引起的腐蚀性胃炎也有预防和保护作用。本品对心脏窦房结、子宫、回肠、支气管平滑肌、皮肤血管床、甲状旁腺和 T 淋巴细胞的 H₂ 受体也有一定的拮抗作用。由于西咪替丁有抗雄性激素作用,在治疗多毛症方面也有一定价值。本品还能减弱免疫抑制细胞的活性,增强免疫反应,从而阻止肿瘤转移和延长存活期。

(2)药动学:西咪替丁口服后 60%～70%由肠道迅速吸收,生物利用度约为 70%,血药浓度达峰时间为 45～90 分钟,年轻人较老年人更易吸收。血浆蛋白结合率低,为 15%～20%。服用 300 mg 平均峰浓度为 1.44 μg/mL,可抑制基础胃酸分泌降低 50%达 4～5 小时。本品广泛分布于全身组织(除脑以外),在肝脏内代谢,主要经肾脏排泄。24 小时后约 48%的口服量以原形自肾脏排出,10%可从粪便排出。本品可经血液透析清除。肾功能正常时半衰期为 2 小时,肌酐清除率在 20～50 mL/min,半衰期为 2.9 小时,当小于 20 mL/min 时为 3.7 小时,肾功能不全时为 5 小时。本品还可经胎盘转运和从乳汁排出。

(3)毒理学:对于大鼠、狗和小鼠,口服的半数致死量为 2～3 g/kg,静脉给药的半数致死量为100～150 mg/kg,对狗的慢性毒性试验中,给药 54 mg/kg 后,一些动物显示出有肝脏和肾脏受损迹象。大鼠和狗的亚急性、慢性中毒性试验证明本品有轻度抗雄激素作用,可引起前列腺和精囊重量减少,出现乳汁分泌,但停药后消失。剂量水平为 150～950 mg/kg 的药物给予大鼠 12 个月后,各剂量组雄性大鼠的前列腺缩小,而且在高剂量组睾丸和精囊腺缩小;剂量水平为 41～54 mg/kg 的药物给予狗 12 个月之后,导致前列腺的重量减轻。西咪替丁无致突变、致癌、致畸胎作用,亦无依赖性和抗药性。

3.临床应用

(1)主要用于治疗胃酸过多引起的胃烧灼感、十二指肠溃疡、术后溃疡、良性胃溃疡、反流性食管炎、上消化道出血。

(2)西咪替丁是二氢睾丸酮的竞争性抑制剂,能减少皮脂分泌,用于治疗痤疮,还可治疗女性雄激素性多毛症。

（3）西咪替丁作为 H_2 受体拮抗剂,可用于治疗麻疹、药疹、湿疹等多种皮肤病。

（4）用于治疗疱疹病毒感染所致的皮肤病,如水痘、单纯疱疹、带状疱疹等,都有明显疗效,特别是用于治疗带状疱疹,能显著缩短病程、减轻神经痛症状。

（5）西咪替丁是一种免疫调节剂,对于顽固性感染、恶性黑色素瘤及早期的皮肤 T 细胞淋巴瘤等均有一定疗效,对食管症状明显的系统性硬皮病也很有效。

（6）用于结肠癌、肾细胞癌的辅助治疗。

（7）其他:西咪替丁还可用于预防输血反应、治疗小儿秋季腹泻及治疗慢性溃疡性结肠炎等。

4.用法与用量

（1）口服,用于治疗胃酸过多导致的烧灼感症状时,一次 200～400 mg,一日 3～4 次,24 小时不超过 800 mg,于饭后及睡前各服 1 次;用于治疗消化性溃疡和反流性食管炎,成人一次 300～600 mg,一日 1～2 次,于进餐时或餐后立即服用和睡前服用,儿童一日 20～40 mg/kg。维持疗法:一日 400 mg,睡前服用,当需控制疼痛时,可服用制酸药,但需间隔至少 1 小时。治疗时应按时服药,坚持全疗程,一般在进餐时和睡前服药效果较好。

（2）静脉间隔滴注:静脉给药可以是间断给药,200 mg 本品注射液稀释于 100 mL 葡萄糖注射液（5％）或其他可配伍静脉溶液中,滴注 15～20 分钟,每 4～6 小时重复 1 次。对于一些患者如有必要增加剂量,需增加给药次数,但一日不应超过 2 g 为准。

静脉连续滴注:也可以使用连续静脉滴注,通常正常的滴注速度在 24 小时内不应超过 75 mg/h。

静脉注射:200 mg 本品注射液应用 0.9％氯化钠溶液稀释至 20 mL,缓慢注射,注射时间不应短于 2 分钟,可间隔 3～6 小时重复使用。

（3）肌内注射的剂量通常为 200 mg,在 4～6 小时可重复给药。

5.不良反应

由于本品在体内分布广泛,药理作用复杂,故不良反应较多。

（1）消化系统反应。较常见的有腹泻、腹胀、口苦、口干、血清转氨酶轻度升高等,偶见严重肝炎、肝坏死、肝脂肪性变等。由于西咪替丁能进入乳汁,并能通过胎盘屏障,故哺乳期妇女和孕妇禁用,以避免婴儿及胎儿肝功能障碍。突然停药有可能引起慢性消化性溃疡穿孔,估计为停药后胃酸反跳增加所致。动物试验有应用西咪替丁致急性胰腺炎的报道,故不宜用于急性胰腺炎患者。

（2）泌尿系统反应。有报道本品能引起急性间质性肾炎,导致肾衰竭,但此种毒性反应是可逆的,停药后肾功能一般均可恢复正常。

（3）造血系统反应。本品对骨髓有一定的抑制作用,少数患者可发生可逆性中等程度的白细胞或粒细胞减少,也可出现血小板减少及自身免疫性溶血性贫血,其发生率为用药者的 0.02‰。

（4）中枢神经系统反应。本品可通过血-脑屏障,具有一定的神经毒性。主要表现为头晕、头痛、疲乏、嗜睡等较常见,少数患者可出现不安、感觉迟钝、语言含糊不清、出汗、局部抽搐或癫痫样发作,以及幻觉、妄想等症状,停药后 48 小时内能恢复。引起中毒症状的血药浓度多在 2 μg/mL 以上,而且多发生于老人,幼儿或肝、肾功能不全的患者,故宜慎用。在治疗酗酒者的胃肠道合并症时,可出现震颤性谵妄,酷似戒酒综合征。

（5）心血管系统反应。可有心动过缓或过速、面部潮红等。静脉注射时偶见血压骤降、房性期前收缩甚至心搏骤停等。

(6)内分泌系统和皮肤的反应。在长期用标准剂量治疗或应用大于常用剂量时(一日剂量＞1.6 g),一些患者可引起男性乳房发育、女性溢乳、性欲减退、阳痿、精子计数减少等,停药后即可消失。西咪替丁可抑制皮脂分泌,诱发剥脱性皮炎、皮肤干燥、皮脂缺乏性皮炎、脱发、口腔溃疡等。皮疹、巨型荨麻疹、药物热等也有发生。

(7)过量服用本品可造成急性中毒,在动物毒性研究中可观察到中枢神经系统受到抑制、血压降低、心动过速、肝酶升高、肾功能异常。

6.注意事项

(1)口服 15 分钟内胃液隐血试验可出现假阳性,血液水杨酸浓度、血清肌酐、催乳素、氨基转移酶等浓度均可能升高,甲状旁腺激素浓度则可能降低。

(2)孕妇和哺乳期妇女禁用。

(3)用组胺 H_2 受体拮抗剂治疗可能会掩盖与胃癌有关的症状。因此有可能耽误疾病的诊断。对于中老年患者,近期伴有消化道症状的改变,尤应引起注意。原则上,对怀疑患有胃溃疡的患者,用本品治疗前,应当排除恶性病变的可能性。本品治疗 8～12 周,内镜复查治愈的胃溃疡病也非常重要。

(4)本品的神经毒性症状与中枢抗胆碱药所致者极为相似,且用拟胆碱药毒扁豆碱治疗可改善症状。故应避免本品与中枢抗胆碱药同时使用,以防加重中枢神经毒性反应。

(5)老年患者由于肾功能减退,对本品清除减少、减慢,可导致血药浓度升高,因此更易发生毒性反应,出现眩晕、谵妄等症状。

(6)本品对骨髓有一定的抑制作用,用药期间应注意检查血象。

(7)为避免肾毒性,用药期间应注意检查肾功能。

(8)下列情况应慎用:①严重心脏及呼吸系统疾病;②用于系统性红斑狼疮(SLE)患者时,西咪替丁的骨髓毒性可能增高;③器质性脑病;④幼儿或肝功能不全。

7.药物相互作用

(1)由于本品是抑制胃酸分泌,而硫糖铝需经胃酸水解后才发挥作用,所以二者合用可使硫糖铝的作用降低,故应避免同时服用。

(2)本品若与氢氧化铝、氢氧化镁等抗酸药或甲氧氯普胺合用时,西咪替丁的吸收可能减少,本品的血中药物浓度下降,故一般不提倡合用。如必须合用,两者应至少相隔 1 小时再服用。

(3)本品抑制细胞色素 P450 催化的氧化代谢途径,并能降低肝血流量,故它与其他药物合用时,本品可降低另一些药物的代谢,导致其药理活性或毒性增强。这些药物:①与苯二氮䓬类药物(地西泮、硝西泮等)长期合用,肝内代谢可被抑制,导致后者的血药浓度升高,加重镇静及其他中枢神经抑制作用,并有可能导致呼吸及循环衰竭。但是其中劳拉西泮、奥沙西泮、替马西泮似乎不受影响。②与普萘洛尔、美托洛尔、甲硝唑合用时,血药浓度可能增高。③与香豆素类抗凝血药合用时,凝血酶原时间可进一步延长,因此须密切注意病情变化,并调整抗凝血药用量。④与苯妥英钠或其他乙内酰脲类合用,可能使后者的血药浓度增高,导致苯妥英钠中毒,必须合用时,应在 5 天后测定苯妥英钠血药浓度以便调整剂量,并注意定期复查周围血常规。⑤与茶碱、咖啡因、氨茶碱等黄嘌呤类药合用时,肝代谢降低,可导致清除延缓,血药浓度升高,可能发生中毒反应。⑥本品可使维拉帕米的绝对生物利用度由 $26.3\%\pm16.8\%$ 提高到 $49.3\%\pm23.6\%$,由于维拉帕米可发生少见但很严重的不良反应,因此应引起注意。⑦本品可抑制奎尼丁代谢,患者同时服用地高辛和奎尼丁时,不宜再用本品。因为奎尼丁可将地高辛从其结合部位置换出来,结果奎尼丁和地高辛的血药浓度均升高。此时应对血药浓度进行监测。⑧与其他肝内代谢药如利多卡因及三环类抗抑郁药等合用时,均应慎用。

(4)西咪替丁与阿片类药物合用,有报道在慢性肾衰竭患者身上可产生呼吸抑制、精神错乱、定向力丧失等不良反应。对此类患者应减少阿片类制剂的用量。

(5)由于本品能使胃液 pH 升高,因此与四环素合用时,可使四环素溶解变慢,使其吸收减少,抗菌作用减弱;本品与阿司匹林合用,可使后者作用增强。

(6)西咪替丁有与氨基糖苷类抗生素类似的肌神经阻断作用,这种作用不被新斯的明所对抗,只能被氯化钙所对抗,因此,本品与氨基糖苷类抗生素合用时有可能导致呼吸抑制甚至呼吸停止。

(7)西咪替丁与酮康唑合用可干扰后者的吸收,降低其抗真菌的活性。

(二)雷尼替丁

1.理化性质

化学名称:N'-甲基-N-[2-[[[5-[(二甲氨基)甲基]-2-呋喃基]-甲基]硫代]乙基]-2-硝基-1,1-乙烯二胺盐酸盐。分子式:$C_{13}H_{22}N_4O_3S \cdot HCl$,分子量:350.87。盐酸盐为类白色至淡黄色结晶性粉末,味微苦、带涩,极易潮解,吸潮后颜色变深,易溶于水,可溶于甲醇,略溶于乙醇。

2.药理作用

(1)药效学:本品为 H_2 受体拮抗剂,以呋喃环取代了西咪替丁的咪唑环,对 H_2 受体具有更高的选择性,能显著抑制正常人和溃疡患者的基础和夜间胃酸分泌,以及五肽促胃液素、组胺和进餐引起的胃酸分泌,其抑制胃酸作用较西咪替丁强 5～12 倍。静脉注射本品可使胃酸分泌降低90%;对胃蛋白酶原的分泌也有一定的抑制作用。对实验性胃黏膜损伤和急性溃疡具有保护作用。对促胃液素的分泌无影响。抗雄性激素作用很少,因而极少产生男性乳房发育。本品抑制肝药酶作用也不明显。

(2)药动学:雷尼替丁口服后自胃肠道吸收迅速,生物利用度约为 50%,血药浓度达峰时间1～2 小时,一次给药后作用时间可持续 12 小时,血浆蛋白结合率为 15%±3%,有效血浓度为100 ng/mL,在体内分布广泛,且可通过血-脑脊液屏障,脑脊液药物浓度为血浓度的 1/30～1/20。本品 30%经肝脏代谢,其代谢产物有 N-氧化物、S-氧化物和去甲基代谢物,50%以原形自肾脏随尿液排出。半衰期($t_{1/2}$)为 2～3 小时,与西咪替丁相似,肾功能不全时,半衰期相应延长。本品可经胎盘转运,乳汁内药物浓度高于血浆,但对肝脏微粒体药酶抑制作用不明显,很少影响其他药物代谢。

(3)毒理学:对于小鼠,口服雷尼替丁的半数致死量为 1 440～1 750 mg/kg。连续口服5 周的每天最大无毒剂量,大鼠(雄)为 500 mg/kg,大鼠(雌)250 mg/kg,狗为 40 mg/kg。连续 26 周的每天最大无毒剂量,大鼠 100 mg/kg,狗为 40 mg/kg。小鼠口服 100～200 mg/kg 114 周,大鼠口服 100～2 000 mg/kg,129 周,均未见致癌作用。大鼠和家兔经口给予雷尼替丁(剂量达人口服用药剂量的 160 倍),对动物的生育力或胎仔未见明显影响。但目前尚无有关妊娠妇女的充分和严格控制的研究。鉴于动物生殖毒性试验不能完全预测人体的反应,只有在确实必要时,本品才可用于妊娠妇女。

3.临床应用

(1)用于消化性溃疡出血、吻合口溃疡出血、弥漫性胃黏膜病变出血、胃手术后预防再出血等。

（2）用于应激状态时并发的急性胃黏膜损害和阿司匹林引起的急性胃黏膜损伤；也常用于预防重症疾病（如严重创伤、脑出血等）应激状态下应激性溃疡大出血的发生。

（3）用于胃酸过多、反流性食管炎及卓-艾综合征等病的治疗，适用于很多对用西咪替丁治疗无效的消化性溃疡患者及不能耐受西咪替丁的患者。

（4）用于全身麻醉或大手术后以及衰弱昏迷患者，防止胃酸反流合并吸入性肺炎。

4.用法与用量

（1）片剂。治疗消化性溃疡，一日 2 次，一次 150 mg，早、晚饭时服，或 300 mg，睡前顿服，疗程 4～8 周，多数病例可于 4 周内收到良好效果，4 周溃疡愈合率为 46%，6 周为 66%，用药 8 周愈合率可达 97%，当需控制疼痛时，可服用制酸药，但需间隔至少 1 小时再服用；有慢性溃疡病复发史者，应在睡前给予维持量，长期（不少于半年）在晚上服用 150 mg，可避免溃疡愈合后复发。用于反流性食管炎的治疗，一日 2 次，一次 150 mg，共用 8 周。对卓-艾综合征，开始一日 3 次，一次 150 mg，必要时剂量可加至一日 900 mg。

（2）针剂。①成人，用于上消化道出血：一次 50 mg，稀释后缓慢静脉滴注（1～2 小时）；用于术前给药：一次 50 mg，全身麻醉或大手术前 60～90 分钟缓慢静脉滴注 1～2 小时。②小儿，静脉滴注，一次 2～4 mg/kg，24 小时连续滴注。

5.不良反应

与西咪替丁相比，雷尼替丁不良反应发生相对较少，发生率低于 3%。

（1）消化系统：常见的有恶心、呕吐、便秘、腹泻、腹部不适、疼痛等，偶有胰腺炎的报道。本品还可引起 ALT 可逆性升高，停药后症状即消失，肝功能也恢复正常。偶有报道会导致肝炎，有上述症状应立即停用本品。这些不良反应通常是可逆的，但偶有致死的情况发生。罕有导致肝衰竭的报道。

（2）心血管系统：雷尼替丁的心血管系统不良反应发生率较低，主要表现为窦性心动过缓和房室传导阻滞。

（3）血液系统：本品对骨髓有一定的抑制作用，少数患者可发生血小板减少、白细胞减少症或粒细胞减少，这些变化通常是可逆的。偶有粒细胞缺乏症、全血细胞减少症（有时候伴有骨髓发育不全）、再生障碍性贫血症的报道。

（4）中枢神经系统：偶有头痛、眩晕、失眠、嗜睡。重症老年患者中偶出现可逆性精神混乱、兴奋、抑郁、幻觉，和偶有眼睛适应性调节变化导致的视觉混乱的报道。

（5）内分泌系统：偶有使用本品的男性患者出现乳房女性化、阳痿与性欲降低的状况。

（6）肌肉、骨骼系统：偶见关节痛和肌痛。

（7）其他：静脉注射时局部可有烧灼感与瘙痒感。偶有超敏反应（如支气管痉挛、发热、皮疹、多种红斑）、变态反应、血管神经水肿和血清肌酐的少量增加。偶有脱发、脉管炎、间质性肾炎及胃类癌的报道。

6.注意事项

（1）长期使用可持续降低胃液酸度，有利于细菌在胃内繁殖，从而使食物内硝酸盐还原为亚硝酸盐，形成 N-亚硝基化合物。

（2）本品可掩盖胃癌症状，用药前首先要排除癌性溃疡。

（3）严重肝、肾功能不全患者慎用，必须使用时应减少剂量和进行血药浓度监测；肝功能不全者偶见服药后出现定向力障碍、嗜睡、焦虑等精神状态。

（4）使用本品时，血清肌酐及转氨酶可轻度升高，容易干扰诊断，治疗后期可恢复到原来水平。

（5）本品可通过胎盘，并从母乳中排出，鉴于目前尚无有关妊娠妇女的充分和严格控制的研究，故孕妇及哺乳期妇女慎用，只有确实必要时才可用本品。8岁以下儿童禁用。婴儿仅限于必要的病例才用。

（6）对本品有过敏史的患者应禁用。

（7）雷尼替丁可降低维生素 B_{12} 的吸收，长期使用可致维生素 B_{12} 缺乏。

7.药物相互作用

（1）本品能减少肝血流量，当与某些经肝代谢、受肝血流影响较大的药物合用时，如利多卡因、环孢素、地西泮、普萘洛尔等，可增加上述药物的血浓度，延长其作用时间和强度，有可能增加某些药物的毒性，值得注意。

（2）有报道与华法林合用可以降低或增加凝血酶原时间。

（3）与普鲁卡因合用，可使普鲁卡因胺的消除率降低。

（4）雷尼替丁减少胃酸分泌，可能导致三唑仑的生物利用度增加，二者之间这种相互作用的临床意义不明。

（三）法莫替丁

1.理化性质

化学名称：3-[[[2-[（二氨基亚甲基）氨基]-4-噻唑基]甲基]硫代]-N-氨磺酰丙脒。分子式：$C_8H_{15}N_7O_2S_3$，分子量为337.45。为白色或微黄色结晶性粉末，无臭味、略苦，对光敏感，易溶于稀醋酸，难溶于甲醇，极难溶于水和无水乙醇。

2.药理作用

（1）药效学：法莫替丁是继西咪替丁和雷尼替丁之后出现的含有噻唑环及脒丙基的第三代 H_2 受体拮抗剂，具有对 H_2 受体亲和力高的特点，对胃酸的分泌有明显抑制作用，尤其对夜间胃酸分泌的抑制作用显著，也可抑制五肽促胃液素刺激的胃酸分泌，对基础胃酸分泌及各种刺激引起的胃酸及胃蛋白酶增加有抑制作用。口服 20 mg 法莫替丁对夜间 7 小时内胃酸及胃蛋白酶分泌量的抑制分别为91.8%和71.8%。其抑酸作用强度比西咪替丁大 30～100 倍，比雷尼替丁大 6～10 倍，维持时间较西咪替丁和雷尼替丁长约30%，口服 20 mg 对胃酸分泌量的抑制作用能维持 12 小时以上。本品不改变胃排空速率，不干扰胰腺功能，对心血管系统和肾脏功能也无不良影响。本品长时间、大剂量治疗时不并发雄激素拮抗的副作用，如男性乳房发育、阳痿、性欲缺乏及女性乳房胀痛、溢乳等，无致畸、致癌、抑制肝药酶和抑制雄性激素作用。

（2）药动学：法莫替丁口服后吸收迅速，2～4 小时血中药物浓度达峰值，血浆半衰期为 2.7～4.2 小时，生物利用度30%～40%。口服 40 mg 可维持有效血药浓度约 12 小时。文献报道，大鼠口服或静脉注射^{14}C-法莫替丁后放射性在消化道、肝脏、肾脏、腭下腺及胰腺中较高，但不透过胎盘屏障。主要以原形及代谢物（S-氧化物）自肾脏（80%）排泄，健康人对法莫替丁清除率为2.5～5.0 mL/min，比肌酐清除率多 2～3 倍。肾功能损害者对法莫替丁代谢有明显影响。肌酐清除率低于 30 mL/min，患者半衰期可延长至 10～12 小时，无尿者可达 18～27 小时。少部分经胆汁排泄，也可出现于乳汁中。本品对肝药酶的抑制作用较轻微。动物试验表明，应用较大剂量和长期应用本品未见有致畸、致癌或影响试验鼠生育功能的作用。

3.临床应用

本品口服主要用来治疗胃及十二指肠溃疡、手术后吻合口溃疡、反流性食管炎;口服或静脉注射用来治疗上消化道出血(由消化性溃疡、急性应激性溃疡,出血性胃炎等引起)和卓-艾综合征。静脉注射一次 20 mg,一日 2 次,上消化道出血的止血有效率达 91%,静脉给药止血后,口服一次 20 mg,一日 2 次,可较好地维持止血效果。

4.用法与用量

口服,一次 20 mg,一日 2 次(早餐后、晚餐后或临睡前),也可一日服 1 次,临睡前服 40 mg,4～6 周为 1 个疗程,溃疡愈合后维持量减半,肾功能不全者应调整剂量。静脉注射或滴注,一次 20 mg,溶于生理盐水或葡萄糖液 20 mL 中,缓慢静脉注射或静脉滴注,一日 2 次(间隔 12 小时)。一旦病情许可,应迅速将静脉给药改为口服。

5.不良反应

法莫替丁不良反应较少,主要累及的系统为中枢神经系统,以及皮肤及其附件。中枢神经系统受损表现为头痛、头晕、躁狂、谵妄、抽搐、精神异常及锥体外系反应等。其他常见的不良反应有真菌过度生长、便秘、腹泻、口渴、恶心、呕吐,偶见皮疹、荨麻疹、白细胞减少、氨基转移酶升高等,罕见腹部胀满感、食欲缺乏及心率增加、血压上升、颜面潮红、月经不调等。

6.注意事项

(1)应排除胃癌后才能使用。

(2)孕妇、哺乳期妇女以及对本品过敏者禁用。高龄患者、儿童,以及肝、肾功能障碍者慎用。

7.药物相互作用

本品不与肝脏细胞色素 P450 酶作用,故不影响茶碱、苯妥英钠、华法林及地西泮等药物的代谢,也不影响普鲁卡因胺等的体内分布。但丙磺舒会抑制法莫替丁从肾小管的排泄。

(四)尼扎替丁

1.理化性质

化学名称:N-[[[2-[(二氨基亚甲基)氨基]-4-噻唑基]甲基]硫基]-乙基]-甲基-2-硝基-1,1-乙烯二胺。分子式:$C_{12}H_{21}N_5O_2S_2$,分子量:331.45。为一种淡白色至浅黄色的晶体,可溶于水,味苦,略带硫磺气味。

2.药理作用

(1)药效学:尼扎替丁和组胺竞争与组胺 H_2 受体相结合,可抑制其功能,特别是对胃壁细胞的 H_2 受体作用显著,亦显著抑制食物、咖啡因、倍他唑和五肽促胃液素刺激的胃酸分泌。动物试验表明,本品对组胺、促胃液素和食物等刺激引起的胃酸分泌的抑制作用比西咪替丁强 8～9 倍,其抗溃疡作用比西咪替丁强 3～4 倍,而与雷尼替丁相似。临床研究证明,本品能显著抑制夜间胃酸分泌达 12 小时,健康受试者一次口服本品 300 mg,抑制夜间胃酸分泌平均为 90%,10 小时后胃酸分泌仍然减少 52%。对胃蛋白酶、内因子分泌也有抑制作用,口服本品 75～300 mg 并不影响胃分泌物中胃蛋白酶的活性,胃蛋白酶总分泌量的减少与胃分泌物体积的减少成比例。但不影响促性腺激素、泌乳素、生长激素、抗利尿激素、皮质醇、三碘甲状腺氨酸、甲状腺素、睾酮、5α-二氢睾酮、雄甾烯二酮或雌二醇的血清浓度。

(2)药动学:口服本品后,绝对生物利用度超过 90%,血浆蛋白结合率约为 35%,给药150 mg 或300 mg,血药峰浓度为 700～1 800 $\mu g/L$ 和 1 400～3 600 $\mu g/L$,血药浓度达峰时间为0.5～5.0 小时,给药后12小时血药浓度低于 10 $\mu g/L$,半衰期为 1～2 小时。由于本品半衰期短,清除迅速,肾功能正常的个体一般不发生蓄积。本品口服剂量的 90% 以上在 12 小时内随尿液排泄,少于 6% 的剂量随粪便排泄,约 60% 的口服剂量以原形排泄。由于本品经肾小管主动分泌而排泄,中至重度肾功能障碍明显延长本品半衰期,并降低清除率。

3.临床应用

主要用于治疗胃酸过多引起的胃灼热感、十二指肠溃疡、良性胃溃疡、术后吻合口溃疡、上消化道出血、反流性食管炎,以及活动性溃疡愈合后进行预防等。

4.用法与用量

(1)活动性十二指肠溃疡:成人剂量为一次 300 mg,一日 1 次,睡前服,或一次 150 mg,一日 2 次。对内镜检查确诊的活动性十二指肠溃疡患者,用安慰剂作对照进行双盲试验,发现给予本品后溃疡愈合比安慰剂快,在第 4 周至少有 2/3 使用本品的患者溃疡已愈合,而使用安慰剂者仅占 1/3。

(2)愈合十二指肠溃疡的维持治疗:推荐的成人剂量为一次 150 mg,一日 1 次,睡前服。对复发性十二指肠溃疡患者进行多中心双盲研究,临睡前服用本品 150 mg 可使十二指肠溃疡复发率明显降低,在最初 3 个月内本品与安慰剂组复发率分别为 13% 和 40%,在 6 个月内分别为 24% 和 57%,在 12 月内分别为 34% 和 64%,两组均有明显差异。

(2)胃食管反流性疾病:推荐的成人剂量为一次 150 mg,一日 2 次。

(2)良性活动性胃溃疡:成人口服剂量为一日 300 mg,可睡前 1 次服,或一次 150 mg,一日 2 次。

5.不良反应

尼扎替丁不良反应少见,发生率约 2%。

(1)消化系统:主要有便秘、腹泻、口渴、恶心、呕吐等,一些患者有肝脏谷丙转氨酶、谷草转氨酶或碱性磷酸酶的升高,已有导致肝炎和黄疸的报道。

(2)神经系统:头晕、失眠、多梦、头痛等,偶有可逆性精神错乱病例报道。

(3)心血管系统:偶可发生短暂、无症状的室性心动过速。

(4)血液系统:尼扎替丁可导致贫血,重者发生致死性的血小板减少症,偶可导致血小板减少性紫癜、嗜酸性粒细胞增多。

(5)变态反应:表现为支气管痉挛、喉头水肿、皮疹和嗜酸性粒细胞增多症。

(6)皮肤:服用尼扎替丁可发生流汗和荨麻疹,偶有皮疹、剥脱性皮炎及血管炎。

(7)其他:罕见男性乳房发育、阳痿及高尿酸血症等。

6.注意事项

(1)尼扎替丁主要从肾脏排出,对中、重度肾功能不全者应减少剂量。

(2)妊娠妇女和儿童的安全性尚未明确,必须使用时应谨慎。对本品过敏者禁用。

(3)服用本品后尿胆素原测定可呈假阳性。

7.药物相互作用

与茶碱、甲氧心安、苯妥英钠、地西泮、利多卡因和华法林之间的无互相作用。

(五)罗沙替丁

1.理化性质

化学名称:2-(乙酰氧基)-N-[3-[3-(1-吡啶基甲基)苯氧基]丙基]乙酰胺。分子式:$C_{19}H_{28}N_2O_4 \cdot HCl$,分子量:384.90。

2.药理作用

(1)药效学:罗沙替丁为选择性 H_2 受体拮抗剂,对由组胺、五肽促胃液素及卡巴胆碱引起的胃酸分泌有抑制作用,其抗胃酸分泌作用为西咪替丁的 3～6 倍、雷尼替丁的 2 倍。本品显著及呈剂量依赖性地抑制胃酸分泌。本品还显著减少消化性溃疡患者的胃蛋白酶总量,而对血清中胃蛋白酶原 I 和促胃液素水平无明显影响。与西咪替丁、雷尼替丁和法莫替丁不同,本品对药物所致大鼠的胃黏膜损伤有预防作用。因此,对这种试验模型具有黏膜保护作用。罗沙替丁对下丘脑-垂体-性腺或下丘脑-肾上腺功能无显著影响,因此它没有抗雄激素活性。与西咪替丁相反,本品对肝脏混合功能氧化酶系统无显著影响,所以它不干扰经肝脏代谢药物的清除。

(2)药动学:罗沙替丁醋酸酯口服后吸收迅速、完全(＞95％),并通过酯解作用脱乙酰基,迅速转化为活性代谢物罗沙替丁。健康人口服 75 mg,血药浓度达峰时间为 3 小时,健康人的半衰期为 4～8 小时。本品主要在血浆和尿液中代谢,主要代谢物为罗沙替丁,从尿液中回收总的放射性活性物质大约占给药量的 96％,罗沙替丁约占其中 55％,尿液中没有罗沙替丁醋酸酯。食物和抗酸剂几乎不影响本品的药动学。

3.临床应用

本品主要用于治疗胃溃疡、十二指肠溃疡、吻合口溃疡、卓-艾综合征、反流性食道炎等,也可用于麻醉前给药防止吸入性肺炎等。

4.用法与用量

口服,治疗胃溃疡、十二指肠溃疡、吻合口溃疡、卓-艾综合征及反流性食管炎时,通常成人一次75 mg,一日 2 次,早餐后及睡前服用,可按年龄和症状适当增减。麻醉前给药,通常成人于手术前 1 天临睡前及手术诱导麻醉前 2 小时各服 75 mg。肝、肾功能不全患者应适当调整剂量。

5.不良反应

罗沙替丁不良反应发生率约为 1.7％。偶见过敏性皮疹、瘙痒感、嗜酸性粒细胞增多、白细胞减少、便秘、腹泻、恶心、腹部胀满感、谷草转氨酶和谷丙转氨酶升高、嗜睡,罕见失眠、头痛、倦怠感、血压上升。

6.注意事项

(1)有药物过敏史者及肝、肾功能不全者慎用。

(2)用药前诊断未明确者不宜应用,因本品可能掩盖胃癌的症状。

(3)哺乳妇女给药时应停止哺乳,对孕妇及小儿的安全性尚未确定。

(4)应注意对肝、肾功能及血常规的检测。

(六)拉呋替丁

1.理化性质

化学名称:(Z)-2-[[(2-呋喃甲基)亚硫酰]-N-[4-[[4-(1-哌啶甲基)-2-吡啶基]氧基]-2-丁烯基]乙酰胺。分子式:$C_{22}H_{29}N_3O_4S$,分子量:431.56。拉呋替丁属于手性药物,易溶于二甲基甲酰胺和冰醋酸,稍溶于甲醇,微溶于无水乙醚,几乎不溶于水。

2.药理作用

(1)药效学:本品为 H_2 受体拮抗剂,其对 H_2 受体的阻断能力分别是法莫替丁和西咪替丁的1.9 倍和 85.5 倍。拉呋替丁可减少胃酸的基础分泌量,抑制组胺、促胃液素、乌拉坦刺激的胃酸分泌。拉呋替丁抑制大鼠胃酸分泌的作用分别是法莫替丁的 0.1 倍,西咪替丁的 2.3 倍。拉呋替丁抑制胃酸分泌作用虽比法莫替丁弱,但抑制组胺、四肽促胃液素和乌拉胆碱等刺激胃酸分泌的作用较法莫替丁和西咪替丁的作用持续时间长。本品还有另一个药理作用即很强的黏膜保护作用,所以在低于抗胃酸分泌剂量下就可产生抗溃疡活性,而西咪替丁和法莫替丁只有在高于抗胃酸分泌剂量下才能发挥抗溃疡活性,动物实验中,拉呋替丁在低于抗胃酸分泌剂量下就可产生抑制溃疡作用,而西咪替丁和法莫替丁只有在高于抗分泌剂量下才能发挥抗溃疡活性。拉呋替丁可使胃黏膜损伤加速愈合,包括恢复变薄的胃黏膜厚度和减少的胃壁细胞数量,而西咪替丁和法莫替丁在产生相同程度的抗胃酸分泌作用的同时没有这些生物形态学作用。本品还能刺激黏液增生,产生前列腺素、一氧化氮和表皮生长因子。除此之外,拉呋替丁还能抑制胃再生黏膜炎性细胞浸润。

(2)药动学:大鼠胃、十二指肠襻、空肠襻、回肠及结肠襻内灌注 ^{14}C-拉呋替丁的研究结果表明:小肠是拉呋替丁主要吸收部位。大鼠 ^{14}C-拉呋替丁 10 mg/kg 灌胃的吸收率为 90.3%,1.2 小时血中药物浓度达峰值,峰浓度为 1.09 mg/L,半衰期为 4.4 小时。药物吸收后迅速分布到体内各组织,给药后 0.5 小时放射活性除胃、小肠、膀胱及尿道外,肝脏的浓度最高,其次为肾、胰腺、脾和肺,给药后 120 小时组织药物浓度仅为最高浓度时的 1/10。大鼠、狗和人体外的血浆蛋白结合率分别是 61%~62%、67%~70% 和 88%~89%。药物自尿液和粪便排泄率分别是给药量的 33%(0~168 小时)和 68%(0~168 小时)。胆汁排泄率是给药量的 53%(0~48 小时),其中部分进入肝肠循环。放射自显影显示:拉呋替丁几乎不进入血-脑屏障和胎儿体内,给药 1 小时后,乳汁放射浓度约为血浆的 1/2,4 小时后在检出界值以下。拉呋替丁主要经粪便排泄,自人尿液排泄率为 20%(原药及代谢物)。高龄者及肾功能低下者血浆浓度及尿液排泄率同健康成人的差别无显著意义。

(3)毒理学:小鼠拉呋替丁灌胃的 LD_{50} 值,雄鼠为 1034 mg/kg,雌鼠为 2000 mg/kg;静脉给药 LD_{50} 值,雄鼠为 47.9 mg/kg,雌鼠为 55.7 mg/kg。SD 雄性大鼠灌胃的 LD_{50} 值为 1934 mg/kg,雌鼠为 1240 mg/kg;静脉途径给药,雄鼠为 84 mg/kg,雌鼠为 91.6 mg/kg。雌雄大鼠和小鼠经口给药和静脉给药的死亡鼠剖检可见肺内出血,存活鼠未见异常表现。Beagle 犬的致死量约为 400 mg/kg。经微生物回复突变试验、小鼠微核试验和哺乳动物培养细胞染色体畸变试验研究表明拉呋替丁体内外试验均无致突变作用。

3.临床应用

胃溃疡、十二指肠溃疡及吻合部溃疡、急性胃炎、慢性胃炎急性期。

4.用法与用量

口服,成人一次 10 mg,一日 2 次。麻醉前给药,通常成人在手术前日睡前及手术当日麻醉前 2 小时分别口服 10 mg。

5.不良反应

本品安全性较好,不良反应发生率约为 2.5%。主要的不良反应为便秘、腹泻等消化系统症状及头痛等。部分患者可出现天冬氨酸转氨酶(AST)、丙氨酸转氨酶(ALT)、γ-谷氨酰转肽酶(γ-GTP)升高等肝功能异常和白细胞数增加等检查值异常。偶见休克、变态反应、全血细胞减少、再生障碍性贫血、血小板减少、间质性肾炎、房室传导阻滞和不全收缩等。

三、胆碱受体阻断药

(一)哌仑西平

1.理化性质

化学名称：5,11-二氢-11-[(4-甲基-1-哌嗪基)乙酰]-6H-吡啶并（2,3-b）[1,4]苯并二氮草-6-酮,分子量：424.4。本品为白色结晶粉末,无臭,味苦；易溶于水、甲酸,难溶于甲醇,极易溶于无水乙醇,熔点约243 ℃（分解）。

2.药理作用

(1)药效学：由于哌仑西平的 M_1 受体高选择性,其与 M_1 受体的亲和力较 M_2 受体的亲和力高 5 倍,较 M_3 受体的亲和力高 20 倍,它能较多地结合在胃壁细胞的胆碱 M_1 受体,而很少与平滑肌、心肌和唾液腺的胆碱 M_2 受体结合,因此治疗剂量的哌仑西平仅抑制胃酸分泌,很少出现抗胆碱药物影响瞳孔、胃肠平滑肌、心脏、唾液腺和膀胱肌的副作用,大剂量应用时可抑制胃肠平滑肌收缩和引起心动过速。抑制胃酸的程度与剂量有关。50 mg 哌仑西平可使胃酸分泌减少32％,治疗剂量的哌仑西平可抑制正常人基础胃酸分泌量（BAO）的 53％～62％,十二指肠溃疡患者 BAO 的 75.7％,胃溃疡患者 BAO 的 70％。也可使胃酸最大分泌量（MAO）下降,还可抑制五肽促胃液素刺激引起的胃酸分泌。哌仑西平可降低胃蛋白酶、胰淀粉酶、胰蛋白酶、糜蛋白酶、脂酶、胰多肽、降钙素等的分泌。故哌仑西平对胃液的 pH 影响不大,主要是胃液（含胃蛋白酶）的分泌量减少,从而使胃酸减少。

(2)药动学：哌仑西平口服吸收不完全,有效生物利用度 25％。本品不能通过血-脑屏障,故无中枢作用。食物对吸收有影响,餐前服用药物血浆水平较高。药物除脑和胚胎组织外,广泛分布于全身,尤以肝、肾浓度最高,其次为脾、肺、心、皮肤、肌肉和血浆。药物在体内仅少数被代谢为甲基化合物,80％以原形通过肾脏和胆汁排出。口服量的 4％～8％自尿液排出,91％随粪便排出。口服血浆达峰时间在 2～3 小时,口服血浆半衰期为 10～12 小时。停药 3～4 天可全部排出体外,无药物蓄积性。

3.临床应用

哌仑西平主要适用于胃及十二指肠溃疡,有效率为 50％～80％,疼痛缓解率达 44％～60％,与 H_2 受体阻滞剂西咪替丁合用可增强抑制胃酸的效果。亦可用于应激性溃疡、急性胃黏膜出血等的防治。

4.用法与用量

口服,一次 50 mg,一日 2 次,严重者一日 3 次。疗程为 4～6 周,必要时可连续服用 3 个月。溃疡愈合后可给予哌仑西平维持治疗,剂量为一日 50 mg,可明显减少溃疡复发率。

5.不良反应

最常见的不良反应是口干和视物模糊,口服一日 150 mg 引起口干发生率为 16.7％,视物模糊发生率 5.6％,因此而停药的约占 1％。少见的不良反应还有腹泻或便秘、头痛、神经错乱等。通常停药后症状即消失。

6.注意事项

妊娠期妇女禁用本品。用药超量中毒者无特异解毒药,仅做对症处理。

7.药物相互作用

与 H_2 受体阻断剂合用可增强抑制胃酸的效果。

（王洪志）

第二节　胃黏膜保护药

一、胶体铋剂

(一)胶体果胶铋

1.理化性质

胶体果胶铋,是一种果胶与铋生成的组成不定的复合物。其为三价铋的复合物,无固定结构。分子式:$[KBiC_{12}H_{10}O_8(OH)_6]_n$。黄色粉末或颗粒。

2.药理作用

(1)药效学:本品是一种新型的胶体铋制剂,通过应用生物大分子果胶酸代替现有铋制剂中的小分子酸根(如碳酸根、硝酸根及枸橼酸根等),从而增强了本品的胶体特性,使其在酸性介质中能形成高黏度溶胶。该溶胶与溃疡面及炎症表面有强的亲和力,可在胃黏膜表面形成一层牢固的保护膜,增强胃黏膜的屏障作用,故对消化性溃疡和慢性胃炎有较好的治疗作用。有研究表明,与其他胶体铋制剂比较,本品的胶体特性好,特性黏数为胶体碱式枸橼酸铋钾的 7.4 倍,此外,本品对受损黏膜具有高度选择性,胶体碱式枸橼酸铋钾在受损组织中的铋浓度为正常组织中的 3.1 倍,而本品为 4.34 倍。

另一方面,本品可沉积于幽门螺杆菌的细胞壁,使菌体内出现不同程度的空泡,导致细胞壁破裂,并抑制细菌酶的活性,干扰细菌的代谢,使细菌对人体的正常防御功能变得更敏感,从而起到杀灭幽门螺杆菌、提高消化性溃疡的愈合率和降低复发率的作用。

此外,本品还可刺激胃肠黏膜上皮细胞分泌黏液,促进上皮细胞的自身修复,以及直接刺激前列腺素和表皮生长因子的产生,使溃疡面和糜烂面快速愈合而止血。另有文献报道,果胶本身也有止血作用。

(2)药动学:本品口服后在肠道内吸收甚微,血药浓度和尿中药物浓度极低,绝大部分药物随粪便排出体外。

3.临床应用

(1)用于消化性溃疡(特别是幽门螺杆菌相关性溃疡)。

(2)治疗慢性浅表性胃炎、慢性萎缩性胃炎及消化道出血。

4.用法与用量

(1)消化性溃疡和慢性胃炎:一次 150 mg,一日 4 次,分别于 3 餐前 1 小时及临睡时服用。疗程一般为 4 周。

(2)并发消化道出血:将日服剂量 1 次服用。方法:将胶囊内药物取出,用水冲开搅匀后服用。

5.不良反应

按常规剂量服用本品无肝、肾、神经系统等不良反应,偶见恶心、便秘等消化道症状。

6.注意事项

(1)服药期间若出现黑褐色、无光泽大便,但无其他不适,为正常现象。停药 1~2 天粪便色泽可转为正常。

(2)服用本品期间不得服用其他铋制剂,且本品不宜大剂量长期服用。

(3)若大剂量长期服用本品,会出现铋中毒现象,表现为皮肤变为黑褐色,此时需立即停药并作适当处理。

(4)孕妇禁用。哺乳期妇女应用本品时应暂停哺乳。

(5)对本品过敏者及严重肾功能不全者禁用。

7.药物相互作用

(1)与强力制酸药及 H_2 受体阻滞药同时服用,会降低本品疗效。

(2)饮用牛奶时服用本品,会降低本品疗效。

(二)复方铝酸铋

1.理化性质

铝酸铋、甘草浸膏、碳酸镁、碳酸氢钠、弗朗鼠李皮及茴香果实的复合物。片剂:每片含铝酸铋200 mg、甘草浸膏 300 mg、碳酸镁 400 mg、碳酸氢钠 200 mg、弗朗鼠李皮 25 mg、茴香果实10 mg。颗粒剂:每袋 1.3 g,含铝酸铋 200 mg、甘草浸膏 300 mg、碳酸镁 400 mg、碳酸氢钠200 mg、弗朗鼠李皮 25 mg、茴香果实 10 mg。胶囊剂:每粒含铝酸铋 66.7 mg、甘草浸膏粉100 mg、重质碳酸镁 133.3 mg、碳酸氢钠66.7 mg、弗朗鼠李皮 8.3 mg、茴香果实 3.3 mg。本品为黄褐色或浅黄褐色片或颗粒。

2.药理作用

(1)药效学:本品为抗消化性溃疡药,内含的主要成分为铝酸铋,口服后可在溃疡表面形成一层保护性的铋钛复合物膜,碳酸氢钠和碳酸镁可中和部分胃酸,从而防止胃酸和胃蛋白酶对胃黏膜的侵蚀和破坏,促进黏膜再生和溃疡的愈合。甘草浸膏、弗朗鼠李皮、茴香果实分别具有消炎、解痉、止痛和驱风等作用,可以消除便秘和缓解胃肠胀气,增强胃及十二指肠黏膜屏障的保护作用。

动物试验表明,本品能显著减轻大鼠实验性胃炎的发生,对大鼠应激性和幽门结扎性胃溃疡有明显的防治作用,但对调节胃液分泌没有明显影响。

(2)药动学:本品口服后在胃黏膜及溃疡表面形成保护膜,不被胃肠道吸收,通过肠道排出体外。

3.临床应用

(1)用于胃及十二指肠溃疡。

(2)治疗慢性浅表性胃炎、十二指肠球部炎。

(3)缓解胃酸过多引起的胃痛、胃灼热感、反酸及功能性消化不良等症状。

4.用法与用量

(1)片剂。一次 1~2 片,一日 3 次,饭后嚼碎服用或将药片压碎后用温开水送服,疗程 1~3 个月。以后可以减量维持,防止复发。

(2)颗粒。一次 1~2 袋,一日 3 次,饭后用温开水送服,疗程 1~2 个月。

(3)胶囊。一次 3~6 片,一日 3 次,饭后用温开水送服。

5.不良反应

本品不良反应较少,偶见便秘、稀便、口干、失眠、恶心、腹泻等症状,停药后可自行消失。

6.注意事项

(1)用药不可间断,服药后 10 天左右,自觉症状可见减轻或消失,但这只说明病情的好转,并不表示已经痊愈,仍应按上述继续用药,直到完成 1 个疗程。病愈后,为避免复发,可将剂量减至一日 1~2 片,在主餐后服用。

(2)服用本品时,一般不需禁忌任何食品,但如有严重胃病者,应禁忌饮酒,少食煎炸油腻食品。

(3)服药期间,粪便呈黑色属正常现象;如呈稀便时,可减量服用。

(4)不宜长期服用,以防发生铋性脑病。

(5)孕妇、哺乳期妇女、对本品过敏者及肾功能不全者禁用。

7.药物相互作用

(1)本品能干扰四环素类药物的吸收,两者应避免合用。

(2)本品不能与抗酸药同时服用,如需合用,应至少间隔半小时。

(3)本品与能较强络合多价金属离子的喹诺酮类药物(如诺氟沙星、环丙沙星等)合用时,两者的活性均可降低,故应间隔 2~3 小时使用。

(4)本品治疗期间,应避免饮酒。

(5)本品不能与牛奶同服,如需合用,应至少间隔半小时。

(三)枸橼酸铋钾

1.理化性质

片剂:300 mg∶110 mg(以铋计);颗粒剂:1 g∶110 mg(以铋计);胶囊剂:300 mg∶110 mg(以铋计)。本品为白色片、颗粒或粉末。

2.药理作用

(1)药效学。本品为抗溃疡药,作用方式独特,既不中和胃酸,也不抑制胃酸分泌,而通过以下几个方面起作用:①在胃液 pH 条件下,本品可在溃疡表面或溃疡基底肉芽组织形成一种坚固的氧化铋胶体沉淀,形成保护性薄膜,从而隔绝胃酸、酶及食物对溃疡黏膜的侵蚀作用,促进溃疡组织的修复和愈合。体外实验证明,本品在酸性条件下能与蛋白质及氨基酸发生络合作用而凝结,而溃疡部位的氨基酸残基较正常黏膜丰富得多,因此本品更易沉积在溃疡黏膜上。②抗胃蛋白酶作用,本品能与胃蛋白酶发生络合而使其失活。③改变胃黏液成分,促进碳酸氢盐和黏液分泌,防止黏液糖蛋白被分解,增强胃黏膜屏障功能。④防止氢离子逆弥散。⑤刺激内源性前列腺素的释放,提高胃及十二指肠黏膜中前列腺素 E_2 浓度,并使唾液腺分泌的上皮生长因子富集于溃疡部位并保护其不受胃酸灭活,从而起到保护胃黏膜、促进溃疡组织修复和愈合的作用。⑥改善胃黏膜血流,杀灭幽门螺杆菌,延缓幽门螺旋杆菌对抗菌药耐药性的产生,这对治疗消化性溃疡和胃炎均有益。

临床研究和应用证明本品对治疗胃、十二指肠溃疡,促进溃疡的愈合有较好的效果;对西咪替丁耐药的患者,使用本品治疗仍有 80% 以上的愈合率。

(2)药动学:本品在胃中形成不溶性的胶体沉淀,很难被消化道吸收,仅有少量铋可被吸收。吸收入体内的铋约 4 周后达稳态浓度。本品血药浓度与给药剂量有关,动物试验证明,以常规剂量给药,稳态血铋浓度在 5~14 μg/L。痕量的铋吸收后主要分布在肝、肾及其他组织中,以肾脏分布居多,且主要经肾脏排泄,清除率约为 50 mL/min。血液和尿液中铋的排泄过程符合三室模型。本品未吸收部分经粪便排出体外,半衰期为 5~11 天。

3.临床应用

(1)用于胃、十二指肠溃疡及慢性胃炎。

（2）缓解胃酸过多引起的胃痛、胃灼热感及反酸等。

4.用法与用量

口服，一次 0.3 g，一日 4 次。餐前半小时及睡前服用。用于胃、十二指肠溃疡及慢性胃炎时，4～8 周为 1 个疗程，然后停药 4～8 周，如有必要可再继续服用 4～8 周。

5.不良反应

（1）神经系统：少数患者可有轻微头痛、头晕、失眠等，但可耐受。当血铋浓度大于0.1 μg/mL时，有发生神经毒性危险，可能导致铋性脑病，但目前尚未发现服用本品的患者血铋浓度超过0.05 μg/mL者。

（2）消化系统：服用本品期间，口中可能带有氨味，且舌、粪便可被染成黑色，易与黑便症相混淆；个别患者服用时可出现恶心、呕吐、便秘、食欲减退、腹泻等消化道症状。以上表现停药后均可消失。

（3）泌尿系统：本品长期大剂量服用可能引起肾脏毒性，导致可逆性肾衰竭。

（4）骨骼肌肉：骨骼的不良反应常发生在不同的部位，与骨内铋的浓度过高有关。较常见的是与铋性脑病相关的骨性关节炎，常以单侧或双侧肩疼痛为先兆症状。

（5）其他：个别患者可出现皮疹。

6.注意事项

（1）服药期间不得服用其他含铋制剂。

（2）正处于急性胃黏膜病变时的患者，不推荐使用本品。

（3）服药前后半小时需禁食，不得饮用牛奶、服用其他饮料和药物，否则会干扰本品治疗溃疡的作用。

（4）本品与阿莫西林或甲硝唑或奥美拉唑联合应用时，可增加对 Hp 根除率。

（5）不宜大剂量长期服用，连续用药不宜超过 2 个月，以防发生铋性脑病。

（6）孕妇、哺乳期妇女、对本品过敏者及肾功能不全者禁用。

7.药物相互作用

（1）本品能干扰四环素类药物的吸收，两者应避免合用。

（2）制酸药可干扰本品的作用，不宜同时进服。

（四）枸橼酸铋钾-克拉霉素-替硝唑

1.理化性质

片剂：本品含白色、黄色、绿色片。白片（枸橼酸铋钾，以铋计）110 mg，黄片（克拉霉素）250 mg，绿片（替硝唑）500 mg。

2.药理作用

本品中的枸橼酸铋钾在胃酸作用下迅速崩解而形成微小的胶态物质，与溃疡面的蛋白质密切结合并形成致密、均匀的保护膜，阻止胃酸和胃蛋白酶对溃疡面的侵蚀，促进内源性前列腺素的生成、上皮细胞的再生，加速溃疡组织的自身修复，此外还有较强的杀灭幽门螺杆菌的作用。替硝唑为 5-硝基咪唑类抗菌药，对厌氧菌和幽门螺杆菌都有杀灭作用。克拉霉素是大环内酯类抗生素，对幽门螺杆菌也有较强的杀灭作用。

3.临床应用

（1）用于十二指肠溃疡、胃溃疡（伴幽门螺杆菌感染者），尤其是复发性和难治性溃疡。

（2）用于慢性胃炎（伴幽门螺杆菌感染者），尤其是其他药物治疗无效且症状较重者。

4.用法与用量

口服,枸橼酸铋钾片(白片):一日 2 次,一次 2 片,早、晚餐前半小时空腹服用;克拉霉素片(黄片):一日 2 次,一次 1 片,早、晚餐后服用;替硝唑片(绿片):一日 2 次,一次 1 片,早、晚餐后服用。疗程为 1 周,根据病情,必要时可加服 1 个疗程。

5.不良反应

本品不良反应症状轻微,停药后可自行消失。

(1)消化系统:主要有口内金属味、恶心、呕吐、便秘、腹泻等。

(2)中枢神经系统:可出现头晕、头痛、失眠、乏力。

(3)泌尿系统:可出现尿色变深。

(4)皮肤:可出现皮疹等变态反应症状。

6.注意事项

(1)服药期间,粪便呈黑色属正常现象;如呈稀便时,可减量服用。

(1)孕妇、哺乳期妇女、对本品过敏者及肝、肾功能不全者禁用。

7.药物相互作用

(1)本品中的克拉霉素可增加卡马西平的血药浓度,联用时应调整后者的用量。

(2)曾有报道,克拉霉素可能改变特非那定的代谢,使其浓度增加而偶致心律失常。

(3)本品治疗期间,应避免饮酒,以免影响疗效。

(4)本品不能与牛奶或碳酸类饮料同服,如需合用,应至少间隔半小时。

(五)碱式碳酸铋

1.理化性质

本品为一种组成不定的碱式盐。按干燥品计算,含铋(Bi)应为 80.0%～82.5%。分子式:CBi_2O_5,分子量:509.9688。本品为白色或微带淡黄色的粉末,无臭,无味,遇光即缓慢变质。

2.药理作用

(1)药效学:本品为中和胃酸及收敛药,有中和胃酸及收敛止、泻作用。可通过吸附肠道内毒素、细菌、梅毒,并在胃肠黏膜创面形成一层薄的保护膜,在毒素与黏膜细胞结合之前将其阻止在肠腔内,从而起到保护胃肠黏膜及收敛作用。同时,本品可与肠腔内异常发酵所产生的 H_2S 相结合,抑制肠蠕动,起到止泻作用。此外,本品渗透入胃黏液还能杀灭居于其中的幽门螺杆菌。

(2)药动学:本品口服仅微量吸收,随粪便排出。

3.临床应用

(1)用于缓解胃肠功能不全及吸收不良引起的腹泻、腹胀等症状。

(2)缓解胃酸过多引起的胃痛、胃灼热感、反酸等症状,亦可用于慢性胃炎。

(3)与抗生素合用可治疗与幽门螺杆菌感染有关的消化性溃疡。

(4)本品糊剂可用于轻度烧伤、溃疡及湿疹等。

4.用法与用量

口服:一次 0.3～0.6 g,饭前服用;外用:涂患处。

5.不良反应

(1)用药期间舌苔和大便可呈黑色。

(2)中和胃酸时所产生的二氧化碳可能引起嗳气和继发性胃酸分泌增加,以及引起严重胃溃疡者的溃疡穿孔。

（3）偶可引起可逆性精神失常。

（4）大量及长期服用，可致便秘和碱血症。

6.注意事项

（1）一般应用本品不宜超过 2 天。

（2）由细菌感染所致的肠炎，宜先控制感染后再用本品。

（3）孕妇、对本品过敏者及肾功能不全者禁用，3 岁以下儿童禁用或慎用。

7.药物相互作用

（1）本品可减低乳酸杆菌活力，减低乳酶生的疗效，两者应避免合用。

（2）本品可使地高辛的口服吸收减少。

（3）与四环素、土霉素、环丙沙星、诺氟沙星等口服抗生素合用，可因螯合作用而减少后者的吸收，并减少其抗菌活性，应避免同时服用。

（4）本品不能与牛奶同服，如需合用，应至少间隔半小时。

（5）抗酸剂可减弱本品疗效，不能同时服用。

（六）碱式硝酸铋

1.理化性质

本品为一种组成不定的碱式盐。按干燥品计算，含氧化铋（Bi_2O_3）不得少于 79%。分子式：$Bi_5O(OH)_9(NO_3)_4$，分子量：1461.99。本品为白色片状。

2.药理作用

（1）药效学：本品为不定的碱式盐，作用与碱式碳酸铋相似，有中和胃酸和收敛止泻的作用，其收敛作用较其他铋盐强，而抗酸及黏膜保护作用较弱。其中铋盐能与肠内异常发酵所产生的硫化氢结合，在肠黏膜上形成不溶性硫化铋，使肠蠕动减慢；同时，本品不溶于水，可在胃黏膜创面形成一层保护膜，减轻食物等对胃肠黏膜的刺激；此外，铋盐尚有抑菌作用。临床试验表明，本品治疗胃肠炎时效力较碱式碳酸铋弱，治疗阿米巴痢疾时用量较大，效果较好。

（2）药动学：本品口服在肠道内分解，在尿液中及内脏中均有微量铋的分布。

3.临床应用

用于消化性溃疡，治疗腹泻及肠炎等。

4.用法与用量

口服，一次 0.3～2 g，一日 3 次，饭前服用。

5.不良反应

（1）可出现胃肠功能障碍及食欲减退。

（2）大量服用易致亚硝酸盐中毒，出现高铁血红蛋白血症。

6.注意事项

（1）本品不可与碳酸盐、碘化物及有机酸盐配伍应用。

（2）由细菌感染所致的肠炎，宜先控制感染后再用本品。

（3）用药期间若出现便秘，须防止发生亚硝酸盐中毒。

（4）用药期间可能出现黑便，为正常现象。

7.药物相互作用

尚不明确。

（七）次水杨酸铋

1.理化性质

分子式：$C_7H_5BiO_4$，分子量：362.0947。本品为白色或类白色颗粒或粉末。干混悬剂：1.5 g：151.2 mg（以铋计）；片剂：262 mg；胶囊剂：262 mg；口服混悬液：262 mg：15 mL，525 mg：30 mL；注射液：2 mL：200 g。

2.药理作用

（1）药效学：本品为三价铋化合物，具有止泻及抗溃疡作用。①其止泻作用与抗分泌及抗微生物作用有关。本品对沙门菌、艰难梭菌及志贺菌及厌氧菌也有抑制作用。另外，本品还可直接吸附细菌毒素。②本品可破坏幽门螺杆菌的完整性，防止菌体与胃上皮粘连。还可通过抑制蛋白分解及尿素酶和磷脂酶的活性而抑制幽门螺杆菌，故对幽门螺杆菌相关性消化性溃疡有一定疗效。另外，本品还可覆盖于胃黏膜表面保护胃黏膜，缓解消化不良症状。

（2）药动学：口服本品1.8～5.0小时达血药浓度峰值。其中铋剂的生物利用度不足1%，水杨酸的生物利用度超过80%。口服后4小时发挥止泻作用，4周起抗溃疡作用。分布半衰期5～11天，分布容积为170 mg/kg。代谢产物有氯氧化铋、碱式碳酸铋、水杨酸等，已知水杨酸为活性代谢产物，其他代谢物活性尚不明确。消除半衰期为33小时。其中水杨酸可分泌入乳汁中。95%的水杨酸经肾脏从尿液排出，铋剂主要从粪便排出。

3.临床应用

（1）用于急、慢性腹泻。

（2）用于缓解上腹隐痛不适、餐后饱胀、嗳气、恶心、反酸等消化不良症状。

（3）联合应用甲硝唑、四环素治疗与幽门螺杆菌相关性十二指肠溃疡（国外资料）。

（4）用于梅毒的配合治疗，也可用于治疗扁平疣。

4.用法与用量

口服：干混悬剂，一次3 g，一日3次，用温开水冲服。如腹泻症状在24小时内控制不满意，可增加服药次数，服药间隔时间可为0.5～1.0小时，但24小时内服药不应超过8次，连续用药不能超过8周。肌内注射：用于梅毒的配合治疗，一次0.2 g，一周1次。

5.不良反应

常见轻度便秘，停药后可自行消失。

6.注意事项

（1）如与阿司匹林合用发生耳鸣者应停药。

（2）正在使用抗凝药、降糖药和抗痛风药者慎用。

（3）腹泻伴有高热超过2天者，请遵医嘱。

（4）由感冒引起恶心、呕吐者慎用。

（5）肝、肾功能不全者慎用。

（6）本品可能引起一过性舌苔和大便变黑，对人体无害。

7.药物相互作用

（1）罗望子可降低胃肠道pH，从而促进水杨酸自胃肠道吸收，使水杨酸血药浓度增加而导致水杨酸中毒，两者应避免合用。

（2）与甲氨蝶呤联用，可降低肾脏对甲氨蝶呤的清除，使其血药浓度增加而致中毒，故两者不宜联用。

（3）本品可降低多西环素、地美环素、美他环素、米诺环素、土霉素、罗利环素、四环素等药物的吸收,减弱这些药物的疗效,应避免同时服用。

（4）本品可拮抗丙磺舒的促尿酸尿作用,故两者不宜合用。

（5）与华法林之间有潜在相互作用,使华法林从蛋白结合部位移出,导致出血的危险性增加。

（八）胶体酒石酸铋

1.组成成分

胶体酒石酸铋。

2.药理作用

（1）药效学:本品为胃肠黏膜保护药。口服后在胃液内形成胶体性能甚佳的溶胶,与溃疡面及炎症表面有很强的亲和力,能形成有效的保护膜,隔离胃酸,保护受损的黏膜,并刺激胃肠黏膜上皮细胞分泌黏液,促进上皮细胞自身修复。本品对受损黏膜的黏附性甚佳而且具有止血作用。本品尚能杀灭胃幽门螺杆菌。动物试验显示,本品可使实验性溃疡性结肠炎家兔溃疡个数减少,溃疡直径缩小,使实验性溃疡性结肠炎家兔和大鼠排便次数和稀便减少。

（2）药动学:本品口服后在肠道内吸收甚微,血药浓度和尿液药浓度极低,绝大部分随粪便排出体外。铋吸收后主要分布于肝、肾等组织中,以肾脏居多,主要通过肾脏排泄。

3.临床应用

（1）用于消化性溃疡,特别是幽门螺杆菌相关性溃疡。

（2）用于慢性结肠炎、溃疡性结肠炎所致腹泻。

（3）用于慢性浅表性和萎缩性胃炎。

4.用法与用量

口服,一次 165 mg,一日 4 次,分别于三餐前 1 小时及临睡时服用。

5.不良反应

偶可出现恶心、便秘等消化道症状。

6.注意事项

（1）服药期间若出现黑褐色、无光泽大便但无其他不适,为正常现象。停药后 1~2 天粪便色泽可转为正常。

（2）不宜大剂量长期服用,若大剂量长期服用,会出现铋中毒现象,表现为皮肤变为黑褐色,应立即停药并作适当处理。

（3）孕妇、对本品过敏者及肾功能不全者禁用。

7.药物相互作用

（1）本品不能与牛奶同服,如需合用,应至少间隔半小时。

（2）抗酸剂和 H_2 受体阻滞药可减弱本品疗效,不能同时服用。

二、前列腺素及其衍生物

（一）概述

前列腺素及其衍生物,对胃黏膜及其屏障有加强和修复作用。该类药物作为一种黏膜保护剂,用于治疗消化性溃疡已有二十余年的历史。随着对溃疡及酸相关疾病认识的不断深化,其在临床上的应用越来越受到重视。

消化性溃疡是一种全球性的多发病,随着社会的发展、医疗科技的进步,其疾病谱也不断地发生变化。19世纪本病少见,且胃溃疡(GU)的发病多于十二指肠溃疡(DU)。20世纪开始溃疡的发病逐渐增多,50年代达到发病高峰,以DU更为多见。当时的治疗以抑酸剂和抗胆碱能药物为主。随着H_2受体拮抗剂(H_2RA)的问世(被称为治疗史上的第一次革命),至70年代,发病率已开始下降。此后质子泵抑制剂的出现,更增强了治疗效果,溃疡治愈已不困难,但复发率仍居高不下。到80年代,幽门螺杆菌的发现被视为现代消化疾病研究领域划时代的大事件(也被称为第二次革命),幽门螺杆菌及其在胃炎和消化性溃疡中作用的阐明,使此后溃疡的治疗进入了"幽门螺杆菌时代",溃疡不再是一个慢性且经常复发的顽症,愈后大大改善,并发症及手术治疗大大减少。但是,尽管医学上取得了如此多的进展,消化性溃疡作为一种多病因所致的异质性疾病,仍在世界范围内流行。比如现代社会高节奏、高竞争、高压力的社会生活方式容易导致消化性溃疡的发生;人口老龄化,慢性心血管疾病、风湿性疾病,以及遗传或自身免疫性疾病患者预防性使用阿司匹林、糖皮质激素及其他选择性或非选择性非甾体抗炎药物的使用,以及吸烟、酒精、免疫抑制剂及其他药物等,都可引起溃疡性疾病的发生。所以,对这类疾病的治疗不仅仅是传统的抑酸、抗幽门螺杆菌、胃黏膜保护作为一种新的治疗策略,其临床意义越来越受到重视。其中前列腺素及其衍生物由于其广泛的全身及局部效应,以及特异性针对前列腺素这一机体炎症反应中重要的炎性介质,在消化性溃疡的治疗中有着广阔的应用前景。

(二)作用原理

1.胃黏膜的防御机制

正常情况下,胃容纳食物、药物及其他理化性质各异的物质,同时受到各种情绪的影响。在中枢神经系统和胃肠道神经系统的调控下,胃黏膜能有效抵抗各种侵袭因子,维持正常的结构与功能。其关键在于胃黏膜具有很好的保护屏障,提供了一系列的防御和修复作用。胃黏膜的防御体系主要包括三层结构。

(1)黏液-碳酸氢盐屏障:黏膜上皮细胞表面附着一层厚度约为黏膜上皮10倍以上的黏液,主要成分为糖蛋白、黏液与上皮细胞分泌的碳酸氢盐,以及免疫球蛋白、表面活性磷脂等其他物质,共同构成了的黏液-碳酸氢盐屏障。一方面减轻外来物质对胃黏膜的机械摩擦损伤,另一方面形成了由胃腔到黏膜上皮的pH梯度,至上皮细胞表面时已接近电中性,减少了胃酸对上皮的侵袭,同时与黏液内免疫活性物质一起构成胃黏膜的第一道防线。

(2)黏膜屏障,包括三部分的内容,组成了胃黏膜的第二道防线。①胃黏膜上皮细胞间的紧密连接,为一层致密脂蛋白结构,外层含疏水侧链,构成黏膜屏障的结构基础。一方面能显著抵抗H^+的逆向扩散,利于保护黏膜上皮;另一方面对Na^+通透性低,利于膜内外离子梯度的形成,对正常泌酸功能的维持也非常重要。②清除自由基功能。黏膜上皮细胞能合成高浓度还原型谷胱甘肽(GSSH),可以清除各种炎性刺激产生的自由基,发挥细胞保护作用。③更新旺盛,上皮细胞移行、增殖迅速,每4~6天就可完成一次更新,利于维持上皮结构和功能的完整。

(3)黏膜血流,包括体液、血液、神经递质及黏膜的微循环。对于黏膜与血液的物质交换、HCO_3^-及其他代谢产物和有害物质的转运,及维持正常黏膜上皮结构和功能具有重要的意义。黏膜血流占全胃血流的70%以上,应激时减少到30%以下,故应激性溃疡皆发生在胃体部,而胃溃疡好发于血流最少的胃角、胃窦部,都说明了胃血流的黏膜保护作用。此外,老年人由于胃血流明显减少,易患消化性溃疡,同时也容易迁延。

2.前列腺素的合成与功能

前列腺素(PG)是一类含20个碳原子的不饱和脂肪酸组成的活性物质,广泛分布于全身多组织器官中。PG 可由多种细胞合成,但由于其半衰期很短,也被认为是一种局部激素。在各种致炎因子和炎症介质的作用下,磷脂酶 A_2 被激活,分解胞膜磷脂产生花生四烯酸,后者进一步经环氧合酶途径生成前列环素(PGI)、前列腺素(PG)和血栓素(TxA_2),或经脂质氧化酶途径生成白细胞三烯(LT)。环氧合酶(COX)存在两种异构体,COX-1 和 COX-2,两者的区别在于第523 位氨基酸的不同,COX-1 为异亮氨酸,而 COX-2 为缬氨酸。COX-1 在组织细胞中恒量表达,催化生理性 PG 合成,参与机体生理功能的调节,主要是细胞保护作用(尤其是胃肠道黏膜细胞)和血小板聚积,故也被称为"持家酶"或"结构酶"。COX-2 为一种诱导型酶,主要在病理情况下由致炎细胞因子、脂多糖及其他生长因子等诱导产生,促进前列腺素(尤其是前列环素/PGI)的合成,参与局部炎症反应。

消化道黏膜细胞富含合成 PG 的环氧合酶,胃内主要合成 PGA、PGE、GPF 和 PGI_2,以 PGE 和 PGI_2 最多,可提供直接细胞保护作用和适应性细胞保护作用。其作用的主要机制:①舒血管效应,增加胃黏膜血流;②促进黏膜细胞 HCO_3^- 分泌,增强黏液/碳酸氢盐屏障;③抑制胃酸、胃蛋白酶分泌,减少侵袭因子;④诱导上皮生长因子(EFG)和成纤维细胞生长因子(FGF)合成,促进受损上皮增殖、再生与迁移;⑤内源性、负性调节作用,舒血管、抑制血小板聚积,对抗白三烯(LT)、血栓素(TxA_2)的局部作用,减轻局部炎性反应对胃黏膜的损伤。

PG 引起的黏膜再生表现为表面上皮细胞和胃小凹黏液细胞的高度增生,且与剂量相关。

根据病因和发病机制的不同,消化性溃疡可以分为:幽门螺杆菌相关溃疡,非甾体抗炎药(NSAIDs)相关溃疡,及非幽门螺杆菌、非甾体抗炎药相关溃疡。随着强效抑酸药物(如 PPIs)及有效的清除幽门螺杆菌治疗,目前幽门螺杆菌相关溃疡的预后有较大的改善,而后二者在临床的比例有所增加。尤其是传统非选择性非甾体抗炎药(包括阿司匹林)及选择性 COX-2 抑制剂类(coxibs)NSAIDs 药物所致消化道损伤的比例增加明显,已引起世界范围的普遍关注。

3.非选择性非甾体抗炎药所致消化道损伤的主要机制

(1)黏膜 PG 合成减少。非甾体抗炎药的系统作用主要是不可逆也抑制 COX 活性,进而减少滤膜 PG 的合成。内源性 PG 合成受阻,一方面大量花生四烯酸经脂质氧化酶途径生成白细胞三烯(LT),趋化并激活中性粒细胞,致明显的局部炎性反应(包括氧自由基的增加等),并引起血管收缩和通透性的增加,同时局部血栓素(TxA_2)合成减少加重溃疡出血或不利于出血的控制;另一方面 COX-2 的抑制影响了黏膜的保护性局部炎症反应,尤其是内源性 PGI_2 合成的减少。后者是一种内源性负性调节因子,对抗血栓素(TxA_2)的血小板聚积效应,同时舒血管并抑制血管内膜平滑肌增生。此外 PG 可诱导黏膜上皮增生以修复损伤,PG 合成受抑,则消化道黏膜的抗损伤能力降低。

(2)非甾体抗炎药的直接损伤作用。非甾体抗炎药为一种弱酸性的脂溶性化合物,可穿透黏液层向黏膜渗透。其产生的 H^+ 中和了 HCO_3^- 使黏液-碳酸氢盐屏障受损,增强了胃酸、胃蛋白酶的侵袭作用。在黏膜细胞内,H^+ 干扰正常细胞功能和代谢,损伤胞膜及细胞器,同时也不利于上皮细胞的分裂更新,延缓了黏膜修复与溃疡愈合。

(3)协同效应。非甾体抗炎药可与自身、幽门螺杆菌、抗凝药物、皮质类固醇激素、酒精、吸烟等,产生协同效应,加重消化道损伤。

新型的选择性 COX-2 抑制类非甾体抗炎药由于特异性作用于 COX-2,对 COX-1 的功能无明显影响,故消化道副作用相对较少。该类药物抑制了正常炎性反应中 COX-2 的消化道黏膜保护作用,降低了黏膜对侵袭因子的抵抗,增加了溃疡发病的几率,所以也并不能完全减少消化道损伤的发生;另一方面因其破坏了内源性 PGI_2 与 TxA_2 的平衡,TxA_2 功能占优势,潜在增加了患者血栓形成的可能(已有两药 rofecoxib 和 valdecoxib 因之而被撤出临床,目前只有 celecoxib 还在使用),故其应用需综合评价其抗炎效益与心血管和胃肠道的风险。

总之,无论选择性还是非选择性非甾体抗炎药的使用必须综合权衡其抗炎、镇痛效应与消化道、心血管风险之间的利弊。非甾体抗炎药相关溃疡发病的风险因素为:①既往溃疡及其并发症史;②发病年龄高;③有其他并存疾病存在,及使用皮质类固醇激素、阿司匹林或抗凝药物等,或已在使用某种非甾体抗炎药;④幽门螺杆菌阳性。其中既往病史与其他药物的使用两项尤为重要。

(三)临床应用

目前,临床上用于消化性溃疡治疗的药物较多,就其主要药效作用来看,不外乎着眼于降低损害作用(抑酸、抗幽门螺杆菌)及增强黏膜防御两个方面。在"幽门螺杆菌时代",同样强调胃酸、胃蛋白酶的侵袭作用。"无酸无溃疡"的观点依然得到普遍认同。治疗上,抑酸、抗幽门螺杆菌依然传统且至关重要,而强调细胞保护、增强黏膜防御则开辟了一条新的治疗途径。

黏膜保护剂可广泛应用于各种胃黏膜损伤,有些情况充当主药,有些情况为辅助用药。主要用于急性应激、抗幽门螺杆菌、抗 GU 和各种胃炎、抗胆汁反流及功能性消化不良的治疗。当必须长期应用非甾体抗炎药、激素或抗凝药物治疗时,可预防应用黏膜保护剂以降低其胃肠道损伤及并发症。此外,还可用于外科术后吻合口溃疡及急性中毒洗胃后、误食异物后或鼻胃管操作后的机械损伤等。

天然 PG 口服后可迅速被胃酸和胃蛋白酶分解破坏。为克服这一缺点,已人工合成了数种前列腺素衍生物。目前上市的有:米索前列醇、罗沙前列醇、恩前列醇和奥诺前列醇等。

(四)米索前列醇

本品是目前临床应用最为广泛的一种人工合成 PGE_1 衍生物。其 15、16 位碳原子分别连接酮基和甲基,口服后 63%～73% 小肠吸收,1.5 小时血药浓度达峰值,半衰期 0.5 小时,4 小时后血液中完全消失,代谢产物主要经肾脏和粪便排出体外。Misoprostol 与壁细胞 EP3 受体结合,抑制组胺和胃酸合成,引起基础或食物刺激胃酸分泌的减少。同时还增加黏膜血流与粘蛋白和 HCO_3^- 的分泌。该药被美国 FAD 唯一授权的适应证是非甾体抗炎药相关溃疡及其并发症的预防。其抗溃疡作用与 PPIs 相似,但较抑酸药的优势在于非甾体抗炎药可致刺激原有溃疡出血并引起全消化道的损伤,米索前列醇可作用于全消化道,尤其对肠道损伤亦有较,而 PPIs 主要作用于上消化道,同时在重症应激性溃疡时,有引起肺炎并发症的可能。

米索前列醇治疗溃疡的常用剂量为一次 200 μg,一日 4 次,疗程 4～8 周。常见不良反应是腹泻和腹部痉挛性疼痛,其发生呈剂量依赖性,可有约 5% 的患者因不能耐受而撤药。半剂量治疗,可提供生理性前列腺素补充,患者耐受良好,但抗溃疡效果降低。因前列腺素类可致子宫收缩,故禁用于妊娠期妇女。但因此也常用于引产、流产和产后出血。

(五)恩前列醇

本品为合成去氢 PGE_2 衍生物,药理作用及不良反应似米索前列醇。其特点是代谢相对缓慢,半衰期为 34.3 小时。用药相对方便。常用剂量为一次 35 μg,一日 2 次,早餐及睡前服,疗程 4～8 周。

(六)其他

如罗沙前列醇和奥诺前列醇等,药理作用与不良反应与米索前列醇相似。

三、其他胃黏膜保护药

(一)硫糖铝

1.理化性质

组成成分:硫酸化二糖和氢氧化铝的复合物。分子式:$C_{12}H_{54}Al_{16}O_{75}S_8$;分子量:2085.74。本品为白色或类白色粉末,无臭,无味,有一定的引湿性,可溶于酸或碱,不溶于水,几乎不溶于乙醇和氯仿。

2.药理作用

(1)药效学:本品为蔗糖硫酸酯碱式铝盐,是一种胃黏膜保护剂,具有保护溃疡面、促进溃疡愈合的作用。其机制如下:①在酸性环境下,本品可解离为带负电荷的八硫酸蔗糖,并聚合成不溶性胶体,保护胃黏膜;能与溃疡或炎症处的带正电荷的渗出蛋白质结合,在溃疡面或炎症处形成一层薄膜,保护溃疡或炎症黏膜抵御胃酸的侵袭,促进溃疡愈合。且与溃疡病灶有较高的亲和力,为正常黏膜的6~7倍。②能吸附胃蛋白酶和胆盐,抑制它们的活性,有利用黏膜的再生和溃疡的愈合。③促进胃黏液分泌,刺激局部前列腺素的合成与释放,提高对细胞的保护。

(2)药动学:本品口服后在胃酸作用下解离成铝离子和八硫酸蔗糖复合离子。胃肠道吸收微量,仅5%,作用持续约5小时。主要随粪便排出,少量以双糖硫酸盐的形式随尿液排出体外。

(3)毒理学。生殖毒性:硫糖铝大鼠给予剂量达人用剂量的38倍时,生育力未受明显影响。大鼠、小鼠和家兔给药达人用剂量的50倍时,未见对动物胎仔的致畸作用。因缺乏本品用于妊娠妇女的充分和严格控制的临床研究数据,且动物生殖毒性的研究结果并不能完全代表人体试验的结果,所以只有在确实需要时,妊娠妇女才可服用本品。

致癌性:大鼠和小鼠连续24个月经口给予硫糖铝1 g/kg(人用剂量的12倍),结果未表现出致癌性。

3.临床应用

(1)用于消化性溃疡、慢性胃炎、溃疡性结肠炎。

(2)防治胃黏膜糜烂性出血、应激性溃疡。

4.用法与用量

用于治疗,成人常用量一次1 g,一日4次,于饭前1小时和睡前服,嚼碎成糊状后温开水送下,连续用4~8周,也可根据不同剂型给药:片剂、颗粒、胶囊一次1 g,一日3~4次;混悬液一次10 mL,一日3~4次;混悬凝胶一次1 g,一日2次,儿童遵医嘱。用于预防,一次1 g,一日2~3次,于饭前1小时和睡前服,嚼碎成糊状后温开水送下。

5.不良反应

本品毒性很低,可见口干、便秘;偶见腰痛、恶心、眩晕、嗜睡、疲劳、瘙痒等;长期及大剂量使用本品可引起低磷血症,可能出现骨软化。

6.注意事项

(1)治疗收效后应继续服药数周,以免溃疡复发,但连续使用不宜超过8周。

(2)肾功能不全患者、正在接受透析疗法的患者不宜长期应用本品。

(3)对本品过敏者禁用,习惯性便秘者不宜使用。

(4)本品可通过乳汁排泄,哺乳期妇女慎用。

(5)用药期间应检测血清铝浓度。

(6)必须在空腹时将药片嚼碎后吞服,否则疗效差。

(7)本品与抗酸剂合用,间隔时间半小时。

7.药物相互作用

(1)本品与四环素类、喹诺酮类抗生素、各种脂溶性维生素,以及西咪替丁、苯妥英钠、华法林、地高辛等药物同服,可干扰它们的吸收,应间隔2小时以上。

(2)制酸剂能影响本品的疗效,服药前半小时不宜服制酸剂。

(3)本品不宜与含胃蛋白酶的药物合用,因它可抑制胃蛋白酶的活性。

(二)瑞巴派特

1.理化性质

化学名称:(±)-2-(4-氯苯酰胺)-3-[2(1H)-喹诺酮-4-基]丙酸,分子式:$C_{19}H_{15}ClN_2O_4$,分子量:370.79。本品为白色薄膜包衣片。

2.药理作用

(1)药效学:本品为胃黏膜保护剂,具有保护胃黏膜及促进溃疡愈合的作用。具体包括:①抑制幽门螺杆菌作用,本品不具有细胞毒活性,而是通过阻止幽门螺杆菌黏附至胃上皮细胞、减少氧化应激、降低幽门螺杆菌产生的细胞因子浓度等而用于治疗幽门螺杆菌感染;②清除羟基自由基的作用,通过降低脂质过氧化等作用保护因自由基所致的胃黏膜损伤;③抑制炎性细胞浸润。此外,动物试验显示本品可增加大白鼠的胃黏液量、胃黏膜血流及胃黏膜前列腺素含量,并可促进大白鼠胃黏膜细胞再生,使胃碱性物质分泌增多等,但对基础胃液分泌几乎不起作用,对刺激胃酸分泌也未显示出抑制作用。

(2)药动学:本品口服吸收较好,但餐后吸收较缓慢。口服后0.5～4.0小时血药浓度达峰值,血浆蛋白结合率为98%以上,在胃、十二指肠分布良好,半衰期为2小时,大部分以原形从尿液中排出。

3.临床应用

(1)胃溃疡。

(2)急性胃炎、慢性胃炎的急性加重期胃黏膜病变(如糜烂、出血、充血、水肿)的改善。

4.用法与用量

(1)胃溃疡:通常成人一次100 mg,一日3次,早、晚及睡前口服。

(2)急性胃炎、慢性胃炎的急性加重期胃黏膜病变(如糜烂、出血、充血、水肿)的改善:成人一次100 mg,一日3次,口服。

5.不良反应

(1)血液系统:白细胞减少(发生率0.1%以下)、血小板减少。

(2)消化系统:肝功能障碍(发生率0.1%以下)(可出现GOT、GPT、γ-GPT、ALP上升等),有时候出现黄疸,可出现便秘、腹胀、腹泻、恶心、呕吐、烧灼感、腹痛、嗳气、口渴、味觉异常等。

(3)精神、神经系统:有导致麻木、眩晕、嗜睡的报道。

(4)变态反应:可有皮疹、瘙痒感、荨麻疹、药疹样湿疹等过敏症状(发生率不足0.1%)。

(5)呼吸系统:偶可出现咳嗽、呼吸困难。

(6)内分泌系统:有引起乳腺肿胀、乳房痛、乳房女性化、诱发乳汁分泌的报道。

(7)其他:可有月经异常、BUN上升、水肿等(发生率不足0.1%)。

另外有引起心慌、发热、颜面潮红、舌麻木等报道。

6.注意事项

(1)对高龄患者的给药:高龄患者发现的不良反应的种类及不良反应发现率与非高龄患者间无差异。但由于高龄患者生理功能低下,应注意消化系统的副作用。

(2)对孕妇、哺乳期妇女的给药。由于妊娠时给药的安全性尚未确认,对于孕妇或可能已妊娠的妇女,只有在判断治疗上的有益性大于危险时才可以给药。在动物试验(大白鼠)中报告药物可向母乳中转移,故给哺乳妇女用药时应避免哺乳。

(3)对小儿的给药:该药对于小儿的安全性尚未确认(使用经验少)。

(4)其他:交给患者药时,应指导患者将药片从 PTP 包装中取出服用,(如误食了 PTP,其坚硬部分可刺伤食道黏膜,甚至引起穿孔、并发纵隔炎等严重后果)。

（赵　颖）

第三节　促胃肠动力药

一、多潘立酮

(一)药理作用

1.药效学

多潘立酮系苯并吡唑衍生物,拮抗外周多巴胺受体,直接阻断胃肠道多巴胺 2 受体而引起胃肠运动增加。多潘立酮促进上消化道的蠕动、增加食管下括约肌张力、增加胃壁张力、促进胃排空、增加胃窦和十二指肠的运动、协调幽门的收缩、抑制肠-胃-食管的反流。但对下消化道,特别是结肠的作用较弱。几乎不通过血-脑屏障,对脑内多巴胺受体没有拮抗作用,因此无精神和中枢系统不良反应,也不影响胃液分泌。但可以引起血清催乳素水平升高,从而促进产后泌乳,但对患催乳素瘤的患者无作用。

2.药动学

可以口服、肌内注射和直肠给药。口服后吸收迅速,达到峰值浓度的时间为 15～30 分钟,直肠给药为 1 小时。肌内注射和口服 10 mg,血药浓度峰值分别为 40 ng/mL 和 23 ng/mL,直肠给药 60 mg 后血药浓度峰值为 20 mg。由于肝脏的首过效应,口服后药物生物利用度为 14%,餐后 90 分钟给药生物利用度明显增加,单峰值浓度推迟。口服 10～60 mg 剂量范围的生物利用度呈线性增加。直肠给药生物利用度与等剂量口服相似。药物浓度以胃肠局部最高,血浆次之,不易透过血-脑屏障,乳汁中药物浓度仅为血清浓度的 1/4。本品蛋白结合率为 92%～93%,几乎全部在肝内代谢。主要以无活性的代谢物形式经尿液和粪便排泄,小部分由乳汁排泄。24 小时内口服剂量的 30% 由尿排泄,原形药物仅占 0.4%。4 天内约有 66% 经粪便排出,其中 10% 为原形药物。本品半衰期为 7～8 小时。

(二)临床应用

各种病因引起的胃排空障碍相关症状,如上腹部胀、痛、嗳气、胀气、食管或口腔有胃内容物反流等;各种病因引起的恶心、呕吐,如手术后呕吐、化疗相关性呕吐、抗帕金森综合征药物引起的呕吐、消化系统疾病引起的呕吐、神经科及妇产科疾病和尿毒症引起的呕吐、儿科疾病伴有的呕吐。多潘立酮可以促进胃排空降低胃潴留,可作为消化性溃疡(主要是胃溃疡)的辅助治疗药物。少数情况下用于产后促进泌乳。

(三)用法与用量

1.成人常规剂量

(1)口服:一次 10 mg(片剂、滴剂或混悬液),一日 2～3 次,饭前 15～30 分钟服用。也可采用下列给药方案:①胃动力低下和消化不良,一次 10 mg,一日 3～4 次;②呕吐及其他药物所致的胃肠道反应,一次 20 mg,一日 3～4 次。

(2)直肠给药:一次 60 mg,一日 2～4 次。

老年人剂量及用量同成年人。

2.儿童常规剂量

(1)口服多潘立酮混悬液的用法用量见表 7-1。

表 7-1　儿童口服多潘立酮混悬液的用法用量

年龄(岁)	体重(Kg)	一次用量(mg)	一次用药次数(次)
1～3	10～14	3	2～3
4～6	16～20	5	2～3
7～9	22～26	6	2～3
10～12	28～32	8	2～3

(2)直肠给药:①2 岁以下儿童,一次 10 mg,一日 2～4 次;②2 岁以上儿童,一次 30 mg,一日2～4 次。

(四)不良反应

1.中枢神经系统

偶见头痛、头晕、嗜睡、倦怠、神经过敏等。此外,国外有静脉大剂量使用本品引起癫痫发作的报道。

2.代谢/内分泌系统

本品可促进催乳素释放。临床上如使用较大剂量可引起非哺乳期泌乳,并在一些更年期后的妇女及男性患者中出现乳房胀痛的现象;也有致月经失调的报道。

3.消化系统

偶见口干、便秘、腹泻、短时腹部痉挛性疼痛等。

4.心血管系统

国外报道本品静脉注射时可导致心律失常。

5.皮肤

偶见一过性皮疹或瘙痒。

(五)注意事项

(1)禁忌证:对本品过敏、嗜铬细胞瘤、乳腺癌、胃肠道出血、机械性肠梗阻及妊娠期患者禁用。

(2)慎用情况:尚不明确。

(3)药物对儿童的影响:1 岁以下小儿由于其代谢和血-脑屏障功能发育尚不完善,使用本药时不能完全排除发生中枢神经系统不良反应的可能性,故应慎用本品。需要使用时,应密切监护。

(4)药物对妊娠的影响:孕妇禁用本品。

(5)药物对哺乳的影响:本品可少量分泌入乳汁,哺乳期妇女应慎用本品。

(6)药物对检验值或诊断的影响:用药期间血清催乳素水平可升高,但停药后即可恢复正常。

(7)本品不宜作为预防手术后呕吐的常规用药。

(8)慢性消化不良患者以口服本品为佳。用于对抗急性或亚急性症状时,可用本品栓剂。儿童患者口服时,建议使用本品混悬液。

(9)心律失常、低钾血症及接受化疗的肿瘤患者使用本品时(尤其是静脉注射给药),有可能加重心律不齐,应注意。

(10)甲氧氯普胺也为多巴胺受体阻滞剂,与本品作用基本相似,两者不宜合用。

(11)儿童使用未稀释的本品注射液时,可导致注射部位疼痛,应用生理盐水稀释后注射。

(12)用药过量的表现:可出现心律失常、困倦、嗜睡、方向感丧失、锥体外系反应及低血压等。以上反应多为自限性,通常在药后 24 小时内消失。

(13)用药过量的处理:本品过量时无特殊解药或特效药,应给予对症支持治疗。可采用洗胃和/或使用活性炭,以加速药物清除。使用抗胆碱药、抗震颤麻痹药及具有抗副交感神经生理作用的抗组胺药,有助于减轻本品过量所致的锥体外系反应。

(六)药物相互作用

本品主要经细胞色素 P450(CYP3A4)酶代谢。体内试验的资料表明,与显著抑制 CYP3A4 酶的药物(如唑类抗真菌药、大环内酯类抗生素、HIV 蛋白酶抑制药、奈法唑酮等)合用,会导致本品的血药浓度升高。由于本品具有促胃动力作用,因此理论上会影响合并使用的口服药物(尤其是缓释或肠衣制剂)的吸收。本品可增加对乙酰氨基酚、氨苄西林、左旋多巴、四环素等药物的吸收速度。本品与胃肠解痉药(如苯羟甲胺、溴丙胺太林、颠茄片、山莨菪碱、阿托品等抗胆碱药)合用时,可发生药理拮抗作用,从而减弱本品作用,故不易合用。组胺 H_2 受体阻滞剂由于可改变胃内 pH,从而减少本品在胃肠道的吸收,两者亦不宜合用。维生素 B_6 可抑制催乳素分泌,减轻本品泌乳反应。制酸药可降低本品的口服生物利用度,不宜合用。含铝盐、铋盐的药物(如硫糖铝、胶体枸橼酸铋钾、复方碳酸铋、乐得胃等),口服后能与胃黏膜蛋白结合形成络合物,对胃壁起保护作用,而本品能增强胃蠕动,促进胃排空,从而缩短上述药物在胃内的作用时间,降低其疗效。与氨茶碱合用时,氨茶碱血药浓度第一峰出现提前约 2 小时,第二峰出现却延后 2 小时;其血药浓度峰值下降,有效血药浓度维持时间却延长,类似于缓释作用,与本品合用时需调整氨茶碱的剂量和服药间隔时间。助消化药(如胃酶合剂、多酶片等消化酶类制剂)在胃内酸性环境中作用较强,由于本品加速胃排空,使助消化药迅速到达肠腔的碱性环境中而降低疗效。本品可使胃膜素在胃内停留时间缩短,难以形成保护膜。本品可减少多巴胺能激动剂(如溴隐亭、左旋多巴)的外周不良反应,如消化道症状,但不能对抗其中枢作用。本品可降低普鲁卡因、链霉素的疗效,两者不宜合用。锂制剂和地西泮与本品合用时,可引起锥体外系症状(如运动障碍等)。

二、莫沙必利

(一)理化性质

化学名称:4-氨基-5-氯-2-乙氧基-N-{[4-(4-氟苄基)-2-吗啉基]甲基}苯甲酰胺枸橼酸盐。本品为白色或类白色结晶性粉末,无臭,微苦。易溶于 N-二甲基甲酰胺和吡啶,微溶于甲醇,难溶于 95％乙醇,不溶于水或乙醚。

(二)药理作用

1.药效学

本品为选择性 5-羟色胺 4(5-HT$_4$)受体激动剂,通过兴奋肌间神经丛的 5-HT$_4$ 受体,刺激乙酰胆碱释放,增强胃及十二指肠运动,对小肠和结肠基本无作用,从而改善功能性消化不良患者的胃肠道症状,但不影响胃酸分泌。本品与大脑神经细胞突触膜上的多巴胺 D$_2$ 受体、肾上腺素 α$_1$ 受体、5-HT$_1$ 及 5-HT$_2$ 受体无亲和力,所以不会引起锥体外系综合征及心血管系统不良反应。本品与中枢神经元突触膜上的多巴胺 D$_2$、α$_1$、5-HT$_1$ 和 5-HT$_2$ 受体无亲和力,因而没有这些受体阻滞所引起的锥体外系综合征。最新报道西沙必利在高敏患者中可出现 QT 间期延长或导致尖端扭转型室性心动过速,尽管莫沙必利的结构也是相似的苯甲酰胺类,但没有与西沙必利相似的导致尖端扭转型室性心动过速的电生理特性。

2.药动学

口服后吸收迅速,在胃肠道及肝、肾组织中浓度较高,血浆中次之,脑内几乎没有分布。健康受试者服用本品 5 mg,血浆浓度达峰时间为 0.8 小时,血药浓度峰值为 30.7 ng/mL,半衰期为 2 小时,曲线下面积(AUC)为 67(ng·h)/mL,表观分布容积为 3.5 L/kg,血浆蛋白结合率为 99％,总清除率为 80 L/h。本品在肝脏中由细胞色素 P4503A4 代谢,代谢产物主要为脱 4-氟苄基莫沙必利。本品主要以代谢产物形式经尿液和粪便排泄,原形药在尿中仅占 0.1％。

(三)临床应用

(1)用于功能性消化不良伴有胃灼热、嗳气、恶心、呕吐、早饱、上腹胀、上腹痛等消化道症状。

(2)用于胃食管反流性疾病、糖尿病性胃轻瘫及胃部分切除患者的胃功能障碍。

(四)用法与用量

口服,成人一次 5 mg,一日 3 次,饭前服用。

(五)不良反应

主要表现为腹泻、腹痛、口干、皮疹、倦怠、头晕、不适、心悸等。此外,尚可出现心电图的异常改变。动物生殖毒性研究表明,本品无明显致畸作用和致突变作用。

1.心血管系统

个案报道,一例 68 岁的男性患者使用本品(15 mg/d)2 周后出现 QT 间期延长,并发生尖端扭转型室性心动过速,但是否与本品有关尚不明确。

2.中枢神经系统

据报道,部分患者用药期间曾出现头痛。目前尚无锥体外系不良反应的报道。

3.代谢/内分泌系统

部分患者用药后出现血清胆固醇和三酰甘油升高,但尚不清楚与本品的关系。

4.消化系统

一项非对照研究显示,一日服用本品 1.5～15.0 mg 的慢性胃炎患者中,便秘和恶心的发生率可达 10％,另外尚有血清氨基转移酶水平升高,口干较少见;使用本品(每次 40 mg,4 次/天,连用 2 天)治疗胃食管反流病,最常见的不良反应为恶心、呕吐和腹痛。

5.血液系统

偶见嗜酸性粒细胞增多和淋巴细胞增多,但尚不清楚与本品的关系。

(六)注意事项

1.禁忌证

对本品过敏者、胃肠道出血、穿孔者及肠梗阻患者禁用。

2.慎用情况

青少年,肝、肾功能不全者,有心力衰竭、传导阻滞、室性心律失常、心肌缺血等心脏病史者(国外资料),以及电解质紊乱(尤其是低钾血症)者(国外资料)慎用。

3.药物对儿童的影响

儿童用药的安全性尚未确定(无使用经验),建议儿童慎用本品。

4.药物对老年人的影响

老年人用药时需注意观察,如出现不良反应立即给予适当处理(如减少剂量)。

5.药物对妊娠的影响

孕妇用药的安全性尚未确定,建议孕妇避免使用本品。

6.药物对哺乳的影响

哺乳期妇女用药的安全性尚未确定,建议哺乳期妇女避免使用本品。

7.药物对检验值或诊断的影响

用药后可致嗜酸性粒细胞增多、血清三酰甘油、丙氨酸氨基转移酶(ALT)、天门冬氨酸氨基转移酶(AST)、碱性磷酸酶(ALP)和 γ-谷氨酰转移酶(γ-GT)等检验值升高。

8.用药前后及用药时应当检查或检测的指标

治疗过程中应常规进行血液生化检查,有心血管病史或合用抗心律失常药的患者应定期作心电图检查。

9.其他

(1)服用本品一段时间(通常为 2 周)后,如果功能性消化道症状无改善,应停药。

(2)与抗胆碱药合用时,应有一定的间隔时间。

(3)与可延长 QT 间期的药物(如普鲁卡因、奎尼丁、氟卡尼、索他洛尔、三环类抗抑郁药等)合用时应谨慎,以避免增加心律失常的危险。

(4)本品与可引起低钾血症的药物合用时应谨慎,以避免增加心律失常的危险。

(七)药物相互作用

与抗胆碱药(如硫酸阿托品、溴化丁基东莨菪碱等)合用,可能会减弱本品的作用。

三、伊托必利

(一)药理作用

1.药效学

本品通过对多巴胺 D_2 受体的拮抗作用增加乙酰胆碱的释放,而且通过抑制乙酰胆碱酯酶的活性抑制已释放的乙酰胆碱分解,从而增强胃、十二指肠运动,加速胃排空。此外,本品还具有中等强度的镇吐作用。

2.药动学

口服吸收迅速,给药后 30 分钟达血药浓度峰值。动物试验中本品主要分布在肝、肾及消化系统,较少分布在中枢神经系统,十二指肠内给药时,在胃肌肉层中的药物浓度是血药浓度的 2 倍。本品主要以代谢产物形式(75%)和原形药物(4%~5%)经尿液排泄。多次给药时,排泄率与单次给药无明显差异。本品半衰期约为 6 小时。

（二）临床应用

用于功能性消化不良引起的各种症状，如上腹部不适、餐后饱胀、早饱、食欲缺乏、恶心、呕吐等。

（三）用法与用量

口服，成人一次 50 mg，一日 3 次，饭前 15～30 分钟服用。

（四）不良反应

1.精神神经系统

可见头痛、刺痛、睡眠障碍、眩晕、疲劳等。

2.代谢/内分泌系统

有催乳素水平升高（在正常范围内）的报道。

3.消化系统

主要表现为腹泻、腹痛、便秘、唾液增加等。此外，尚有天门冬氨酸氨基转移酶（AST）、丙氨酸氨基转移酶（ALT）升高的报道。

4.血液系统

可见白细胞减少（确认出现异常时应停药）。

5.变态反应

可见皮疹、发热、瘙痒等。

6.其他

偶见血尿素氮、肌酐水平升高，部分患者可出现胸背部疼痛及手指发麻、颤动等。

（五）注意事项

（1）禁忌证：本品过敏者、胃肠道出血、机械梗阻或穿孔的患者禁用。

（2）慎用情况：严重肝、肾功能不全者慎用。

（3）药物对儿童的影响：儿童用药的安全性和有效性尚不明确，应避免使用。

（4）对老年人的影响：老年人生理功能下降，不良反应发生概率较高，用药后需仔细观察，一旦出现不良反应，应采取减量或停药等措施。

（5）对妊娠的影响：孕妇用药的安全性和有效性尚不明确，使用时应权衡利弊。

（6）对哺乳的影响：动物试验发现本品可分泌入乳汁，哺乳期妇女用药期间应暂停哺乳。

（7）使用本品疗效不佳时，应避免长期无目的地使用。

（8）用药中如出现心电图 QT 间期延长应停药。

（9）本品过量时可出现乙酰胆碱作用亢进症状，表现为视觉模糊、恶心、呕吐、腹泻、呼吸急促、哮喘、胸闷、唾液和支气管腺体分泌增加等。呕吐、腹泻严重的患者可出现低血钾。

（10）本品过量的处理：主要采取对症治疗，对乙酰胆碱作用亢进症状可用适量阿托品解救。

（六）药物相互作用

（1）本品可增强乙酰胆碱的作用，故使用时应谨慎。

（2）抗胆碱药（如替喹溴胺、丁溴东莨菪碱等）可能会减弱本品促进胃肠道运动的作用，应避免合用。

（3）本品与具有肌肉松弛作用的药物（如地西泮、氯唑沙宗等）合用，可相互减弱作用。

（冯新蕊）

第八章

泌尿系统疾病用药

第一节 脱 水 药

一、甘露醇(甘露糖醇)

(一)作用与用途

具有利尿及脱水作用。其利尿作用主要是由于本品从肾小球滤过后,肾小管水钠重吸收减少,在管腔内形成高渗,产生利尿作用。其脱水作用主要是注入本品后,血浆渗透压升高,将组织中水分吸回血浆,产生组织脱水作用,从而降低颅内压和眼内压。本品尚能扩张肾小管,增加肾血流量,减轻和防止肾小管阻塞。临床上主要适用于治疗脑水肿及青光眼。预防急性肾衰竭等。

(二)药代动力学和生物药剂学

口服不吸收,静脉注射后,主要分布在细胞外液,在体内几乎不被代谢,静脉注射后迅速以原形从尿中排出。半衰期成年人约 100 分钟。

(三)药物相互作用

(1)本品与二性霉素 B 并用,有防止二性霉素 B 损害肾的作用。

(2)甘露醇可提高箭毒的神经肌肉阻滞作用。

(四)给药方法与剂量

(1)治疗脑水肿及青光眼,成人每次 1~2 g/kg,一般可用 20％甘露醇 250 mL 静脉滴注,必要时每4~6 小时 1 次,也可与 50％葡萄糖溶液 60 mL 每 6 小时交替使用,滴入速度宜快,15~20 分钟内滴完,否则减弱脱水效果,每天剂量 100~200 g。小儿:每天 1.5 g/kg。

(2)预防急性肾衰竭,少尿患者,于 10 分钟内静脉滴注 20％甘露醇 250 mL。如滴入后 3 小时内尿量不增加,表明已发生肾衰竭,则不能再用此药,应按急性肾衰竭处理。如尿量增加,但每小时不超过 40 mL,可给予第二剂量。如用药后尿量增加超过 40 mL,应继续静脉滴注并调整速度,使尿量达到每小时100 mL,但每天不超过 100 g,并注意补足血容量。小儿:无尿作静脉滴注剂量 200 mg/kg。

(3)用作经尿道前列腺电切灌洗液,经尿道前列腺电切术是治疗男性老年人前列腺增生症的一种手术方法。术中需不断用灌洗液经电切镜灌洗,保持术野清晰。常用 5％等渗溶液。

（五）用药要点

（1）本品排水多于排钠，不适用于全身性水肿的治疗，仅作为其他利尿药的辅助药，用以治疗伴有低钠血症的顽固性水肿。

（2）气温较低时，常析出结晶，可用热水温热溶解后再静脉滴注。

（3）本品只适用于静脉注射或静脉滴注，不可作肌内注射或皮下注射。静脉给药不可漏出血管外，如漏出血管外较多时，可引起组织坏死。如不慎漏出，可立即用 0.5% 盐酸普鲁卡因局部封闭。

（4）本品不宜加入血液中使用，亦不宜加入电解质，因易引起沉淀。

（5）个别患者可能出现变态反应，于静脉给药后 3～6 分钟出现喷嚏、流涕。舌肿、呼吸困难及意识丧失，应立即停药对症处理。

（6）注射过快时可引起一过性头痛、视物模糊、眩晕、畏寒，一般不严重。严重的不良反应是体液和电解质失衡。对心脏贮备功能降低者特别危险。

（7）活动性颅内出血患者，除非危及生命或做颅内手术，一般不宜用，因颅内压骤减可诱发再出血。

（六）禁忌证

已确定肾衰竭、肺水肿、心功能不全、严重脱水的患者及孕妇禁用。

（七）剂型与规格

注射剂：15～20%，250 mL。

二、山梨醇（山梨糖醇）

（一）作用与用途

甘露醇的同分异构体，作用及用途与甘露醇相似但较弱。主要用于脑水肿及青光眼，也可用于心肾功能正常的水肿、少尿。口服可用作泻剂。

（二）药代动力学和生物药剂学

静脉滴注后一小部分在肝内转化为糖原，大部分以原形经肾排出体外，注射后 2 小时出现作用高峰。

（三）给药方法与剂量

静脉滴注：每次 25% 溶液 250～500 mL，儿童每次 1～2 g/kg，在 20～30 分钟内输入，为消除脑水肿，每隔 6～12 小时重复注射 1 次。

（四）用药要点

同甘露醇。

（五）禁忌证

同甘露醇。

（六）剂型与规格

注射剂：25%，100 mL；25%，250 mL。

三、尿素

（一）作用与用途

作用与山梨醇同。临床适用于脑水肿，青光眼。

（二）药代动力学和生物药剂学

给药后 15～30 分钟起效。1～2 小时作用达高峰，维持 3～6 小时，在体内不被代谢，多以原形经肾排泄。

（三）给药方法与剂量

静脉滴注：每次 0.5～1.0 g/kg，以 10％葡萄糖液溶解成 20％～30％溶液，于 20～30 分钟滴完，12 小时后可重复给药，一般可连用 1～3 天。

（四）用药要点

（1）本品性质不稳定，水溶液久置可分解生成氨，产生毒性，须在 24 小时内用完，超过 24 小时不能再用。

（2）刺激性大，注射局部可发生静脉炎或血栓形成，误注皮下可引起组织坏死，应以 0.5％普鲁卡因局部封闭。

（3）用本品后可出现颅内压回升，可与其他脱水药交替使用。

（4）静脉注射后可有面部潮红、精神兴奋、烦躁等不良反应。

（五）禁忌证

肾功能不全、休克、严重脱水、活动性颅内出血、血尿素氮过高。

（六）剂型与规格

粉针剂：20 g、30 g、60 g。

四、高渗葡萄糖注射液

（一）作用与用途

50％葡萄糖为高渗溶液，静脉注射后可迅速提高血浆渗透压，使组织脱水，但因在体内迅速被氧化，故脱水效果不佳。维持时间为 1～2 小时，因其能透过血-脑屏障，故降低颅内压时可有"反跳"现象。在肾小管内也可形成高渗压而起利尿作用。主要用于治疗脑出血、脑外伤时的脑水肿、颅内压增高。对青光眼有降低眼内压作用。

（二）给药方法与剂量

静脉注射：50％葡萄糖溶液每次 50～100 mL，每 4～6 小时 1 次，可与其他脱水药交替使用。

（三）用药要点

该药无毒性，但漏出血管外对组织有刺激性。反复在一处注射，易引起静脉炎。

（四）剂型与规格

注射剂：50％，20 mL。

（刘　磊）

第二节　利　尿　药

一、呋塞米（呋喃苯胺酸、速尿、速尿灵）

（一）作用与用途

强效利尿药。利尿作用强大、迅速，维持时间较短。主要作用于髓襻升支的髓质部和皮质部,抑制 Cl^- 主动重吸收,使髓襻升支 NaCl 重吸收减少,结果肾髓质渗透压降低,管腔内渗透压增大,使集合管及降支中水分不易弥散外出,从而产生强大利尿作用。在远曲小管 Na^+、K^+ 交换而排钾。对碳酸酐酶几乎无作用。本品能降低肾血管阻力,增加肾血流量,并使血液从肾髓质向皮质分布,但不增加肾小球滤过率。临床用于以下各类疾病。

(1)治疗各型水肿。如肾性水肿、脑水肿、肺水肿、肝硬化腹水、充血性心力衰竭。用其他利尿药无效者,应用本品常可奏效。

(2)降低颅内高压。

(3)治疗急、慢性肾衰竭,对于急性肾衰竭早期的少尿,本品可增加尿量,防止肾小管萎缩和坏死。对于慢性肾衰竭,即使肾小球滤过率低下,本品仍可显示利尿消肿的作用。

(4)降压作用。高血压危象时,可作为辅助药物与其他药物合用,有较好疗效。

(5)急性药物中毒时,配合大量补液,用本品利尿可加速药物排出。

(二)药代动力学和生物药剂学

本品口服吸收迅速,生物利用度 $60\%\sim69\%$。V_d 0.1 L/kg,口服后 30 分钟左右生效,1～2 小时作用达高峰,持续 4～6 小时。血浆蛋白结合率为 $91\%\sim99\%$,$60\%\sim80\%$ 以原形从肾小球滤过或肾小管分泌而随尿排出。$6\%\sim9\%$ 随胆汁排出,严重肾功能不全时肝脏则成为重要清除途径。半衰期 30～60 分钟,肾衰竭时半衰期延长至 9.7 小时。本品能通过胎盘屏障并能排泄到乳汁中。

(三)药物相互作用

(1)本品与链霉素、卡那霉素、庆大霉素等合用可增加耳毒性。

(2)与头孢噻啶合用可增加肾毒性。

(3)本品大剂量与水合氯醛同时应用,可产生心动过速、血压下降等不良反应。

(4)本品能降低动脉对去甲肾上腺素的反应。

(5)本品能增加筒箭毒碱的肌肉松弛及麻痹作用。

(6)本品能增强降压药的降压效果。

(7)与甘露醇合用,可增强降颅内压疗效。

(8)与丙磺舒合用,利尿作用加强。

(9)长期使用苯妥英钠或苯巴比妥的患者应用本品时,利尿疗效降低。

(10)与吲哚美辛合用影响后者在肠道的吸收并对抗后者的升压作用。

(11)与碳酸锂配伍,可诱发后者产生中毒症状。

(12)与氯贝丁酯合用,除增强本品的利尿作用外,还出现肌痛、下腰背痛、肌僵硬和全身不适等。

(四)给药方法与剂量

(1)用于水肿,一般水肿不列为首选,多用于其他利尿药无效时。该药有效剂量个体差异大,故初用宜从小剂量开始。开始口服每天 20～40 mg,以后根据需要可增至每天 80～120 mg,当每天剂量超过 40 mg 时,可以每 4 小时 1 次分服。治疗严重水肿及顽固性水肿,可肌内注射或静脉注射,每次 20 mg,隔天 1 次或每天 1 次,可增加至每天 120 mg。

(2)用于急性肺水肿和脑水肿,静脉注射 100～200 mg,每 60～90 分钟给药 1 次。

(3)用于高血压危象,静脉注射 100～200 mg。

(4)用于急性肾衰竭,大剂量使用有可能使少尿性肾衰竭转变为非少尿性肾衰竭,近年已广泛应用于少尿性急性肾衰竭治疗。首剂 20～40 mg 静脉注射,无效时每小时加倍量注射,直至发生利尿作用。单剂量可达 500～600 mg,24 小时累积量可达 1 g。

(5)小儿用药。口服:开始时每次 2 mg/kg,疗效不满意时,每 6～8 小时增加 1～2 mg/kg,极量每天6 mg/kg。肌内或静脉注射:开始时每次剂量为 1 mg/kg,酌情每 2 小时或更长时间增加1 mg/kg,极量每天 6 mg/kg。

长期(7～10 天)用药后利尿作用消失,需长期应用者,宜采用间歇疗法:给药 1～3 天,停药2～4 天。

(五)用药要点

(1)长期大量用药时应注意检查血中电解质浓度,尤其是顽固性水肿患者容易出现低钾症状。长期用药要补充钾盐,在同时使用洋地黄或排钾的甾体激素时,更应注意补充钾盐,可用氯化钾 1 g,每天 3 次。

(2)严重肝病患者服用后,血钾过低可诱发肝性脑病,故晚期肝硬化腹水宜慎用,必要时与保钾利尿药合用。如氨苯蝶啶 50 mg,每天 3 次。

(3)因能增加筒箭毒碱的肌肉松弛及麻痹作用,故手术前 1 周应停用。

(4)该药与磺胺类药物有交叉变态反应,故对磺胺药过敏者对本品亦过敏。

(5)本品长期应用可出现高尿酸血症、高血糖及发生胃、十二指肠溃疡出血,故痛风、糖尿病及胃、十二脂肠溃疡患者慎用。

(6)大剂量静脉注射过快时,可出现听力减退或暂时性耳聋,故注射速度宜慢,不超过4 mg/min,避免与氨基糖苷类抗生素合用。

(7)与降压药合用时,后者剂量应减少。

(8)在脱水时,可出现可逆性血尿素氮升高,如果肌酐水平不显著升高及肾功能无损害时,可继续用本品,但如肾功能受损加重应注意停药。

(9)可能出现恶心、腹泻、药疹、视物模糊、起立性眩晕、乏力、肌肉痉挛、口渴等不良反应,少数病例出现白细胞减少,血小板减少,多形性红斑。

(六)禁忌证

低钾血症未纠正、肝性脑病、大剂量使用洋地黄患者,低血压休克未补充血容量者。妊娠时,除非必要或利多于弊外均属禁忌。

(七)剂型与规格

片剂:20 mg。注射剂:每支 20 mg/2 mL。

二、依他尼酸(利尿酸)

(一)作用与用途

强效利尿药。利尿作用强大、迅速、维持时间也较短。本品 50 mg 相当呋塞米 40 mg 的利尿强度。作用机制、特点及临床应用均与呋喃苯胺酸相似。但依他尼酸的不良反应较重而多见。

(二)药代动力学和生物药剂学

口服吸收迅速,30 分钟内出现作用,2 小时达高峰,持续 6～8 小时。静脉注射后 5～10 分钟即可生效,1～2 小时达高峰,持续约 2 小时。静脉注射后,约 1/3 由胆汁排泄,2/3 由肾近曲小管有机酸分泌机制所排出。

(三)药物相互作用

(1)本品能延缓氨基苷类抗生素的排出,可造成蓄积中毒,导致听力障碍。

(2)与头孢菌素Ⅱ合并用药能增加对肾脏的毒性。

(3)与华法林及氯贝丁酯合并用药时,能与这些药物竞争血浆白蛋白结合位置,增加这些药物的血浆游离浓度。

(4)非甾体抗炎药能降低本品利尿作用。

(四)给药方法与剂量

(1)一般水肿不列为首选药,只用于其他利尿药无效者。用药量有个体差异性。口服每次 25 mg,每天 1～3 次,如果效果不明显,可逐日增量,但每天不超过 100 mg,3～5 天为 1 个疗程。顽固性水肿、急性肺水肿及脑水肿可静脉注射:每次 25～50 mg,以 25% 葡萄糖或生理盐水 50 mL 稀释后缓慢静脉注射。

(2)小儿用药。口服,每次剂量为 25 mg,以后剂量每次增加 25 mg,直至达到希望疗效,可用隔天给药法维持,静脉注射一次 500 μg～1 mg/kg。

(五)用药要点

(1)易引起电解质紊乱,需同时补充氯化钾每天 3～4 g。

(2)本品作用强大、迅速,达到利尿效果后,采用间歇疗法维持,用药 3～5 天停药数天再用。

(3)本品可引起暂时性或永久性耳聋,此不良反应比呋塞米更常见。应避免与氨基糖苷类抗生素合用。

(4)本品亦能引起高尿酸血症、高血糖症及胃肠出血倾向。

(5)不宜和普鲁卡因青霉素、氯霉素等配伍,以免使本品失效。

(6)口服时为减少胃部刺激,可与牛奶或食物同服。

(7)本品有局部刺激作用,需静脉注射第二次时应更换部位,以免发生静脉炎。本品不可皮下或肌内注射。

(8)口服可引起水泻,用于任何患者发生严重水泻时应即停药。

(9)静脉注射剂溶解后应在 24 小时内用完。

(10)本品非磺胺衍生物,所以对磺胺过敏者可以应用。

(11)可能出现口干、乏力、肌肉痉挛、感觉异常、恶心、皮疹、头痛等不良反应,偶有肝细胞损害、粒细胞缺乏。

(六)禁忌证

除与呋塞米相同外,婴儿及孕妇禁用。

(七)剂型与规格

片剂:25 mg;粉针剂:含依他尼酸 25 mg,甘露醇 31.25 mg。

三、布美他尼(丁尿胺、丁苯氧酸)

(一)作用与用途

强效利尿药。作用部位、机制、特点及临床应用与呋塞米、依他尼酸相似,具有高效低毒的特点。其最大利尿效应与呋塞米相同,但所需剂量为其 1/50。对近曲小管也有明显作用。本品钾丢失较呋塞米轻。临床上主要作为呋塞米的代用品。对急慢性肾衰竭患者尤为适宜,在某些肾衰患者用大剂量呋塞米无效时,本品可能有效。

（二）药代动力学和生物药剂学

本品口服吸收迅速且较完全，生物利用度 80％。口服后 30 分钟起效，1～2 小时达高峰，作用持续 3～6 小时，静脉注射后约 5 分钟开始利尿，1/2～1 小时达高峰，作用持续 2～4 小时。血浆蛋白结合率为 95％，主要经肾以原形排泄，24 小时内排出服用量的 65％，半衰期 1.5 小时。

（三）药物相互作用

（1）丙磺舒和吲哚美辛能抑制肾小管对药物的排泄，并降低其利尿作用。

（2）氨基糖苷类抗生素、头孢菌素亦可增强本品的耳毒性及肾毒性。

（3）可加强降压药的作用。

（四）给药方法与剂量

口服：每次 0.5～1.0 mg，每天 1～3 次。静脉注射：每次 0.5～1.0 mg。成人口服起始剂量为 0.5～2.0 mg/d，必要时间歇 4～5 小时重复 1～2 次，并酌情调整剂量，最大可达 10～20 mg/d，维持用药可改为间歇疗法。静脉用药起始剂量为 0.5～1.0 mg/d。必要时间歇 2～3 小时重复，最大可达 10 mg/d。静脉滴注：每次 5 mg 加入 250 mL 葡萄糖水中 30 分钟滴完。

（五）用药要点

（1）本品亦可引起高尿酸血症和高血糖等，但低钾血症发生率较呋塞米低。

（2）不宜将本品加于酸性输液中静脉滴注，以免发生沉淀。

（3）肾功能不全患者大剂量使用时，可能发生皮肤、黏膜及肌肉疼痛，大多持续 1～3 小时消失，如疼痛剧烈或持久，应停药。

（4）治疗高血压水肿时，宜减少降压药的剂量。

（5）少数人可有短暂的中性粒细胞降低、血小板减少；偶有恶心、呕吐、男子乳房发育、皮疹等。

（六）禁忌证

孕妇妊娠初期忌用。

（七）剂型与规格

片剂：1 mg；注射剂：0.5 mg/2 mL。

四、氢氯噻嗪（双氢氯噻嗪）

（一）作用与用途

主要抑制髓襻升支皮质部对 Na^+ 和 Cl^- 的再吸收，从而促进肾脏对氯化钠的排泄利尿作用。本品还有较弱的抑制碳酸酐酶作用，本品还有温和的降压作用及抗利尿作用。用于各种类型的水肿，为中等程度水肿首选药物。对心性水肿很有效，对慢性肝、肾疾病引起的水肿疗效稍差。临床上还作为基础降压药与其他降压药配伍应用。对尿崩症有一定疗效，用于治疗轻度尿崩症及对垂体后叶素无效的病例。

（二）药代动力学及生物药剂学

本品脂溶性高，口服吸收迅速完全。利尿 2 小时内显效，3～6 小时达高峰，持续 6～12 小时。降压在 3～4 天显效，停药后药效持续在一周以内。血浆蛋白结合率 40％～64％，95％以上以原形从尿中排出。半衰期可达 12 小时。可通过胎盘屏障及排到乳汁。

（三）药物相互作用

（1）与其他降压药合用可增强其疗效。与普萘洛尔合用，可加强降压作用。

(2)与潴钾利尿药合用,可加强疗效,减少排钾不良反应。

(3)与洋地黄合用时可因失钾而增强洋地黄对心脏毒性。

(4)与锂盐合用可提高锂盐血浓度,合用时应减少锂盐的剂量。

(四)给药方法与剂量

(1)治疗水肿,每天量25~75 mg,需要时可增至100 mg,2次分服,每周1~2次服用,恢复原体重后减至维持量。

(2)治疗心性水肿,对充血性心力衰竭所致水肿有明显疗效,且久用无耐受性,可列为首选。开始时用小剂量,每天12.5~25.0 mg,以免因盐及水分排泄过快而引起循环障碍或其他症状,同时注意调整洋地黄用量。

(3)治疗肝硬化腹水,剂量及用法根据具体情况而定。利尿过快易出现低血钾和低血钠而诱发肝性脑病。最好与螺内酯合用;常用剂量每天25~75 mg,分1~3次服。可先用小剂量,每天12.5~25.0 mg,根据利尿情况逐步加量。亦可采用间歇疗法,即连续服药3~4天,间隔3~4天,以减少不良反应。

(4)治疗高血压,多与其他降压药合用,可减少后者剂量,减少不良反应。开始时每天50~75 mg,早晚2次分服,一周后减为每天25~50 mg的维持量。

(5)小儿用药,大于6个月口服每天2 mg/kg,分2次服;6个月以下口服每天3.3 mg/kg,分两次服。

(五)用药要点

(1)服用期间定期检查血电解质,有电解质失衡表现时应停药或减量。长期服用可致低钠血症、低氯血症和低钾性碱中毒,故宜采用间歇疗法。注意大量利尿时应补充钾盐。

(2)长期应用后由于血容量降低,可使肾小球滤过减少,血尿素氮增加,加重肾功能不全,故肾功能不良者慎用。

(3)本品可发生高尿酸血症、血糖升高,故痛风、糖尿病患者慎用。

(4)肝硬化腹水患者慎用,应与螺内酯合用。

(5)停药时应逐渐减量,突然停药可能引起水、钠的潴留。

(6)对磺胺过敏者慎用。

(7)少数患者可产生胃肠道症状,如恶心、呕吐、腹胀及皮肤症状,如皮疹、瘙痒、光敏性皮炎等。亦有少数病例曾发生急性胰腺炎、血小板减少,甚至粒细胞缺乏及肝内阻塞型黄疸而致死,应加注意。

(六)禁忌证

无尿、肝性脑病。

(七)剂型与规格

片剂:10 mg、25 mg。

五、螺内酯(安体舒通,螺旋内酯固醇)

(一)作用与用途

保钾利尿药,有温和而持久的利尿作用。其利尿作用机制为拮抗醛固酮对肾小管的作用。醛固酮能与远曲小管末段及集合管皮质部上皮细胞内的醛固酮受体结合。促进K^+-Na^+交换使Na^+回收而K^+随尿排出。本品的化学结构与醛固酮相似,本品能与醛固酮竞争受体,从而阻断醛固酮对肾小管的作用,抑制 K^+-Na^+ 交换。结果,较多的 Na^+ 排出体外,发挥利尿作用,而 K^+ 被保留。临床上用于治疗与醛固酮升高有关的水肿,如肝硬化腹水、肾病综合征及充血性心力衰竭水肿等。亦用于诊断及治疗原发性醛固酮增多症,防治服利尿药所致的低钾血症及长期使用肾上腺皮质激素引起的水、钠潴留。

(二)药代动力学和生物药剂学

口服后从胃肠道吸收迅速,但不完全。口服后 1 天左右起效,3~4 天始呈现最大利尿效果。停药后仍可持续 5~6 天。血浆蛋白结合率 98%,在体内 80% 迅速代谢为孕烯内酯,发挥药理活性。以代谢物形式排泄到尿中,每天服 2 次剂量时,半衰期 13~36 小时,口服 4 次时半衰期为 9~16 小时。药物或代谢产物能通过胎盘屏障,也能排泄到乳汁中。

(三)药物相互作用

(1)与阿司匹林合用时,能抑制螺内酯的活性,使效力降低。

(2)与其他利尿药,抗高血压药合用时作用加强。

(四)给药方法与剂量

(1)治疗伴有醛固酮增多的水肿,常与噻嗪类药合用。常用量:每次 20~40 mg,3 次/天。

(2)诊断和治疗原发性醛固酮增多症,对患者有高血压伴低血钾的患者,如用本品 80~100 mg,3~4 次/天,一周后尿钾明显减少,血钾升高、血钠及二氧化碳结合力下降,提示高血压、低血钾为醛固酮过多所致。应进一步检查确定是原发性还是继发性醛固酮增多症。原发性醛固酮增多症者手术前应使用本品数天,使血压降至合适程度,血钾恢复正常。常用量可达每次40~100 mg,3~4 次/天,对于不宜手术或手术后效果不佳者,可用维持量长期治疗以减轻症状。待血钾、血压恢复正常后,可用维持量长期应用,每天 40~60 mg 分 1 次或 2 次服。

(3)小儿用药,口服每天 2~3 mg/kg,分 3~4 次服。

(五)用药要点

(1)不良反应较少,服后可能引起头痛、嗜睡、精神紊乱、运动失调、皮疹、月经失调、男子勃起功能障碍、皮疹等不良反应,并可引起低钠血症、高钾血症。

(2)用药过程中避免食用过多的高钾食品,亦不可盲目使用氯化钾。

(3)忌与其他潴钾利尿药合用。

(4)与其他利尿药,抗高血压药合用时后者剂量至少减半。

(5)肝、肾功能损害者,以及孕妇、哺乳妇女慎用。

(六)禁忌证

高血钾、肾衰竭、无尿。

(七)剂型与规格

片剂:20 mg;胶囊剂:20 mg。

六、氨苯蝶啶(三氨蝶啶)

(一)作用与用途

本品利尿作用较弱,但尚迅速。作用部位与螺内酯相同,抑制远曲小管和集合管皮质段对 Na^+ 的重吸收,增加 Na^+、Cl^- 排泄而利尿,对 K^+ 则有潴留作用,但本品不是醛固酮拮抗剂。临床上用于治疗心力衰竭、肝硬化和慢性肾炎等引起的顽固性水肿或腹水,亦用于对氢氯噻嗪或螺内酯无效的病例。

(二)药代动力学和生物药剂学

本品口服吸收迅速,但不完全(30%～70%)。1小时起效,4～6小时作用达高峰,药效持续12～16小时。在肝脏内代谢,以原形或代谢物主要由肾排泄,部分排泄到胆汁。半衰期约2小时。动物试验表现可通过胎盘屏障,可排泄到乳汁。

(三)药物相互作用

(1)与抗高血压药合用疗效可能相加。

(2)与锂盐合用,能使锂盐血浓度增高引起中毒。

(3)与洋地黄合用时可使生物转化增加,疗效降低。

(4)与噻嗪类排钾利尿药合用,能加强利尿作用。

(四)给药方法与剂量

(1)口服,每次50～100 mg,每天3次,饭后服,最高剂量为每天300 mg。如与别的利尿剂同服剂量须降低。维持量根据患者需要调整,可调整至隔天100 mg。

(2)小儿,口服:每天开始4 mg/kg,可增至每天6 mg/kg,分2次于饭后服,最高剂量为每天300 mg。如与其他利尿剂同服剂量应减少。

(五)用药要点

(1)可与食物或牛奶共服,以减少对胃的刺激。

(2)用药期间避免食用高钾食品,禁止补钾。

(3)服本品后,尿常呈淡蓝色荧光。

(4)应用本品后应逐渐停药,防止反跳性钾丢失。

(5)不宜与其他潴钾利尿药合用。

(6)孕妇及育龄的已婚妇女慎用。

(7)偶见恶心、呕吐、嗜睡、腹泻、口干、皮疹等。

(六)禁忌证

严重肝、肾功能不全,高钾血症,对本品过敏者。

(七)剂型与规格

片剂:50 mg。

(刘　磊)

第三节 抗利尿药

一、垂体后叶粉(尿崩停,加压素)

(一)制剂

鼻吸入粉剂:每瓶1 g(附小匙)。

(二)适应证

治疗尿崩症。

（三）用法用量

用特制小匙（每匙装量为 30～40 mg）取出本品 1 小匙，以小指头抹在鼻黏膜上；亦可将本品取出倒在纸上，卷成纸卷，用左手压住左鼻孔，用右手将纸卷插入右鼻孔，抬起头轻轻将粉剂吸进鼻腔内。每天 3～4 次。

（四）注意事项

（1）对本品过敏者、呼吸道炎症、副鼻窦炎、支气管哮喘者及妊娠期妇女禁用。哺乳期妇女用药尚不明确。

（2）高血压、动脉硬化症者慎用。

（3）可引起变异性鼻炎、气喘和肺泡炎等不良反应。

（4）吸入时应避免喷嚏，否则易将药粉喷出，影响药效。

（5）吸入过猛，易引起鼻腔刺激，如鼻痒、流涕及咳嗽。

（6）吸入过深，可引起咽喉紧感、气短、气闷胸痛。

（7）吸入过多，可有头痛，可致腹胀痛，但为时较短。

（8）使用后如有面色苍白、心悸、胸闷、腹痛、皮疹及过敏性休克应停用。

二、鞣酸加压素（长效尿崩停）

（一）制剂

注射剂：每支 100 mg/5 mL。

（二）适应证

用于诊断和治疗由于缺乏抗利尿激素引起的尿崩症，也可用于其他药物治疗效果不佳的腹部肌肉松弛。

（三）用法用量

深部肌内注射：0.2～1 mL 或由医师据病情而定。初次剂量可自 0.1～0.2 mL 开始，逐渐增加至有效量。

（四）注意事项

（1）对本品过敏者、高血压、冠状动脉疾病、动脉硬化、心力衰竭患者及妊娠期妇女禁用。

（2）本品还可引起高钠血症、水潴留及变态反应。

（3）该药不可作为静脉注射用药。

（4）剂量过大可发生水中毒及突发性严重多尿，少数病例发生严重过敏皮疹，注射部位硬结。

（5）注射前需将本品摇匀。

三、去氨加压素（弥凝，依他停，的斯加压素）

（一）制剂

片剂：每片 100 μg、200 μg。注射剂：4 μg/ mL（每支 1 mL）。鼻喷雾剂：100 μg/mL（每支 2.5 mL）。滴鼻液：100 μg/mL（每支 2.5 mL）。

（二）适应证

（1）在介入性治疗或诊断性手术前，使延长的出血时间缩短或恢复正常；适用于先天性或药物诱发的血小板功能障碍、尿毒症、肝硬化及不明原因而引起的出血时间延长的患者，使延长的出血时间缩短或恢复正常。

（2）对本品试验剂量呈阳性反应的轻度甲型血友病及血管性血友病的患者,可用于控制及预防小型手术时的出血。在个别情况下,本品甚至会对中度病情的患者产生疗效。

（3）治疗中枢性尿崩症。

（4）本品可用作测试肾尿液浓缩功能,有助于对肾功能的诊断;对于诊断尿道感染的程度尤其有效。

（5）治疗 5 岁以上患有夜间遗尿症的患者。

（三）用法用量

1.控制大出血或侵入性手术前预防大出血

按体重 0.3 μg/kg,皮下给药或用生理盐水稀释至 50～100 mL,在 15～30 分钟静脉滴注。若疗效呈阳性,可按起始剂量间隔 6～12 小时重复给药 1～2 次,进一步重复给药可能会使疗效降低。对血友病患者的治疗,应参考对每个患者凝血试验的结果确定治疗方案。

2.中枢性尿崩症

（1）鼻腔给药:成人每天 20～40 μg,儿童 10～20 μg,一次或分 2～3 次用。

（2）口服给药:成人,每次 100～200 μg,每天 3 次;儿童,一次 100 μg,每天 3 次。

（3）静脉注射:每天 1～2 次,成人。每次 1～4 μg(0.25～1 mL);1 岁以上儿童,每次 0.4～1 μg(0.1～0.25 mL);1 岁以下婴儿,每次 0.2～0.4 μg(0.05～0.1 mL)。

3.肾尿液浓缩功能试验

（1）鼻腔给药:成人,每次 40 μg;1 岁以上儿童,每次 10～20 μg。

（2）肌内或皮下注射:成人,每次 4 μg;1 岁以上儿童,每次 1～2 μg;1 岁以下婴儿,每次 0.4 μg。

上述 2 种给药途径均在 1 小时内,尽量排空尿液。用药后 8 小时应收集 2 次尿样,分析尿渗透压。

4.夜间遗尿症

鼻腔给药,有效剂量在 10～40 μg,先从 20 μg 开始,睡前给药,治疗期间限制饮水并注意观察。口服首量为 200 μg,睡前服用,若疗效不显著可增至 400 μg。连续服用 3 个月后停药至少 1 周。

（四）注意事项

（1）对本品及防腐剂过敏者、习惯性或精神性烦渴者、心功能不全或其他疾病需用利尿剂的患者、中重度肾功能不全者、不稳定性心绞痛及ⅡB 型血管性血友病患者禁用。

（2）超量给药会增加水潴留和低钠血症的危险。用药期间需要监测患者的尿量、渗透压和体重,对有些病例还需测试血浆渗透压。

（3）婴儿及老年患者、体液或电解质平衡紊乱、易产生颅内压增高的患者及妊娠期妇女慎用。

（4）可出现头痛、恶心、胃痛、鼻出血等不良反应。

四、赖氨加压素

（一）制剂

喷雾剂:每支 8 mL,每毫升含 50 加压单位(0.185 mg/mL)。

（二）适应证

治疗轻中度的中枢性尿崩症。

（三）用法用量

局部（鼻内）应用：在一侧或双侧鼻孔内喷一下能释放约 2 个加压单位，每个鼻孔各喷 4 下，所供剂量为一次最大完全吸收量。一般每天需要给药 3～4 次。1 瓶药通常能维持 5～7 天。

（四）注意事项

（1）对本品过敏者禁用。

（2）呼吸道感染或过敏性鼻炎患者，对赖氨加压素的吸收可能失常，应改用经其他途径给药的抗利尿药。

五、氯贝丁酯（氯贝特，安妥明，冠心平）

（一）制剂

胶囊剂：每粒 0.125 g、0.25 g、0.5 g。复方氯贝丁酯钙片：每片 0.2 g。

（二）适应证

治疗病情较轻的中枢性尿崩症。

（三）用法用量

（1）氯贝丁酯胶囊：每次 0.75～1.00 g，每天 2 次。

（2）复方氯贝丁酯钙片：每次 0.25～0.50 g，每天 3 次，饭后服，本品需长期服药。

（四）注意事项

（1）对本品过敏者、原发性胆汁性肝硬化、严重肝肾功能不全的患者及妊娠期妇女禁用。

（2）胆石症、肝功能不全、甲状腺功能亢进、肌病、溃疡病、肾功能不全和对本品不耐受的患者慎用。

（3）本品有降低凝血作用，与抗凝剂合用应调整后者的剂量。

六、氯磺丙脲（对氯苯磺酰丙脲）

（一）制剂

片剂：每片 100 mg、250 mg。

（二）适应证

治疗中枢性尿崩症。

（三）用法用量

每次 250～500 mg，每天 1 次；联合应用另一种口服抗利尿剂时，每天用本品 125 mg 即可。

（四）注意事项

（1）1 型糖尿病患者，2 型糖尿病患者伴有酮症酸中毒、昏迷、严重烧伤、感染、外伤和重大手术等应激情况，肝、肾功能不全和心力衰竭患者，对磺胺药过敏者，白细胞减少的患者禁用。

（2）妊娠期妇女不宜使用。

（3）本品能使尿崩症患者的空腹血糖降低，可出现低血糖反应，应告知患者不得误餐，不可饮用含乙醇的饮料，否则可出现戒酒硫样反应。

（刘　磊）

第九章

生殖系统疾病用药

第一节　性激素类药物及避孕药

性激素是性腺分泌的激素,主要包括睾丸分泌的雄激素、卵巢分泌的雌激素和孕激素,均属于甾体化合物(类固醇)。临床上应用的性激素类药物是上述性激素的人工合成品及其衍生物,多为甾体化合物。性激素类药物除用于治疗某些疾病外,目前主要用作避孕药。

性激素类药物像性激素一样,通过相应的性激素受体发挥作用。性激素受体位于细胞核内,是可溶性 DNA 结合蛋白,可调节特定基因的转录,是转录因子超家族成员。性激素类药物进入细胞后,可直接穿越核膜,与特异性受体结合,使后者在结构上发生构象变化,作用于 DNA,影响转录和蛋白质合成,引起相应的生物学效应。

一、雄激素类药物及抗雄激素类药物

雄激素类药物包括天然雄激素及其衍生物。雄激素类药物通过提高体内雄激素类化合物的血浆浓度,使雄激素受体的生物活性增强,主要治疗垂体疾病、睾丸疾病和睾丸切除造成的男性性功能低下和男性青春期发育迟缓。抗雄激素类药物主要通过阻断雄激素受体、抑制雄激素生物转化、降低雄激素受体的活性及减少血浆雄激素类化合物的浓度发挥作用,主要用于男性性功能亢进、前列腺癌等的治疗。

(一)雄激素类药物

雄激素类药物包括天然雄激素睾酮或称睾丸素及其人工合成的衍生物,临床应用的雄激素制剂多为人工合成的睾酮及其衍生物。雄激素类药物按化学结构分为 17α-烷基取代物和 17-羟基酯化衍生物两类,前者有甲睾酮或甲基睾丸素、氟甲睾酮等,后者有丙酸睾酮或丙酸睾酮、十一酸睾酮等。

1.体内过程

睾酮口服易被肝脏迅速破坏,生物利用度低,因此口服无效。其主要在肝脏代谢,代谢物与葡萄糖醛酸或硫酸结合失去活性,经肾排泄。此外,睾酮还可在某些靶器官在 5α-还原酶的作用下转化成活性更强的二氢睾酮发挥作用。人工合成的雄激素类药物与睾酮相比,17-羟基酯化衍生物极性较低,可植于皮下或溶于油剂中肌内注射,吸收缓慢,作用持久。17α-烷基取代物口服

有效,生物利用度高,如甲睾酮可口服或舌下给药,是临床常用药物。

2.药理作用及机制

雄激素类药物进入精囊、附睾、前列腺、肾脏、骨骼肌和皮肤等组织的靶细胞内,在 5α-还原酶的作用下转化为 5α-双氢睾酮,与睾酮一起作为雄激素,与雄激素受体结合,并可在芳香酶作用下转化为雌二醇,与雌激素受体结合。

(1)对生殖系统的作用:促进男性性征和生殖器官发育,并保持其成熟状态。大剂量睾酮可抑制垂体前叶分泌促性腺激素(负反馈),使睾丸雄激素合成减少,对女性可减少雌激素分泌。此外,尚有抗雌激素作用。

(2)同化作用:雄激素能明显地促进蛋白质合成(同化作用),减少氨基酸分解(异化作用),使肌肉增长,体重增加,降低氮质血症,同时出现水、钠、钙、磷潴留现象。

(3)提高骨髓造血功能:在骨髓造血功能低下时,大剂量雄激素通过促进肾脏分泌促红细胞生成素,直接兴奋骨髓合成亚铁血红素,提高骨髓造血功能,促进红细胞生成。

(4)免疫增强作用:促进免疫球蛋白合成,增强机体免疫和巨噬细胞功能,有一定的抗感染能力,此外尚有糖皮质激素样抗炎作用。

(5)心血管系统调节作用:雄激素通过激活雄激素受体和耦联 K^+ 通道,对心血管系统有良好的调节作用,表现为影响脂质代谢,降低胆固醇;调节凝血和纤溶过程;通过血管内皮细胞使血管平滑肌舒张,降低血管张力。

3.临床应用

(1)睾丸功能不全:垂体疾病、睾丸疾病、睾丸切除、无睾症或类无睾症、男性青春期发育迟缓等可致睾丸功能不全,男性性功能减退,可用睾酮或其酯类进行替代治疗。

(2)功能性子宫出血:利用雄激素类药物抗雌激素作用,使子宫平滑肌及其血管收缩,内膜萎缩而止血。对绝经期综合征较为合适,也可用于子宫肌瘤。对严重出血病例,可用己烯雌酚、黄体酮和丙酸睾酮等三种混合物作注射,以收止血之效,停药后则出现撤退性出血。

(3)晚期乳腺癌:对晚期乳腺癌或乳腺癌转移者,采用雄激素治疗可使部分病例得到缓解,可能与其抗雌激素作用有关,也可能通过抑制垂体促性腺激素的分泌,减少卵巢分泌雌激素。此外,雄激素尚有抗催乳素刺激乳腺癌的作用。治疗效果与癌细胞中雌激素受体含量有关,受体浓度高者,疗效较好。

(4)贫血:慢性再生障碍性贫血及其他贫血用丙酸睾酮或甲睾酮可使骨髓功能改善,特别是红细胞生成加速,但起效较慢,一般用药 $2\sim4$ 个月起效,疗程 $5\sim8$ 个月,部分病例停药后易复发。

(5)虚弱:雄激素有同化作用,小剂量可治疗各种消耗性疾病、骨质疏松、生长延缓、肌萎缩等,加快恢复。

4.不良反应及禁忌

(1)女性患者长期应用可能引起痤疮、多毛、声音变粗、闭经、乳腺退化、性欲改变等男性化现象。男性患者可发生性欲亢进,此外,由于雄激素在性腺外组织可转化为雌激素,可引起男性女性化,如乳房肿大。

(2)多数雄激素均能干扰肝内毛细胆管的排泄功能,引起黄疸,肝功能不良者慎用。

孕妇及前列腺癌患者禁用。因有水、钠潴留作用,肾炎、肾病综合征、高血压及心力衰竭患者慎用。

（二）抗雄激素类药物

凡能对抗雄激素生理效应的药物均称为抗雄激素类药物，包括雄激素合成抑制剂、5α-还原酶抑制剂、雄激素受体阻断剂。常用的抗雄激素药有环丙孕酮和非那雄胺。

1.环丙孕酮

环丙孕酮为 17α-羟孕酮类化合物，具有较强的孕激素作用，反馈性抑制下丘脑-垂体系统，使LH、FSH 水平降低，进而使睾酮分泌减少；还可阻断雄激素受体，抑制内源性雄激素的作用。可降低男性性欲及性功能，抑制性腺功能，用于降低男性倒错的性欲，不能手术的前列腺癌。可减轻女性多毛症、雄激素依赖性脱发及增高的皮脂腺功能，用于妇女多毛症、痤疮和秃发等。

不良反应有头痛、贫血、胃肠道反应。能减少精子生成，产生不正常精子，导致男性不育，停药后可恢复。女性治疗期间排卵受到抑制也可引起不孕。大剂量引起肝损害，治疗期间，应定期检查肝功。因其抑制性功能和性发育，故禁用于未成年人。

2.非那雄胺

非那雄胺为 5α-还原酶的特异性抑制剂，能抑制外周睾酮转化为二氢睾酮，减少血液和前列腺等组织中二氢睾酮水平，发挥抗雄激素作用，对雄激素受体无亲和力。

前列腺的生长发育和良性增生依赖于二氢睾酮，非那雄胺通过降低血液和前列腺组织中的二氢睾酮水平而抑制前列腺增生，改善良性前列腺增生的临床症状。

不良反应主要表现为性欲降低、男性乳房发育及精液减少。

二、雌激素类药物及抗雌激素类药物

雌激素主要由卵巢和胎盘分泌，肾上腺皮质和睾丸也能产生少量雌激素。雌激素类药物有天然和人工合成两类。有些雌激素合成制剂具有抗雌激素作用。

（一）雌激素类药物

雌激素类药物包括天然雌激素及人工合成的雌激素类化合物，天然雌激素是卵巢分泌的雌二醇（estradiol，E2），其在肝脏易被氧化成雌酮（estrone，E1），血浆及尿中的雌三醇（estriol，E3）是上述物质的代谢产物。目前临床常用的雌激素类药物多为雌二醇的衍生物，按化学结构分为两类：①甾体雌激素类药物，如炔雌醇、炔雌醚、苯甲酸雌二醇及戊酸雌二醇等。雌三醇的雌激素样活性较雌二醇弱，其长效衍生物为尼尔雌醇。近年来，妊马雌酮（结合雌激素，倍美力）应用日益广泛，它是从妊娠马尿中提取的一种水溶性天然结合型雌激素或人工合成，含雌酮硫酸钠和孕烯雌酮硫酸钠。②非甾体雌激素类药物，如己烯雌酚、己烷雌酚等。

1.体内过程

天然雌二醇可经消化道吸收，但易被肝脏破坏，主要采用肌内注射和外用。代谢产物部分以葡萄糖醛酸及硫酸结合的形式从肾脏排出，部分从胆道排泄并形成肝肠循环。人工合成的炔雌醇、炔雌醚或己烯雌酚等在肝内破坏较慢，口服吸收好，作用较持久。酯类衍生物如苯甲酸雌二醇，肌内注射吸收缓慢，作用时间延长。

2.药理作用及机制

雌激素与靶器官细胞核中的雌激素受体（estrogen receptor，ER）结合而发挥作用。ER 在全身分布广泛，主要分布于下丘脑-垂体-卵巢轴上。ER 有 ER_α 和 ER_β 两种亚型，其基因定位于不同染色体上。ER_α 和 ER_β 在配体结合域和转录激活域存在明显的差异，但它们在 DNA 结合域的高度同源性，提示两种受体能识别相同的 DNA 序列，因而能调节许多相同的靶基因。女性下丘脑内 ER 表达高于男性;青春期前 ER_β 型占优势,成年后 ER_α 型占优势。ER_α 足量表达于女性生殖器官,如子宫、阴道和卵巢;ER_β 高表达于前列腺及卵巢,肺、骨骼、脑及脉管系统表达较少。未结合配体的 ER 在细胞核内以单体存在,雌激素与 ER 结合后再与特殊序列的核苷酸——雌激素反应因子(estrogen response elements,EREs)结合形成 ER-DNA 复合物。该复合物募集辅激活因子,包括类固醇受体辅激活因子-1(steroid receptor coactivator-1,SRC-1)和其他蛋白,引起组蛋白乙酰化,进而引起靶基因转录和相应蛋白质合成,发挥各种药理作用。

(1)对未成年女性:雌激素能促使女性第二性征和性器官发育成熟,如子宫发育、乳腺腺管增生及脂肪分布变化等。

(2)对成年女性:除保持女性性征外,还参与形成月经周期。

(3)排卵和乳腺分泌:小剂量雌激素,特别是在孕激素配合下,促进促性腺激素释放,促进排卵;较大剂量时,则通过负反馈机制减少促性腺激素分泌,抑制排卵。小剂量雌激素促进乳腺导管及腺泡生长发育;大剂量抑制催乳素作用,使乳汁分泌减少。此外还有对抗雄激素的作用。

(4)代谢:促进肾小管对水、钠的重吸收,有轻度水、钠潴留作用;能增加骨骼钙盐沉积,加速骨骺闭合;大剂量可使三酰甘油和磷脂升高而胆固醇降低,增加高密度脂蛋白;也使糖耐量降低。

(5)其他:雌激素对心脏和神经系统具有保护作用,并有促进凝血作用。

3.临床应用

雌激素主要用于围绝经期替代治疗、化疗和作为避孕药的组成成分。

(1)绝经期综合征:绝经期综合征(更年期综合征)是指绝经期妇女垂体与卵巢的内分泌平衡失调,雌激素分泌减少,垂体促性腺激素分泌增多,出现一系列内分泌失调症状。雌激素可抑制垂体促性腺激素的分泌从而减轻各种症状。

(2)骨质疏松:雌激素可抑制破骨细胞活性,减少骨质重吸收,对老年骨质疏松症有一定疗效。

(3)老年性阴道炎、阴道干燥症和泌尿生殖道肥大等,局部用药有效。

(4)卵巢功能不全和闭经:雌激素可促进外生殖器、子宫及第二性征的发育,用于原发性或继发性卵巢功能低下。与孕激素类合用,可产生人工月经周期。

(5)功能性子宫出血:雌激素促进子宫内膜增生,修复出血创面而止血,也可适当配伍孕激素,以调整月经周期。

(6)回乳及乳房胀痛:部分妇女停止授乳后可发生乳房胀痛,大剂量雌激素干扰泌乳素对乳腺的刺激作用,抑制泌乳,克服胀痛,俗称回奶。

(7)晚期乳腺癌:能缓解绝经 5 年以上的乳腺癌患者的症状。研究表明,乳腺癌的发生可能与内源性雌酮有关,绝经后卵巢停止分泌雌二醇,而肾上腺分泌的雄烯二酮在周围组织可转化为雌酮,其对乳腺的持续作用,可能是导致乳腺癌的重要原因。大剂量雌激素抑制垂体前叶分泌促性腺激素,减少雌酮的产生。另外,雌激素还可竞争雌激素受体。但绝经前乳癌患者禁用,因雌激素可促进乳腺肿瘤生长。

(8)前列腺癌:较大剂量雌激素抑制垂体促性腺激素分泌,使睾丸萎缩,抑制雄激素的产生,同时又有抗雄激素作用,使前列腺癌症状改善,肿瘤病灶缩小或退化。

(9)避孕:见避孕药。

(10)痤疮:青春期痤疮是由于雄激素分泌过多,刺激皮脂腺分泌,引起腺管阻塞并继发感染。雌激素能抑制雄激素分泌并拮抗其作用。

4.不良反应及禁忌

雌激素剂量较大时,可出现剂量依赖性不良反应。

(1)消化道症状:常见恶心、食欲缺乏,早晨较多见。从小剂量开始,逐渐增加剂量可减轻反应;改用注射剂则此种反应较轻。

(2)致癌:长期大量应用可引起子宫内膜过度增生,发生子宫出血,故慎用于有子宫内膜炎者;绝经后雌激素替代疗法可增加子宫癌的发病率;妊娠第1～3个月服用己烯雌酚或其他雌激素可提高阴道癌和宫颈癌发病率,甚至使出生的女孩在青春期患阴道腺癌。

(3)代谢:大剂量可引起水、钠潴留,长期大量使用可引起高血压、水肿及加重心力衰竭。

(4)其他:本药在肝灭活,可引起胆汁淤积性黄疸。

(5)妊娠期不应使用雌激素,以免胎儿发育异常。

(二)抗雌激素类药

抗雌激素类药物是一类具有抑制或减弱雌激素作用的药物。目前临床常用氯底酚胺和他莫昔芬。

1.氯底酚胺

氯底酚胺也称氯米芬,属非甾体抗雌激素药物,为三苯乙烯衍生物,与己烯雌酚的化学结构相似。

(1)药理作用与机制:氯底酚胺是选择性雌激素受体调节剂,能与雌激素受体结合,有较弱的雌激素活性和较强的抗雌激素作用,能促进人的垂体前叶分泌促性腺激素,从而诱使排卵,与其能在下丘脑竞争雌激素受体、消除内源性雌激素的负反馈作用有关。对男性则有促进精子生成的作用。

(2)临床应用:氯底酚胺可用于治疗无排卵的不孕症、避孕药引起的闭经及月经紊乱、多囊卵巢、功能性子宫出血、乳房纤维囊性疾病和晚期乳癌等,也用于精子缺乏的男性不育症。

(3)不良反应:不良反应的发生一般与所用剂量有关,常见的有卵巢肿大和囊肿形成、面部潮红(与绝经期综合征相似)、腹部和盆腔不适或疼痛。此外,还有恶心、头晕、乳胀、体重增加、短暂的视觉模糊、可逆性脱发、失眠、精神抑郁和肝功能异常。

氯底酚胺可使多胎发生率增加。动物试验证明本品可致畸胎,一旦受孕应立即停药。连续服用大剂量可引起卵巢肥大,卵巢囊肿患者禁用。

2.他莫昔芬

他莫昔芬(tamoxifen,TMX)也称三苯氧胺,为非甾体抗雌激素药物,其结构与雌激素相似,有E型和Z型两个异构体,E型具有弱雌激素活性,Z型具有抗雌激素作用。他莫昔芬Z型异构体能与乳腺癌细胞的雌激素受体结合,抑制雌激素依赖性肿瘤细胞的增殖。主要用于晚期、复发及不能手术治疗的乳腺癌,尤其是绝经期高龄患者的首选药物;也用于乳腺癌术后转移的辅助治疗,预防复发;此外,尚可用于乳腺增生的短期治疗。其不良反应有胃肠道反应;生殖系统反应表现为月经失调、子宫内膜增生、阴道出血等;偶见肝功能异常和白细胞、血小板减少;大剂量长期应用可致视力障碍,如白内障。

三、孕激素类药物及抗孕激素类药物

孕激素类药物多为黄体酮及其衍生物,主要用于体内孕激素分泌不足所致的各种疾病,也可用于避孕。孕酮受体阻滞剂和3β-羟基甾体脱氢酶(3 betahydroxy steroid dehydrogenase,

3β-SDH)抑制剂具有抗孕激素作用。

(一)孕激素类药物

孕激素类药物包括天然孕激素孕酮(progesterone,P4)和人工合成的孕激素药物。临床应用的孕激素类药物主要是人工合成品及其衍生物,按化学结构可分为两大类:①17α-羟孕酮类;从黄体酮衍生而得,如甲羟孕酮(甲孕酮,安宫黄体酮)、甲地孕酮、氯地孕酮及长效的己酸羟孕酮,其活性类似内源性激素;②19-去甲基睾酮类:由炔孕酮衍生而来,如炔诺酮、炔诺孕酮、左炔诺孕酮、孕二烯酮等。19-去甲基睾酮衍生物除具有孕激素活性外,还具有部分雄激素活性。

1.体内过程

孕酮口服后在胃肠及肝迅速被破坏,生物利用度低,故需注射给药。血浆中的黄体酮大部分与血浆蛋白结合,游离的仅占3%,其代谢产物主要与葡萄糖醛酸结合,从肾排出。人工合成的炔诺酮、甲地孕酮等作用较强,在肝破坏较慢,可以口服,是避孕药的主要成分。油溶液肌内注射可发挥长效作用。

2.药理作用及机制

孕激素通过与孕酮受体(progesterone receptor,PR)结合发挥作用。PR有PR_A和PR_B两种亚型。孕酮与其受体结合后,受体磷酸化,募集辅助激活因子,或直接与通用转录因子相互作用,引起蛋白质构象改变,产生效应。PR_B介导孕酮的刺激效应,PR_A则抑制PR_B及其他激素受体的转录活性。在月经周期中,PR_A和PR_B的比例不断变化,PR_A存在于整个月经周期中,而PR_B则出现于卵泡中期,在黄体早期明显降低。

(1)生殖系统。①子宫:月经后期,在雌激素作用的基础上,使子宫内膜继续增厚、充血、腺体增生并分支,由增殖期转为分泌期,有利于受精卵的着床和胚胎发育;妊娠期,松弛子宫平滑肌,抑制子宫收缩,降低子宫对缩宫素的敏感性,有保胎作用;抑制宫颈上皮分泌黏液,减少精子进入子宫。②输卵管:抑制输卵管节律性收缩和纤毛生长。③阴道:加快阴道上皮细胞脱落。④乳房:与雌激素一起促使乳腺腺泡发育,为哺乳做准备。⑤排卵:大剂量可抑制垂体前叶LH的分泌,从而抑制卵巢排卵。

(2)代谢:竞争性对抗醛固酮,促进Na^+和Cl^-的排泄并利尿;促进蛋白质分解,增加尿素氮排泄;诱导肝药酶,促进药物代谢。

(3)神经系统。①升高体温:孕酮通过下丘脑体温调节中枢影响散热过程,使月经周期的黄体相基础体温较高;②中枢抑制和催眠。

3.临床应用

孕激素主要用于激素替代治疗、化疗和避孕。

(1)黄体功能不足。①功能性子宫出血:因黄体功能不足所致子宫内膜不规则的成熟与脱落而引起子宫出血时,应用孕激素类可使子宫内膜协调一致地转为分泌期,停药后3~5天发生撤退性出血。②先兆流产与习惯性流产:由于黄体功能不足所致的先兆流产与习惯性流产,疗效不确实;19-去甲睾酮类具有雄激素作用,可使女性胎儿男性化,黄体酮有时也可能引起生殖器畸形,现已不主张使用,仅在确因孕激素分泌过低的先兆流产才考虑使用。

(2)痛经和子宫内膜异位症:孕酮可抑制排卵并减轻子宫痉挛性收缩从而止痛,也可使异位的子宫内膜萎缩退化。与雌激素制剂合用,疗效更好。

(3)化疗。①子宫内膜癌:大剂量孕酮可通过负反馈抑制下丘脑和腺垂体,诱导肝药酶促进雄激素降低,减少其转变为雌二醇,减少雌激素生成,使子宫内膜癌体萎缩;②前列腺肥大或癌症:大剂量孕酮还可反馈抑制腺垂体分泌间质细胞刺激素,减少睾酮分泌,促进前列腺细胞萎缩退化。

(4)避孕:单独或与雌激素联合应用(见避孕药)。

4.不良反应

较少,偶见头晕、恶心及乳房胀痛等;长期应用可引起子宫内膜萎缩、子宫出血、月经量减少甚至停经,并易诱发阴道真菌感染。有些不良反应与雄激素活性有关,如性欲改变、多发或脱发、痤疮;大剂量使用 19-去甲睾酮类可致肝功能障碍,女性胎儿男性化,胎儿生殖器畸形。

(二)抗孕激素类药物

抗孕激素类药物通过干扰孕酮与受体结合或抑制其合成发挥抗孕激素作用。常用药物分两类:①孕激素受体阻滞剂,如米非司酮、孕三烯酮、利洛司酮等;②3β-羟基甾体脱氢酶抑制剂,如环氧司坦、曲洛司坦等。

1.米非司酮

米非司酮为第一个孕酮受体阻滞剂,其对子宫内膜孕酮受体的亲和力比黄体酮强 5 倍,从而产生较强的抗孕酮作用,无孕激素、雌激素、雄激素和抗雌激素活性,有一定的抗糖皮质激素活性。

米非司酮具有抗早孕作用,主要用于妊娠第 1～3 个月的药物性流产,其能明显增加妊娠子宫对前列腺素的敏感性,与前列腺素类药物序贯用药,可提高完全流产率。米非司酮可对抗黄体酮对子宫内膜的作用,具有抗着床作用,单用可作为房事后紧急避孕的有效措施。

不良反应有恶心、乏力、下腹痛、头晕、乳房胀、头痛、呕吐等,但发生率低,症状较轻微,无须处理。

2.环氧司坦

环氧司坦为 3β-羟基甾体脱氢酶(体内孕酮合成不可缺少的酶)抑制剂,能抑制卵巢和胎盘孕酮的合成,降低体内孕酮水平,导致流产。临床用于抗早孕,与前列腺素合用,效果更好。

四、避孕药

避孕药是阻碍受孕或防止妊娠的一类药物,使用避孕药是目前避孕方法中的一种安全、有效、使用方便、较理想的避孕方法。

生殖过程包括精子和卵子的形成与成熟、排卵、受精、着床以及胚胎发育等多个环节。阻断其中任何一个环节都可以达到避孕和终止妊娠的目的。这些环节多发生在女性体内,故目前常用的避孕药大多属于女性避孕药,包括复方甾体激素和具有杀精作用的外用避孕药,男性避孕药较少。

(一)甾体避孕药

甾体避孕药由不同类型的雌激素和孕激素配伍组成,包括口服的短效或长效制剂、长效注射剂、事后避孕药和探亲避孕药。制剂剂型有片剂、膜剂、丸剂、油制注射剂和缓释剂,近年来研制成模拟月经周期中内分泌变化的多相口服避孕药,每个服药周期摄入的雌激素和孕激素量降低,长期用药更安全。

1.药理作用及机制

(1)抑制排卵:外源性雌激素和孕激素通过负反馈机制抑制下丘脑 GnRH 的释放,从而减少 FSH 分泌,使卵泡的生长成熟过程受到抑制,同时孕激素又抑制 LH 释放,阻碍卵子的成熟和排卵。停药后,垂体前叶产生和释放 FSH 和 LH 以及卵巢排卵功能都可很快恢复。

(2)抗着床:孕激素有抗雌激素作用,干扰子宫内膜正常增生,腺体少而内膜萎缩,与胚胎发育不同步,不适宜受精卵着床。

(3)其他:除上述作用外,此类药物还可干扰生殖过程的其他环节,如可能影响子宫和输卵管的正常活动,以致受精卵不能适时地到达子宫;孕激素使宫颈黏液变得更黏稠,量减少,拉丝度降低,精子不易进入子宫腔,影响卵子受精。

2.临床应用

(1)短效口服避孕药:如复方炔诺酮片(口服避孕片Ⅰ号)、复方甲地孕酮片(口服避孕片Ⅱ号)及复方炔诺孕酮甲片等。从月经周期第 5 天开始,每晚 1 片,连服 22 天,不能间断。一般于停药后 2~4 天发生撤退性出血,形成人工月经周期。下次服药仍从月经来潮第 5 天开始,如停药 7 天仍未来月经,则应立即服下一周期的药物。偶尔漏服,应于 24 小时内补服 1 片,且警惕有妊娠可能。

(2)长效口服避孕药:是以长效雌激素炔雌醚与不同孕激素如炔诺孕酮或氯地孕酮等配伍而成的复方片剂。用法是从月经来潮当天算起,第 5 天服 1 片,最初两次间隔 20 天,以后每月服 1 次,每次 1 片。

(3)长效注射避孕药:如复方己酸孕酮注射液(避孕针 1 号)和复方甲地孕酮注射液。第一次于月经周期第 5 天深部肌内注射 2 支,以后每隔 28 天或于每次月经周期的第 11~12 天注射 1 支。一般于注射后 12~16 天月经来潮。

(4)事后避孕药:用于无避孕措施或避孕失败后预防妊娠的补救措施(又称紧急避孕),常用的有左炔诺孕酮(毓婷,安亭)、米非司酮(弗乃尔)。左炔诺孕酮用法:在无避孕措施的性生活或避孕失败后 72 小时(3 天)内服毓婷 1 片(0.75 mg),12 小时后再服 1 片。米非司酮用法:在无避孕措施的性生活或避孕失败后 72 小时内服 1 片米非司酮(25 mg),服药越早越好,最好空腹或进食 2 小时后服用。注意事后避孕药仅作为紧急情况下的一种补救措施,偶尔使用,不能作为长期避孕措施。紧急避孕失败而妊娠者,新生儿畸形发生率高,必须终止妊娠。

(5)探亲避孕药:也称抗着床避孕药,本类药物主要使子宫内膜发生各种功能和形态变化,不利于受精卵着床。我国多用大剂量炔诺酮(探亲避孕片,每片 5 mg)、甲地孕酮(探亲 1 号,每片 2 mg)或双炔失碳酯(53 号抗孕片)。本类药物主要优点是其应用不受月经周期的限制。一般于同居当晚或事后服用,14 天以内必须连服 14 片,如超过 14 天,应接服Ⅰ号或Ⅱ号口服避孕药。探亲避孕药不能作为长期避孕措施,每年使用不超过 2 次。

(6)避孕药缓释系统:将孕激素(黄体酮、炔诺孕酮、甲羟孕酮、甲地孕酮等)与某些具备缓慢释放性能的高分子化合物(称缓释剂)制备成多种剂型,在体内持续地释放低剂量的避孕药,从而达到长效避孕作用。目前已在临床使用的避孕缓释系统有皮下埋植剂、阴道环、含药宫内节育器、微球或微囊注射剂等。如含黄体酮宫内节育器于月经后第 3~7 天时,经阴道从宫颈外口置入宫腔底部,每只含黄体酮 38 mg,每天缓慢释放 50~60 μg,试用期 1 年。

(7)多相片剂:为了使服用者的性激素水平近似正常月经周期水平,减少经期出血的发生率,可将避孕药制成多相片剂,如炔诺酮双相片、三相片和炔诺孕酮三相片。

炔诺酮双相片:开始 10 天每天服 1 片含炔诺酮 0.5 mg 和炔雌醇 0.035 mg 的片剂,后 11 天每天服 1 片含炔诺酮 1 mg 和炔雌醇 0.035 mg 的片剂,很少发生突破性出血是其优点。

炔诺酮三相片:开始 7 天每天 1 片,含炔诺酮 0.5 mg,中期 7 天和最后 7 天分别含炔诺酮

0.75 mg和1 mg,炔雌醇含量均为 0.035 mg,其效果较双相片更佳。

　　炔诺孕酮三相片:开始 6 天每天 1 片,含炔诺孕酮 0.05 mg 和炔雌醇 0.03 mg,中期 5 天每片含炔诺孕酮 0.075 mg 和炔雌醇 0.04 mg,后 10 天每片含炔诺孕酮 0.125 mg 和炔雌醇 0.03 mg。这种服法更符合人体内源性激素的变化规律,临床效果更好。

　　3.不良反应

　　不良反应的发生与避孕药中雌孕激素的比例、类型、剂型及给药途径有关。

　　(1)类早孕反应:少数妇女在用药初期可出现轻微的类早孕反应,如恶心、呕吐及择食等。由雌激素引起,坚持用药 2～3 个月可减轻或消失。

　　(2)子宫不规则出血:较常见于用药后最初几个周期中,轻者点滴出血,不用处理,随服药时间延长可逐渐停止。流血偏多者,每晚可加服炔雌醇,直至停药。流血近似月经量则停止服药,作为 1 次月经来潮,于出血第 5 天开始服用下一周药物,或更换避孕药物。

　　(3)月经失调:服用短效避孕药常出现经量减少或闭经,有不正常月经史者较易发生。如连续 2 个月闭经,应停药。服长效口服避孕药经量增多,经期延长,出血较多时可用止血药,必要时注射丙酸睾酮。应用长效注射避孕药,常可出现月经不规则,如经期延长、经量多、周期缩短、不规则出血或闭经,多见于用药前 3 个月。

　　(4)乳汁减少:少数哺乳妇女乳汁分泌减少。

　　(5)凝血功能亢进:本类药物可诱发血栓性静脉炎、肺栓塞或脑血管栓塞等。

　　(6)其他:少数人可见肝功能轻度损伤,部分妇女体重增加,少数人前额及面部皮肤发生色素沉着。

　　4.禁忌证及应用注意

　　(1)急慢性肝炎、肾炎、雌激素依赖性肿瘤、糖尿病、血栓性疾病、充血性心力衰竭、严重高血压患者禁用。

　　(2)服药期间受孕应终止妊娠,要求生育时应停药半年后再孕,以防生育畸胎。

　　(3)哺乳期妇女不宜使用,避孕药可使乳汁分泌减少,并降低乳汁的质量,还能进入乳汁,对乳儿产生不良影响。

　　(4)用药期间同时服用利福平、苯巴比妥、苯妥英钠等肝药酶诱导剂,可加速甾体避孕药在肝脏代谢;长期口服广谱抗菌药,减少肠道菌丛,抑制肠道中雌激素结合物水解,妨碍雌激素吸收。

　　(二)外用避孕药

　　常用的外用避孕药多是一些具有较强杀精作用的药物,制成胶冻、片剂或栓剂等,放入阴道后,药物自行溶解而散布在子宫颈表面和阴道壁,发挥杀精子作用,故也叫杀精剂。它的优点是使用方便,不影响内分泌和月经,如正确使用,效果也很好。

　　非离子型表面活性剂壬苯醇醚是目前公认杀精效果最强的杀精子药,对精子细胞膜有破坏作用,改变精子细胞渗透性,从而使精子失去活力或杀死精子。此外,尚有抗病毒作用。

　　本类药物还有孟苯醇醚、辛苯醇醚等。

　　(三)男性避孕药

　　目前,世界上还没有一个成熟的男性避孕药可供广泛使用,研究较多的有棉酚、雄激素、孕激素-雄激素复合剂和环丙氯地孕酮。

　　棉酚是从锦葵科植物草棉、树棉或陆地棉成熟种子、根皮中提取的一种多元酚类物质,我国学者先发现它有抗生育作用,并在国内进行大量研究及临床试用。

棉酚破坏睾丸生精上皮细胞,以精子细胞和精母细胞最为敏感,导致精子畸形、死亡,直至无精子。临床上男性服药 4 个月后均出现无精子或极少精子,且不活动;停药后药效可持续 3~5 周,以后逐渐恢复生育功能。棉酚作为男性避孕药使用存在的主要问题是发生低血钾肌无力症和永久性无精子症,虽然发生率很低,但限制了它的广泛推广使用。

棉酚除用作口服男用避孕药外,还用于治疗妇科疾病,如月经过多或失调、子宫肌瘤、子宫内膜异位症等。

（张　雷）

第二节　促性腺激素类药物

促性腺激素的种属特异性极强,从动物腺垂体提取的制品对人几乎无效,人的垂体促性腺激素极难得到。腺垂体促性腺激素的分泌受下丘脑促性腺激素释放激素（GnRH）的调控,性腺分泌的性激素对腺垂体和下丘脑具有反馈抑制作用,妇女绝经期后这种负反馈减弱,故腺垂体的促性腺激素的分泌明显增加;孕妇绒毛膜能分泌大量的绒毛膜促性腺激素。这些激素分泌后最终主要经尿液排出。从孕妇、绝经期妇女尿液中提取、纯化后的这些促性腺激素制剂仍具有促进卵泡生长、成熟和排卵及促进和维持黄体功能的作用。临床上常用的促性腺激素类药物有绒毛膜促性腺激素、尿促性素、尿促卵泡素和重组人卵泡刺激素,本节主要介绍前 2 项。

一、绒毛膜促性腺激素

绒毛膜促性腺激素（chorionicgonadotropin,CG）由妊娠期妇女尿中提取,成分为糖蛋白,由 244 个氨基酸残基组成,分子量 36 700,白色或黄白色无定形粉末,水溶液不稳定,临用时配制。

（一）体内过程

绒毛膜促性腺激素的半衰期（half time,$t_{1/2}$）为双相,分别为 11 小时和 23 小时,达峰时间（peak time,T_{max}）约 12 小时,120 小时后降至稳定的低浓度,24 小时内 10%~12% 的药物以原形经肾排出。

（二）药理作用

绒毛膜促性腺激素的作用与 LH 相似,FSH 样作用甚微。对女性促进和维持黄体功能,使其合成孕激素,促进卵泡生成和成熟,模拟生理性促黄体生成素高峰而促发排卵;给药后 32~36 小时发生排卵。对男性垂体功能不足者,使其产生雄激素,促使睾丸下降和男性第二性征的发育、成熟。

（三）临床应用

（1）不孕症:①垂体促性腺激素不足所致的女性无排卵不孕症,常在氯米芬治疗无效后,本品与尿促性素合用,促进排卵。②垂体功能低下所致男性不育,与尿促性素合用。长期促性腺激素功能低下者,还应辅以睾丸素治疗。③与促性腺激素合用于体外受精获取多个卵母细胞。

（2）女性黄体功能不足、功能性子宫出血、妊娠早期先兆流产、习惯性流产。

（3）隐睾症、男性性功能减退。

（四）不良反应及禁忌

（1）用于促排卵时，可诱发卵巢囊肿或轻到中度的卵巢肿大较常见，常伴轻度胃胀、胃痛和盆腔痛，通常 2～3 周消退。少见严重的卵巢过度刺激综合征，由于血管通透性显著提高而致体液在胸腔、腹腔和心包腔内迅速大量积聚引起多种并发症，如血容量降低、电解质紊乱、血液浓缩、腹腔出血、血栓形成等。临床表现为腹部或盆腔剧烈疼痛、消化不良、尿量减少、恶心、呕吐或腹泻、气促、下肢水肿等。常常发生在排卵后 7～10 天或治疗结束后，严重者可危及生命。

（2）治疗隐睾症时偶可发生男性性早熟，表现为痤疮、阴茎和睾丸增大、阴毛生长增多、身高生长过快。

（3）乳房肿大、头痛、易激动、精神抑郁、易疲劳等较少见。偶见注射局部疼痛、过敏性皮疹。

怀疑有垂体增生或肿瘤、前列腺癌或其他与雄激素有关的肿瘤患者禁用。性早熟者、诊断未明的阴道流血、子宫肌瘤、卵巢囊肿或卵巢肿大、血栓性静脉炎、对性腺刺激激素过敏者禁用。孕妇及哺乳期妇女慎用。

二、尿促性素

尿促性素（human menopausalgonadotropin，HMG）也称绝经促性素，由绝经期妇女尿中提取，为类白色或淡黄色粉末，溶于水。

（一）体内过程

尿促性素肌内注射能吸收，T_{max} 为 4～6 小时，给药后血清雌二醇在 18 小时达峰，升高 88%，静脉注射 150 U 后，药物的 C_{max} 为 24 U/L，在 15 分钟达峰，消除为双相，主要经肾脏排泄。

（二）药理作用

尿促性素主要具有 FSH 的作用，LH 样作用甚微。对女性，刺激卵泡生长成熟，促进卵泡分泌雌激素，使子宫内膜增生；其后加用绒促性素，增加排卵作用。对男性则促进生精小管发育、精原细胞分裂和精子成熟。

（三）临床应用

与绒毛膜促性腺激素或氯米芬配合使用，用于促性腺激素分泌不足所致闭经、无排卵性不孕症的治疗。用药期间定期进行全面检查：B 超、雌激素水平、宫颈黏液检查及每天测基础体温。此外，也可用于男性精子缺乏症等的治疗。

（四）不良反应及禁忌

过量可致卵巢刺激过度综合征、卵巢增大、卵巢囊肿破裂、多胎妊娠及流产等，如发生卵巢刺激过度综合征，患者必须住院观察。个别可有发热、腹水、胸膜渗出及动脉血栓栓塞。妊娠、卵巢功能不全、卵巢囊肿、原因不明的阴道出血、子宫肌瘤、对激素敏感的恶性肿瘤等禁用。

（张　雷）

第三节　促性腺激素释放激素类药物及其阻滞剂

一、促性腺激素释放激素类药物

促性腺激素释放激素（GnRH）由下丘脑神经元分泌，可与垂体促性腺激素细胞表面的

GnRH 受体结合,通过 cAMP 和钙离子作用,促进腺垂体 FSH 和 LH 的分泌。天然 GnRH 在体内被迅速破坏。如对其结构进行改造,在天然 GnRH 十肽的第 6、10 位以不同的氨基酸、酰胺取代原来氨基酸的结构,合成促性腺激素释放激素激动剂(gonadotropic releasing hormone agonist,GnRH-a),其稳定性及与 GnRH 受体的亲合力大大增强,半衰期延长。此类药物包括戈那瑞林、亮丙瑞林、戈舍瑞林、曲普瑞林、布舍瑞林、普罗瑞林等。

戈那瑞林:戈那瑞林为白色或淡黄色粉末,溶于水或 1% 冰醋酸,在甲醇中略溶。

(一)体内过程

戈那瑞林口服极少吸收,静脉注射 3 分钟达 C_{max},$t_{1/2}$ 约 6 分钟,在血浆中水解成无活性的代谢产物,经肾排泄。对血浆中 LH 的升高作用较快、较强,而对 FSH 的升高作用较慢、较弱。

(二)药理作用

戈那瑞林为促黄体生成素释放激素,能刺激垂体合成和释放 FSH 和 LH。LH 能使睾丸间质合成和分泌雄激素,LH 和 FSH 的双重作用促进卵巢合成和分泌雌激素。单剂使用时能增加循环中的性激素;连续使用可致腺垂体中促黄体生成素释放激素受体下调,相当于阻止垂体 LH 分泌,从而阻断性激素的分泌,达到睾丸或卵巢切除的效果。

(三)临床应用

戈那瑞林可用于治疗下丘脑性闭经所致不育、原发性卵巢功能不足,特别是对氯米芬无效的患者;治疗小儿隐睾症及雄激素过多、垂体肿瘤等;治疗激素依赖性前列腺癌和乳腺癌。此外,在体外受精时,先用大剂量 GnRH 类似物抑制内源性 GnRH 分泌,再用外源性 GnRH 诱导多个卵子同步发育成熟,以便收集供体外受精之用。

(四)不良反应及禁忌

一般反应有恶心、腹部不适、头晕、月经过多、性欲丧失、多胎妊娠及注射处炎症等,偶有暂时性阴茎肥大、变态反应等。还有一些是本品治疗某些疾病时所特有,如治疗前列腺癌开始阶段由于 GnRH 对垂体-性腺的短暂兴奋致睾酮浓度暂时升高,病情加重,可加用抗雄激素药环丙孕酮数周。苯甲醇过敏者和腺垂体瘤患者禁用。

二、促性腺激素释放激素阻滞剂物

促性腺激素释放激素拮抗剂(gonadotropin releasing hormone antagonist,GnRH-An)与 GnRH-a 同时发现。在 GnRH-An 中,不仅改变天然 GnRH 十肽的第 6、10 位氨基酸,还改变了其他位置的氨基酸,因此与 GnRH 受体的亲和力更高,能竞争性占领垂体的 GnRH 受体,影响内源性 GnRH 与受体结合,但没有类似 GnRH 的作用,不会刺激垂体分泌 FSH 和 LH。常用药物有西曲瑞克和阿贝瑞克。

西曲瑞克:西曲瑞克以醋酸盐形式存在,白色粉末,用注射用水溶解。

(一)体内过程

皮下给药为二室模型,静脉给药符合三室模型,$t_{1/2}$ 分别为 30 小时和 12 小时,皮下给药每天 1 次,0.25～3.00 mg,14 天后显示线性动力学。

(二)药理作用

西曲瑞克与内源性 GnRH 竞争垂体细胞膜上的受体,阻断 GnRH 的作用,抑制 LH 和 FSH 的合成和分泌,推迟女性 LH 峰出现,从而抑制排卵。停药后,内源性 LH 和 FSH 的分泌迅速恢复。

(三)临床应用

对接受控制性超排卵辅助生殖治疗的妇女,与 GnRH-a 配合使用,控制 LH 峰提前出现,控制排卵。还可用于子宫内膜异位症、子宫肌瘤、前列腺肥大和前列腺癌的治疗。

(四)不良反应及禁忌

注射部位偶可出现轻微和短暂的反应,每天更换注射部位。对西曲瑞克和外源性多肽激素及甘露醇过敏者、妊娠及哺乳期和绝经妇女、严重肝肾功能损害者禁用。

(张　雷)

第四节　影响性功能的药物

近年来,由各种原因引起的性功能障碍的发生不断增加,人们正在积极探索治疗性功能障碍的有效药物。而一些药物在治疗疾病的过程中也会对患者性功能产生影响,引起性功能障碍,成为导致患者放弃治疗的一个重要因素,因此,如何防治药物诱导的性功能障碍成为一个值得关注的问题。

一、性功能兴奋剂

能兴奋或增强性功能的药物,称为性功能兴奋剂,也称催欲药,临床主要用于治疗勃起功能障碍。

(一)治疗勃起功能障碍的药物

勃起功能障碍(erectile dysfunction,ED)即阳痿,是指在有性欲要求时,阴茎持续不能获得或维持充分勃起,从而不能进行满意的性生活。ED 正变得越来越普遍,已成为一个重要的公共卫生问题。目前,口服药物仍是治疗 ED 的首选方法。根据药物作用机制及作用部位不同,治疗 ED 的药物分为中枢激动(启动)剂、中枢调节(促进)剂、外周激动(启动)剂和外周调节(促进)剂4 类。

1.中枢激动(启动)剂

中枢激动(启动)剂作用于下丘脑性活动中枢,启动勃起功能。阿扑吗啡为最常用的中枢激动(启动)剂,吗啡的衍生物,脂溶性强,可直接通过血-脑屏障,与下丘脑内 DA_2 受体结合,通过控制性欲的下丘脑室旁核,把下丘脑的电脉冲传至脊髓促使血液流往阴茎。同时它亦激活 NOS,使 NO 合成增加,血液流动增加,并导致阴茎勃起。

主要不良反应为恶心、打哈欠、嗜睡、疲乏、低血压等,多与刺激中枢神经系统的 DA 受体有关。

2.中枢调节(促进)剂

中枢调节(促进)剂通过改善中枢神经系统内环境,促进或增强勃起功能。

(1)育亨宾:育亨宾也称痿必治或安慰乐得,最早是从非洲的育亨宾树皮中提取的吲哚生物碱,在非洲自古以来就用作催欲药。其主要作用是中枢效应,能选择性阻断突触前的 α_2 受体,使海绵体神经末梢释放较多的去甲肾上腺素,减少阴茎静脉回流,利于充血勃起。少量应用时,可使会阴部肿胀,刺激脊髓勃起中枢而使性功能亢进。可用于各种原因引起的勃起功能障碍。不

245

良反应有恶心、呕吐、皮肤潮红，偶有心悸、失眠、眩晕等。

（2）十一酸睾酮：十一酸睾酮也称安雄或安特尔，为睾酮衍生物，具有显著的雄激素活性，维持成年男性性欲和阴茎勃起能力。主要用于原发性或继发性性腺功能低下引起的性欲减退、内分泌性勃起功能障碍，但对血管性或神经性勃起功能障碍没有明显效果。

3.外周激动（启动）剂

外周激动（启动）剂作用于外周神经系统启动并促进勃起。前列腺素 E_1（prostaglandin E，PGE_1）是广泛存在于体内的生物活性物质，具有显著的扩张血管、抑制血小板聚集和防止血栓形成等作用。PGE_1 抑制血管交感神经末梢释放去甲肾上腺素，使血管平滑肌舒张，降低海绵体的阻力，增加动脉血流量；另外，PGE_1 还能与阴茎海绵体的 PGE_1 受体结合，激活腺苷酸环化酶，使 ATP 转化为 cAMP，降低细胞内 Ca^{2+} 浓度，使阴茎海绵体平滑肌松弛，阴茎勃起。适用于心理性、神经性、内分泌性和轻度血管性勃起功能障碍。

PGE_1 的主要不良反应为注射部位疼痛、纤维化和异常勃起。口服给药有头痛、食欲减退、恶心、腹泻、低血压、室上性期前收缩、心动过速等。

4.外周调节（促进）剂

外周调节（促进）剂通过改变局部或周围神经系统的内环境，促进或增强勃起功能。此类药物包括肾上腺素受体阻滞剂酚妥拉明，5 型磷酸二酯酶（PED5）抑制剂西地那非、伐地那非和他达那非等。

（1）酚妥拉明：酚妥拉明为非选择性 α 受体阻断剂，可扩张血管，降低外周血管阻力，主要用于外周血管痉挛性疾病的治疗。作为一种外周调节（促进）剂，主要通过抑制肾上腺素和去甲肾上腺素的作用，舒张阴茎动脉血管，使海绵体血流量增加，促进或增强勃起功能。常见的不良反应有低血压、心动过速或心律失常、鼻塞、恶心、呕吐等。严重动脉硬化、心脏器质性损害及肾功能不全者禁用。

（2）西地那非：西地那非俗称万艾可或伟哥，是美国辉瑞制药公司在研发治疗心血管疾病药物时意外发明的第一个口服治疗 ED 的药物，于 1998 年 4 月在美国首次上市，西地那非的问世成为治疗 ED 的里程碑。西地那非用于治疗器质性、心理性和混合型 ED。

西地那非口服吸收迅速，10～40 分钟起效，绝对生物利用度约为 40%。空腹口服 30～120 分钟后达 C_{max}，餐后口服 90～180 分钟达 C_{max}，高脂饮食影响其吸收。西地那非主要通过肝脏微粒体酶细胞色素 P4503A4（CYP3A4，主要途径）和细胞色素 P4502C9（CYP2C9，次要途径）清除，主要代谢产物（N-去甲基化物）具有与本药相似的 PDE 选择性，约为西地那非的 50%。西地那非及其主要循环代谢产物（N-去甲基化物）均约有 96% 与血浆蛋白结合。本药主要以代谢产物的形式经粪便排泄（约为口服剂量的 80%），小部分经肾排泄（约为口服剂量的 13%）。老年人、重度肾损害（肌酐清除率≤30 mL/min）、肝功能损害者血浆西地那非水平升高。

西地那非为环磷酸鸟苷（cGMP）特异性 5 型磷酸二酯酶（PDE5）的选择性抑制药。正常人阴茎勃起的生理机制涉及性刺激过程中体内一氧化氮（NO）的释放。一氧化氮激活阴茎海绵体平滑肌细胞内鸟苷酸环化酶，导致 cGMP 水平升高，使得海绵体内平滑肌松弛，海绵窦扩张，血液流入而使阴茎勃起。当性刺激引起局部 NO 释放时，西地那非抑制 PDE5，增加海绵体内 cGMP 水平，松弛海绵体平滑肌，血液流入海绵体。在没有性刺激时，通常剂量的西地那非不起作用。

临床试验中观察到的发生率大于 2% 的不良反应有流感症状、呼吸道感染、关节痛、背痛、消化不良和视觉异常,发生率小于2%的不良反应涉及系统较多。上市后报道的不良反应如下。①心血管系统:有发生心肌梗死、心源性猝死、心力衰竭、心律失常、低血压、脑出血、一过性局部缺血性休克和高血压等心血管不良反应事件报道,多数发生在性活动期间或刚结束时,个别发生在用药或性活动后数小时至数天内,甚至还有少量发生在服药后不久尚未进行性活动时。目前尚未确定这些反应是否由本药直接引起,还是由性活动、患者的心血管状况等多种因素共同作用而引起。②泌尿生殖系统:可出现尿道感染、勃起时间延长、异常勃起、异常射精、血尿等。③中枢神经系统:可出现头痛、眩晕、共济失调、神经痛、焦虑等。④特殊感觉:视物色淡、视物模糊及复视、短暂视觉丧失或视力下降、眼内压增高、视网膜血管病变或出血、玻璃体剥离、黄斑周围水肿等。

对本药过敏者,正在使用硝酸甘油、硝普钠或其他含有机硝酸盐者禁用。

(二)治疗女性性功能障碍的药物

女性性功能障碍(female sexual dysfunction,FSD)在成年女性中的发生率为30%～50%。对FSD的研究起步较晚,对治疗FSD的药物研究与开发远落后于ED药物研究,迄今为止还没有一种药物在临床上获得广泛认可。选择性组织雌激素活性调节剂替勃龙用于治疗性欲低下、性唤起障碍,已在欧洲上市。促皮质激素(ACTH)可增强多次性高潮能力。前列地尔、酚妥拉明和阿扑吗啡对性唤起障碍有作用。目前正在开发中的治疗女性性欲低下的药物有雄激素、雌激素和雌雄激素复合制剂。

二、性功能抑制剂

能抑制或减弱性功能的药物,称为性功能抑制剂,也称制欲药,临床上许多常用药物对性功能产生很强的抑制作用,其影响性功能的机制主要与以下因素有关:①作用于中枢神经系统,通过改变其功能提高或降低性欲;②作用于外周神经系统,影响勃起功能及射精作用;③影响内分泌功能,通过抑制下丘脑-垂体-睾丸轴功能,进而影响性功能。

(一)作用于中枢神经系统的药物

包括镇静、催眠药,抗精神病药,抗抑郁药,阿片类及人工合成镇痛药和食欲抑制药物。

1.镇静、催眠药

长期大量服用苯巴比妥、异戊巴比妥、司可巴比妥等,会抑制垂体促性腺激素的释放,引起性欲减退、性欲高潮反应丧失及月经失调。地西泮、氯氮䓬(利眠宁)、甲丙氨酯,主要有镇静、抗焦虑和肌肉松弛作用,若过多服用,男性可发生阳痿,女性可导致月经不调和排卵损害等。

2.抗精神病药

抗精神病药吩噻嗪类如氯丙嗪、甲硫哒嗪,丁酰苯类如氟哌啶醇、氟哌利多及其他抗精神病药氯普噻吨(泰尔登)等通过其镇静作用、抗胆碱作用或升高血PRL作用,阻断下丘脑DA受体导致性功能障碍。导致男性阳痿、睾丸萎缩;还可阻止排卵,引起月经不调和闭经等。

3.抗抑郁药

三环类抗抑郁药丙咪嗪、阿米替林、去甲替林等,四环类抗抑郁药马普替林、米安舍林,单胺氧化酶抑制剂苯乙肼,新型抗抑郁药选择性5-羟色胺再摄取抑制剂都可引起性功能障碍。其机制与抗胆碱、α受体阻断、拟5-HT_{2a}及抗DA_2受体有关。

4.阿片类及人工合成镇痛药

长期使用可待因、哌替啶、美沙酮及海洛因等均可造成性欲低下、勃起功能障碍及射精延迟。

5.食欲抑制药物

抑制食欲的药物,如芬氟拉明(氟苯丙胺)能降低女性的性欲,在男性可引起性欲降低和勃起功能障碍。

(二)利尿药

噻嗪类利尿药氢氯噻嗪、氯噻嗪、环戊噻嗪、苄氟噻嗪等长期使用,可使约 5% 的男性患者发生性功能紊乱,包括性欲降低、性冷淡、早泄、阳痿等;强效利尿药呋塞米(速尿)、依他尼酸(利尿酸)、布美他尼等也可引起性功能紊乱;螺内酯(安体舒通)使睾酮水平降低,引起 10% 以上男性性欲下降或阳痿,女性可出现性高潮缺乏。

(三)降压药

如利血平、可乐宁、甲基多巴,可降低交感神经活性和去甲肾上腺素的释放,小剂量使用也能引起性欲下降。女性服用可乐定,每天剂量若 >1.5 g 时,约 1/4 的患者发生性欲减退或性兴奋损害。

(四)β肾上腺素能受体阻滞剂

普萘洛尔(心得安)能造成男性和女性的性欲下降,并可导致男性勃起功能障碍。氯酰心安和噻吗洛尔(噻吗心安)可引起勃起功能障碍,但发生率比普萘洛尔低。

(五)调血脂药

目前,使用的多种调节血脂药物,如氯贝丁酯、吉非贝齐、非诺贝特、苯扎贝特、辛伐他汀等长期应用后均有可能引起阳痿,还可表现为性欲下降、性冷淡和阴茎异常勃起等。

(六)激素类药物

男性长期口服雌二醇、己烯雌酚、炔雌酮等可使性欲减退、射精障碍甚至阳痿。男性长期口服孕酮可致阳痿。睾酮反馈性抑制下丘脑-垂体-睾丸轴功能,进而影响性功能。滥用皮质激素可引起性欲减退。口服避孕药如炔诺酮、甲地孕酮、53 号抗孕片、探亲长效避孕片等可致性欲低下、性唤起困难和性高潮抑制。

(七)抗组胺药

组胺 H_1 受体阻滞剂苯海拉明、氯苯那敏(扑尔敏)、异丙嗪(非那根)、赛庚啶等可引起性欲减退。组胺 H_2 受体阻滞剂西咪替丁和雷尼替丁,引起的性功能障碍以阳痿、性欲下降多见,其他如早泄、射精障碍等,西咪替丁发生率较高,尤其在大剂量或长期用药时。

(八)抗胆碱类药

抗胆碱药阿托品、东莨菪碱、山莨菪碱、溴丙胺太林、苯海索等,能抑制副交感神经,使阴茎不能反射性地充血而发生阳痿,使女性阴道分泌物减少而降低性兴奋。

(九)抗肿瘤药物

可损害性腺结构及其功能,降低男性和女性的性功能。

此外,还有许多药物会影响性功能,如长期使用强心苷类药物洋地黄、地高辛,解热镇痛药吲哚美辛、非那西丁、保泰松、阿司匹林等;抗菌药物酮康唑、联苯苄唑、甲硝唑、灰黄霉素、头孢唑啉钠、异烟肼、乙胺丁醇等,均可致不同程度的性功能障碍。药物对性功能的影响程度及发生率与所用药物剂量和疗程有关,还存在明显的个体差异。减少剂量或停药后,性功能一般可改善或恢复。

(张　雷)

第五节　作用于子宫平滑肌的药物

影响子宫平滑肌的药物种类很多,按其对子宫平滑肌的作用分为子宫兴奋药和子宫抑制药两大类。

一、子宫平滑肌兴奋药

子宫平滑肌兴奋药是一类选择性直接兴奋子宫平滑肌的药物,包括缩宫素、垂体后叶素、麦角生物碱类和前列腺素类。它们的作用可因子宫生理状态及剂量不同而有差异,或使子宫产生节律性收缩,用于催产或引产;或产生强直性收缩,用于产后止血或子宫复原,禁用于催产或引产。

(一)缩宫素

缩宫素又名催产素,是下丘脑视上核和室旁核神经元产生的垂体后叶激素之一,是一种含有二硫键的9肽。临床应用的缩宫素为人工合成品或从牛、猪垂体后叶提取的制剂。

1.体内过程

缩宫素口服易被消化酶破坏而失效,气雾吸入及含服均易经黏膜吸收;肌内注射3~5分钟起效,作用维持20~30分钟;静脉注射起效迅速,维持时间更短,需以静脉滴注维持疗效。可通过胎盘。主要经肝、肾破坏,少部分以结合形式经肾排泄。妊娠期间血液中出现缩宫素酶,能使缩宫素失活,$t_{1/2}$为5~12分钟。

2.药理作用与机制

(1)兴奋子宫:缩宫素直接兴奋子宫平滑肌,使其收缩增强,收缩频率加快。其作用强度取决于所用药物剂量及子宫的生理状态。小剂量缩宫素(2~5 U)加强子宫(特别是妊娠末期的子宫)的节律性收缩,使收缩振幅加大,张力稍增加,而对子宫颈产生松弛作用,其收缩的性质与正常分娩相似,促进胎儿娩出。大剂量(5~10 U)缩宫素引起子宫强直性收缩。

体内雌、孕激素水平影响子宫平滑肌对缩宫素的敏感性,雌激素可提高敏感性,孕激素则降低敏感性。妊娠早期,体内孕激素水平高,雌激素水平低,子宫对缩宫素敏感性低,可保证胎儿安全发育;妊娠后期雌激素水平升高,子宫对缩宫素敏感性增加,临产时子宫最为敏感,有利于胎儿娩出。分娩后子宫对缩宫素的敏感性又逐渐降低。

人体子宫平滑肌有特异性缩宫素受体,妊娠期间其数量逐渐增加,至分娩时达高峰。缩宫素受体为G蛋白耦联受体,缩宫素与其结合,激活磷脂酶C(PLC),使三磷酸肌醇(IP3)生成增多,细胞内钙池释放Ca^{2+}增加;此外,激活钙通道使Ca^{2+}内流增加,细胞内Ca^{2+}浓度升高,从而增加子宫平滑肌的收缩力和收缩频率。也有人认为缩宫素还作用于子宫内膜和蜕膜的受体,促进PG的合成和释放,而前列腺素能兴奋子宫并使子宫颈扩张。

(2)排乳:缩宫素使乳腺泡周围的肌上皮细胞(属平滑肌)收缩,促进排乳。

(3)松弛血管平滑肌:大剂量还能短暂地松弛血管平滑肌,引起血压下降。

(4)抗利尿作用:缩宫素结构与加压素相似,有较弱的抗利尿作用。

3.临床应用

(1)催产和引产:对胎位正常、无产道障碍而宫缩无力的产妇,可用小剂量(5~10 U)缩宫素加强子宫的节律性收缩,促进分娩。对于死胎、过期妊娠或因患严重心脏病等病的孕妇,需提前终止妊娠者,可用缩宫素引产。必须密切观察子宫收缩和胎心情况,以调整滴注速度。

(2)产后止血:产后出血时立即皮下或肌内注射较大剂量缩宫素(5~10 U),迅速引起子宫强直性收缩,压迫子宫肌层内血管而止血。但缩宫素作用不持久,应加用麦角制剂使子宫维持收缩状态。

(3)滴鼻可促进排乳。

4.不良反应及禁忌

(1)缩宫素的人工合成品不良反应较少,其生物制品因含有杂质,偶有变态反应。大量使用时,可导致抗利尿作用;如果输液过快或过多,可出现水潴留和低血钠。

(2)缩宫素过量引起子宫高频率甚至持续性强直收缩,可致胎儿窒息或子宫破裂;因此催产或引产时,必须注意下列两点:①严格掌握剂量,避免发生子宫强直性收缩;②严格掌握禁忌证,凡产道异常、胎位不正、头盆不称、前置胎盘,以及3次妊娠以上的经产妇或有剖宫产史者禁用,以防引起子宫破裂或胎儿窒息。

(二)垂体后叶素

垂体后叶素是从牛、猪的垂体后叶中提取的粗制品,含有等量的缩宫素和加压素,故对子宫平滑肌的选择性不高,在作为子宫兴奋药的应用上,已逐渐被缩宫素所代替。它所含的加压素能增加集合管对水分的再吸收,使尿量明显减少;还能收缩血管(特别是毛细血管和小动脉)。临床上用于治疗尿崩症和肺出血。不良反应有面色苍白、心悸、胸闷、恶心、腹痛及变态反应等。

(三)麦角生物碱类

麦角是寄生在黑麦中的一种麦角菌的干燥菌核,麦角中含多种麦角生物碱,都是麦角酸的衍生物,可分为两类。①氨基麦角碱类:以麦角新碱和甲基麦角新碱为代表,易溶于水,口服吸收好,对子宫兴奋作用快而强,维持时间较短;②氨基酸麦角碱类:包括麦角胺和麦角毒,口服吸收不良,对血管作用显著,作用缓慢而持久。麦角生物碱除了激动或阻断5-HT受体外,尚可作用于α受体和DA受体。

1.药理作用与机制

(1)兴奋子宫:所有麦角生物碱都可直接兴奋子宫平滑肌,以麦角新碱作用最强、最快,作用强度取决于子宫的功能状态和用药剂量,妊娠子宫对麦角新碱比未妊娠子宫敏感,临产时或新产后最敏感。与缩宫素不同,其作用强而持久,剂量稍大即引起子宫体和子宫颈强直性收缩,因此不宜用于催产和引产。

(2)收缩血管:麦角胺和麦角毒等氨基酸麦角碱类能直接作用于动静脉血管使其收缩,麦角胺作用更强。麦角胺还能收缩脑血管,减少动脉搏动幅度,减轻偏头痛。

(3)阻断α受体:氨基酸麦角碱类尚有阻断α肾上腺素受体的作用,翻转肾上腺素的升压作用。麦角新碱则无此作用。

2.临床作用

(1)子宫出血:产后、刮宫或其他原因引起的子宫出血和子宫复旧不良可用麦角新碱止血,使子宫平滑肌强直性收缩,机械地压迫血管而止血。

(2)产后子宫复原:产后子宫复原缓慢易发生出血或感染,因此,须服麦角制剂加速子宫复原,常用麦角流浸膏。

(3)治疗偏头痛:麦角胺与咖啡因都能收缩脑血管,后者还可使麦角胺的吸收速率和血药峰浓度提高 2 倍,常合用治疗偏头痛。

（4）中枢抑制作用:麦角毒的氢化物称氢麦角毒,具有抑制中枢、舒张血管和降低血压的作用,可与异丙嗪、哌替啶配成冬眠合剂。

3.不良反应及禁忌

注射麦角新碱可致呕吐、血压升高等,妊娠高血压疾病的产妇应慎用。偶见变态反应,严重者出现呼吸困难、血压下降。麦角流浸膏中含有麦角毒和麦角胺,长期应用可损害血管内皮细胞,引起血栓和肢端坏疽。

麦角制剂禁用于妊娠妇女,催产、引产,血管硬化及冠状动脉疾病患者。

（四）前列腺素类

前列腺素(prostaglandin,PG)是一类广泛存在于人和动物体内的 20 碳不饱和脂肪酸,最早在人的精液中发现,以为该物质是由前列腺释放的,故命名为前列腺素。研究发现,前列腺素对心血管、呼吸、消化及生殖系统等有广泛的生理和药理作用。目前,研究较多并与生殖系统有关的前列腺素有前列腺素 E_2(PGE$_2$,地诺前列酮)、前列腺素 $F_{2\alpha}$(PGF$_{2\alpha}$,地诺前列素)和 15-甲基前列腺素 $F_{2\alpha}$(15-Me-PGF$_{2\alpha}$,卡前列素)等。

上述几种前列腺素对妊娠各期的子宫都有显著的兴奋作用,而对分娩前的子宫更为敏感,对妊娠早期或中期的子宫效果较缩宫素强。该类药物能增强子宫平滑肌的节律性收缩,同时使子宫颈平滑肌松弛,与正常生理分娩相似。可用于抗早、中期妊娠,足月引产,过期妊娠、先兆子痫及胎儿宫内生长迟缓时的引产,也可用于葡萄胎和死胎的引产。用于抗早孕通常与米非司酮合用,产生协同作用。

不良反应主要为恶心、呕吐、腹痛等胃肠道兴奋症状及发热。支气管哮喘、青光眼及严重肝肾功能不全等禁用。用于引产时的禁忌证和注意事项与缩宫素相同。

二、子宫平滑肌抑制药

子宫平滑肌抑制药,又称抗分娩药,可抑制子宫平滑肌收缩,使收缩力减弱,收缩节律减慢,主要用于防治早产。包括 β_2肾上腺素受体激动剂、硫酸镁、钙通道阻滞剂、前列腺素合成酶抑制药和缩宫素受体阻滞剂。

（一）β_2肾上腺素受体激动剂

子宫平滑肌上有 α 和 β 肾上腺素受体,α 受体兴奋,子宫收缩;β 受体以 β_2 受体占优势,介导子宫松弛。许多 β_2 受体激动剂具有松弛子宫平滑肌作用,如利托君、沙丁胺醇、克伦特罗等,其中利托君专门作为子宫平滑肌抑制药而设计开发。

1.利托君

利托君又名利妥特灵,为羟基麻黄碱,易溶于水和乙醇。口服易吸收,首过效应明显,生物利用度 30% 左右。

利托君选择性作用于子宫平滑肌 β_2 受体,使子宫平滑肌松弛,抑制子宫收缩,用于防治早产,一般先静脉滴注,取得疗效后,口服本药维持疗效。

不良反应主要由于该药对 β_1 受体有一定的兴奋作用,故可发生心悸、胸闷、胸疼和心律失常等反应,反应严重者应中断治疗。有严重心血管疾病的患者禁用。本品可以升高血糖及降低血钾,故糖尿病患者及使用排钾利尿剂的患者慎用。本品能通过胎盘屏障使新生儿心率改变,应密切注意。

2.硫酸镁

硫酸镁是广泛用于抑制子宫收缩的传统药物。

(1)体内过程:静脉注射几乎立即起效,肌内注射20分钟起效,无论静脉注射或肌内注射,药物均由肾脏排出,排出速度与血镁浓度和肾小球滤过率有关。

(2)药理作用:硫酸镁中的镁离子可拮抗钙离子在神经-肌肉接头处的活性,抑制运动神经末梢释放Ach,阻断神经肌肉接头的传递,使骨骼肌松弛,有抗惊厥作用;可扩张血管,降低血压;可直接作用于子宫平滑肌使其松弛,同时降低子宫对宫缩素的敏感性,从而抑制子宫收缩;此外,还有一定的中枢抑制作用。

(3)临床应用:妊娠期间应用硫酸镁可防治早产、妊娠高血压综合征及子痫发作,对于禁用β₂受体激动剂的孕妇,可用本药代替治疗早产。

β_2受体激动剂的孕妇,可用本药代替治疗早产。

(4)不良反应:血镁过高可致呼吸抑制、血压剧降和心脏骤停。腱反射消失是呼吸抑制的先兆,连续用药期间应经常检查腱反射。硫酸镁治疗时应备钙剂,一旦出现中毒反应,立即进行人工呼吸,并缓慢静脉注射氯化钙或葡萄糖酸钙抢救。肾功能不全者应减量或停用。

(二)钙通道阻滞剂

钙通道阻滞剂(calcium channel blockers,CCB)是一类选择性阻断钙通道,抑制细胞外Ca^{2+}内流,降低细胞内Ca^{2+}离子浓度的药物,临床上广泛应用于治疗心脑血管疾病。此外,钙通道阻滞剂还可松弛子宫平滑肌,明显对抗缩宫素所致的子宫兴奋作用。硝苯地平作为防治早产的钙通道阻滞剂,尤其适用于糖尿病、胎膜早破、心脏病或多胎妊娠的早产。

(三)前列腺素合成酶抑制剂

前列腺素有刺激子宫收缩和软化宫颈的作用。前列腺素合成酶抑制剂能抑制前列腺素酶的活性,减少前列腺素的合成和释放,抑制子宫收缩。由于这类药物可通过胎盘抑制胎儿前列腺素的合成和释放,而前列腺素有维持胎儿动脉导管开放的作用,缺乏时可致胎儿动脉导管过早关闭,引起胎儿血液循环障碍;此外尚可引起胎儿肾功能受损、羊水减少等严重不良反应。因此,本类药物已较少用于抗早产,且限于妊娠34周之内使用,使用时间不能超过1周。常用的前列腺素合成酶抑制剂是吲哚美辛。

(四)缩宫素受体阻滞剂

缩宫素受体阻滞剂分为肽类和非肽类,已上市的有阿托西班,其为缩宫素衍生物,是合成的多肽类药物,通过抑制缩宫素受体增加而起受体下调作用,降低缩宫素的功效,减少细胞中钙离子浓度,抑制子宫收缩,还可推迟前列腺素释放高峰,加速妊娠黄体退缩。

阿托西班用于18岁以上、孕龄24～33周、胎儿心率正常的孕妇,在其规则性宫缩达每30分钟4次以上,每次持续至少30秒,并伴宫颈扩张1～3 cm(初产妇0～3 cm)、宫颈消失50%以上的时候,推迟其即将出现的早产。

常见不良反应为恶心、头痛、头晕、潮红、呕吐、心悸、低血压、注射部位反应和高血糖症。少见的有发烧、失眠、瘙痒和出疹。

阿托西班禁用于下列孕妇:已知对本品的活性成分或辅料过敏、孕龄少于24周或超过33周、孕龄超过30周胎膜早破、宫内胎儿生长迟缓和胎儿心率异常、产前子宫出血须立即分娩、子痫和重度先兆子痫须分娩、宫内胎儿死亡、可疑宫内感染、前置胎盘、胎盘分离或继续怀孕对母亲或胎儿有危险。

(张 雷)

第十章

免疫系统疾病用药

第一节　免疫增强药

免疫增强药能激活一种或多种免疫活性细胞,增强或提高机体免疫功能的药物。临床主要用其免疫增强作用,治疗免疫缺陷疾病、慢性感染及恶性肿瘤的辅助治疗。

一、重组人白细胞介素-2

重组人白细胞介素-2(白介素-2)是重要的淋巴因子,由 T 辅助细胞(Th)产生,参与免疫反应。

(一)药理作用与应用

白介素-2 为抑制性 T 细胞(Th)和细胞毒 T 细胞(Tc)分化、增生所必需的调控因子,诱导或增强自然杀伤细胞(NK)活性,诱导激活细胞毒淋巴细胞(LAK)的分化增生,诱导或增强细胞毒 T 细胞、单核细胞及巨噬细胞的活性,促进 B 淋巴细胞的分化、增生和抗体分泌,具有广谱性免疫增强作用。临床用于慢性肝炎、免疫缺陷病及恶性肿瘤的辅助治疗。

(二)不良反应与用药护理

本品毒性反应多与血管的通透性有关,并随着剂量的增大而加剧,导致体液渗出而器官功能障碍,可出现尿少、体液潴留、恶心、呕吐、腹泻、呼吸困难、转氨酶升高、黄疸、低血压、心律失常、红细胞减少及凝血功能障碍。

二、干扰素

干扰素是有关细胞在病毒感染或其他诱因刺激下,产生的糖蛋白类物质。目前已能用 DNA 重组技术生产,分为人白细胞产生的 α-干扰素、人成纤维细胞产生的 β-干扰素、人 T 细胞产生的 γ-干扰素三类。

(一)体内过程

口服不吸收,必须注射给药。α-干扰素肌内注射,β-干扰素静脉给药。干扰素在肝、肾、血清分布较多,脾、肺分布较少。主要经肝代谢,少量以原形经肾排泄。

(二)药理作用

1.广谱抗病毒作用

对所有 RNA 病毒及 DNA 病毒均有抑制作用。

2.抗肿瘤细胞增生作用

通过直接抑制肿瘤细胞的生长、抑制肿瘤的繁殖、抑制癌基因的表达及激活抗肿瘤免疫功能而达到抗肿瘤的目的。

3.调节人体免疫功能

主要表现为增强免疫效应细胞的作用。

(1)调节自然杀伤细胞的杀伤活性。

(2)激活 B 细胞,促进抗体生成。

(3)激活单核巨噬细胞的吞噬功能。

(4)诱导白细胞介素、肿瘤坏死因子等细胞因子的产生。

(三)临床应用

1.慢性乙型肝炎

可使转氨酶恢复正常,病理组织学有好转;对重型肝炎可使病情缓解,病死率下降。

2.恶性肿瘤

α-干扰素是治疗毛细胞白血病的首选药,对慢性白血病有较好疗效,对其他实质瘤也有一定疗效。

3.其他疾病

可用于治疗获得性免疫缺陷综合征,β-干扰素对多发性硬化有较好疗效,γ-干扰素可用于治疗类风湿性关节炎。

(四)不良反应与用药护理

应用早期出现发热、寒战、出汗、头痛、肌痛症状,有剂量依赖性,减量或停药后症状消失;白细胞减少、血小板减少、凝血障碍等;血压异常、心律失常、心肌梗死等。间质性肺炎,表现为干咳、劳累性呼吸困难。尿蛋白增加,严重时发生肾功能不全。过敏体质,肝、肾功能不全及白细胞和血小板减少者慎用。

三、卡介苗

卡介苗为减毒的结核分枝杆菌活菌苗,原用于预防结核病,属于特异性免疫制剂。后来证明卡介苗能增强细胞免疫功能,刺激 T 细胞增生,提高巨噬细胞杀伤肿瘤细胞及细菌的能力,促进白细胞介素-1 的产生,增强 T 辅助细胞(Th)和自然杀伤细胞(NK)的功能,为非特异性免疫增强剂。用于白血病、肺癌等肿瘤的辅助治疗。不良反应少,给药部位易发红斑、硬结或溃疡,亦可产生全身寒战、发热,偶见变态反应。不良反应的大小与给药剂量、给药途径及免疫治疗次数有关。

四、胸腺素

胸腺素是从小牛或猪胸腺中提取的小分子多肽,内含胸腺生成素、胸腺体液因子、血清胸腺因子等。能促进 T 细胞分化成熟,增强 T 细胞对抗原或其他刺激的反应,同时增强白细胞、红细胞的免疫功能,并调整机体的免疫平衡。临床上主要用于细胞免疫缺陷性疾病、自身免疫性疾病、感染性疾病和晚期肿瘤的治疗。不良反应有注射部位轻度红肿、皮肤变态反应,过大剂量可产生免疫抑制。

五、转移因子

转移因子是从人白细胞、猪脾、牛脾中提取的小分子肽类物质,牛脾含量最多。其免疫调节作用无明显种属特异性。转移因子的活性成分是 T 辅助细胞的产物,可选择性结合抑制性 T 细胞(Ts)和巨噬细胞,在免疫调节中发挥作用。

(一)增强淋巴细胞对肿瘤的细胞毒作用

转移因子是 T 细胞促成剂,具有活化效应细胞,加强效应细胞对肿瘤细胞的攻击反应,抑制或破坏肿瘤细胞的生长。

(二)传递免疫信息

在转移因子的作用下,非致敏的淋巴细胞可转化为致敏的 T 增强细胞,增强细胞的免疫功能,并促进干扰素释放,增强机体抗感染的能力。

临床用于免疫缺陷病、恶性肿瘤及急性病毒感染的辅助治疗。偶有皮疹、瘙痒、痤疮及一过性发热。

六、左旋咪唑

左旋咪唑能使受抑制的巨噬细胞和 T 细胞功能恢复正常,可能与激活环核苷酸磷酸二酯酶,降低巨噬细胞和淋巴细胞内 cAMP 含量有关。它还能诱导白细胞介素-2 的产生,增强免疫应答反应。一般用于免疫功能低下者,可作为肿瘤的辅助治疗,还可改善自身免疫性疾病的免疫功能。

（宋鲁萍）

第二节　免疫抑制药

免疫抑制药是最早用于临床的免疫调节药。1962 年,硫唑嘌呤和肾上腺皮质激素联合应用用以防治器官移植的排异反应。随着对自身免疫性疾病发病机制认识的深化,免疫抑制药也适用于治疗自身免疫性疾病。近年来,他克莫司、西罗莫司等新药的研制成功,使免疫抑制药的研究步入了新的阶段。

一、常用的免疫抑制药

常用的免疫抑制药可分为如下六类。

(1)糖皮质激素类:如泼尼松、甲泼尼龙等。

(2)神经钙蛋白抑制剂:如环孢素、他克莫司、西罗莫司、霉酚酸酯等。

(3)抗增殖与抗代谢类:如硫唑嘌呤、环磷酰胺、甲氨蝶呤等。

(4)抗体类:如抗淋巴细胞球蛋白等。

(5)抗生素类:如西罗英司等。

(6)中药类:如雷公藤总苷等。

二、免疫抑制药的临床应用

防治器官移植的排异反应:免疫抑制药可用于肾、肝、心、肺、角膜和骨髓等组织器官的移植手术,以防止排异反应,并需要长期用药。常用环孢素和雷公藤总苷,也可将硫唑嘌呤或环磷酰胺与糖皮质激素联合应用。当发生明显排异反应时,可在短期内大剂量使用,控制后即减量维持,以防用药过量产生毒性反应。

治疗自身免疫性疾病免疫抑制药:可用于自身免疫溶血性贫血、特发性血小板减少性紫癜、肾病性慢性肾炎、类风湿关节炎、系统性红斑狼疮、结节性动脉周围炎等,首选糖皮质激素类。对糖皮质激素类药物耐受的病例,可加用或改用其他免疫抑制药。免疫抑制药的联合应用可提高疗效,减轻毒性反应。但该类药物只能缓解自身免疫性疾病的症状,而无根治作用,而且因毒性较大,长期应用易导致严重不良反应,包括诱发感染、恶性肿瘤等。

(一)神经钙蛋白抑制剂

神经钙蛋白(钙调磷酸酶)抑制剂作用于 T 细胞活化过程中细胞信号转导通路,起到抑制神经钙蛋白作用,是目前临床最有效的免疫抑制药。

1.环孢素

环孢素(环孢素 A,CsA)是从真菌的代谢产物中分离的中性多肽。1972 年发现其抗菌作用微弱,但有免疫抑制作用。1978 年始用于临床防治排异反应并获得满意效果,因其毒性较小,是目前较受重视的免疫抑制药之一。

(1)体内过程:本药溶于橄榄油中可以肌内注射。口服吸收慢且不完全,口服吸收率为 $20\%\sim50\%$,首关消除可达 27%。单次口服后 $3\sim4$ 小时血药浓度达峰值。在血中约 50% 被红细胞摄取,$4\%\sim9\%$ 与淋巴细胞结合,约 30% 与血浆脂蛋白和其他蛋白质结合,血浆中游离药物仅占 5% 左右。$t_{1/2}$ 为 $14\sim17$ 小时。大部分经肝代谢自胆汁排出,0.1% 药物以原形经尿排出。

(2)药理作用与机制:选择性抑制细胞免疫和胸腺依赖性抗原的体液免疫。环孢素主要选择性抑制 T 细胞活化,使 T_H 细胞明显减少并降低 T_H 与 T_S 的比例。对 B 细胞的抑制作用弱,对巨噬细胞的抑制作用不明显,对自然杀伤(NK)细胞活力无明显抑制作用,但可间接通过干扰素的产生而影响 NK 细胞的活力。其机制主要是抑制神经钙蛋白,阻止了细胞质 T 细胞激活核因子(NFAT)的去磷酸化,妨碍了信息传导,而抑制 T 细胞活化及 IL-2、IL-3、IL-4、TNF-α、INF-γ 等细胞因子的基因表达。此外,环孢素还可增加 T 细胞内转运生长因子(TGF-β)的表达,TGF-β 对IL-2诱导 T 细胞增生有强大的抑制作用,也能抑制抗原特异性的细胞毒 T 细胞产生。

(3)临床应用:环孢素主要用于器官移植排异反应和某些自身免疫性疾病。①器官移植主要用于同种异体器官移植或骨髓移植的排异反应或移植物抗宿主反应,常单独应用,新的治疗方案则主张环孢素与小剂量糖皮质激素联合应用。临床研究表明,环孢素可使器官移植后的排异反应与感染发生率降低,存活率增加。②自身免疫性疾病:用于治疗大疱性天疱疮及类天疱疮,能改善皮肤损害,使自身抗体水平降低。还可局部用药,治疗接触性过敏性皮炎、银屑病。

(4)不良反应:环孢素的不良反应发生率较高,其严重程度与用药剂量、用药时间及血药浓度有关,多具可逆性。

肾毒性是该药最常见的不良反应,用药时应控制剂量,并密切监测肾脏功能,若血清肌酐水平超过用药前 30%,应减量或停用。避免与有肾毒性药物合用,用药期间应避免食用高钾食物、高钾药品及保钾利尿药。严重肾功能损害、未控制高血压者禁用或慎用。

肝损害多见于用药早期,表现为高胆红素血症,转氨酶、乳酸脱氢酶、碱性磷酸酶升高。大部分肝毒性病例在减少剂量后可缓解。应用时注意定期检查肝脏功能,严重肝功能损害者禁用或慎用。

神经系统毒性在器官移植或长期用药时发生,表现为震颤、惊厥、癫痫发作、神经痛、瘫痪、精神错乱、共济失调、昏迷等,减量或停用后可缓解。

诱发肿瘤:有报道器官移植患者使用该药后,肿瘤发生率可高于一般人群 30 倍。用于治疗自身免疫性疾病时,肿瘤发生率也明显增高。

继发感染:长期用药可引起病毒感染、肺孢子虫属感染或真菌感染,病死率高。治疗中如出现上述感染应及时停药,并进行有效的抗感染治疗。感染未控制者禁用。

其他如胃肠道反应、变态反应、多毛症、牙龈增生、嗜睡、乏力、高血压、闭经等。对本品过敏者、孕妇和哺乳期妇女禁用。

(5)药物相互作用:下列药物可影响本品血药浓度,应避免联合应用,若必须使用,应严密监测环孢素血药浓度并调整其剂量。

增加环孢素血药浓度的药物:大环内酯类抗生素、多西环素、酮康唑、口服避孕药、钙通道阻滞剂、大剂量甲泼尼龙等。

降低环孢素血药浓度的药物:苯巴比妥、苯妥英、安乃近、利福平、异烟肼、卡马西平、萘夫西林、甲氧苄啶及静脉给药的磺胺异二甲嘧啶等。

2.他克莫司

他克莫司(FK506)是一种强效免疫抑制药,由日本学者于 1984 年从筑波山土壤链霉菌属分离而得。

(1)体内过程:FK506 口服吸收快,$t_{1/2}$ 为 5～8 小时,有效血药浓度可持续 12 小时。在体内经肝细胞色素 P4503A4 异构酶代谢后,由肠道排泄。

(2)药理作用与机制。①抑制淋巴细胞增殖作用于细胞 G_0 期,抑制不同刺激所致的淋巴细胞增生,包括刀豆素 A、T 细胞受体的单克隆抗体、CD_3 复合体或其他细胞表面受体诱导的淋巴细胞增生等,但对 IL-2 刺激引起的淋巴细胞增生无抑制作用。②抑制 Ca^{2+} 依赖性 T、B 淋巴细胞的活化。③抑制 T 细胞依赖的 B 细胞产生免疫球蛋白的能力。④预防和治疗器官移植时的免疫排异反应,能延长移植器官生存时间,具有良好的抗排异作用。

(3)临床应用。①肝脏移植:FK506 对肝脏有较强的亲和力,并可促进肝细胞的再生和修复,用于原发性肝脏移植及肝脏移植挽救性病例,疗效显著。使用本品的患者,急性排异反应的发生率和再次移植率降低,糖皮质激素的用量可减少。②其他器官移植:本品在肾脏移植和骨髓移植方面有较好疗效。

(4)不良反应:静脉注射常发生神经毒性,轻者表现头痛、震颤、失眠、畏光、感觉迟钝等,重者可出现运动不能、缄默症、癫痫发作、脑病等,大多在减量或停用后消失。可直接或间接地影响肾小球滤过率,诱发急性或慢性肾毒性。对胰岛 B 细胞具有毒性作用,可导致高血糖。大剂量应用时可致生殖系统毒性。

(二)抗增生与抗代谢类

1.硫唑嘌呤

硫唑嘌呤(IMURAN)为 6-巯基嘌呤的衍生物,属于嘌呤类抗代谢药。硫唑嘌呤通过干扰嘌吟代谢的各环节,抑制嘌呤核苷酸合成,进而抑制细胞 DNA、RNA 及蛋白质合成,发挥抑制 T、B 淋巴细胞及 NK 细胞的效应,故能同时抑制细胞免疫和体液免疫反应,但不抑制巨噬细胞的吞噬功能。主要用于肾移植排异反应和类风湿关节炎、系统性红斑狼疮等多种自身免疫性疾病的治疗。用药时应注意监测血常规和肝功能。

2.环磷酰胺

环磷酰胺(CTX)不仅杀伤增生期淋巴细胞,而且影响静止期细胞,故能使循环中的淋巴细胞数目减少。B 细胞较 T 细胞对该药更为敏感。明显降低 NK 细胞活性,从而抑制初次和再次体液与细胞免疫反应。临床常用于防止排异反应与移植物抗宿主反应,以及长期应用糖皮质激素不能缓解的多种自身免疫性疾病。不良反应有骨髓抑制、胃肠道反应、出血性膀胱炎和脱发等。

3.甲氨蝶呤

甲氨蝶呤(MTX)为抗叶酸类抗代谢药,主要用于治疗自身免疫性疾病。

(三)抗体

抗胸腺细胞球蛋白(ATG)在血清补体的参与下,对 T、B 细胞有破坏作用,但对 T 细胞的作用较强。可非特异性抑制细胞免疫反应(如迟发型超敏反应、移植排异反应等),也可抑制抗体形成(限于胸腺依赖性抗原),还可以结合到淋巴细胞表面,抑制淋巴细胞对抗原的识别能力。能有效抑制各种抗原引起的初次免疫应答,对再次免疫应答作用较弱。在抗原刺激前给药作用较强。

临床用于防治器官移植的排异反应,试用于治疗白血病、多发性硬化、重症肌无力、溃疡性结肠炎、类风湿关节炎、系统性红斑狼疮等疾病。

常见的不良反应有寒战、发热、血小板减少、关节疼痛和血栓性静脉炎等,静脉注射可引起血清病及过敏性休克,还可引起血尿、蛋白尿,停药后消失。

(四)抗生素类

雷帕霉素(西罗莫司)能治疗多种器官和皮肤移植物引起的排异反应,尤其对慢性排异反应疗效明显,与环孢素有协同作用,能延长移植物的存活时间,减轻环孢素的肾毒性,提高治疗指数。雷帕霉素和他克莫司均与胞质内他克莫司结合蛋白结合,两药低剂量联合应用即可产生有效的免疫抑制作用。可引起厌食、呕吐、腹泻,严重者可出现消化性溃疡、间质性肺炎和脉管炎。联合用药和监测血药浓度是减少不良反应并发挥最大免疫抑制作用的有效措施。

(五)中药类

雷公藤总苷具有较强的免疫抑制作用,可抑制小鼠脾淋巴细胞和人外周血淋巴细胞的增生反应、迟发型超敏反应、宿主抗移植物反应和移植物抗宿主反应,还可抑制细胞免疫和体液免疫,减少淋巴细胞数量,抑制 IL-2 生成,并有较强的抗炎作用。

临床主要用于治疗自身免疫性疾病,如类风湿关节炎、原发和继发肾病综合征、成人各型肾炎、狼疮性或紫癜性肾炎、麻风反应。对银屑病、皮肌炎、变应性血管炎、异位性皮炎、自身免疫性肝炎、自身免疫性白细胞及血小板减少等也有一定的疗效。

不良反应较多,但停药后多可恢复。约 20% 的患者出现胃肠道反应,如食欲减退、恶心、呕吐、腹痛、腹泻、便秘。约 6% 的患者出现白细胞减少。偶见血小板减少、皮肤黏膜反应(如口腔黏膜溃疡、眼干涩、皮肤毛囊角化、黑色素加深等)。也可导致月经紊乱、精子数目减少或活力降低等。

(宋鲁萍)

第三节　抗毒血清及免疫球蛋白

　　将生物毒素(包括微生物、疫苗、类毒素、其他生物毒素)接种于动物体,使之免疫,产生抗体或特异的免疫球蛋白,分离而用于被动免疫,防治各种疾病。健康人血浆分离的丙种球蛋白也用于增强免疫目的,也在此一并介绍。

一、精制白喉抗毒素

　　本品系用白喉类毒素免疫马血浆所制得的抗毒素球蛋白制剂。用于治疗和预防白喉。

(一)应用

　　(1)出现症状者,及早注射抗毒素治疗。未经类毒素免疫或免疫史不清者,如系密切接触,可注射抗毒素紧急预防。也应同时注射类毒素,以获得永久免疫。

　　(2)皮下注射上臂三角肌处,同时注射类毒素时部位应分开。肌内注射应在三角肌中部或臀大肌外上。经皮下注射无异常者方可静脉注射。静脉注射应缓慢,开始每分钟不超过 1 mL,以后每分钟不超过 4 mL,1 次静脉注射不超过 40 mL,儿童不超过 0.8 mL/kg。亦可稀释后静脉滴注,静脉滴注前液体宜与体温相近。

　　(3)用量:预防,皮下或肌内注射 1 000～2 000 单位/次。

(二)注意

　　(1)本品有液体及冻干两种。

　　(2)注射前必须详细记录。

　　(3)注射用具及部位必须严密消毒。

　　(4)注射前必须先做过敏试验(皮试液为 0.1 mL 抗毒素加生理盐水 0.9 mL),试验阳性者可做脱敏注射(将本品稀释 10 倍后,小量分数次皮下注射)。

二、精制破伤风抗毒素

　　本品系用破伤风类毒素免疫马血浆所制得的抗毒素球蛋白制剂。用于治疗及预防破伤风。

(一)应用

　　皮下注射在上臂三角肌处,同时注射类毒素时,注射部位需分开。肌内注射应在上臂三角肌或臀大肌外上。皮下、肌内注射无异常者方可静脉注射。静脉注射应缓慢,开始不超过 1 mL/min。以后不超过 4 mL/min,静脉注射 1 次不超过 40 mL,儿童不超过 0.8 mL/kg,亦可稀释后静脉滴注。

　　1.用量

　　预防:皮下或肌内注射 1 500～3 000 单位/次,儿童与成人相同。伤势重者加 1～2 倍。经 5～6 天还可重复。

　　2.治疗

　　第 1 次肌内或静脉注射$(5\sim20)\times10^4$ U,儿童与成人同,以后视病情而定,伤口周围可注射抗毒素。初生儿 24 小时内肌内或静脉注射$(2\sim10)\times10^4$ U。

（二）注意

均参见精制白喉抗毒素。

三、精制肉毒抗毒素

本品是用含 A、B、E 三型肉毒杆菌抗毒素的免疫马血浆所制得的球蛋白制剂，用于治疗及预防肉毒杆菌中毒。

（一）应用

凡已出现肉毒杆菌中毒症状者，应尽快使用本品治疗。对可疑中毒者亦应尽快用本品预防。本品分为 A、B、E 三型，中毒型未确定前可同时用三型。

1.用量

预防：皮下或肌内注射 1 000～2 000 单位（1 个型）/次，情况紧急可酌情静脉注射。

2.治疗

肌内注射或静脉滴注，第 1 次注射$(1～2)×10^4$ U（1 个型），以后视病情可每 12 小时注射 1 次，病情好转后减量或延长间隔时间。其他参见精制白喉抗毒素。

（二）注意

参见精制白喉抗毒素。

四、精制气性坏疽抗毒素

本品是气性坏疽免疫马血浆并按一定的抗毒素单位比例混合而成的球蛋白制剂。用于预防及治疗气性坏疽。

（一）应用

严重外伤有发病危险时用本品预防，一旦病症出现，应及时用大量本品治疗。

1.用量

预防：皮下或肌内注射 1 万单位/次（混合品），紧急时可酌增，亦可静脉注射，感染危险未消除时，可每隔5～6 天反复注射。

2.治疗

第 1 天静脉注射 3 万～5 万单位（混合品），同时注射适量于伤口周围健康组织，以后视病情间隔 4～6 小时、6～12 小时反复注射。好转后酌情减量或延长间隔时间。其他参见精制白喉抗毒素。

（二）注意

参见精制白喉抗毒素。

五、精制抗蛇毒血清

本品是用蛇毒免疫马血浆所制成的球蛋白制剂，供治疗蛇咬伤之用。其中蝮蛇抗血清对竹叶青和烙铁头咬伤亦有效。

（一）应用

（1）常用静脉注射，也可肌内或皮下注射。

（2）用量：一般抗蝮蛇血清用 6 000 单位/次；抗五步蛇血清用 8 000 单位/次；银环蛇用 10 000 单位/次；眼镜蛇用 2 000 单位/次，上述量可中和一条蛇毒，视病情可酌增减。

（3）儿童与成人同,不得减少。

（4）注射前先做过敏试验,阴性者方可注全量。

过敏试验法:取 0.1 mL 本品加 1.9 mL 生理盐水(稀释 20 倍),前臂掌侧皮内注射 0.1 mL,经20～30 分钟判定。可疑阳性者,可预先注射氯苯那敏 10 mg(儿童酌减),15 分钟再注本品。阳性者则采用脱敏注射法。

脱敏注射法:用生理盐水将抗血清稀释 20 倍,分次皮下注射,每次观察 20～30 分钟,第 1 次注 0.4 mL,如无反应,酌情增量,3 次以上无反应,即可静脉、肌内或皮下注射。注射前使制品接近体温,注射应慢,开始不超过 1 mL/min,以后不超过 4 mL/min。注射时反应异常,应立即停止。

(二)注意

（1）遇有血清反应,立即肌内注射氯苯那敏。必要时,应用地塞米松 5 mg(或氢化可的松 100 mg 或氢化可的松琥珀酸钠 135 mg)加入 25%～50%葡萄糖液 20～40 mL 中静脉注射。亦可稀释后静脉滴注。

（2）不管是否毒蛇咬伤,伤口有污染者,应同时注射破伤风抗毒素 1 500～3 000 U。

六、精制抗炭疽血清

本品是由炭疽杆菌抗原免疫的马血浆制成的球蛋白制剂。用于炭疽病的治疗和预防。

(一)应用

（1）使用对象为炭疽病或有炭疽感染危险者。

（2）预防可皮下或肌内注射。治疗可根据病情肌内注射或静脉滴注。

（3）用量:预防用 1 次 20 mL。治疗应早期给予大剂量,第 1 天可注射 20～30 mL,以后医师可根据病情给维持量。

(二)注意

（1）每次注射均应有患者及药品的详细记录。

（2）用药前应先做过敏试验(用生理盐水 0.9 mL 加本品 0.1 mL 稀释 10 倍做皮试液)。皮内注射0.05 mL,观察 30 分钟。阳性者行脱敏注射法。将 10 倍稀释液,按 0.2 mL、0.4 mL、0.8 mL 三次注入,每次间隔 30 分钟,如无反应,再注射其余量。

七、精制抗狂犬病血清

本品是由狂犬病固定毒免疫的马血浆所制成。仅用于配合狂犬病疫苗对被疯动物严重咬伤如头、脸、颈部或多部位咬伤者进行预防注射。

(一)应用

（1）使用对象为被疯动物咬伤者,应于 48 小时内及早注射,可减少发病率。已有狂犬病者注射本品无效。

（2）先将伤口冲洗干净,在受伤部位浸润注射,余下血清可肌内注射(头部咬伤可肌内注射于颈背部)。

（3）按每千克 40 单位注入,严重者可按每千克 80～100 单位,在 1～2 天分别注射,注完后(或同时)注射狂犬疫苗。

(二)注意

(1)本品有液体及冻干两种。

(2)其他参见精制抗炭疽血清项下。本品的脱敏注射法:10 倍稀释液按 1 mL、2 mL、4 mL 注射后观察 3 次,每次间隔 20～30 分钟,无反应再注射其余全量。

八、人血丙种球蛋白

本品是由经健康人血浆中分离提取的免疫球蛋白制剂(主要为 IgG)。

(一)用法

本品只限肌内注射,不得用于静脉输注。冻干制剂可用灭菌注射用水溶解,一切操作均按消毒手续进行。预防麻疹:可在与麻疹患者接触 7 天内按每千克体重注射 0.05～0.15 mL,或 5 岁以内儿童一次性注射 1.5～3.0 mL,6 岁以上儿童最大量不得超过 6 mL。1 次注射,预防效果通常为 2～4 周。预防传染性肝炎:按每千克体重注射 0.05～0.10 mL,或儿童每次注射 1.5～3.0 mL,成人每次注射 3 mL。1 次注射,预防效果通常为 1 个月左右。

(二)注意

(1)本品应为透明或微带乳光液体,有时有微量沉淀,但可摇散。如有摇不散之沉淀、异物、安瓿裂纹、过期均不可使用。

(2)安瓿启开后,应 1 次注射完毕,不得分次使用。

(3)人胎盘丙种球蛋白与本品相同。

九、乙型肝炎免疫球蛋白

本品是用经乙型肝炎疫苗免疫健康人后,采集的高效价血浆或血清分离提取制备的免疫球蛋白制剂。主要用于乙型肝炎的预防。

(一)应用

(1)只限于肌内注射,不得用于静脉输注。

(2)冻干制剂用灭菌注射用水溶解,根据标示单位数加入溶剂,使成每毫升 100 单位。

(3)乙型肝炎预防:1 次肌内注射 100 单位,儿童与成人同量,必要时可间隔 3～4 周再注射 1 次。

(4)母婴阻断:婴儿出生 24 小时注射 100 单位,隔 1 个月、2 个月及 6 个月分别注射乙型肝炎疫苗 30 μg 或按医嘱。

(二)注意

液体制剂久贮后可能有微量沉淀,但可摇散。如有摇不散的沉淀或异物则不可用。

十、破伤风免疫球蛋白

本品是由乙型肝炎疫苗免疫后再经破伤风类毒素免疫的健康献血员中采集效价高的血浆或血清制成。主要是预防和治疗破伤风,尤其适用于对 TAT 有变态反应者。

(一)应用

(1)只限臀部肌内注射,不需皮试,不得做静脉注射。

(2)冻干制剂用灭菌注射用水溶解。

(3)预防:儿童、成人 1 次用量均为 250 单位。创面污染严重者可加倍。

（4）治疗：3 000～6 000 U。同时可使用破伤风类毒素进行自动免疫，但注射部位和用具应分开。

（二）注意

有摇不散的沉淀或异物时，不可用。

十一、冻干铜绿假单胞菌免疫人血浆

本品由乙型肝炎疫苗免疫后再经多价铜绿假单胞菌免疫献血员采集的，用枸橼酸钠抗凝的、2～3 份不同血型血浆混合后冻干制成，含有高效价特异抗体。主要用于绿脓杆菌易感者的预防和绿脓杆菌感染的治疗，如烧伤、创伤、手术后，以及呼吸道、尿路等绿脓杆菌感染的预防及治疗。亦可做冻干健康人血浆使用。

（一）应用

按瓶签规定的容量以 30～37 ℃的 0.1％枸橼酸溶液溶解，并以带滤网的无菌、无热原的输液器静脉输注，用量由医师酌定，一般成人每次 200 mL；儿童减半，间隔 1～3 天，输注 6 次为 1 个疗程。

（二）注意

（1）有破损或异常时不可用。

（2）溶解温度为 10～30 ℃，温度不可过低。

（3）应在 3 小时内输注完毕，剩余不得再用。

（4）特殊情况下也可用注射用水或 5％葡萄糖液溶解，但其 pH 在 9 左右，故大量输注易引起碱中毒，必须慎重。

（5）本品不得用含钙盐的溶液溶解。

（宋鲁萍）

第四节　抗变态反应药

变态反应是机体对异物抗原产生的不正常免疫反应，常导致生理功能紊乱或组织损伤。一般的变态反应分为四型，即 Ⅰ 型（速发型）、Ⅱ 型（细胞毒型）、Ⅲ 型（免疫复合物型）和 Ⅳ 型（迟发型）。目前对各型变态反应性疾病尚缺乏专一有效药物。抗变态反应治疗的主要目的，是纠正免疫失调和抑制变态反应性炎症反应。

目前，抗变态反应药通常包括三大类：抗组胺药、过敏活性物质阻释药和组胺脱敏剂。

一、抗组胺药

（一）苯海拉明（Diphenhydramine）

1.剂型规格

片剂：12.5 mg、25 mg、50 mg。注射剂：1 mL：20 mg。

2.适应证

用于皮肤黏膜的过敏，如荨麻疹、过敏性鼻炎、皮肤瘙痒症、药疹，对虫咬症和接触性皮炎也

有效。急性变态反应,如输血或血浆所致的急性变态反应。预防和治疗晕动病。曾用于辅助治疗帕金森病和锥体外系症状。镇静作用,术前给药。牙科麻醉。

3.用法用量

可口服、肌内注射及局部外用。但不能皮下注射,因有刺激性。①口服:每天 3～4 次,饭后服,每次25 mg。②肌内注射:每次 20 mg,每天 1～2 次,极量为 1 次 0.1 g,每天 0.3 g。

4.注意事项

(1)服药期间不得驾驶机、车、船,从事高空作业、机械作业及操作精密仪器。

(2)肾功能障碍患者,本品在体内半衰期延长,因此,应在医师指导下使用。

(3)如服用过量或出现严重不良反应,应立即就医。

(4)本品性状发生改变时禁止使用。

(5)请将本品放在儿童不能接触的地方。

(6)如正在使用其他药品,使用本品前请咨询医师或药师。

(7)老年人、孕妇及哺乳期妇女慎用。

(8)过敏体质者慎用。

5.不良反应

(1)常见头晕、恶心、呕吐、食欲缺乏及嗜睡。

(2)偶见皮疹、粒细胞减少。

6.禁忌证

对本品及其他酒精胺类药物高度过敏者禁用。新生儿、早产儿禁用。重症肌无力者、闭角型青光眼、前列腺肥大患者禁用。幽门十二指肠梗阻、消化性溃疡所致的幽门狭窄、膀胱颈狭窄、甲状腺功能亢进、心血管病、高血压、下呼吸道感染(如支气管炎、气管炎、肺炎)及哮喘患者不宜使用。

7.药物相互作用

(1)本品可短暂影响巴比妥类药的吸收。

(2)与对氨基水杨酸钠同用,可降低后者血药浓度。

(3)可增强中枢抑制药的作用,应避免合用。

(4)单胺氧化酶抑制剂能增强本品的抗胆碱作用,使不良反应增加。

(5)大剂量可降低肝素的抗凝作用。

(6)可拮抗肾上腺素能神经阻滞药的作用。

(二)茶苯海明(Dimenhydrinate)

1.剂型规格

片剂:25 mg、50 mg。

2.适应证

用于防治晕动病,如晕车、晕船、晕机所致的恶心、呕吐。对妊娠、梅尼埃病、放射线治疗等引起的恶心、呕吐、眩晕也有一定效果。

3.用法用量

口服。预防晕动病:一次 50 mg,于乘机、车、船前 0.5～1.0 小时服,必要时可重复一次。抗过敏:成人一次 50 mg,每天 2～3 次;小儿 1～6 岁,一次 12.5～25.0 mg,每天 2～3 次;7～12 岁,一次 25～50 mg,每日2～3次。

4.注意事项

(1)可与食物、果汁或牛奶同服,以减少对胃的刺激。服药期间不得驾驶机、车、船,从事高空作业、机械作业及操作精密仪器。

(2)服用本品期间不得饮酒或含有酒精的饮料。不得与其他中枢神经抑制药(如一些镇静安眠药)及三环类抗抑郁药同服。

(3)如服用过量或出现严重不良反应,应立即就医。

(4)本品性状发生改变时禁止使用。

(5)请将本品放在儿童不能接触的地方。

(6)儿童必须在成人监护下使用。

(7)如正在使用其他药品,使用本品前请咨询医师或药师。

(8)老年人慎用。

(9)过敏体质者慎用。

5.不良反应

(1)大剂量服用可产生嗜睡、头晕,偶有药疹发生。

(2)长期使用可能引起造血系统的疾病。

6.禁忌证

新生儿、早产儿禁用。对本品及辅料、苯海拉明、茶碱过敏者禁用。

7.药物相互作用

(1)对酒精、中枢抑制药、三环类抗抑郁药的药效有促进作用。

(2)能短暂地影响巴比妥类和磺胺醋酰钠等的吸收。

(3)与对氨基水杨酸钠同用时,后者的血药浓度降低。

(三)马来酸氯苯那敏(Chlorphenamine Maleate)

1.剂型规格

片剂:4 mg。注射剂:1 mL∶10 mg;2 mL∶20 mg。

2.适应证

本品适用于皮肤过敏症:荨麻疹、湿疹、皮炎、药疹、皮肤瘙痒症、神经性皮炎、虫咬症、日光性皮炎。也可用于过敏性鼻炎、血管舒缩性鼻炎、药物及食物过敏。

3.用法用量

成人:①口服,一次4~8 mg,每天3次。②肌内注射,一次5~20 mg。

4.注意事项

(1)老年患者酌减量。

(2)可与食物、水或牛奶同服,以减少对胃刺激。

(3)婴幼儿、孕妇、闭角型青光眼、膀胱颈部或幽门十二指肠梗阻、消化性溃疡致幽门狭窄者、心血管疾病患者及肝功能不良者慎用。

(4)孕妇及哺乳期妇女慎用。

5.不良反应

(1)有嗜睡、疲劳、口干、咽干、咽痛,少见有皮肤瘀斑及出血倾向、胸闷、心悸。

(2)少数患者出现药疹。

(3)个别患者有烦躁、失眠等中枢兴奋症状,甚至可能诱发癫痫。

6.禁忌证

新生儿、早产儿、癫痫患者、接受单胺氧化酶抑制剂治疗者禁用。

7.药物相互作用

(1)与中枢神经抑制药并用,可加强本品的中枢抑制作用。

(2)可增强金刚烷胺、氟哌啶醇、抗胆碱药、三环类抗抑郁药、吩噻嗪类及拟交感神经药的药效。

(3)与奎尼丁合用,可增强本品抗胆碱作用。

(4)能增加氯喹的吸收和药效。

(5)可抑制代谢苯妥英的肝微粒体酶,合用可引起苯妥英的蓄积中毒。

(6)本品不宜与阿托品、哌替啶等药合用,亦不宜与氨茶碱作混合注射。

(7)可拮抗普萘洛尔的作用。

(四)盐酸异丙嗪(Promethazine Hydrochloride)

1.剂型规格

片剂:12.5 mg、25 mg。注射剂:2 mL∶50 mg。

2.适应证

(1)皮肤黏膜的过敏:适用于长期的、季节性的过敏性鼻炎,血管运动性鼻炎,过敏性结膜炎,荨麻疹,血管神经性水肿,对血液或血浆制品的变态反应,皮肤划痕症。

(2)晕动病:防治晕车、晕船、晕飞机。

(3)用于麻醉和手术前后的辅助治疗,包括镇静、催眠、镇痛、止吐。

(4)用于防治放射病性或药源性恶心、呕吐。

3.用法用量

口服:抗过敏,一次 6.25～12.50 mg,每天 1～3 次;防运动病,旅行前 1 小时服 12.5 mg,必要时一日内可重复 1～2 次,儿童剂量减半;用于恶心、呕吐,一次 12.5 mg,必要时每 4～6 小时 1 次;用于镇静、安眠,一次 12.5 mg,睡前服,1～5 岁儿童,6.25 mg;6～10 岁儿童,6.25～12.50 mg。肌内注射:一次 25～50 mg,必要时2～4小时重复。

4.注意事项

(1)孕妇在临产前 1～2 周应停用此药。

(2)老年人慎用。

(3)闭角型青光眼及前列腺肥大者慎用。

5.不良反应

异丙嗪属吩噻嗪类衍生物,小剂量时无明显不良反应,但大量和长时间应用时可出现吩噻嗪类常见的不良反应。①较常见的有嗜睡,较少见的有视物模糊或色盲(轻度)、头晕目眩、口鼻咽干燥、耳鸣、皮疹、胃痛或胃部不适感、反应迟钝(儿童多见)、晕倒感(低血压)、恶心或呕吐(进行外科手术和/或并用其他药物时),甚至出现黄疸。②增加皮肤对光的敏感性,多噩梦、易兴奋、易激动、幻觉、中毒性谵妄,儿童易发生锥体外系反应。上述反应发生率不高。③心血管的不良反应很少见,可见血压增高,偶见血压轻度降低。白细胞减少、粒细胞减少症及再生不良性贫血则属少见。

6.禁忌证

新生儿、早产儿禁用。对本品及辅料、吩噻嗪过敏者禁用。

7.药物相互作用

(1)对诊断的干扰:葡萄糖耐量试验中可显示葡萄糖耐量增加。可干扰尿妊娠免疫试验,结果呈假阳性或假阴性。

(2)酒精或其他中枢神经抑制剂,特别是麻醉药、巴比妥类、单胺氧化酶抑制剂或三环类抗抑郁药与本品同用时,可增加异丙嗪和/或这些药物的效应,用量要另行调整。

(3)抗胆碱类药物,尤其是阿托品类和异丙嗪同用时,后者的抗毒蕈碱样效应增加。

(4)溴苄铵、胍乙啶等降压药与异丙嗪同用时,前者的降压效应增强。肾上腺素与异丙嗪同用时肾上腺素的 α 作用可被阻断,使 β 作用占优势。

(5)顺铂、巴龙霉素及其他氨基糖苷类抗生素、水杨酸制剂和万古霉素等耳毒性药与异丙嗪同用时,其耳毒性症状可被掩盖。

(6)不宜与氨茶碱混合注射。

8.药物过量

药物过量时表现:手脚动作笨拙或行动古怪,严重时困倦或面色潮红、发热,气急或呼吸困难,心率加快(抗毒蕈碱 M 受体效应),肌肉痉挛,尤其好发于颈部和背部的肌肉。坐卧不宁,步履艰难,头面部肌肉痉挛性抽动或双手震颤(后者属锥体外系的效应)。防治措施:解救时可对症注射地西泮(安定)和毒扁豆碱;必要时给予吸氧和静脉输液。

(五)氯雷他定(Loratadine)

1.剂型规格

片剂:10 mg。糖浆剂:10 mL∶10 mg。

2.适应证

用于缓解过敏性鼻炎有关的症状,如喷嚏、流涕、鼻痒、鼻塞及眼部痒及烧灼感。口服药物后,鼻和眼部症状及体征得以迅速缓解。亦适用于缓解慢性荨麻疹、瘙痒性皮肤病及其他过敏性皮肤病的症状及体征。

3.用法用量

口服。①成人及 12 岁以上儿童:一次 10 mg,每天 1 次。②2～12 岁儿童:体重＞30 kg,一次 10 mg,每天 1 次。体重≤30 kg,一次 5 mg,每天 1 次。

4.注意事项

(1)肝功能不全的患者应减低剂量。

(2)老年患者不减量。

(3)妊娠期及哺乳期妇女慎用。

(4)2 岁以下儿童服用的安全性及疗效尚未确定,故使用应谨慎。

5.不良反应

在每天 10 mg 的推荐剂量下,本品未见明显的镇静作用。常见不良反应有乏力、头痛、嗜睡、口干、胃肠道不适(包括恶心、胃炎)及皮疹等。罕见不良反应有脱发、变态反应、肝功能异常、心动过速及心悸等。

6.禁忌证

对本品及辅料过敏者禁用。

7.药物相互作用

(1)同时服用酮康唑、大环内酯类抗生素、西咪替丁、茶碱等药物,会提高氯雷他定在血浆中的浓度,应慎用。其他已知能抑制肝脏代谢的药物,在未明确与氯雷他定相互作用前应谨慎合用。

(2)如与其他药物同时使用可能会发生药物相互作用,详情请咨询医师或药师。

8.药物过量

药物过量时表现:成年人过量服用本品(40～180 mg)可发生嗜睡、心律失常、头痛。防治措施:①一旦发生以上症状,立即给予对症和支持疗法。②治疗措施包括催吐,随后给予药用炭吸附未被吸收的药物,如果催吐不成功,则用生理盐水洗胃,进行导泻以稀释肠道内的药物浓度。③血透不能清除氯雷他定,还未确定腹膜透析能否清除本品。

(六)特非那定(Terfenadine)

1.剂型规格

片剂:60 mg。

2.适应证

(1)过敏性鼻炎。

(2)荨麻疹。

(3)各种过敏性瘙痒性皮肤疾病。

3.用法用量

(1)成人及12岁以上儿童:口服,一次30～60 mg,每天2次。

(2)6～12岁儿童,一次30 mg,每天2次,或遵医嘱。

4.注意事项

(1)本品必须在医师处方下方可使用,与其他药物合用时须征得医师同意。

(2)因本品有潜在的心脏不良反应,不可盲目加大剂量。

(3)有心脏病及电解质异常(如低钙、低钾、低镁)及甲状腺功能低下的患者慎用。

(4)服用某些抗心律失常药及精神类药物的患者慎用。

(5)司机及机器操作者慎用。

(6)孕妇及哺乳期妇女慎用。

5.不良反应

(1)心血管系统:根据国外文献报道罕见有下列不良反应发生,如QT间期延长、尖端扭转性室性心动过速、心室颤动及其他室性心律失常、心脏停搏、低血压、心房扑动、昏厥、眩晕等,以上反应多数由于超剂量服用及药物相互作用引起。

(2)胃肠系统:如胃部不适,恶心、呕吐、食欲增加、大便习惯改变。

(3)其他:如口干、鼻干、咽干、咽痛、咳嗽、皮肤潮红、瘙痒、皮疹、头痛、头晕、疲乏等。

6.禁忌证

对本品及辅料过敏者禁用。

7.药物相互作用

(1)本品不能与各种抗心律失常药物同用,以免引起心律失常。

(2)酮康唑和伊曲康唑可抑制本品代谢,使药物在体内蓄积而引起尖端扭转型心律失常。其他咪唑类药物如咪康唑、氟康唑及甲硝唑、克拉霉素和竹桃霉素等也有类似作用,严重时可致死亡。

8.药物过量

药物过量时表现:一般症状轻微,如头痛、恶心、精神错乱等,严重者曾见室性心律失常。

防治措施:①心脏监测至少24小时。②采取常规措施消除吸收的药物。③血液透析不能有效清除血液中的酸性代谢产物。④急性期后对症和支持治疗。

(七)盐酸非索非那定(Fexofenadine)

1.剂型规格

片(胶囊)剂:60 mg。

2.适应证

(1)用于过敏性鼻炎、过敏性结膜炎。

(2)慢性特发性荨麻疹。

3.用法用量

一次 60 mg 每天 2 次,或一次 120 mg 每天 1 次。

4.注意事项

肝功能不全者不需要减量,肾功能不全者剂量需减半。

5.不良反应

主要不良反应是头痛、消化不良、疲乏、恶心及咽部刺激感等。

6.禁忌证

对本品及辅料、特非那定过敏者禁用。

7.药物相互作用

本品与红霉素或酮康唑合并使用时,会使非索非那定的血药浓度增加 2~3 倍,但对红霉素和酮康唑的药动学没有影响。

8.药物过量

药物过量时表现:有报道在超剂量使用本品时出现头晕眼花、困倦和口干。防治措施:①当发生药物过量时,应考虑采取标准治疗措施去除未吸收的活性物质。②建议进行对症及支持治疗。③血液透析不能有效地清除血液中的非索非那定。

二、过敏活性物质阻释药

赛庚啶(Cyproheptadine)。

(一)剂型规格

片剂:2 mg。

(二)适应证

(1)用于荨麻疹、血管性水肿、过敏性鼻炎、过敏性结膜炎、其他过敏性瘙痒性皮肤病。

(2)曾用于库欣综合征、肢端肥大症等的辅助治疗,目前已较少应用。

(3)国外有报道可作为食欲刺激剂,用于神经性厌食。

(三)用法用量

口服。①成人:一次 2~4 mg,每天 2~3 次。②儿童:六岁以下每次剂量不超过 1 mg,六岁以上同成人。

(四)注意事项

(1)服药期间不得驾驶机、车、船,从事高空作业、机械作业及操作精密仪器。

(2)服用本品期间不得饮酒或含有酒精的饮料。

(3)儿童用量请咨询医师或药师。

(4)如服用过量或出现严重不良反应,应立即就医。

（5）本品性状发生改变时禁止使用。

（6）请将本品放在儿童不能接触的地方。

（7）儿童必须在成人监护下使用。

（8）如正在使用其他药品，使用本品前请咨询医师或药师。

（9）过敏体质者慎用。

（10）老年人及 2 岁以下小儿慎用。

（五）不良反应

嗜睡、口干、乏力、头晕、恶心等。

（六）禁忌证

（1）孕妇、哺乳期妇女禁用。

（2）青光眼、尿潴留和幽门梗阻患者禁用。

（3）对本品过敏者禁用。

（七）药物相互作用

（1）不宜与酒精合用，可增加其镇静作用。

（2）不宜与中枢神经系统抑制药合用。

（3）与吩噻嗪药物（如氯丙嗪等）合用可增加室性心律失常的危险性，严重者可致尖端扭转型心律失常。

（4）如与其他药物同时使用可能会发生药物相互作用，详情请咨询医师或药师。

三、组胺脱敏剂

磷酸组胺（Histamine Phosphate）。

（一）剂型规格

注射剂：1 mL：1 mg、1 mL：0.5 mg、5 mL：0.2 mg。

（二）适应证

（1）主要用于胃液分泌功能的检查，以鉴别恶性贫血的绝对胃酸缺乏和胃癌的相对缺乏。

（2）用于麻风病的辅助诊断。

（3）组胺脱敏。

（三）用法用量

（1）空腹时皮内注射，一次 0.25～0.50 mg。每隔 10 分钟抽 1 次胃液化验。

（2）用 1：1 000 的磷酸组胺做皮内注射，一次 0.25～0.50 mg，观察有无完整的三联反应，用于麻风病的辅助诊断。

（3）组胺脱敏维持量：皮下注射，每周 2 次，每次 0.5 mL。

（四）注意事项

本品注射可能发生变态反应，发生后可用肾上腺素解救。

（五）不良反应

过量注射后可能出现面色潮红、心率加快、血压下降、支气管收缩、呼吸困难、头痛、视觉障碍、呕吐和腹泻等不良反应，还可能出现过敏性休克。

（六）禁忌证

禁用于孕妇、支气管哮喘及有过敏史的患者。

（冯新蕊）

第十一章

感染性疾病用药

第一节　β-内酰胺类抗生素

一、青霉素类

本类药物包括以下几点：①天然青霉素，主要作用于革兰氏阳性菌、革兰氏阴性球菌和某些革兰氏阴性杆菌如嗜血杆菌属。②氨基青霉素类，如氨苄西林、阿莫西林等。此组青霉素主要作用于对青霉素敏感的革兰氏阳性菌及部分革兰氏阴性杆菌如大肠埃希菌、奇异变形杆菌、沙门菌属、志贺菌属和流感嗜血杆菌等。③抗葡萄球菌青霉素类，包括氯唑西林、苯唑西林、氟氯西林。本组青霉素对产生 β-内酰胺酶的葡萄球菌属亦有良好作用。④抗假单胞菌青霉素类，如羧苄西林、哌拉西林、替卡西林等。本组药物对革兰氏阳性菌的作用较天然青霉素或氨基青霉素为差，但对某些革兰氏阴性杆菌包括铜绿假单胞菌有抗菌活性。青霉素类抗生素水溶性好，消除半衰期大多不超过 2 小时，主要经肾脏排出，多数品种均可经血液透析清除。使用青霉素类抗生素前均需做青霉素皮肤试验，阳性反应者禁用。

（一）青霉素

1.作用与用途

青霉素对溶血性链球菌等链球菌属、肺炎链球菌和不产青霉素酶的葡萄球菌具有良好抗菌作用。对肠球菌有中等度抗菌作用，淋病奈瑟菌、脑膜炎奈瑟菌、白喉棒状杆菌、炭疽芽孢杆菌、牛型放线菌、念珠状链杆菌、李斯特菌、钩端螺旋体和梅毒螺旋体对本品敏感。青霉素通过抑制细菌细胞壁合成而发挥杀菌作用。肌内注射后，0.5 小时达到血药峰浓度（C_{max}），与血浆蛋白结合率为 45%～65%。血液中的清除半衰期（血中半衰期，$t_{1/2}$）约为 30 分钟，肾功能减退者可延长至 2.5～10.0 小时。本品约 19% 在肝脏内代谢，主要通过肾小管分泌排泄。临床用于敏感细菌所致各种感染，如脓肿、菌血症、肺炎和心内膜炎等。

2.注意事项

注射前必须做青霉素皮试。皮试液浓度为 500 μ/mL，皮内注射 0.1 mL，阳性反应者禁用。青霉素类之间会有交叉变态反应，也可能对青霉胺或头孢菌素过敏。本品不用葡萄糖溶液稀释并应新鲜配制。干扰青霉素活性的药物有氯霉素、红霉素、四环素、磺胺药。青霉素静脉输液加入头孢噻吩、林可霉素、四环素、万古霉素、琥乙红霉素、两性霉素、去甲肾上腺素、间羟胺、苯妥英钠、盐酸羟嗪、异丙嗪、缩宫素（催产素）、B族维生素、维生素 C 等将出现浑浊。与氨基糖苷类抗生素混合后,两者的抗菌活性明显减弱。

3.用法与用量

（1）成人:肌内注射,每天 $8\times10^5\sim2\times10^6$ U,分 3～4 次给药;静脉滴注,每天 $2\times10^6\sim2\times10^7$ U,分2～4 次。

（2）儿童:肌内注射,按体重 2.5×10^4 U/kg,每 12 小时 给药 1 次;静脉滴注,每天按体重 $5\times10^4\sim2\times10^5$ U/kg,分 2～4 次。新生儿:每次按体重 5×10^4 U/kg,肌内注射或静脉滴注给药。小于 50×10^5 U 加注射用水 1 mL 使溶解,超过 5×10^5 U 加注射用水 2 mL。不应以氯化钠注射液作溶剂。青霉素钾一般用于肌内注射。

4.制剂与规格

注射用粉针剂:8×10^5 U。密闭,凉暗干燥处保存。

（二）苄星青霉素

1.作用与用途

见青霉素。长效青霉素是一种青霉素 G 的长效制剂。本品肌内注射后,吸收极缓慢,在血液中药物浓度可维持 2～4 周。临床主要用于治疗对由青霉素 G 高度敏感的溶血性链球菌引起的咽炎和急性风湿热患者,用于预防小儿风湿热及其他链球菌感染等。

2.注意事项

本品肌内注射给药时,肌内注射区可发生周围神经炎。其他见青霉素。

3.用法与用量

先做青霉素 G 皮肤敏感试验,阳性者禁用本品。

（1）成人:肌内注射,每次 $(6\sim12)\times10^5$ U,2～4 周 1 次。

（2）儿童:肌内注射,每次 $(3\sim6)\times10^5$ U,2～4 周 1 次。

4.制剂与规格

注射用粉针剂:12×10^5 U。密闭,凉暗干燥处保存。

（三）苯唑西林

1.作用与用途

抗菌作用机制与青霉素相似,本品可耐青霉素酶,对产酶金黄色葡萄球菌菌株有效;但对不产酶菌株的抗菌作用不如青霉素 G。肌内注射本品 0.5 g,半小时血药浓度达峰值,为 16.7 μg/mL。3 小时内静脉滴注 250 mg,滴注结束时的平均血浆浓度为 9.7 μg/mL。本品难以透过正常血-脑屏障,蛋白结合率很高,约 93%。正常健康人血中半衰期为 0.5～0.7 小时;本品约 49% 由肝脏代谢,通过肾小球滤过和肾小管分泌,排出量分别为 40% 和 23%～30%。临床主要用于耐青霉素葡萄球菌所致的各种感染,如败血症、呼吸道感染、脑膜炎、软组织感染等。

2.注意事项

皮试见青霉素,其他见青霉素类药品。本品不适用对青霉素敏感菌感染的治疗,与氨基糖苷类抗生素配伍可使其效价降低,本品可用氯化钠及葡萄糖作溶剂滴注。

3.用法与用量

（1）成人:肌内注射,每次 0.5～1.0 g,每 500 mg 加灭菌注射用水 2.8 mL,每 4～6 小时 1 次。静脉滴注,每次 0.5～1.0 g,每 4～6 小时 1 次,快速静脉滴注,溶液浓度一般为 20～40 mg/mL;

败血症和脑膜炎患者的每天剂量可增至 12 g。

（2）儿童：肌内注射，体重在 40 kg 以下者，每 6 小时按体重 12.5～25.0 mg/kg；静脉滴注，体重在 40 kg 以下者，每 6 小时按体重 12.5～25.0 mg/kg。新生儿：体重＜2 kg 者每天 50 mg/kg，分 2 次肌内注射或静脉滴注。

4.制剂与规格

注射用苯唑西林钠：0.5 g。密闭，凉暗干燥处保存。

（四）氯唑西林钠

1.作用与用途

本品抗菌谱类似苯唑西林，肌内注射 0.5 g，半小时血清浓度达峰值，约 18 μg/mL。主要由肾脏排泄，血清蛋白结合率达 95％，不易透过血-脑屏障而能进入胸腔积液中。半衰期约为 0.6 小时。临床主要用于耐青霉素葡萄球菌所致的各种感染，如败血症、呼吸道感染、软组织感染等，也可用于化脓性链球菌或肺炎链球菌与耐青霉素葡萄球菌所致的混合感染。

2.注意事项

皮试见青霉素，或用本品配制成 500 μg/mL 皮试液进行皮内敏感性试验，其他见苯唑西林。

3.用法与用量

（1）成人：肌内注射，1 天 2 g，分 4 次；静脉滴注，一日 4～6 g，分 2～4 次；口服，1 次 0.5～1.0 g，一日 4 次。

（2）儿童：肌内注射，每天按体重 50～100 mg/kg，分 4 次；静脉滴注，每天按体重 50～100 mg/kg，分 2～4 次；口服，每天按体重 50～100 mg/kg，分 3～4 次。

4.制剂与规格

注射用氯唑西林钠：1 g；胶囊：0.25 g。密封，干燥处保存。

（五）氨苄西林钠

1.作用与用途

氨苄西林钠为广谱半合成青霉素，对溶血性链球菌、肺炎链球菌和不产青霉素酶葡萄球菌具较强抗菌作用，对草绿色链球菌亦有良好抗菌作用。本品对白喉棒状杆菌、炭疽芽孢杆菌、放线菌属、流感嗜血杆菌、百日咳鲍特杆菌、奈瑟菌属等具抗菌活性，部分奇异变形杆菌、大肠埃希菌、沙门菌属和志贺菌属细菌对本品敏感。肌内注射本品 0.5 g，0.5～1.0 小时达血药峰浓度，血清蛋白结合率为 20％，血中半衰期为 1.0～1.5 小时。临床用于敏感菌所致的呼吸道感染、胃肠道感染、尿路感染、软组织感染、心内膜炎、脑膜炎、败血症等。

2.注意事项

氨苄西林与卡那霉素对大肠埃希菌、变形杆菌具有协同抗菌作用。其他见青霉素。

3.用法与用量

皮试见青霉素。

（1）成人：肌内注射，每天 2～4 g，分 4 次；静脉给药，每天 4～8 g，分 2～4 次；一日最高剂量为 14 g。

（2）儿童：肌内注射，每天按体重 50～100 mg/kg，分 4 次；静脉给药，每天按体重 100～200 mg/kg，分 2～4 次；一日最高剂量为按体重 300 mg/kg。足月新生儿：按体重一次 12.5～25.0 mg/kg，出生第 1、第 2 天每 12 小时 1 次，第 3 天至 2 周每 8 小时 1 次，以后每 6 小时 1 次。

4.制剂与规格

注射用粉针剂:0.5 g。密封,干燥处保存。

(六)阿莫西林

1.作用与用途

阿莫西林为青霉素类抗生素,抗菌谱见氨苄西林。肌内注射阿莫西林钠 0.5 g 后血液(清)达峰时间为1小时,血药峰浓度为 14 mg/L,与同剂量口服后的血药峰浓度相近。静脉注射本品0.5 g 后 5 分钟血药浓度为 42.6 mg/L,5 小时后为 1 mg/L。本品在多数组织和体液中分布良好。蛋白结合率为 17%~20%。本品血中半衰期为 1.08 小时,60% 以上以原形药自尿中排出。临床用于敏感菌感染,如中耳炎、鼻窦炎、咽炎、扁桃体炎等上呼吸道感染,急性支气管炎、肺炎等下呼吸道感染,泌尿生殖道感染,皮肤软组织感染,伤寒及钩端螺旋体病。

2.注意事项

青霉素过敏及青霉素皮肤试验阳性患者禁用。其他见氨苄西林。

3.用法与用量

皮试见青霉素。

(1)肌内注射或稀释后静脉滴注:成人,一次 0.5~1.0 g,每 6~8 小时 1 次;小儿,一日剂量按体重50~100 mg/kg,分 3~4 次。

(2)口服:成人每次 0.5 g,每 6~8 小时 1 次,每天极量 4 g;小儿每天按体重 20~40 mg/kg,每 8 小时 1 次。

4.制剂与规格

注射用阿莫西林钠:2 g。片剂及胶囊:阿莫西林 0.25 g;0.5 g。混悬剂:每包 0.125 g。遮光,密封保存。

(七)羧苄西林钠

1.作用与用途

本品为广谱青霉素类抗生素,通过抑制细菌细胞壁合成发挥杀菌作用。对大肠埃希菌、变形杆菌属、肠埃希菌属、枸橼酸菌属、沙门菌属和志贺菌属等肠埃希菌科细菌,以及铜绿假单胞菌、流感嗜血杆菌、奈瑟菌属等其他革兰氏阴性菌具有抗菌作用。对溶血性链球菌、肺炎链球菌及不产青霉素酶的葡萄球菌亦具抗菌活性。脆弱拟杆菌、梭状芽孢杆菌等许多厌氧菌也对本品敏感。肌内注射本品 1 g 后 1 小时达血药峰浓度为 34.8 mg/L,4 小时后血药浓度为 10 mg/L。静脉推注本品 5 g 后 15 分钟和 2 小时的血药浓度分别为 300 mg/g 和 125 mg/g。约 2% 在肝脏代谢,血中半衰期为 1.0~1.5 小时。大部分以原形通过肾小球滤过和肾小管分泌清除,小部分经胆管排泄。临床主要用于系统性铜绿假单胞菌感染,如败血症、尿路感染、呼吸道感染、腹腔感染、盆腔感染及皮肤感染、软组织感染等,也可用于其他敏感肠埃希菌科细菌引起的系统性感染。

2.注意事项

使用本品前需详细询问药物过敏史并进行青霉素皮肤试验,呈阳性反应者禁用。主要不良反应:变态反应,包括荨麻疹等各类皮疹、白细胞减少、间质性肾炎、哮喘发作和血清病型反应。消化道反应有恶心、呕吐和肝大等。大剂量静脉注射时可出现抽搐等神经系统反应、高钠和低钾血症等。严重者偶可发生过敏性休克。本品与琥珀氯霉素、琥乙红霉素、盐酸土霉素、盐酸四环素、卡那霉素、链霉素、庆大霉素、妥布霉素、两性霉素 B、B 族维生素、维生素 C、苯妥英钠、拟交感类药物、异丙嗪等有配伍禁忌。本品与氨基糖苷类抗生素合用具有协同抗菌作用。但不能同瓶滴注。

3.用法与用量

本品可供静脉滴注或静脉注射。

(1)中度感染:成人一日 8 g,分 2～3 次;儿童每 6 小时按体重 12.5～50.0 mg/kg 注射。

(2)严重感染:成人一日 10～30 g,分 2～4 次;儿童每天按体重 100～300 mg/kg,分 4～6 次;严重肾功能不全者,每 8～12 小时静脉滴注或注射 2 g。

4.制剂与规格

粉针剂:1 g,2 g,5 g。密闭,干燥处保存。

(八)哌拉西林钠

1.作用与用途

哌拉西林钠对大肠埃希菌、变形杆菌属、肺炎克雷伯杆菌、铜绿假单胞菌比较敏感,对肠球菌的抗菌活性与氨苄西林相仿。正常人肌内注射本品 1 g,0.71 小时后血药峰浓度为 52.2 μg/mL。静脉滴注和静脉注射本品 1 g 后血药浓度立即达 58.0 μg/mL 和 142.1 μg/mL,哌拉西林的血清蛋白结合率为17%～22%,半衰期为 1 小时左右。本品在肝脏不被代谢。注射给药 1 g,12 小时后给药量的49%～68%以原形随尿液排出。临床主要用于铜绿假单胞菌和其他敏感革兰氏阴性杆菌所致的感染及与氨基糖苷类抗生素联合应用于治疗有粒细胞减少症免疫缺陷患者的感染。

2.注意事项

皮试见青霉素,其他见青霉素类药品。哌拉西林与氨基糖苷类联用对铜绿假单胞菌、沙雷菌、克雷伯菌、其他肠埃希菌科细菌和葡萄球菌的敏感菌株有协同杀菌作用。但不能放在同一容器内输注。

3.用法与用量

(1)成人:肌内注射,单纯性尿路感染或院外感染的肺炎,每天剂量为 4～8 g,分 4 次;静脉注射及滴注,单纯性尿路感染或院外感染的肺炎,每天剂量为 4～8 g,分 4 次;败血症、院内感染的肺炎、腹腔感染、妇科感染,每 6 小时 3～4 g;每天最大剂量不可超过 24 g。

(2)儿童:静脉给药,婴幼儿和 12 岁以下儿童每天剂量为按体重 100～200 mg/kg 给药。

4.制剂与规格

注射用哌拉西林钠:0.5 g,2.0 g。密闭,凉暗干燥处保存。

(九)氨氯青霉素钠

1.作用与用途

氨氯青霉素钠是氨苄西林钠与氯唑西林钠复合制剂。临床用于敏感菌的各种感染,如耐药金黄色葡萄球菌、草绿色链球菌、粪链球菌、肺炎链球菌、肠球菌、淋球菌、脑膜炎奈瑟菌、流感杆菌等。

2.注意事项

皮试见青霉素,其他见青霉素类药品。

3.用法与用量

(1)肌内注射:成人,每天 2～4 g,分 4 次;小儿每天按体重 50～100 mg/kg,分 4 次。用适量注射用水溶解后注射于肌肉深部。

(2)静脉注射及滴注:成人每天 4～10 g,分 2～4 次;小儿按每天体重 50～100 mg/kg,分 2～4次。

4.制剂与规格

注射剂:1 g(含氨苄西林 0.5 g,氯唑西林 0.5 g)。密闭,干燥处保存。

(十)阿洛西林钠

1.作用与用途

本品是一广谱的半合成青霉素,血中半衰期为 1 小时,血清蛋白结合率为 40% 左右,尿排泄为 60%～65%,胆汁排泄为 5.3%。临床主要用于敏感的革兰氏阴性细菌和阳性细菌所致的各种感染及铜绿假单胞菌(绿脓杆菌)感染;包括败血症、脑膜炎、心内膜炎、化脓性胸膜炎、腹膜炎,以及下呼吸道、胃肠道、胆管、肾及输尿道、骨及软组织和生殖器官等感染,妇科、产科感染,恶性外耳炎、烧伤、皮肤及手术感染等。

2.注意事项

皮试见青霉素,其他见青霉素类药品。

3.用法与用量

(1)成人:静脉滴注,每天 6～10 g,重症可增至 10～16 g,一般分 2～4 次。

(2)儿童:按体重每天 75 mg/kg,分 2～4 次。婴儿及新生儿按体重每天 100 mg/kg,分 2～4 次。

4.制剂与规格

注射用阿洛西林钠:1 g。密闭,干燥处保存。

(十一)美洛西林钠

1.作用与用途

本品为半合成青霉素类抗生素,对铜绿假单胞菌、大肠埃希菌、肺炎杆菌、变形杆菌、肠埃希菌属、枸橼酸杆菌、沙雷菌属、不动杆菌属等敏感。成人静脉注射本品 1 g 后 15 分钟平均血药浓度为 53.4 μg/mL,血中半衰期为 39 分钟,6 小时后给药量的 42.5% 由尿中排泄。本品在胆汁中浓度极高,血清蛋白结合率为 42%。临床用于敏感菌株所致的呼吸系统、泌尿系统、消化系统、妇科和生殖器官等感染,如败血症、化脓性脑膜炎、腹膜炎、骨髓炎、皮肤及软组织感染及眼耳鼻喉部感染。

2.注意事项

皮试见青霉素,其他见青霉素类药品。与阿米卡星、庆大霉素、奈替米星合用时可产生协同作用,但不能放在同一容器内输注。药液应现配现用,仅澄清液才能静脉滴注。

3.用法与用量

肌内注射、静脉注射或静脉滴注。成人一日 2～6 g,严重感染者可增至 8～12 g,最大可增至 15 g;儿童按体重一日 0.1～0.2 g/kg,严重感染者可增至 0.3 g/kg。肌内注射一日 2～4 次;静脉滴注按需要每6～8小时 1 次,其剂量根据病情而定,严重者可每 4～6 小时静脉注射 1 次。

4.制剂与规格

注射用美洛西林钠:1.0 g。密闭,凉暗干燥处保存。

(十二)呋苄西林钠

1.作用与用途

呋苄西林是氨基青霉素的脲基衍生物,是一种广谱半合成青霉素,作用类似氨苄西林。对大肠埃希菌、奇异变形菌、产碱杆菌、肺炎双球杆菌、绿色链球菌、粪链球菌的抗菌活性比氨苄西林和羧苄西林强;对铜绿假单胞菌的作用比羧苄青霉素强 4～16 倍。本品静脉注射 1 g,即刻血药浓度可达 293 $\mu g/mL$,但下降迅速。2 小时和 4 小时后,血药浓度分别为 8.7 $\mu g/mL$ 和 0.68 $\mu g/mL$。药物在胆汁及尿中含量较高。血浆蛋白结合率为 90%,12 小时内从尿中排出给药量的 39.2%。临床主要用于治疗敏感菌致的败血症、尿路感染、肺部感染、软组织感染、肝胆系统感染等。

2.注意事项

皮试见青霉素,其他见青霉素类药品。本品局部刺激反应较强,且溶解度较小,故不宜用于肌内注射;静脉注射液浓度不宜过高或滴注速度不宜太快,以免引起局部疼痛。

3.用法与用量

(1)成人:静脉注射或滴注,每天 4～8 g,分 4 次给予,每次 1～2 g;极重感染时可加大剂量至每日 12 g。

(2)儿童:每天量为 100～150 mg/kg,用法同成人。

4.制剂与规格

注射用呋布西林钠:0.5 g。密闭,凉暗干燥处保存。

(十三)氟氯西林

1.作用与用途

抗菌谱与青霉素相似,但对产酶金黄色葡萄球菌菌株有效,本品的口服生物利用度大约为 50%,给药 1 小时后达到血药峰浓度;血清蛋白结合率为 92%～94%,血中半衰期为 0.75～1.50 小时。大部分(40%～70%)药物以原形经肾脏随尿排泄。临床主要用于葡萄球菌所致的各种周围感染。

2.注意事项

见青霉素类抗生素。

3.用法与用量

口服。

(1)成人:每次 250 mg,每天 3 次;重症用量为每次 500 mg,每天 4 次。

(2)儿童:2 岁以下按成人量的 1/4 给药;2～10 岁按成人量的 1/2 给药。也可按每天 25～50 mg/kg,分次给予。

4.制剂与规格

胶囊:250 mg。室温下密闭,避光保存。

二、头孢菌素类

头孢菌素类抗生素是一类广谱半合成抗生素。头孢菌素类具有抗菌谱广、抗菌作用强、耐青霉素酶、临床疗效高、毒性低、变态反应较青霉素少见等优点。根据药物抗菌谱和抗菌作用及对 β-内酰胺酶的稳定性的不同,目前将头孢菌素分为 4 代。第 1 代头孢菌素主要作用于需氧革兰氏阳性球菌,包括甲氧西林敏感葡萄球菌、化脓性链球菌、酿脓(草绿色)链球菌、D 组链球菌,但葡萄球菌耐药甲氧西林、肺炎链球菌和肠球菌属对青霉素耐药;对大肠埃希菌、肺炎克雷伯菌、奇异变形菌(吲哚阴性)等革兰氏阴性杆菌亦有一定抗菌活性;对口腔厌氧菌亦具抗菌活性;对青霉素酶稳定,但可为许多革兰氏阴性菌产生的 β-内酰胺酶所破坏;常用品种有头孢氨苄、头孢唑啉和头孢拉定。第 2 代头孢菌素对革兰氏阳性球菌的活性与第1代相仿或略差,但对大肠埃希菌、肺炎克雷伯菌、奇异变形菌等革兰氏阴性杆菌作用增强,对产 β-内酰胺酶的流感嗜血杆菌、卡他

莫拉菌、脑膜炎奈瑟菌、淋病奈瑟菌亦具活性。对革兰氏阴性杆菌所产 β-内酰胺酶的稳定性较第
1 代头孢菌素强，无肾毒性或有轻度肾毒性。常用品种有头孢克洛、头孢呋辛。第 3 代头孢菌素
中的注射用品种如头孢噻肟、头孢曲松对革兰氏阳性菌的作用不及第 1 代和第 2 代头孢菌素，但
对肺炎链球菌（包括青霉素耐药菌株）、化脓性链球菌及其他链球菌属有良好作用；对大肠埃希
菌、肺炎克雷伯菌、奇异变形菌等革兰氏阴性杆菌具有强大抗菌作用；对流感嗜血杆菌、脑膜炎奈
瑟菌、淋病奈瑟菌及卡他莫拉菌作用强，对沙雷菌属、肠埃希菌属、不动杆菌属及假单胞菌属的作
用则不同品种间差异较大。具有抗假单胞菌属作用的品种如头孢他啶、头孢哌酮、头孢匹胺对革
兰氏阳性球菌作用较差，对革兰氏阴性杆菌的作用则与其他第 3 代头孢菌素相仿，对铜绿假单胞
菌具高度抗菌活性。多数第 3 代头孢菌素对革兰氏阴性杆菌产生的广谱 β-内酰胺酶高度稳定，
但可被革兰氏阴性杆菌产生的超广谱 β-内酰胺酶的头孢菌素酶（AmpC 酶）水解。第 4 代头孢菌
素对金黄色葡萄球菌等革兰氏阳性球菌的作用较第 3 代头孢菌素为强；对 AmpC 酶的稳定性优
于第 3 代头孢菌素，因产 AmpC 酶而对第 3 代头孢菌素耐药的肠埃希菌属、柠檬酸菌属、普罗菲
登菌属、摩根菌属及沙雷菌属仍对第 4 代头孢菌素敏感；对铜绿假单胞菌的活性与头孢他啶相仿
或略差。临床应用品种有头孢吡肟。

（一）头孢噻吩钠

1.作用与用途

本品为第 1 代头孢菌素，抗菌谱广，对革兰氏阳性菌的活性较强。静脉注射 1 g 后 15 分钟
血药浓度为 30～60 mg/L，本品血清蛋白结合率 50％～65％，血中半衰期为 0.5～0.8 小时。
60％～70％的给药量于给药后 6 小时内自尿中排出，其中 70％为原形，30％为其代谢产物。临
床适用于耐青霉素金黄色葡萄球菌（甲氧西林耐药者除外）和敏感革兰氏阴性杆菌所致的呼吸道
感染、软组织感染、尿路感染、败血症等。

2.注意事项

肌内注射局部疼痛较为多见，可有硬块、压痛和体温升高。大剂量或长时间静脉滴注头孢噻
吩后血栓性静脉炎的发生率可高达 20％。较常见的不良反应为变态反应、粒细胞减少和溶血性
贫血，偶可发生与其他头孢菌素类似的一些反应。有头孢菌素和青霉素过敏性休克史者禁用。
与氨基糖苷类合用有协同作用但不可同瓶滴注。

3.用法与用量

肌内注射或静脉注射。

（1）成人：1 次 0.5～1 g，每 6 小时 1 次；严重感染一日剂量可加大至 6～8 g；一日最高剂量
不超过 12 g。

（2）儿童：每天按体重 50～100 mg/kg，分 4 次给药。新生儿：1 周内的新生儿每 12 小时按
体重 20 mg/kg；1 周以上者每 8 小时按体重 20 mg/kg。

4.制剂与规格

注射用头孢噻吩钠：1 g。密闭，凉暗干燥处保存。

（二）头孢唑啉钠

1.作用与用途

头孢唑啉为第 1 代头孢菌素，抗菌谱广。除肠球菌属、耐甲氧西林葡萄球菌属外，本品对其
他革兰氏阳性球菌均有良好抗菌活性，肺炎链球菌和溶血性链球菌对本品高度敏感。白喉杆菌、
炭疽杆菌、李斯特菌和梭状芽孢杆菌对本品也甚敏感。本品对部分大肠埃希菌、奇异变形杆菌和

肺炎克雷伯菌具有良好抗菌活性。肌内注射本品 500 mg 后,血药峰浓度经 1～2 小时达 38 mg/L。20 分钟内静脉滴注本品 0.5 g,血药峰浓度为 118 mg/L,有效浓度维持 8 小时。本品难以透过血-脑屏障。头孢唑林在胸腔积液、腹水、心包液和滑囊液中可达较高浓度。胎儿血药浓度为母体血药浓度的 70%～90%,乳汁中含量低。本品血清蛋白结合率为 74%～86%。正常成人的血中半衰期为 1.5～2.0 小时。本品在体内不代谢;原形药通过肾小球滤过,部分通过肾小管分泌自尿中排出。24 小时内可排出给药量的 80%～90%。临床用于治疗敏感细菌所致的支气管炎、肺炎、尿路感染、皮肤软组织感染、骨和关节感染、败血症、感染性心内膜炎、肝胆系统感染及眼、耳、鼻、喉科等感染。本品也可作为外科手术前的预防用药。

2.注意事项

对头孢菌素过敏者及有青霉素过敏性休克或即刻反应史者禁用本品。药疹发生率为1.1%,嗜酸性粒细胞增高的发生率为 1.7%,偶有药物热。本品与下列药物有配伍禁忌,不可同瓶滴注:硫酸阿米卡星、硫酸卡那霉素、盐酸金霉素、盐酸土霉素、盐酸四环素、葡萄糖酸红霉素、硫酸多黏菌素 B、黏菌素甲磺酸钠、戊巴比妥、葡萄糖酸钙。

3.用法与用量

静脉缓慢推注、静脉滴注或肌内注射常用剂量:成人一次 0.5～1.0 g,一日 2～4 次,严重感染可增加至一日 6 g,分 2～4 次静脉给予;儿童一日 50～100 mg/kg,分 2～3 次。肾功能减退者剂量及用药次数酌减。本品用于预防外科手术后感染时,一般为术前 0.5～1.0 小时肌内注射或静脉给药 1 g,手术时间超过6 小时者术中加用 0.5～1.0 g,术后每 6～8 小时 0.5～1.0 g,至手术后24 小时止。

4.制剂与规格

粉针剂:0.5 g、1.0 g。密闭,凉暗干燥处保存。

(三)头孢拉定

1.作用与用途

本品为第 1 代头孢菌素,抗菌谱见头孢噻吩钠。静脉滴注本品 0.5 g 5 分钟后血药浓度为 46 mg/L,肌内注射 0.5 g 后平均 6 mg/L 的血药峰浓度于给药后 1～2 小时到达。空腹口服 250 mg 或 500 mg 血药峰浓度于 1～2 小时到达,分别为 9 mg/L 或 16.5 mg/L,平均血清蛋白结合率为 6%～10%。90% 药物在 6 小时内以原形由尿中排出。临床用于敏感菌所致的急性咽炎、扁桃体炎、支气管炎和肺炎等呼吸系统感染及泌尿生殖系统感染、皮肤软组织感染等。

2.注意事项

本品不良反应较轻,发生率也较低,约 6%。常见恶心、呕吐、腹泻、上腹部不适等胃肠道反应及其他头孢菌素类似的一些反应。药疹发生率1%～3%。有头孢菌素过敏和青霉素过敏性休克史者禁用。本品中含有碳酸钠,与含钙溶液如复方氯化钠注射液有配伍禁忌。

3.用法与用量

(1)成人:口服,每天 1～2 g,分 3～4 次服用;肌内注射或静脉注射,每次 0.5～1.0 g,每 6 小时 1 次;一日最高剂量为 8 g。

(2)儿童:口服,每天 25～50 mg/kg,分 3～4 次服用;肌内注射或静脉给药。儿童(1 周岁以上)按体重一次 12.5～25.0 mg/kg,每 6 小时 1 次。

4.制剂与规格

注射用剂:0.5 g、1 g。胶囊:0.25 g。干混悬剂:0.125 g。密闭,凉暗处保存。

(四)头孢硫脒

1.作用与用途

作用类似于头孢噻吩钠,对肠球菌有抗菌作用。静脉注射 0.5 g,高峰血浓度即刻到达,血药浓度可达 38.8 mg/L,血中半衰期为 0.5 小时。主要从尿中排出,12 小时尿排出给药量的 90% 以上。临床用于敏感菌所引起的呼吸系统、肝胆系统感染,眼及耳鼻喉部感染,尿路感染和心内膜炎、败血症。

2.注意事项

偶有变态反应,如荨麻疹、哮喘、皮肤瘙痒、寒战高热、血管神经性水肿,非蛋白氮和谷丙转氨酶(GPT)升高。有头孢菌素过敏和青霉素过敏性休克史者禁用。

3.用法与用量

(1)成人:肌内注射 0.5~1.0 g,每天 4 次;静脉滴注每天 4~8 g,分 2~4 次给药。

(2)儿童:每天 50~100 mg/kg,分 2~4 次给药。

4.制剂与规格

注射用头孢硫脒:0.5 g。密闭,干燥处保存。

(五)头孢呋辛

1.作用与用途

本品为第 2 代头孢菌素类抗生素。对革兰氏阳性球菌的抗菌活性与第 1 代头孢菌素相似或略差,但对葡萄球菌和革兰氏阴性杆菌产生的 β-内酰胺酶相当稳定。对流感嗜血杆菌、大肠埃希菌、奇异变形杆菌等敏感;沙雷菌属大多耐药,铜绿假单胞菌、弯曲杆菌属和脆弱拟杆菌对本品耐药。静脉注射本品 1 g 后的血药峰浓度为 144 mg/L;肌内注射 0.75 g 后的血药峰浓度为 27 mg/L,于给药后 45 分钟达到;血清蛋白结合率为 31%~41%。本品大部分于给药后 24 小时内经肾小球滤过和肾小管分泌排泄,尿药浓度甚高。本品血中半衰期为 1.2 小时。空腹和餐后口服的生物利用度分别为 36% 和 52%,2~3 小时血药浓度达峰。临床用于敏感菌所致的呼吸道感染、泌尿系统感染、皮肤和软组织感染、骨和关节感染、产科和妇科感染,注射液也用于败血症和脑膜炎等。

2.注意事项

过敏体质和青霉素过敏者慎用。不良反应有变态反应、胃肠道反应、血红蛋白降低、血胆红素升高、肾功能改变。肌内注射可致局部疼痛。不可与氨基糖苷类药物同瓶滴注。注射液不能用碳酸氢钠溶液溶解。与强利尿药合用可引起肾毒性。

3.用法与用量

(1)肌内注射及静脉给药:成人,头孢呋辛钠每次 0.75 g,一日 3 次,重症剂量加倍;婴儿和儿童按体重一日 30~100 mg/kg,分 3~4 次。

(2)口服:成人头孢呋辛酯每次 0.25 g,每天 2 次,重症剂量加倍;儿童每次 0.125 g,每天 2 次。

4.制剂与规格

注射用头孢呋辛钠:0.75 g、1.5 g。头孢呋辛酯片:0.125 g、0.25 g。密闭,凉暗干燥处保存。

(六)头孢孟多酯钠

1.作用与用途

本品为第 2 代头孢菌素类抗生素。其抗菌活性仅为头孢孟多的 1/10~1/5,对大肠埃希菌、奇异变形杆菌、肺炎克雷伯菌和流感嗜血杆菌的活性较头孢噻吩和头孢唑林为强。本品经肌肉或静脉给药在体内迅速水解为头孢孟多。肌内注射头孢孟多 1 g,1 小时达血药峰浓度,为 21.2 mg/L,静脉注射和静脉滴注 1 g 后即刻血药浓度分别为 104.7 mg/L 和 53.9 mg/L,血清蛋白结合率为 78%,血中半衰期为 0.5～1.2 小时。本品在体内不代谢,经肾小球滤过和肾小管分泌,自尿中以原形排出。静脉给药后 24 小时的尿排泄量为给药量的 70%～90%。临床用于敏感细菌所致的肺部感染、尿路感染、胆管感染、皮肤软组织感染、骨和关节感染,以及败血症、腹腔感染等。

2.注意事项

不良反应发生率约为 7.8%,可有肌内注射区疼痛和血栓性静脉炎,变态反应;少数患者应用大剂量时,可出现凝血功能障碍所致的出血倾向。对头孢菌素类药或青霉素类药过敏者避免使用。应用本品期间饮酒可出现双硫仑样反应,故在应用本品期间和以后数天内,应避免饮酒和含酒精饮料。本品制剂中含有碳酸钠,与含有钙或镁的溶液有配伍禁忌。

3.用法与用量

肌内注射或静脉给药。

(1)成人:每天 2.0～8.0 g,分 3～4 次,一日最高剂量不超过 12 g;皮肤感染、无并发症的肺炎和尿路感染,每 6 小时 0.5～1.0 g 即可。

(2)1 个月以上的婴儿和儿童:一日剂量按体重 50～100 mg/kg,分 3～4 次。

4.制剂与规格

注射用头孢孟多酯钠:0.5 g。密闭,凉暗干燥处保存。

(七)头孢克洛

1.作用与用途

对金黄色葡萄球菌产生的 β-内酰胺酶较稳定,因而对革兰氏阳性菌具有较强的抗菌作用;对革兰氏阴性菌作用较弱,对铜绿假单胞菌和厌氧菌无效。口服 0.5 g 胶囊的血药峰浓度为 16 mg/L,达峰时间约 0.5 小时,血中半衰期为 0.6～0.9 小时。服药后,8 小时内 77% 左右的原药由尿排出。临床主要用于由敏感菌所致呼吸系统、泌尿系统、耳鼻喉部及皮肤、软组织感染等。

2.注意事项

见其他头孢菌素类药物。

3.用法与用量

口服。

(1)成人:常用量一次 0.25 g,一日 3 次;严重感染患者剂量可加倍,但每天总量不超过 4.0 g。

(2)儿童每天剂量按体重 20 mg/kg,分 3 次;重症感染可按每天 40 mg/kg,但每天量不宜超过 1g。

4.制剂与规格

胶囊:0.25 g;颗粒(干糖浆):125 mg。密闭,凉暗干燥处保存。

(八)头孢噻肟钠

1.作用与用途

头孢噻肟钠为杀菌剂。对阴性杆菌产生的 β-内酰胺酶稳定,有强大的抗阴性杆菌作用,且明显超过第 1 代与第 2 代头孢菌素。对革兰氏阳性球菌作用不如第 1 代与第 2 代头孢菌素,但对肺炎链球菌、产青霉素酶或不产酶金黄色葡萄球菌仍有较好抗菌作用。肠球菌、支原体、衣原体、军团菌、难辨梭状芽孢杆菌对本品耐药。30 分钟内静脉滴注 1 g 的即刻血药浓度为 41 mg/L，4 小时的血药浓度为 1.5 mg/L。本品血清蛋白结合率为 30%～50%。静脉注射后的血中半衰期为0.84～1.25小时。约 80%的给药量可经肾脏排泄，其中 50%～60%为原形药。临床用于敏感菌所致下列感染：呼吸系统感染；泌尿、生殖系统感染；腹腔感染，如腹膜炎、胆管炎等；骨、关节、皮肤及软组织感染；严重感染，如脑膜炎(尤其是婴幼儿脑膜炎)、细菌性心内膜炎、败血症等。

2.注意事项

对本品或其他头孢菌素类药物过敏的患者禁用。对青霉素类抗生素过敏的患者慎用，使用时须进行皮试。本品不良反应发生率低，仅 3%～5%。一般为变态反应、消化道反应，偶有肝肾损害。本品与氨基糖苷类合用(不能置于同一容器内)有协同抗菌作用，但会增加肾毒性。

3.用法与用量

(1)成人：肌内注射，每次 1 g，每天 2 次；静脉注射：2～6 g，分 2～3 次注射；严重感染者，每 6～8小时 2～3 g；每天最高剂量为 12 g。

(2)儿童：静脉给药，每天按体重 50～100 mg/kg，必要时按体重 200 mg/kg，分 2～3 次。

4.制剂与规格

注射用头孢噻肟钠：1 g，2 g。密闭，凉暗干燥处保存。

(九)头孢曲松钠

1.作用与用途

本品为第 3 代头孢菌素类抗生素。对大肠埃希菌、肺炎克雷伯菌、产气肠埃希菌作用强；铜绿假单胞菌对本品的敏感性差；对流感嗜血杆菌、淋病奈瑟菌和脑膜炎奈瑟菌有较强抗菌作用；对溶血性链球菌和肺炎链球菌亦有良好作用。肌内注射本品 0.5 g 和 1 g，血药峰浓度约于 2 小时后达到，分别为 43 mg/L 和80 mg/L。血中半衰期为 7.1 小时。1 分钟内静脉注射 0.5 g，即刻血药峰浓度为 150.9 mg/L，血中半衰期为 7.87 小时。本品血清蛋白结合率为 95%。约 40%的药物以原形自胆管和肠道排出，60%自尿中排出。临床用于敏感致病菌所致的下呼吸道感染，尿路、胆管感染，腹腔感染，盆腔感染，皮肤软组织感染，骨和关节感染，败血症，脑膜炎等及手术期感染预防。本品单剂可治疗单纯性淋病。

2.注意事项

不良反应有静脉炎、变态反应、消化道反应等。对头孢菌素类抗生素过敏者禁用。有青霉素过敏性休克或即刻反应者，不宜再选用头孢菌素类。头孢菌素类静脉输液中加入红霉素、四环素、两性霉素 B、间羟胺、去甲肾上腺素、苯妥英钠、氯丙嗪、异丙醇、B 族维生素、维生素 C 等时将出现浑浊。

3.用法与用量头孢地嗪钠

肌内注射或静脉给药。

(1)成人：常用量为每 24 小时 1～2 g 或每 12 小时 0.5～1.0 g；最高剂量一日 4 g；疗程 7～14天。

(2)儿童：常用量，按体重一日 20～80 mg/kg；12 岁以上小儿用成人剂量。治疗淋病的推荐剂量为单剂肌内注射量 0.25 g。

4.制剂与规格

注射用头孢曲松钠：0.25 g、1 g、2 g。密闭，凉暗干燥处保存。

(十)头孢哌酮钠

1.作用与用途

头孢哌酮为第 3 代头孢菌素,对大肠埃希菌、克雷伯菌属、变形杆菌属、伤寒沙门菌、志贺菌属、铜绿假单胞菌有良好抗菌作用。本品肌内注射 1 g 后,1～2 小时达血药峰浓度,为 52.9 mg/L;静脉注射和静脉滴注本品 1 g 后,即刻血药峰浓度分别为 178.2 mg/L 和 106.0 mg/L。本品能透过血-胎盘屏障,在胆汁中浓度为血药浓度的 12 倍,在前列腺、骨组织、腹腔渗出液、子宫内膜、输卵管等组织和体液中浓度较高,痰液、耳溢液、扁桃体和上颌窦黏膜亦有良好分布。本品的血清蛋白结合率高,为 70%～93.5%。不同途径给药后的血中半衰期约 2 小时,40%以上经胆汁排泄。临床用于敏感菌所致的各种感染,如肺炎及其他下呼吸道感染、尿路感染、胆管感染、皮肤软组织感染、败血症、腹膜炎、盆腔感染等,后两者宜与抗厌氧菌药联合应用。

2.注意事项

本品皮疹较为多见,达 2.3%或以上。对青霉素过敏休克和过敏体质者及肝功能不全及胆管阻塞者禁用。应用本品期间饮酒或接受含乙醇药物或饮料者可出现双硫仑样反应。本品还可干扰体内维生素 K 的代谢,造成出血倾向。

3.用法与用量

肌内注射、静脉注射或静脉滴注。

(1)成人:一般感染,一次 1～2 g,每 12 小时 1 次;严重感染,一次 2～3 g,每 8 小时 1 次。

(2)儿童常用量,每天按体重 50～200 mg/kg,分 2～3 次静脉滴注。

5.制剂与规格

注射用头孢哌酮钠:2.0 g。密闭,冷处保存。

(十一)头孢他啶

1.作用与用途

头孢他啶与第 1、第 2 代头孢菌素相比,其抗菌谱进一步扩大,对 β-内酰胺酶高度稳定。本品对革兰氏阳性菌的作用与第 1 代头孢菌素近似或较弱;本品对革兰氏阴性菌的作用较强,对大肠埃希菌、肠埃希菌属、克雷伯杆菌、枸橼酸杆菌、变形杆菌、流感嗜血杆菌、脑膜炎奈瑟菌等有良好的抗菌作用。本品对假单胞菌的作用超过其他 β-内酰胺类和氨基糖苷类抗生素。本品的血药浓度与剂量有关,血清蛋白结合率为 10%～17%。血中半衰期为 2 小时。健康成人肌内注射本品 0.5 或 1.0 g 后,1.0～1.2 小时达血药峰浓度,分别为 22.6 mg/L 和 38.3 mg/L。静脉注射和静脉滴注本品 1.0 g 后的血药峰浓度分别为 120.5 mg/L 和 105.7 mg/L。本品主要以原形药物随尿排泄。给药 24 小时内近 80%～90%的剂量随尿排泄。临床用于敏感菌所致的感染,如呼吸道感染,泌尿、生殖系统感染,腹腔感染,皮肤及软组织感染,严重耳鼻喉感染,骨、关节感染及其他严重感染。

2.注意事项

对青霉素过敏休克和过敏体质者慎用本品。本品遇碳酸氢钠不稳定,不可配伍。

3.用法与用量

(1)成人:肌内注射,轻至中度感染:0.5～1.0 g,每 12 小时 1 次,溶于 0.5%～1%利多卡因溶剂 2～4 mL 中作深部肌内注射;重度感染并伴有免疫功能缺陷者:每次剂量可酌情递增至 2 g,每 8～12 小时 1 次。静脉给药,轻至中度感染:每次 0.5～1.0 g,每 12 小时 1 次;重度感染并伴有免疫功能缺陷者:每次 2 g,每 8~12 小时 1 次。

(2)儿童:静脉给药,每天剂量 50~150 mg/kg;分 3 次用药,每天极量为 6 g。

4.制剂与规格

注射用头孢他啶:0.5 g、1 g、2 g。密闭,凉暗干燥处保存。

(十二)头孢唑肟钠

1.作用与用途

本品属第 3 代头孢菌素,对大肠埃希菌、肺炎克雷伯菌、奇异变形杆菌等肠埃希菌科细菌有强大抗菌作用,对铜绿假单胞菌作用差。各种链球菌对本品均高度敏感。消化球菌、消化链球菌和部分拟杆菌属等厌氧菌对本品多呈敏感,艰难梭菌对本品耐药。肌内注射本品 0.5 g 或 1 g 后血药峰浓度分别为 13.7 mg/L 和 39 mg/L,于给药后 1 小时达到。静脉注射本品 2 g 或 3 g,5 分钟后血药峰浓度分别为 131.8 mg/L 和 221.1 mg/L。血清蛋白结合率 30%。本品血中半衰期为 1.7 小时。24 小时内给药量的 80% 以上以原形经肾脏排泄。临床用于敏感菌所致的下呼吸道感染、尿路感染、腹腔感染、盆腔感染、败血症、皮肤软组织感染、骨和关节感染等。

2.注意事项

对青霉素过敏休克和过敏体质者慎用本品。偶有变态反应,严重肾功能障碍者应减少用量,不可与氨基糖苷类抗生素混合注射。

3.用法与用量

肌内注射、静脉注射及静脉滴注。

(1)成人:一次 1~2 g,每 8~12 小时 1 次;严重感染者的剂量可增至一次 3~4 g,每 8 小时 1 次。

(2)儿童:常用量按体重一次 50 mg/kg,每 6~8 小时 1 次。

4.制剂与规格

注射用头孢唑肟钠:0.5 g。密闭,凉暗干燥处保存。

(十三)头孢地嗪钠

1.作用与用途

本品为第 3 代注射用头孢菌素类抗生素。对金黄色葡萄球菌、链球菌属、淋病奈瑟菌和脑膜炎奈瑟菌、大肠埃希菌、志贺菌属、沙门菌属等敏感。本品尚有免疫功能调节作用。用于敏感菌引起的感染,如上、下泌尿道感染,下呼吸道感染,淋病等。

2.注意事项

本品溶解后应立即应用,不宜存放。不良反应偶有变态反应,胃肠道反应,血清肝酶及胆红素升高。本品能加重氨基糖苷类、两性霉素 B、环孢素、顺铂、万古霉素、多黏菌素 B 等有潜在肾毒性药物的毒性作用。

3.用法与用量

成人静脉注射及滴注。每次 1 g,每天 2 次;重症用量加倍。淋病治疗只注射一次 0.5 g。

4.制剂与规格

注射头孢地嗪钠:1 g。密闭,凉暗干燥处保存。

(十四)头孢泊肟匹酯

1.作用与用途

本品为第 3 代头孢菌素的口服制剂。对多种革兰氏阳性和革兰氏阴性细菌有强大的抗菌活性。对多种β-内酰胺酶稳定,对头孢菌素酶和青霉素酶均极稳定,对头孢呋肟酶也较稳定。饭前单次口服 100 mg 或 200 mg 后,血药峰浓度分别为 1.7 mg/L 和 3.1 mg/L,血中半衰期为 2.1 小时。血清蛋白结合率为40.9％。临床用于革兰氏阳性和革兰氏阴性敏感细菌引起的呼吸系统感染、泌尿道感染、乳腺炎、皮肤软组织感染、中耳炎、鼻窦炎等。

2.注意事项

不良反应发生率为2.43％～19％。包括偶可引起休克,变态反应,血液系统异常,肝、肾功能异常,消化道不良反应等。其他见头孢菌素类抗生素。

3.用法与用量

口服。成人每次 100 mg,每天 2 次,饭后服用。

4.制剂与规格

片剂:100 mg。避光,密封,凉暗干燥处保存。

(十五)头孢他美酯

1.作用与用途

本品为口服的第 3 代广谱头孢菌素类抗生素。本品对链球菌属、肺炎链球菌等革兰氏阳性菌;对大肠埃希菌、流感嗜血杆菌、克雷伯菌属、沙门菌属、志贺菌属、淋病奈瑟菌等革兰氏阴性菌都有很强的抗菌活性。口服本品 500 mg 后3～4 小时,血药浓度达峰值4.1±0.7 mg/L,约22％头孢他美与血清蛋白结合。本品 90％以头孢他美形式随尿液排出,血中半衰期为2～3 小时。临床用于敏感菌引起的耳鼻喉部感染、下呼吸道感染、泌尿系统感染等。

2.注意事项

见其他头孢菌素类药物。

3.用法与用量

口服。饭前或饭后 1 小时内口服。成人和 12 岁以上的儿童,一次 500 mg,一日 2 次;12 岁以下的儿童,每次按体重 10 mg/kg 给药,一日 2 次。复杂性尿路感染的成年人,每天全部剂量在晚饭前后 1 小时内一次服用;男性淋球菌性尿道炎和女性非复杂性膀胱炎的患者,在就餐前后 1 小时内一次服用单一剂量1 500～2 000 mg(膀胱炎患者在傍晚)可充分根除病原体。

4.制剂与规格

片剂:250 mg。避光,密封,凉暗干燥处保存。

(十六)头孢特仑匹酯

1.作用与用途

头孢特仑匹酯口服吸收后经水解成为有抗菌活性的头孢特仑。头孢特仑匹酯对革兰氏阳性菌中的链球菌属、肺炎链球菌,革兰氏阴性菌中的大肠埃希菌、克雷伯菌属、淋病奈瑟菌、流感杆菌等有强大的抗菌作用。空腹服用头孢特仑匹酯 100 mg,其血药浓度峰值为1.11±0.80 mg/L,达峰时间为 1.49 小时,血中半衰期为0.83 小时。临床用于对青霉素及第1、第 2 代头孢菌素产生耐药性或用氨基糖苷类抗生素达不到治疗效果的革兰氏阴性菌引起的呼吸道感染,泌尿、生殖系统感染,耳鼻喉部感染(特别是中耳炎)。

2.注意事项

见其他头孢菌素类药物。

3.用法与用量

成人口服给药。每天150～300 mg,分 3 次饭后服用。对慢性支气管炎、弥散性细支气管炎、支气管扩张症感染、慢性呼吸器官继发感染、肺炎、中耳炎、鼻窦炎、淋球菌性尿道炎等患者，每天 300～600 mg，分 3 次饭后服用。

4.制剂与规格

片剂：100 mg。避光，密闭，室温下保存。

(十七)头孢吡肟

1.作用与用途

头孢吡肟是一种新型第 4 代头孢菌素，抗菌谱和对 β-内酰胺酶的稳定性明显优于第 3 代头孢菌素。其抗菌谱包括金黄色葡萄球菌、表面葡萄球菌、链球菌、假单胞菌、大肠埃希杆菌、克雷伯菌属、肠埃希菌、变异杆菌、枸橼酸菌、空肠弯曲菌、流感嗜血杆菌、淋病奈瑟菌、脑膜炎奈瑟菌、沙门菌属、沙雷菌属、志贺菌属等及部分厌氧菌。单剂或多次肌内注射或静脉注射 250～2 000 mg 的剂量后，其平均血中半衰期为 2.0 小时。本品绝对生物利用度为 100%，与血清蛋白结合率低于 19%。总体清除率为 120～130 mL/min，肾清除率约占其中 85%。给药量的 85% 以原形经肾随尿液排出。临床用于敏感菌引起的下列感染：下呼吸道感染，泌尿系统感染，皮肤、软组织感染，腹腔感染，妇产科感染，败血症等。

2.注意事项

本品偶有变态反应，可致菌群失调发生二重感染及其他头孢菌素类似的一些反应。对头孢菌素类药或青霉素类药过敏者避免使用。头孢吡肟与甲硝唑、万古霉素、庆大霉素、硫酸妥布霉素、硫酸奈替米星属配伍禁忌。

3.用法与用量

肌内注射或静脉注射。

(1)成人：每次 1 g，每天 2 次，疗程为 7～10 天；泌尿系统感染每天 1 g，严重感染每次 2 g，每天 2～3 次。

(2)儿童：按体重每 12 小时 50 mg/kg。

4.制剂与规格

注射用粉针剂：1 g。遮光，密闭，干燥凉暗处保存。

三、其他常用 β-内酰胺类

β-内酰胺类抗生素除青霉素类和头孢菌素类外，尚有头孢霉素类、碳青霉烯类、单酰胺菌素类、氧头孢烯类和 β-内酰胺酶抑制剂及其复合制剂。头霉素为获自链霉素的 β-内酰胺类抗生素，有 A、B 和 C 3 型，以头霉素 C 的抗菌作用最强。头霉素 C 在化学结构上与头孢菌素 C 相仿，但其头孢烯母核的 7 位碳原子上有甲氧基，使头霉素对多种 β-内酰胺酶稳定，并增强了对脆弱拟杆菌等厌氧菌的抗菌作用。碳青霉烯类药物抗菌谱广，抗菌活性强，并对 β-内酰胺酶（包括产超广谱 β-内酰胺酶和 AmpC 酶）高度稳定。因此近年来该类药物在重症医院感染的治疗中占有重要地位。青霉素类或头孢菌素类与 β-内酰胺酶抑制剂的复合制剂与 β-内酰胺类单药相比加强了对细菌的抗菌活性，扩大了抗菌谱，并且对多数厌氧菌也有良好作用。单酰胺菌素类对革兰氏阴性杆菌和铜绿假单胞菌具有良好抗菌活性，但对革兰氏阳性菌的作用差。目前用于临床的头孢霉素类有头孢西丁等，单酰胺菌素类有氨曲南，碳青霉烯类有亚胺培南、美罗培南、帕尼培南等。β-内酰胺酶抑制剂及其复合制剂有阿莫西林克拉维酸、氨苄西林舒巴坦、替卡西林克拉维酸、头孢哌酮舒巴坦和哌拉西林三唑巴坦等。

(一)头孢西丁

1.作用与用途

头孢西丁是头孢霉素类抗生素。习惯上被列入第 2 代头孢菌素类中。本药抗菌作用特点：对革兰氏阴性杆菌产生的 β-内酰胺酶稳定；对大多数革兰氏阳性球菌和革兰氏阴性杆菌具有抗菌活性。抗菌谱较广，对甲氧西林敏感葡萄球菌、溶血性链球菌、肺炎链球菌及其他链球菌等革兰氏阳性球菌，大肠埃希菌、肺炎克雷伯杆菌、流感嗜血杆菌、淋病奈瑟菌(包括产酶株)、奇异变形杆菌、摩根菌属、普通变形杆菌等革兰氏阴性杆菌，消化球菌、消化链球菌、梭菌属、脆弱拟杆菌等厌氧菌均有良好抗菌活性。本药口服不吸收，静脉或肌内注射后吸收迅速。健康成人肌内注射 1 g，30 分钟后达血药峰浓度，约为 24 μg/mL。静脉注射 1 g，5 分钟后血药浓度约为 110 μg/mL，4 小时后血药浓度降至 1 μg/mL。药物吸收后可广泛分布于内脏组织、皮肤、肌肉、骨、关节、痰液、腹水、胸腔积液、羊水及脐带血中。内脏器官中以肾、肺含量较高。药物在胸腔液、关节液和胆汁中均可达有效抗菌浓度。不易透过脑膜，但可透过胎盘屏障进入胎儿血液循环。本药血清蛋白结合率约为 70%。药物在体内几乎不进行生物代谢。肌内注射，血中半衰期为 41～59 分钟，静脉注射约为 64.8 分钟。给药 24 小时后，80%～90% 药物以原形随尿排泄。临床用于治疗敏感菌所致的下呼吸道、泌尿生殖系统、骨、关节、皮肤软组织、心内膜感染及败血症。尤适用于需氧菌和厌氧菌混合感染导致的吸入性肺炎、糖尿病患者下肢感染及腹腔或盆腔感染。适用于预防腹腔或盆腔手术后感染。

2.注意事项

对一种头孢菌素类药过敏者对其他头孢菌素类药也可能过敏；对青霉素类、青霉素衍生物或青霉胺过敏者也可能对头孢菌素类药过敏。对本药或其他头孢菌素类药过敏者、有青霉素过敏性休克史者不宜使用。不良反应可见皮疹、瘙痒、红斑、药物热等变态反应症状；罕见过敏性休克。可见恶心、呕吐、食欲减退、腹痛、腹泻、便秘等胃肠道症状。本药可影响乙醇代谢，使血中乙酰醛浓度上升，导致双硫仑样反应。对利多卡因或酰胺类局部麻醉药过敏者及 6 岁以下小儿，不宜采用肌内注射。本药与阿米卡星、氨曲南、红霉素、非格司亭、庆大霉素、氢化可的松、卡那霉素、甲硝唑、新霉素、奈替米星、去甲肾上腺素等药物呈配伍禁忌，联用时不能混置于一个容器内。

3.用法与用量

静脉滴注或注射。

(1)成人：常用量为一次 1～2 g，每 6～8 小时 1 次；中、重度感染用量加倍；轻度感染也可用肌内注射，每 6～8 小时 1 g，一日总量 3～4 g；肾功能不全者剂量及用药次数酌减。

(2)儿童：3 个月以上儿童，按体重一次 13.3～26.7 mg/kg，每 6 小时 1 次(或一次 20～40 mg/kg，每 8 小时 1 次)。新生儿：推荐剂量为一日 90～100 mg/kg，分 3 次给药。

(3)预防术后感染：外科手术，术前 1.0～1.5 小时 2 g，以后每 6 小时 1 g，直至用药后 24 小时。

4.制剂与规格

注射用头孢西丁钠：1 g、2 g。密闭，阴凉干燥处保存。

(二)头孢米诺钠

1.作用与用途

头孢米诺为头孢霉素类抗生素，其对 β-内酰胺酶高度稳定。对大肠埃希菌、克雷伯杆菌、变形杆菌、流感杆菌、拟杆菌及链球菌具较强抗菌活性，对肠球菌无抗菌活性。成人静脉注射本品

0.5 g 和 1 g 后,血药浓度分别为 50 μg/mL 和 100 μg/mL。主要经肾脏以原形随尿排出,血中半衰期约为 2.5 小时。临床用于敏感菌所致的感染如呼吸道感染、泌尿道感染、腹腔感染、生殖系统感染、败血症。

2.注意事项

对青霉素过敏休克和过敏体质者慎用本品。用药后可见食欲缺乏、恶心、呕吐、腹泻等消化道症状。偶见肾损害、血液系统毒性、肝功能异常及皮疹、发热、瘙痒等变态反应,罕见过敏性休克。可能出现黄疸等。

3.用法与用量

静脉注射或静脉滴注。

(1)成人:一般感染,每次 1 g,一日 2 次;败血症和重症感染,一日 6 g,分 3～4 次。

(2)儿童:每次按体重 20 mg/kg,一日 3～4 次。

4.制剂与规格

注射用粉针剂:1 g。密闭,避光保存。

(三)氟氧头孢钠

1.作用与用途

氟氧头孢是一种与拉氧头孢相似的氧头孢烯类抗生素。对 β-内酰胺酶十分稳定。其抗菌谱和其他第 3 代头孢菌素相似,抗菌性能与第 4 代头孢菌素相近。对金黄色葡萄球菌、肺炎链球菌、卡他球菌、淋病奈瑟菌、大肠埃希菌、克雷伯杆菌、变形杆菌、流感嗜血杆菌及部分厌氧菌等敏感。氟氧头孢钠静脉滴注 1 g,1 小时血药峰浓度为 45 μg/mL,血中半衰期为 49.2 分钟。本品 85% 以原形经肾脏随尿排泄。临床用于敏感菌所致的呼吸系统感染,腹腔感染,泌尿、生殖系统感染,皮肤、软组织感染及其他严重感染,如心内膜炎、败血症等。

2.注意事项

本品与头孢菌素类药有交叉过敏,与青霉素类药有部分交叉过敏。不良反应见其他头孢菌素类。

3.用法与用量

静脉给药。

(1)成人:一日 1～2 g,分 2 次;重症,一日 4 g,分 2～4 次。

(2)儿童:按体重一日 60～80 mg/kg,分 2 次;重症,一日 150 mg/kg,分 3～4 次。

4.制剂与规格

注射用氟氧头孢钠:1 g。密封,凉暗、干燥处保存。

(四)氨曲南

1.作用与用途

氨曲南对大多数需氧革兰氏阴性菌具有高度的抗菌活性,包括大肠埃希菌、克雷伯菌属的肺炎杆菌和奥克西托菌、产气杆菌、阴沟杆菌、变形杆菌属、沙雷菌属、枸橼酸菌属、志贺菌属等肠埃希菌科细菌,以及流感杆菌、淋病奈瑟菌、脑膜炎奈瑟菌等。肌内注射 1 g,血药峰浓度可达 45 mg/L,达峰时间 1 小时左右。静脉滴注 1 g(30 分钟)血药峰浓度可达 90 mg/L。给药后 60%～70% 以原形随尿排泄,12% 随粪便排出。本品血清蛋白结合率为 40%～65%,血中半衰期为 1.5～2.0 小时。临床用于治疗敏感需氧革兰氏阴性菌所致的各种感染,如尿路感染、下呼吸道感染、败血症、腹腔感染、妇科感染、术后伤口及烧伤、溃疡等皮肤软组织感染等。

2.注意事项

不良反应较少见,全身性不良反应发生率1%～1.3%或略低,包括消化道反应,常见恶心、呕吐、腹泻及皮肤变态反应。对氨曲南有过敏史者禁用。过敏体质及对其他β-内酰胺类抗生素有变态反应者慎用。与萘夫西林、头孢拉定、甲硝唑有配伍禁忌。

3.用法与用量

肌内注射及静脉给药。成人,一日3～4 g,分2～3次;重症,1次2 g,一日3～4次。

4.制剂与规格

注射用氨曲南:0.5 g。密闭,避光保存。

(五)氨苄西林舒巴坦

1.作用与用途

本品是氨苄西林和β-内酰胺酶抑制剂舒巴坦组成的一种抗生素,舒巴坦能保护氨苄西林免受酶的水解破坏。本品对葡萄球菌、链球菌属、肺炎链球菌、肠球菌属、流感杆菌、卡他莫拉菌、大肠埃希菌、克雷伯菌属、奇异变形杆菌、普通变形杆菌、淋病奈瑟菌、梭杆菌属、消化球菌属、消化链球菌属及包括脆弱拟杆菌在内的拟杆菌属均具抗菌活性。静脉注射予以2 g氨苄西林、1 g舒巴坦后,血药峰浓度分别为109～150 $\mu g/mL$ 和44～88 $\mu g/mL$。肌内注射氨苄西林1 g、舒巴坦0.5 g后的血药峰浓度分别为8～37 $\mu g/mL$ 和6～24 $\mu g/mL$。两药的血中半衰期均为1小时左右。给药后8小时两者的75%～85%以原形经尿排出。氨苄西林的血清蛋白结合率为28%,舒巴坦为38%。两者在组织体液中分布良好,均可通过有炎症的脑脊髓膜。临床用于治疗由敏感菌引起的下列感染:呼吸道感染,如细菌性肺炎、支气管炎等;腹腔感染,如腹膜炎、胆囊炎等;泌尿、生殖系统感染,如尿路感染、肾盂肾炎、盆腔感染;皮肤和软组织感染等。

2.注意事项

见氨苄西林钠。

3.用法与用量

皮试见青霉素。

(1)成人:肌内注射(以氨苄西林和舒巴坦计)每次0.75～1.50 g,每天2～4次,每天最大剂量不超6 g;静脉给药每次1.5～3.0 g,每天2～4次,每天最大剂量不超过12 g。

(2)儿童:静脉给药按体重每天100～200 mg/kg,分次给药。

4.制剂与规格

注射用氨苄西林钠舒巴坦钠:3 g(氨苄西林2 g,舒巴坦1 g)。密闭,凉暗干燥处保存。

(六)阿莫西林克拉维酸钾

1.作用与用途

克拉维酸具有强效广谱β-内酰胺酶抑酶作用。与阿莫西林联合,保护阿莫西林不被β-内酰胺酶灭活,从而提高后者的抗产酶耐药菌的作用,提高临床疗效。其他见阿莫西林。

2.注意事项

见阿莫西林。

3.用法与用量

皮试见青霉素。

(1)成人。①口服:每次375 mg,每8小时1次,疗程7～10天;严重感染每次625 mg,每8小时1次,疗程7～10天。②静脉给药:每次1.2 g,每天3次,严重感染者可增加至每天4次;

静脉注射时每 0.6 g 用 10 mL 注射用水溶解,在 3～4 分钟内注入;静脉滴注时每 1.2 g 溶于 100 mL生理盐水,在 30～40 分钟滴入。

(2)儿童:口服。新生儿与 3 月以内婴儿,按体重每 12 小时 15 mg/kg(按阿莫西林计算);儿童一般感染(按阿莫西林计算),每 12 小时 25 mg/kg,或每 8 小时 20 mg/kg;严重感染,每 12 小时 45 mg/kg,或每 8 小时 40 mg/kg,疗程 7～10 天。

4.制剂与规格

阿莫西林克拉维酸钾片:457 mg(阿莫西林 400 mg,克拉维酸 57 mg);156 mg。阿莫西林克拉维酸钾粉针:600 mg,1.2 g。密封,凉暗干燥处保存。

(七)阿莫西林钠舒巴坦钠

1.作用与用途

见阿莫西林克拉维酸钾。

2.注意事项

见阿莫西林克拉维酸钾。

3.用法与用量

见阿莫西林克拉维酸钾。

4.制剂与规格

注射用粉针:0.75 g;溶媒结晶 1.5 g。避光,密闭,凉暗处保存。

(八)替卡西林克拉维酸钾

1.作用与用途

本品是替卡西林与 β-内酰胺酶抑制剂克拉维酸组成的复方制剂。对葡萄球菌、流感嗜血杆菌、卡他球菌、大肠埃希菌、克雷伯杆菌、奇异变形杆菌、普通变形杆菌、淋病奈瑟菌、军团菌、脆弱拟杆菌等有效。静脉给药3.2 g后,替卡西林和克拉维酸立即达血药峰浓度,平均血中半衰期分别为 68 分钟和 64 分钟。给药 6 小时后,60％～70％的替卡西林和 35％～45％的克拉维酸以原形经肾脏随尿排泄,两者血清蛋白结合率分别为 45％和 9％。临床用于敏感菌所致的下列感染:呼吸道感染,腹腔感染(如胆管感染、腹膜炎),泌尿、生殖系统感染,骨、关节感染,皮肤、软组织感染,严重感染如败血症等。

2.注意事项

皮试见青霉素,其他见青霉素类药品。

3.用法与用量

(1)成人:静脉滴注。一次 1.6～3.2 g,每 6～8 小时 1 次;最大剂量,一次 3.2 g,每 4 小时 1 次。

(2)儿童:静脉滴注。按体重每次 80 mg/kg,每 6～8 小时 1 次;早产儿及新生儿,每次 80 mg/kg,每 12 小时 1 次。

4.制剂与规格

替卡西林克拉维酸钾注射液:每支 3.2 g,其比例为 3.0 g∶0.2 g。5 ℃保存,配制好的溶液不可冷冻。

(九)哌拉西林钠他唑巴坦钠

1.作用与用途

见哌拉西林舒巴坦。哌拉西林为半合成青霉素类抗生素,他唑巴坦为 β-内酰胺酶抑制药。

本品静脉滴注后,血浆中哌拉西林和他唑巴坦浓度很快达到峰值,在滴注 30 分钟后,血浆哌拉西林浓度与给予同剂量哌拉西林的血浆浓度相等,静脉滴注 2.25 g 及 4.5 g 哌拉西林钠他唑巴坦钠 30 分钟时,血浆哌拉西林峰浓度分别为 134 mg/L 和 298 mg/L,他唑巴坦分别为 15 mg/L 和 24 mg/L。哌拉西林和他唑巴坦的血中半衰期范围为 0.7～1.2 小时,均由肾脏排泄,68％哌拉西林以原形迅速自尿中排出;他唑巴坦及其代谢物主要经肾脏排泄,其中 80％为原形。

2.注意事项

皮试见青霉素,其他见青霉素类药品及哌拉西林舒巴坦。

3.用法与用量

成人及 12 岁以上儿童,一次 3.375 g(含哌拉西林 3 g 和他唑巴坦 0.375 g)静脉滴注,每 6 小时 1 次。治疗院内肺炎时,起始剂量为一次 3.375 g,每 4 小时 1 次,同时合并使用氨基糖苷类药物。

4.制剂与规格

注射用哌拉西林钠他唑巴坦钠:2.25 g(2∶0.25)、4.5 g(4∶0.5)。遮光,密封,干燥阴凉处保存。

(十)哌拉西林舒巴坦

1.作用与用途

哌拉西林为半合成青霉素类抗生素,舒巴坦为 β-内酰胺酶抑制剂。本品对哌拉西林敏感的细菌和产β-内酰胺酶耐哌拉西林的下列细菌有抗菌作用:大肠埃希菌、克雷伯菌属、变形杆菌属、沙门菌属、志贺菌属、淋病奈瑟菌、脑膜炎奈瑟菌、嗜血杆菌属(流感和副流感嗜血杆菌)、枸橼酸杆菌、沙雷菌属、铜绿假单胞菌、不动杆菌属、链球菌属、脆弱拟杆菌属等。本品肌内注射1.5 g,1 小时后血药浓度达峰值,血药峰浓度约为52.2 μg/mL 或 13 μg/mL;静脉滴注 1.5 g 后血药浓度为58.0 μg/mL 或 30 μg/mL。哌拉西林的血清蛋白结合率为 17％～22％,血中半衰期为 1 小时左右。本品在肝脏不被代谢,在注射给药 12 小时后给药量的49％～68％以原形随尿排出,另有部分随胆汁排泄。临床用于铜绿假单胞菌、肠球菌、类杆菌和各种敏感革兰氏阴性菌所致的下列感染:败血症,呼吸道感染,泌尿道感染,胆管感染,腹腔感染,妇科感染,皮肤、软组织感染,心内膜炎等。

2.注意事项

皮试见青霉素,其他见青霉素类药品。哌拉西林与氨基糖苷类联用对铜绿假单胞菌、沙雷菌、克雷伯菌、其他肠埃希菌科细菌和葡萄球菌的敏感菌株有协同杀菌作用。但不能放在同一容器内输注。

3.用法与用量

肌内或静脉注射。

(1)成人:轻中度感染,哌拉西林舒巴坦(1∶0.5)每天 3～6 g,分 4 次给药;重度感染,哌拉西林舒巴坦(1∶0.5)1.5～6.0 g,每 6 小时 1 次。

(2)婴幼儿和 12 岁以下儿童:按体重每天给予哌拉西林 100～200 mg/kg、舒巴坦 25～80 mg/kg,分2～3 次给药。

4.制剂与规格

注射用哌拉西林舒巴坦:1.5 g(1∶0.5)。密闭,阴凉干燥处保存。

（十一）头孢哌酮舒巴坦

1.作用与用途

本药为头孢哌酮与β-内酰胺酶抑制剂舒巴坦复合制剂。其他见头孢哌酮。

2.注意事项

见头孢哌酮。

3.用法与用量

静脉注射或肌内注射。

（1）成人：每天2～4 g，每12小时1次；严重或难治性感染剂量可每天增至8 g，每12小时1次，静脉注射。

（2）儿童：按体重每天40～80 mg/kg，分2～4次；严重或难治性感染，可增至每天160 mg/kg，分2～4次；新生儿：出生第1周内，每12小时1次；儿科最大剂量每天不得超过160 mg/kg。

4.制剂与规格

注射用头孢哌酮舒巴坦（1∶1）：1 g、1.5 g、4 g。密闭，凉暗干燥处保存。

（十二）头孢曲松钠舒巴坦

1.作用与用途

头孢曲松为杀菌剂。其抗菌作用机制为影响细菌细胞壁的生物合成，导致细菌细胞溶菌死亡，从而起抗菌作用。舒巴坦为不可逆的竞争性β-内酰胺酶抑制剂，两者合用呈现协同作用。其他见头孢曲松钠。

2.注意事项

见头孢曲松钠。

3.用法与用量

肌内注射或静脉注射。

（1）成人：一般感染，每次1.25 g，一日1次；严重感染，每次1.25 g，一日2次；脑膜炎可加至每天5 g，分2次给药。

（2）儿童：按成人剂量减半。

4.制剂与规格

注射剂：1.25 g（1.0 g头孢曲松钠，0.25 g舒巴坦钠）。

（十三）头孢噻肟钠舒巴坦

1.作用与用途

头孢噻肟钠为杀菌剂。舒巴坦为不可逆的竞争性β-内酰胺酶抑制剂，两者合用呈现协同作用。其他见头孢噻肟钠。

2.注意事项

见头孢噻肟钠。

3.用法与用量

肌内注射和静脉注射。

（1）成年：每天头孢噻肟2 g、舒巴坦1 g至头孢噻肟6 g、舒巴坦3 g，分2～3次注射；严重感染者，每6～8小时 头孢噻肟2～3 g、舒巴坦1～1.5 g；舒巴坦钠最大推荐剂量为每天4 g。

（2）儿童：每天按体重，头孢噻肟50～100 mg/kg，舒巴坦为25～50 mg/kg；必要时按体重200 mg/kg头孢噻肟和80 mg/kg舒巴坦，分2～3次给药。

4.制剂与规格

注射剂:1.5 g(1.0 g 头孢噻肟钠,0.5 g 舒巴坦钠)。

（马焕焕）

第二节　大环内酯类抗生素

大环内酯类抗生素均具有大环内酯环基本结构而命名。目前,临床应用的大环内酯类按其化学结构可分为十四元环,红霉素、克拉霉素、罗红霉素;十五元环,阿奇霉素;十六元环,醋酸麦迪霉素、交沙霉素。新大环内酯类中已进入临床应用的品种有阿奇霉素、克拉霉素、罗红霉素。本类药物的抗菌谱和抗菌活性基本相似,对多数革兰氏阳性菌、军团菌属、衣原体属、支原体属、厌氧菌等具良好抗菌作用。大多品种供口服,吸收后血药峰浓度较低,但在组织和体液中的分布广泛,肝、肾、肺等组织中的浓度可高出血药浓度数倍;在胸腔积液、腹水、脓液、痰、尿、胆汁等均可达到有效浓度,不易透过血-脑屏障。

本类药物主要在肝脏代谢,从胆汁中排出,胆汁中浓度可为血药浓度的 10～40 倍,进行肝肠循环,粪中含量较高。血和腹膜透析后极少被清除。

大环内酯类的主要适应证:①溶血性链球菌、肺炎链球菌等革兰氏阳性菌感染,可作为上述感染青霉素过敏患者的替代选用药;②军团菌病;③支原体属感染;④衣原体属感染;⑤百日咳;⑥白喉带菌者;⑦用于对青霉素过敏患者的风湿热和心内膜炎的预防等。大环内酯类的主要不良反应为食欲减退、呕吐、腹泻等胃肠道反应,红霉素尤显著,在一定程度上限制了本类药物的临床应用。

近年来开发的新品种如罗红霉素、克拉霉素、阿奇霉素等,在药效学、药动学特性及不良反应等方面较沿用品种均有所改进。阿奇霉素对革兰氏阴性菌如流感嗜血杆菌、卡他莫拉菌、淋病奈瑟菌的抗菌作用是红霉素的 2～8 倍,新品种对支原体属、衣原体属的作用也有所增强。新品种对胃酸的稳定性增加,生物利用度高,血药浓度和组织浓度增高,新品种的血中半衰期延长,每天的给药剂量及给药次数减少,胃肠道反应等不良反应也明显减轻,临床适应证有所扩大。

一、红霉素

(一)作用与用途

本品属大环内酯类抗生素,为抑菌剂,对葡萄球菌属、各群链球菌和革兰氏阳性杆菌、奈瑟菌属、流感嗜血杆菌呈现敏感。本品对除脆弱拟杆菌和梭杆菌属以外的各种厌氧菌亦具抗菌活性;对军团菌属也有抑制作用。静脉滴注后立即达血药浓度峰值,24 小时内静脉滴注 2 g,平均血药浓度为 2.3～6.8 mg/L。空腹口服红霉素碱肠溶片 250 mg 后,3～4 小时血药浓度达峰值,平均约为 0.3 mg/L。吸收后以肝、胆汁和脾中的浓度为最高,在肾、肺等组织中的浓度可高出血药浓度数倍,在胆汁中的浓度可达血药浓度的 10 倍以上。血清蛋白结合率为 70%～90%,血中半衰期为 1.4～2 小时。红霉素主要在肝中浓缩和从胆汁排出,并进行肠肝循环,2%～5%的口服量和 10%～15%的注入量自肾小球滤过排除。本品作为青霉素过敏患者治疗溶血性链球菌、肺炎链球菌感染的替代用药,军团菌病、衣原体肺炎、支原体肺炎、风湿热复发、感染性心内膜炎的预防用药等。

(二)注意事项

胃肠道反应多见,肝毒性少见,但肝功能不全者慎用。本品可抑制卡马西平和丙戊酸等的代谢,导致后者血药浓度增高而发生毒性反应。与阿司咪唑或特非那定等抗组胺药合用可增加心脏毒性,与环孢素合用可使后者血药浓度增加而产生肾毒性。本品可导致服用华法林患者凝血酶原时间延长,另可抑制茶碱的正常代谢。

(三)用法与用量

1.成人

静脉滴注,每次 0.5～1.0 g,每天 2～3 次。治疗军团菌病剂量需增加至每天3～4 g,分 4 次滴注;口服,每天 0.75～2.00 g,分 3～4 次。用于风湿热复发的预防用药时,每次0.25 g,每天 2 次。

2.儿童

静脉滴注,每天按体重 20～30 mg/kg,分 2～3 次;口服,每天按体重 20～40 mg/kg,分 3～4 次。乳糖酸红霉素滴注液的配制:先加灭菌注射用水 10 mL 至 0.5 g 乳糖酸红霉素粉针瓶中或加 20 mL 至 1 g 乳糖酸红霉素粉针瓶中,用力振摇至溶解。然后加入生理盐水或其他电解质溶液稀释,缓慢静脉滴注,注意红霉素浓度在 1%～5%。

(四)制剂与规格

注射用乳糖酸红霉素粉针剂:按红霉素计 0.25 g(25×10⁴ U);片剂:0.125 g(12.5×10⁴ U)。密封,干燥处保存。

二、琥乙红霉素

(一)作用与用途

本品属大环内酯类抗生素,为红霉素的琥珀酸乙酯,在胃酸中较红霉素稳定。其他见红霉素。

(二)注意事项

见红霉素。

(三)用法与用量

口服。

1.成人

每天 1.6 g,分 2～4 次服用;军团菌病,每次 0.4～1.0 g,每天 4 次;衣原体感染,每次800 mg,每 8 小时 1 次;共 7 天。

2.儿童

按体重每次 7.5～12.5 mg/kg,每天 4 次;或每次 15～25 mg/kg,每天 2 次;严重感染每天量可加倍,分 4 次服用;百日咳患儿,按体重每次 10.0～12.5 mg/kg,每天 4 次;疗程 14 天。

(四)制剂与规格

片剂:0.125 g(12.5×10⁴ U),0.25 g(25×10⁴ U)。密闭,避光,干燥处贮存。

三、交沙霉素

(一)作用与用途

抗菌谱与红霉素相似。单剂量口服交沙霉素 800 mg 后,平均血药浓度峰值为 2.43 mg/L,

达峰时间为 0.62 小时,血中半衰期 A 相为 0.09 小时,半衰期 B 相为 1.45 小时,给药 24 小时约 50％从粪中排出,约 21％从尿中排出。临床用于治疗敏感菌所致的呼吸系统感染、鼻窦炎、中耳炎、乳腺炎、淋巴管炎、牙周炎等。

(二)注意事项

见红霉素。

(三)用法与用量

口服。成人每天量为 0.8～1.2 g,分 3～4 次服用;儿童每天量为按体重 30 mg/kg,分次服用。

(四)制剂与规格

干糖浆:0.1 g;片剂:0.2 g。遮光,密封,干燥处保存。

四、醋酸麦迪霉素

(一)作用与用途

抗菌谱与红霉素相似。空腹服用本品 600 mg,30 分钟后可达血药浓度峰值,约为 2.38 μg/mL,血中半衰期约为 1.3 小时。临床用于敏感菌所致毛囊炎、疖痈、蜂窝织炎、皮下脓肿、中耳炎、咽峡炎、扁桃体炎、肺炎等。

(二)注意事项

见红霉素。但不良反应较轻。

(三)用法与用量

口服。成人每天 0.8～1.2 g,分 3～4 次服用;儿童每天按体重 30～40 mg/kg,分 3～4 次服用。

(四)制剂与规格

片剂:0.2 g。遮光,密封,干燥处保存。

五、罗红霉素

(一)作用与用途

抗菌谱与红霉素相似。罗红霉素耐酸而不受胃酸破坏,从胃肠道吸收好,血药浓度高。口服单剂量 150 mg 2 小时后血中浓度可达峰值,平均为 6.6～7.9 μg/mL,主要随粪便和尿以原形药物排泄。血中半衰期为 8.4～15.5 小时,远比红霉素长。临床用于治疗敏感菌所致的呼吸道、泌尿道、皮肤和软组织、眼耳鼻喉部感染。

(二)注意事项

本品不良反应发生率约为 4.1％,主要有胃肠道反应、肝功能异常、变态反应,少数患者使用本药后偶有呕吐、头痛、头晕、便秘等症状。其他见红霉素。

(三)用法与用量

口服。成人每次 150 mg,每天 2 次,餐前服;儿童每次 2.5～5 mg/kg,每天 2 次。

(四)制剂与规格

片剂:50 mg;150 mg。密闭,干燥,室温下保存。

六、阿奇霉素

(一)作用与用途

本品游离碱供口服,乳糖酸盐供注射。抗菌谱与红霉素相似,作用较强,对流感嗜血杆菌、淋病奈瑟菌的作用比红霉素强 4 倍,对军团菌强 2 倍,对金黄色葡萄球菌感染的作用也较红霉素强。口服单次给药 500 mg,2~3 小时达血药峰浓度,为 0.40~0.45 mg/L。生物利用度为 37%,血中半衰期约为 2 天。在各种组织内浓度可达同期血浓度的 10~100 倍,给药量的 50% 以上以原形经胆管排出,给药后 72 小时内约 4.5% 以原形经尿排出。临床用于敏感菌所引起的支气管炎、肺炎、中耳炎、鼻窦炎、咽炎、扁桃体炎、皮肤和软组织感染及沙眼衣原体所致单纯性生殖器感染等。

(二)注意事项

不良反应主要有胃肠道症状,偶见假膜性肠炎、变态反应、中枢神经系统反应等。本品与地高辛合用,可使地高辛血药浓度水平升高;与三唑仑合用使三唑仑的药效增强;与细胞色素 P450 系统代谢药合用,可提高血清中卡马西平、特非那定、环孢素、苯妥英钠的血药浓度水平。

(三)用法与用量

1.成人

(1)静脉滴注:每次 0.5 g,每天 1 次,连续用药 2~3 天。

(2)口服:沙眼衣原体或敏感淋球菌所致性传播疾病,每天 1 次,每次 1 g。

(3)其他感染的治疗:每次 0.5 g,每天 1 次,连服 3 天,饭前服。

2.儿童

口服给药,按体重计算,每次 10 mg/kg,每天 1 次,连用 3 天。

(四)制剂与规格

注射用粉针剂:0.125 g(12.5×10⁴ U);0.25 g,0.5 g。干混悬剂:0.1 g(10×10⁴ U)。片剂:250 mg(25×10⁴ U)。胶囊:250 mg(25×10⁴ U)。密闭,阴凉干燥处保存。

七、克拉霉素

(一)作用与用途

克拉霉素的抗菌谱与红霉素近似,对流感嗜血杆菌有较强的作用。本品在胃酸中稳定,单剂口服 400 mg 后 2.7 小时达血药峰浓度 2.2 mg/L;在肺脏中浓度为血清浓度的 5 倍。本品血清蛋白结合率为 65%~75%。主要由肝脏代谢,以原形及代谢物形式 36% 经尿液排泄,56% 从粪便排除。单剂给药后血中半衰期为 4.4 小时。临床用于治疗敏感病原体引起的呼吸道感染,鼻窦炎,皮肤、软组织感染。用于根除幽门螺杆菌、淋病、沙眼等。

(二)注意事项

心脏病患者、水和电解质紊乱者禁用。忌与特非那定合用。其他见红霉素及大环内酯类药。

(三)用法与用量

口服。

1.成人

每次 250 mg;重症,每次 500 mg;均为 12 小时 1 次,疗程 7~14 天。根除幽门螺杆菌,建议起始剂量为 250~500 mg,每天 2 次,疗程为 7~10 天,且宜与奥美拉唑再加另一种抗生素联用。

2.儿童

6 个月以上小儿,按体重 7.5 mg/kg,每天 2 次。或按以下方法口服给药:体重 8~11 kg,62.5 mg,每天 2 次;12~19 kg,125 mg,每天 2 次;20~29 kg,187.5 mg,每天 2 次;30~40 kg,250 mg,每天 2 次。

（四）制剂与规格

克拉霉素片：250 mg。克拉霉素分散片：125 mg、250 mg。密闭，遮光，阴凉干燥处保存。

（马焕焕）

第三节　林可霉素类抗生素

　　林可霉素类也称林可酰胺类，有林可霉素和其半合成衍生物克林霉素两个品种，后者的体外抗菌活性较前者强 4～8 倍。两者的抗菌谱与红霉素相似而较窄，仅葡萄球菌属（包括耐青霉素株）、链球菌属、白喉杆菌、炭疽杆菌等革兰氏阳性菌对本类药物敏感，革兰氏阴性需氧菌如流感嗜血杆菌、奈瑟菌属及支原体属均对本类药物耐药，这有别于红霉素等大环内酯类药。林可霉素类，尤其是克林霉素对厌氧菌有良好抗菌活性，拟杆菌属包括脆弱拟杆菌、梭杆菌属、消化球菌、消化链球菌、产气荚膜杆菌等大多对本类药物高度敏感。细菌对林可霉素与克林霉素间有完全交叉耐药性，与红霉素间存在部分交叉耐药。

　　林可霉素类主要作用于细菌核糖体的 50S 亚基，抑制肽链延长，因而影响细菌蛋白质合成。红霉素、氯霉素与林可霉素类的作用部位相同，相互间竞争核糖体的结合靶位；由于前两者的亲和力比后者大，常可取而代之，因此合用时可出现拮抗现象。林可霉素类主要用于厌氧菌和革兰氏阳性球菌所致的各种感染，对金黄色葡萄球菌所致的急性和慢性骨髓炎也有明确指征。本类药物的不良反应主要为胃肠道反应，口服后腹泻较多见，一般轻微，也可表现为假膜性肠炎，系由艰难梭菌外毒素引起的严重腹泻。克林霉素口服后吸收完全（90%），故口服给药时宜选用本品。

一、林可霉素

（一）作用与用途

　　本品对常见的需氧革兰氏阳性菌有较高抗菌活性，对厌氧菌有良好的抗菌作用，与大环内酯类有部分交叉耐药。成人肌内注射 600 mg，30 分钟达血药峰浓度。吸收后广泛及迅速分布于各体液和组织中，包括骨组织。血清蛋白结合率为 77%～82%。血中半衰期为 4～6 小时，本品可经胆管、肾和肠道排泄，肌内注射后 1.8%～24.8% 药物经尿排出，静脉滴注后 4.9%～30.3% 经尿排出。本品适用于敏感葡萄球菌属、链球菌属、肺炎链球菌及厌氧菌所致的呼吸道感染、皮肤软组织感染、女性生殖道感染和盆腔感染及腹腔感染等，后两种病种可根据情况单用本品或与其他抗菌药联合应用。

（二）注意事项

　　不良反应有胃肠道反应，可引起假膜性肠炎、血液系统反应等。本品可增强吸入性麻醉药、神经-肌肉阻滞剂的神经肌肉阻滞现象，导致骨骼肌软弱和呼吸抑制或麻痹，与氯霉素、红霉素具拮抗作用，不可合用。

（三）用法与用量

1.肌内注射

成人每天 0.6～1.2 g；小儿每天按体重 10～20 mg/kg，分次注射。

2.静脉滴注

成人每次 0.6 g,每 8 小时或 12 小时 1 次;小每天按体重 10~20 mg/kg。

(四)制剂与规格

注射液:2 mL:0.6 g。密闭保存。

二、克林霉素

(一)作用与用途

本品为林可霉素的衍生物,抗菌谱与林可霉素相同,抗菌活性较林可霉素强 4~8 倍。对革兰氏阳性菌如葡萄球菌属、链球菌属、白喉杆菌、炭疽杆菌等有较高抗菌活性。对革兰氏阴性厌氧菌也有良好抗菌活性,拟杆菌属包括脆弱拟杆菌、梭杆菌属、消化球菌、消化链球菌、产气荚膜杆菌等大多对本品高度敏感。本品肌内注射后血药浓度达峰时间,成人约为 3 小时,儿童约为 1 小时。静脉注射本品300 mg,10 分钟血药浓度为 7 mg/L。血清蛋白结合率为 92%~94%。在骨组织、胆汁及尿中可达高浓度。约 10% 给药量以活性成分由尿排出,血中半衰期约为 3 小时。空腹口服的生物利用度为 90%。口服克林霉素 150 mg、300 mg后的血药峰浓度分别约为2.5 mg/L、4 mg/L,达峰时间为0.75~2 小时。临床用于链球菌属、葡萄球菌属及厌氧菌所致的中至重度感染,如吸入性肺炎、脓胸、肺脓肿、骨髓炎、腹腔感染、盆腔感染及败血症等。

(二)注意事项

不良反应有胃肠道反应,可引起假膜性肠炎、血液系统反应等。本品可增强吸入性麻醉药、神经-肌肉阻滞剂的神经-肌肉阻滞现象,导致骨骼肌软弱和呼吸抑制或麻痹;与氯霉素、红霉素具拮抗作用,不可合用。

(三)用法与用量

肌内注射或静脉滴注。

(1)成人:每天 0.6~1.2 g,分 2~4 次应用;严重感染,每天 1.2~2.4 g,分 2~4 次静脉滴注。

(2)儿童:4 周及 4 周以上小儿按体重每天 15~25 mg/kg,分 3~4 次应用;严重感染,每天 25~40 mg/kg,分 3~4 次应用。

(3)禁止直接静脉推注,可致小儿呼吸停止。

(四)制剂与规格

盐酸克林霉素注射液:2 mL:0.3 g;克林霉素葡萄糖注射液:100 mL:0.6 g;盐酸克林霉素胶囊:0.15 g。密闭,阴凉处保存。

三、盐酸克林霉素棕榈酸酯

(一)作用与用途

本品系克林霉素的衍生物,在体内经酯酶水解形成克林霉素而发挥抗菌活性。本品口服后药物自胃肠道迅速吸收水解为克林霉素,吸收率约为 90%,血清蛋白结合率 90% 以上,血中半衰期儿童约为 2 小时,成人约为 2.5 小时,肝肾功能损害时血中半衰期可延长,尿中 24 小时排泄率达 10%。其他见克林霉素。

(二)注意事项

见克林霉素。

（三）用法与用量

口服。儿童每天按体重 8～25 mg/kg，分 3～4 次服用；成人每次 150～300 mg（重症感染可用450 mg），每天 4 次。

（四）制剂与规格

盐酸克林霉素棕榈酸酯颗粒剂：1 g：37.5 mg。密闭，阴凉干燥处保存。

（马焕焕）

第四节　喹诺酮类抗生素

喹诺酮类属化学合成抗菌药物。自 1962 年合成第 1 个喹诺酮类药物萘啶酸，20 世纪 70 年代合成吡哌酸以来，该类药物发展迅速，尤其是近年来新一代喹诺酮类——氟喹诺酮类的众多品种面世，在感染性疾病的治疗中发挥了重要作用。氟喹诺酮类具有下列共同之处：①抗菌谱广，尤其对需氧革兰氏阴性杆菌具强大抗菌作用，由于其结构不同于其他抗生素，因此对某些多重耐药菌仍具良好抗菌作用。②药物在组织、体液中浓度高，体内分布广泛。③消除半衰期长，多数品种有口服及注射用两种制剂，因而减少了给药次数，使用方便。由于上述特点，氟喹诺酮类药物在国内外均不断有新品种用于临床。

在国内已广为应用者有诺氟沙星、氧氟沙星、环丙沙星等，近期一些氟喹诺酮类新品种相继问世，如左氧氟沙星、加替沙星、莫西沙星等，上述新品种与沿用品种相比，明显增强了对社区获得性呼吸道感染主要病菌肺炎链球菌、溶血性链球菌等需氧革兰氏阳性菌的抗菌作用，对肺炎支原体、肺炎衣原体和军团菌的抗微生物活性亦增高，因此这些新品种有指征用于社区获得性肺炎、急性鼻窦炎、急性中耳炎，故又被称为"呼吸喹诺酮类"。然而近5～6年来，国内临床分离菌对该类药物的耐药性明显增高，尤以大肠埃希菌为著，耐甲氧西林葡萄球菌及铜绿假单胞菌等的耐药率亦呈上升趋势，直接影响了该类药物的疗效。耐药性的增长与近几年来国内大量无指征滥用该类药物密切有关，因此，有指征地合理应用氟喹诺酮类药物是控制细菌耐药性增长、延长该类药物使用寿命的关键。在喹诺酮类药物广泛应用的同时，该类药物临床应用的安全性日益受到人们的关注，除已知该类药物在少数病例中可致严重中枢神经系统反应、光毒性、肝毒性、溶血性尿毒症等外，某些氟喹诺酮类药致 QT 间期延长引发严重室性心律失常；对血糖的影响，尤其在与糖尿病治疗药同用时发生的低血糖和高血糖等，虽均属偶发不良事件，但亦需引起高度警惕。在应用该类药物时，进行严密观察及监测，以保障患者的安全。

一、诺氟沙星

（一）作用与用途

本品对枸橼酸杆菌属、阴沟肠埃希菌、产气肠埃希菌等肠埃希菌属、大肠埃希菌、克雷伯菌属、变形菌属、沙门菌属、志贺菌属等，有较强的抗菌活性。对青霉素耐药的淋病奈瑟菌、流感嗜血杆菌和卡他莫拉菌亦有良好抗菌作用。静脉滴注 0.4 g，经 0.5 小时后达血药峰浓度，约为 5 μg/mL。血清蛋白结合率为 10%～15%，血中半衰期为（0.245±0.93）小时，26%～32% 以原形和 10% 以代谢物形式自尿中排出，自胆汁和/或粪便中的排出量占 28%～30%。临床用于敏感菌所致的呼吸道感染、尿路感染、淋病、前列腺炎、肠道感染和伤寒及其他沙门菌感染。

（二）注意事项

不良反应有胃肠道反应，少数患者出现周围神经的刺激症状，变态反应，光敏反应，应避免过度暴露于阳光。本品在婴幼儿及 18 岁以下青少年的安全性尚未确定。但本品用于数种幼龄动物时，可致关节病变。因此不宜用于 18 岁以下的小儿及青少年。孕妇、哺乳期妇女禁用。本品与茶碱类药物、环孢素合用可引起相应药物代谢减少，需调整剂量。

（三）用法与用量

成人静脉滴注，一次 0.2～0.4 g，一日 2 次；口服，一次 0.1～0.2 g，一日 3～4 次；空腹口服吸收较好。

（四）制剂与规格

注射液：100 mL：0.2 g；胶囊：0.1 g。避光，干燥处保存。

二、环丙沙星

（一）作用与用途

抗菌谱与诺氟沙星相似，静脉滴注本品 0.2 g 和 0.4 g 后，其血药峰浓度分别为 2.1 $\mu g/mL$ 和 4.6 $\mu g/mL$。血清蛋白结合率为 20%～40%，静脉给药后 50%～70% 的药物以原形从尿中排出。口服本品 0.2 g 或 0.5 g 后，其血药峰浓度分别为 1.21 $\mu g/mL$ 和 2.5 $\mu g/mL$，达峰时间为 1～2 小时。血清蛋白结合率为 20%～40%。血中半衰期为 4 小时。口服给药后 24 小时以原形经肾脏排出给药量的 40%～50%。临床用于敏感菌引起的泌尿生殖系统感染、呼吸道感染、胃肠道感染、伤寒、骨和关节感染、皮肤软组织感染、败血症等全身感染。

（二）注意事项

含铝或镁的制酸药可减少本品口服的吸收，其他参见氧氟沙星。

（三）用法与用量

成人静脉滴注，一日 0.2 g，每 12 小时 1 次；口服，一次 250 mg，一日 2 次，重症者可加倍量；一日剂量不得超过 1.5 g。

（四）制剂与规格

注射液：100 mL：0.2 g，200 mL：0.4 g。片剂：0.25 g。遮光，密封保存。

三、氧氟沙星

（一）作用与用途

本品作用机制是通过抑制细菌 DNA 旋转酶的活性，阻止细菌 DNA 的合成和复制而导致细菌死亡。本品对多数肠埃希菌科细菌，如大肠埃希菌、克雷伯菌属、变形杆菌属、沙门菌属、志贺菌属和流感嗜血杆菌、嗜肺军团菌、淋病奈瑟菌等革兰氏阴性菌有较强的抗菌活性。对金黄色葡萄球菌、肺炎链球菌、化脓性链球菌等革兰氏阳性菌和肺炎支原体、肺炎衣原体也有抗菌作用。口服 100 mg 和 200 mg，血药达峰时间为 0.7 小时，血药峰浓度分别为 1.33 $\mu g/mL$ 和 2.64 $\mu g/mL$。尿中 48 小时可回收药物 70%～87%。血中半衰期为 4.7～7 小时。临床用于敏感菌引起的泌尿生殖系统感染、呼吸道感染、胃肠道感染、伤寒、骨和关节感染、皮肤软组织感染、败血症等全身感染。

(二)注意事项

不良反应有胃肠道反应,中枢神经系统反应可有头晕、头痛、嗜睡或失眠,变态反应,光敏反应较少见但应避免过度暴露于阳光下。本品在婴幼儿及 18 岁以下青少年的安全性尚未确定。但本品用于数种幼龄动物时,可致关节病变。因此不宜用于 18 岁以下的小儿及青少年。孕妇、哺乳期妇女禁用。本品与茶碱类药物、环孢素合用可引起相应药物代谢减少,需调整剂量。

(三)用法与用量

成人静脉缓慢滴注,一次 0.2～0.3 g,一日 2 次;口服,一次 0.2～0.3 g,一日 2 次。

(四)制剂与规格

注射液:100 mL：0.2 g。片剂:0.1 g、0.2 g。遮光,密封保存。

四、依诺沙星

(一)作用与用途

本品对葡萄球菌、链球菌、志贺杆菌、克雷伯杆菌、大肠埃希菌、沙雷杆菌、变形杆菌、铜绿假单胞菌及其他假单胞菌、流感杆菌、不动杆菌、淋病奈瑟菌、螺旋杆菌等有良好的抗菌作用。静脉给药 0.2 g 和0.4 g,血药达峰时间约为 1 小时,血药峰浓度约为 2 mg/L 和 3～5 mg/L。血中半衰期为 3～6 小时,血清蛋白结合率为 18%～57%。本品主要自肾排泄,48 小时内给药量的 52%～60% 以原形自尿中排出,胆汁排泄为 18%。临床用于由敏感菌引起的泌尿生殖系统感染、呼吸道感染、胃肠道感染、伤寒、骨和关节感染、皮肤软组织感染、败血症等全身感染。

(二)注意事项

参见诺氟沙星。

(三)用法与用量

静脉滴注。成人一次 0.2 g,一日 2 次;重症患者最大剂量一日不超过 0.6 g;疗程 7～10 天;滴注时注意避光。

(四)制剂与规格

注射液:100 mL：0.2 g。遮光,密闭保存。

五、洛美沙星

(一)作用与用途

本品对肠埃希菌科细菌如大肠埃希菌、志贺菌属、克雷伯菌属、变形杆菌属、肠埃希菌属等具有高度的抗菌活性;流感嗜血杆菌、淋病奈瑟菌等对本品亦呈现高度敏感;对不动杆菌、铜绿假单胞菌等假单胞菌属、葡萄球菌属和肺炎链球菌、溶血性链球菌等亦有一定的抗菌作用。本品静脉滴注后血药峰浓度为(9±2.72)mg/L。血中半衰期为 7～8 小时。本品主要通过肾脏排泄,给药后 48 小时约可自尿中以药物原形排出给药量的 60%～80%,胆汁排泄约 10%。空腹口服本品 200 mg后,(0.55±0.58)小时达血药浓度峰值,峰浓度为(2.29±0.58)mg/L。血中半衰期为 6～7 小时,主要通过肾脏以原形随尿排泄,在 48 小时内 70%～80% 随尿排出。临床用于敏感细菌引起的呼吸道感染,泌尿生殖系统感染,腹腔胆管、肠道、伤寒等感染,皮肤软组织感染等。

(二)注意事项

参见氧氟沙星。

(三)用法与用量

成人静脉滴注,一次 0.2 g,一日 2 次;尿路感染,一次 0.1 g,一日 2 次;疗程 7～14 天。口服,一日 0.3 g,一日 2 次;重者可增至一日 0.8 g,分 2 次服。单纯性尿路感染,一次 0.4 g,一日 1 次。

(四)制剂与规格

注射剂:250 mL∶0.2 g。片剂:0.2 g。遮光,密封,凉暗处保存。

六、甲磺酸培氟沙星

(一)作用与用途

本品对肠埃希菌属细菌如大肠埃希菌、克雷伯菌属、变形杆菌属、志贺菌属、伤寒沙门菌属等及流感杆菌、奈瑟菌属等具有强大抗菌活性,对金黄色葡萄球菌和铜绿假单胞菌亦具有一定抗菌作用。静脉滴注0.4 g后,血药浓度峰值为 5.8 mg/L,与血清蛋白结合率为 20％～30％,血中半衰期较长,为 10～13 小时,本品及其代谢物主要经肾脏排泄,约占给药剂量的 58.9％。临床用于敏感菌所致的各种感染:尿路感染,呼吸道感染,耳鼻喉部感染,妇科、生殖系统感染,腹部和肝胆系统感染,骨和关节感染,皮肤感染,败血症和心内膜炎,脑膜炎。

(二)注意事项

不良反应主要有胃肠道反应、光敏反应、神经系统反应、皮疹等。偶见注射局部刺激症状。孕妇及哺乳期妇女及 18 岁以下患者禁用。避免同时服用茶碱、含镁或氢氧化铝抗酸剂。稀释液不能用氯化钠溶液或其他含氯离子的溶液。

(三)用法与用量

成人静脉滴注,常用量,一次 0.4 g,每 12 小时 1 次;口服,每天 0.4～0.8 g,分 2 次服。

(四)制剂与规格

注射液:5 mL∶0.4 g;胶囊:0.2 g。遮光,密封,阴凉处保存。

七、司帕沙星

(一)作用与用途

本品对金黄色葡萄球菌、表皮葡萄球菌、链球菌、粪肠球菌等有明显抗菌作用;对大肠埃希菌、克雷伯菌属、志贺菌属、变形杆菌属、肠埃希菌属、假单胞菌属、不动杆菌属等亦有很好的抗菌作用。本品还对支原体、衣原体、军团菌、厌氧菌包括脆弱类杆菌也有很好的抗菌作用。单次口服本品 100 mg 或 200 mg 时,达峰时间为 4 小时,血药峰浓度为 0.34 μg/mL 或 0.58 μg/mL。生物利用度为 90％。胆囊的浓度约为血浆药物浓度的 7 倍,血清蛋白结合率为 50％。本品血中半衰期 16 小时左右。肾脏清除率为 1.51％。健康人单次口服本品 200 mg,72 小时后给药量的 12％以原形、29％以复合物形式随尿排出体外。胆汁排泄率高,给药量的 51％左右以原形随粪便排出体外。临床用于敏感菌所致的呼吸道感染、肠道感染、胆管感染、泌尿生殖系统感染、皮肤感染、软组织感染等。

(二)注意事项

不良反应的发生率极低,主要有胃肠道反应、变态反应、神经系统反应、QT 间期延长等。对喹诺酮类药物过敏者、孕妇、哺乳期妇女及 18 岁以下者禁用。光过敏患者禁用或慎用。其他见喹诺酮类药物。

（三）用法与用量

成人口服给药，每次 100～300 mg，最多不超过 400 mg，每天 1 次；疗程为 4～7 天。

（四）制剂与规格

片剂：100 mg。避光，密闭，室温保存。

八、左氧氟沙星

（一）作用与用途

本品为氧氟沙星的左旋体，其体外抗菌活性约为氧氟沙星的 2 倍。本品对多数肠埃希菌科细菌，如大肠埃希菌、克雷伯菌属、变形杆菌属、沙门菌属、志贺菌属和流感嗜血杆菌、嗜肺军团菌、淋病奈瑟菌等革兰氏阴性菌有较强的抗菌活性。对金黄色葡萄球菌、肺炎链球菌、化脓性链球菌等革兰氏阳性菌和肺炎支原体、肺炎衣原体也有抗菌作用。单次静脉注射 0.3 g 后，血药峰浓度约为6.3 mg/L，血中半衰期约为 6 小时。血清蛋白结合率为 30%～40%。本品主要以原形药自肾排泄。口服 48 小时内尿中排出量为给药量的80%～90%。临床用于敏感菌引起的泌尿生殖系统感染、呼吸道感染、胃肠道感染、伤寒、骨和关节感染、皮肤和软组织感染、败血症等全身感染。

（二）注意事项

不良反应有胃肠道反应和变态反应，中枢神经系统反应可有头晕、头痛、嗜睡或失眠，光敏反应较少见，但应避免过度暴露于阳光下。本品在婴幼儿及 18 岁以下青少年的安全性尚未确定。但本品用于数种幼龄动物时，可致关节病变。因此不宜用于 18 岁以下的小儿及青少年。孕妇、哺乳期妇女禁用。本品与茶碱类药物、环孢素合用可引起相应药物代谢减少，需调整剂量。

（三）用法与用量

成人静脉滴注，一日 0.4 g，分 2 次滴注；重度感染患者一日剂量可增至 0.6 g，分 2 次。口服，每次100 mg，每天 2 次；严重感染最多每次 200 mg，每天 3 次。

（四）制剂与规格

注射剂：0.1 g、0.2 g、0.3 g。片剂：0.1 g。遮光，密闭，阴凉处保存。

九、莫西沙星

（一）作用与用途

莫西沙星对耐青霉素和红霉素肺炎链球菌、嗜血流感杆菌、卡他莫拉汉菌、肺炎支原体、肺炎衣原体及军团菌等有良好抗菌作用，一次用药后 1～3 小时药物的血清浓度达到高峰，服药200～400 mg 后血药峰浓度范围在 1.2～5.0 mg/L。单剂量 400 mg 静脉滴注 1 小时后，在滴注结束时血药浓度达峰值，约为4.1 mg/L，与口服相比平均约增加 26%。血中半衰期为 11.4～15.6 小时，口服绝对生物利用度达到82%～89%，静脉滴注略高。口服或静脉给药后约有 45% 的药物以原形自尿（约 20%）和粪便（约 25%）中排出。临床用于敏感菌所致的呼吸道感染，包括慢性支气管炎急性发作，轻、中度社区获得性肺炎和急性细菌性鼻窦炎。

（二）注意事项

禁用于儿童、处于发育阶段的青少年和孕妇。不良反应主要有胃肠道反应、变态反应、神经系统反应、QT 间期延长等。

（三）用法与用量

成人口服每天 1 次 400 mg，连用 5～10 天；静脉滴注，一次 400 mg，一日 1 次。

（四）制剂与规格

片剂：0.4 g。避光，密封，干燥条件下贮存。注射液：250 mL：400 mg 莫西沙星，2.25 g 氯化钠。避光，密封保存，不要冷藏或冷冻。

十、加替沙星

（一）作用与用途

加替沙星为新一代喹诺酮类抗生素。甲氧西林敏感金黄色葡萄球菌、青霉素敏感的肺炎链球菌，对大肠埃希菌、流感和副流感嗜血杆菌、肺炎克雷伯杆菌、卡他莫拉菌、淋病奈瑟菌、奇异变形杆菌及肺炎衣原体、嗜肺性军团杆菌、肺炎支原体对其敏感。本品静脉滴注约 1 小时达血药峰浓度。400 mg 每天 1 次静脉注射的平均稳态血药浓度峰值和谷值分别约为 4.6 mg/L 和 0.4 mg/L。加替沙星片口服与本品静脉注射生物等效，口服的绝对生物利用度约为 96%。加替沙星血清蛋白结合率约为 20%，与浓度无关。加替沙星广泛分布于组织和体液中，唾液中药物浓度与血浆浓度相近，而在胆汁、肺泡巨噬细胞、肺实质、肺表皮细胞层、支气管黏膜、窦黏膜、阴道、宫颈、前列腺液和精液等靶组织的药物浓度高于血浆浓度。加替沙星无酶诱导作用，在体内代谢极低，主要以原形经肾脏排出。本品静脉注射后 48 小时，药物原形在尿中的回收率达 70% 以上，加替沙星平均血中半衰期为 7～14 小时。本品口服或静脉注射后，粪便中的原药回收率约为 5%，提示加替沙星也可经胆管和肠道排出。临床用于治疗敏感菌株引起的中度以上的下列感染性疾病：慢性支气管炎急性发作、急性鼻窦炎、社区获得性肺炎、单纯性或复杂性泌尿道感染（膀胱炎）、肾盂肾炎、单纯性尿道和宫颈淋病等。

（二）注意事项

可见症状性高血糖和低血糖的报道，严禁将其他制剂加入含本品的瓶中静脉滴注，也不可将其他静脉制剂与本品经同一静脉输液通道使用。如果同一静脉输液通道用于输注不同的药物，在使用本品前后必须用与本品和其他药物相容的溶液冲洗通道。本品在配制供静脉滴注用 2 mg/mL 的静脉滴注液时，为保证滴注液与血浆渗透压等张，不宜采用普通注射用水。本品静脉滴注时间不少于 60 分钟，严禁快速静脉滴注或肌内、鞘内、腹腔内、皮下用药。其他见莫西沙星。

（三）用法与用量

成人口服 400 mg，每天 1 次；静脉滴注 200 mg，每天 2 次。

（四）制剂与规格

片剂：100 mg；200 mg；400 mg。密封，30 ℃以下干燥处保存。注射剂：5 mL：100 mg；10 mL：100 mg；100 mL：200 mg；200 mL：400 mg。遮光，密闭，阴凉处保存。

十一、氟罗沙星

（一）作用与用途

本品对大肠埃希菌、肺炎克雷伯杆菌、变形杆菌属、伤寒沙门菌、副伤寒杆菌、志贺菌属、阴沟肠埃希菌、铜绿假单胞菌、脑膜炎奈瑟菌、流感嗜血杆菌、摩拉卡他菌、嗜肺军团菌、淋奈瑟菌等均有较强的抗菌作用。对葡萄球菌属、溶血性链球菌等革兰氏阳性菌亦具有中等抗菌作用。静脉缓慢滴注 100 mg 或 400 mg 后，血清峰浓度分别为 2.9 mg/L 或 5.75 mg/L。血中半衰期为 (12 ± 3) h，血清蛋白结合率低，约为 23%。给药量的 60%～70% 以原形或代谢产物经肾脏排泄。口服 200 mg，最高血药峰浓度为 2.9 μg/mL；血中半衰期为 10～12 小时，血清蛋白结合率为 32%。本品主要从尿中排泄，口服 72 小时后，在尿中回收率为 83%，其中 90% 为原药形式。临床用于对本品敏感细菌引起的膀胱炎、肾盂肾炎、前列腺炎、附睾炎、淋病奈瑟菌性尿道炎等泌尿生殖系统感染；伤寒沙门菌感染、细菌性痢疾等消化系统感染；皮肤软组织感染、骨感染、腹腔感染及盆腔感染等。

（二）注意事项

孕妇、哺乳期妇女及 18 岁以下患者禁用。本品不良反应为胃肠道反应、中枢神经系统反应等。本品避免同时服用茶碱、含镁或氢氧化铝抗酸剂。稀释液不能用氯化钠溶液或其他含氯离子的溶液。

（三）用法与用量

成人避光缓慢静脉滴注，一次 0.2～0.4 g，一日 1 次；口服，一次 0.2～0.3 g，一日 1 次。

（四）制剂与规格

注射液：100 mL（氟罗沙星 0.2 g，葡萄糖 5 g）。遮光，密闭，阴凉处保存。

十二、妥舒沙星

（一）作用与用途

本品对革兰氏阳性菌、革兰氏阴性菌、大多数厌氧菌均有良好的抗菌作用。口服本品 150 mg、300 mg 的达峰时间为 1～2.5 小时，峰浓度分别为 0.37 μg/mL 和 0.81 μg/mL，本品在血浆中主要以原形存在，主要随尿排泄。临床用于敏感菌引起的呼吸道、肠道、泌尿系统及外科、妇产科、耳鼻喉科、皮肤科、眼科、口腔科感染。

（二）注意事项

见司帕沙星片。

（三）用法与用量

成人口服给药。每天 300 mg，分 2 次服；或每天 450 mg，分 3 次服；少数患者可达每天 600 mg，分 3 次服。

（四）制剂与规格

片剂：150 mg。密封，干燥，避光凉暗处保存。

十三、芦氟沙星

（一）作用与用途

本品对革兰氏阴性菌具良好抗菌作用，包括大肠埃希菌、伤寒沙门菌、志贺菌属、流感嗜血杆菌、淋病奈瑟菌等均具有较强的抗菌活性。对葡萄球菌属、溶血性链球菌等革兰氏阳性球菌也有一定的抗菌作用。对铜绿假单胞菌无效。单剂量口服 0.2 g 后，血药峰浓度约为 2.3 mg/L，达峰时间约为 3 小时。血中半衰期长，约为 35 小时。本品主要以原形自肾脏排泄，约为 50%，胆汁排泄占 1%。临床用于敏感菌引起的下呼吸道和泌尿生殖系统感染。

（二）注意事项

见司帕沙星片。

（三）用法与用量

口服。一次 0.2 g，一日 1 次，首剂量加倍为 0.4 g；疗程 5～10 天，对前列腺炎的疗程可达 4 周。

（四）制剂与规格

胶囊：0.2 g。遮光，密封，干燥处保存。

（马焕焕）

第五节　酰胺醇类抗生素

酰胺醇类抗生素目前临床应用的有氯霉素和甲砜霉素。

氯霉素具广谱抗菌作用，但其对革兰氏阴性杆菌如流感嗜血杆菌、沙门菌属等的作用较葡萄球菌等革兰氏阳性菌为强；氯霉素尚对厌氧菌，包括脆弱拟杆菌等亦有效；对衣原体属、支原体属和立克次体属亦具抗微生物作用。氯霉素对细胞内病原微生物有效，也易通过血-脑屏障进入脑脊液中。故氯霉素目前仍为下列感染的选用药物：①伤寒等沙门菌感染，目前耐氯霉素的伤寒沙门菌呈增多趋势，但对氯霉素敏感者，该药仍为适宜选用药物。②化脓性脑膜炎，流感嗜血杆菌脑膜炎或病原菌不明的化脓性脑膜炎。③脑脓肿，因病原菌常系需氧和厌氧菌的混合感染。④腹腔感染，常需与氨基糖苷类联合应用以控制需氧及厌氧菌的混合感染。

氯霉素有血液系统毒性，因此不宜用作轻症感染的选用药，更不应作为感染的预防用药。宜用于某些重症感染，低毒性药物治疗无效或属禁忌的患者。甲砜霉素亦可引起红细胞生成抑制及白细胞、血小板的减少，其抗菌作用较氯霉素为弱，故亦不宜作为常见感染的选用药。另外，具有较氯霉素明显增强的免疫抑制作用，但对其临床应用价值尚无定论。除血液系统毒性外，由于氯霉素的大剂量应用可致早产儿或新生儿发生外周循环衰竭（灰婴综合征），故在妊娠后期、孕妇及新生儿中应避免使用氯霉素，有指征应用者必须进行血药浓度监测，给药个体化。

一、氯霉素

（一）作用与用途

本品抗菌谱包括流感杆菌、肺炎链球菌和脑膜炎奈瑟菌、某些厌氧菌、立克次体属、螺旋体和衣原体属。对金黄色葡萄球菌、链球菌、大肠埃希菌、肺炎克雷伯菌、奇异变形杆菌、伤寒沙门菌、副伤寒沙门菌、志贺菌属等具有抑菌作用。本品静脉给药后可透过血-脑屏障进入脑脊液中。脑膜无炎症时，脑脊液药物浓度为血药浓度的 21%～50%；脑膜有炎症时，可达血药浓度的 45%～89%。新生儿及婴儿患者可达 50%～99%，也可透过胎盘屏障进入胎儿循环。血清蛋白结合率为 50%～60%。成人血中半衰期为 1.5～3.5 小时，在 24 小时内 5%～10% 以原形由肾小球滤过排泄，80% 以无活性的代谢产物由肾小管分泌排泄。本品为敏感菌株所致伤寒、副伤寒的选用药物，与氨苄西林合用治疗流感嗜血杆菌脑膜炎或对青霉素过敏患者的肺炎链球菌、脑膜炎奈瑟菌脑膜炎，敏感的革兰氏阴性杆菌脑膜炎等。

（二）注意事项

对造血系统的毒性反应是氯霉素最严重的不良反应，表现为白细胞和血小板减少、不可逆再生障碍性贫血。早产儿或新生儿应用大剂量氯霉素易发生灰婴综合征。还可引起周围神经炎和视神经炎、变态反应、二重感染及消化道反应。妊娠末期或分娩期、哺乳期妇女及新生儿不宜应用本品。由于氯霉素可抑制肝细胞微粒体酶的活性替代合用药物的血清蛋白结合部位,与抗癫痫药、降血糖药合用时可增加后者的药理作用。本品与林可霉素类或大环内酯类抗生素合用可发生拮抗作用,因此不宜联合应用。

(三)用法与用量

口服或静脉滴注,本品不宜肌内注射。

1.成人

静脉滴注,一日 2～3 g,分 2 次给予;口服,一日 1.5～3 g,分 3～4 次给予。

2.儿童

静脉滴注,按体重一日 25～50 mg/kg,分 3～4 次给予;新生儿必须用时一日不超过25 mg/kg,分4 次给予。

(四)制剂与规格

注射液:2 mL∶0.25 g;片剂:0.25 g。密闭,避光贮存。

二、甲砜霉素

(一)作用与用途

本品是氯霉素的同类物,抗菌谱和抗菌作用与氯霉素相仿,具广谱抗微生物作用,但有较强的免疫抑制作用,且较氯霉素强约 6 倍。本品口服后吸收迅速而完全,正常人口服 400 mg 后2 小时血药浓度达峰值,为 4 mg/L。经吸收后在体内广泛分布,以肾、脾、肝、肺等中的含量较多,比同剂量的氯霉素高 3～4 倍。血中半衰期约 1.5 小时,肾功能正常者 24 小时内自尿中排出给药量的 70%～90%,部分自胆汁中排泄,胆汁中浓度可为血药浓度的几十倍。甲砜霉素在体内不代谢,故肝功能异常时血药浓度不受影响。临床用于敏感菌如流感嗜血杆菌、大肠埃希菌、沙门菌属等所致的呼吸道、尿路、肠道等感染。

(二)注意事项

本品可致 10%患者发生消化道反应,亦可引起造血系统的毒性反应,主要表现为可逆性红细胞生成抑制,白细胞、血小板减低;发生再生障碍性贫血者罕见。早产儿及新生儿中尚未发现有"灰婴综合征"者。其他见氯霉素。

(三)用法与用量

口服。成人一日 1.5～3 g,分 3～4 次;儿童按体重一日 25～50 mg/kg,分 4 次服。

(四)制剂与规格

胶囊:0.25 g。密闭,避光保存。

(马焕焕)

第六节　四环素类抗生素

四环素类抗生素包括四环素、土霉素、金霉素及四环素的多种衍生物——半合成四环素。后者有多西环素(强力霉素)、米诺环素等。目前,四环素类耐药现象严重,大多常见革兰氏阳性和阴性菌对此类药物呈现耐药。四环素、土霉素等盐类的口服制剂吸收不完全,四环素和土霉素碱吸收尤差。四环素类尚可有毒性反应的发生,如对胎儿、新生儿、婴幼儿牙齿、骨骼发育的影响,对肝脏有损害及加重氮质血症等。由于上述原因,目前四环素类的主要适应证为立克次体病、布氏杆菌病(与其他药物联合)、支原体感染、衣原体感染、霍乱、回归热等,半合成四环素类也可用于某些敏感菌所致轻症感染,由于此类药物的毒性反应,8 岁以下小儿、孕妇均须避免应用。

一、四环素

(一)作用与用途

本品为广谱抑菌剂,高浓度时具杀菌作用。口服可吸收但不完全,30%～40%的给药量可从胃肠道吸收。口服吸收受食物和金属离子的影响。单剂口服本品 250 mg 后,血药峰浓度为 2～4 mg/L。本品能沉积于骨、骨髓、牙齿及牙釉质中。血清蛋白结合率为 55%～70%,血中半衰期为 6～11 小时。临床用于立克次体、支原体、衣原体、放线菌及回归热螺旋体等非细菌性感染和布氏杆菌病。由于目前常见致病菌对四环素类耐药现象严重,仅在病原菌对本品呈现敏感时,方有指征选用该类药物。

(二)注意事项

不良反应有胃肠道症状、肝毒性、变态反应,以及血液系统、中枢神经系统二重感染等。在牙齿发育期间(怀孕中后期、婴儿和 8 岁以下儿童)应用本品时,四环素可在任何骨组织中形成稳定的钙化合物,导致恒齿黄染、牙釉质发育不良和骨生长抑制,故 8 岁以下小儿不宜用本品。本品忌与制酸药,含钙、镁、铁等金属离子的药物合用。

(三)用法与用量

口服。

1.成人

常用量,一次 0.25～0.5 g,每 6 小时 1 次。

2.儿童

8 岁以上小儿常用量,每次 25～50 mg/kg,每 6 小时 1 次;疗程一般为 7～14 天,支原体肺炎、布鲁菌病需3 周左右。本品宜空腹口服。

(四)制剂与规格

片剂:0.25 g。遮光,密封,干燥处保存。

二、土霉素

(一)作用与用途

抗菌谱及应用与四环素相同。但对肠道感染,包括阿米巴痢疾,疗效略强于四环素。本品口服后的生物利用度仅30%左右。单剂口服本品 2 小时到达血药峰浓度,为 2.5 mg/L。本品血清蛋白结合率约为 20%。肾功能正常者血中半衰期为 9.6 小时。本品主要自肾小球滤过排出,给药后 96 小时内排出给药量的 70%。

(二)注意事项

见四环素。

(三)用法与用量

口服。成人一日 1.5～2 g,分 3～4 次;8 岁以上小儿一日 30～40 mg/kg,分 3～4 次;8 岁以

下小儿禁用本品。本品宜空腹口服。

（四）制剂与规格

片剂：0.25 g。遮光，密封，干燥处保存。

三、多西环素

（一）作用与用途

抗菌谱及应用与四环素相同。多西环素口服吸收良好，在胸导管淋巴液、腹水、肠组织、眼和前列腺组织中的浓度均较高，为血浓度的 60%～75%，胆汁中的浓度可达血药浓度的 10～20 倍。单剂量口服200 mg，2 小时后达峰值，血药峰浓度约为 3 μg/mL，血清蛋白结合率为80%～95%，主要在肝脏内代谢灭活，通过肾小球滤过随尿液排泄，血中半衰期为 16～18 小时。适应证见四环素，也可应用于敏感菌所致的呼吸道、胆管、尿路和皮肤及软组织感染。由于多西环素无明显肾脏毒性，临床用于有应用四环素适应证而合并肾功能不全的感染患者。此外，还可短期服用作为旅行者腹泻的预防用药。

（二）注意事项

口服多西环素可引起恶心、呕吐、上腹不适、腹胀、腹泻等胃肠道症状。其他见四环素。

（三）用法与用量

宜空腹口服。

1.成人

一般感染，首次 0.2 g，以后每次 0.1 g，每天 1～2 次；疗程为 3～7 天。

2.儿童

一般感染，8 岁以上儿童首剂按体重 4 mg/kg；以后，每次 2～4 mg/kg，每天 1～2 次；疗程为3～7 天。

（四）制剂与规格

片剂：0.1 g。遮光，密封保存。

四、米诺环素

（一）作用与用途

米诺环素抗菌谱与四环素相似。具有高效与长效性，米诺环素口服吸收迅速，药物在胆及尿中浓度比血药浓度高 10～30 倍，本品血清蛋白结合率为 76%～83%，血中半衰期约为 16 小时。临床用于治疗支原体肺炎、淋巴肉芽肿、下疳、鼠疫、霍乱；当患者不耐青霉素时，米诺环素可用于治疗淋病奈瑟菌、梅毒和雅司螺旋体、李斯特菌、梭状芽孢杆菌、炭疽杆菌、放线菌、梭杆菌所致感染；阿米巴病的辅助治疗等。

（二）注意事项

大剂量用药可引起前庭功能失调，但停药后可恢复。用药后应避免立即日晒，以免引起光感性皮炎。其他见四环素。

（三）用法与用量

口服。

1.成人

一般首次剂量 200 mg，以后每 12 小时 100 mg；或在首次用量后，每 6 小时服用50 mg。

2.儿童

8岁以上儿童首剂按体重 4 mg/kg,以后每次 2 mg/kg,每天 2 次。通常治疗的时间至少持续到发热症状消失 24~48 小时后为止。

(四)制剂与规格

胶囊:50 mg,100 mg。遮光,密闭,干燥处保存。

五、替加环素

(一)作用与用途

本品是静脉给药的甘氨酰环素类抗生素。其结构与四环素类药物相似。都是通过与细菌 30S 核糖体结合,阻止转移 RNA 的进入,使得氨基酸无法结合成肽链,最终起到阻断细菌蛋白质合成,限制细菌生长的作用。但替加环素与核糖体的结合能力是其他四环素类药物的 5 倍。替加环素的抗菌谱包括革兰氏阳性菌、革兰氏阴性菌和厌氧菌。体外试验和临床试验显示,替加环素对部分需氧革兰氏阴性菌(如弗氏枸橼酸杆菌、阴沟肠埃希菌、大肠埃希菌、产酸克雷伯菌和肺炎克雷伯菌、鲍曼不动杆菌、嗜水气单胞菌、克氏枸橼酸杆菌、产气肠埃希菌、黏质沙雷菌和嗜麦芽寡养单胞菌等)敏感。铜绿假单胞菌对替加环素耐药。替加环素静脉给药的峰浓度为 0.63~1.45 μg/mL,蛋白结合率为 71%~89%。本品给药后有 22% 以原形经尿排泄,其平均血中半衰期范围为 27(单剂量 100 mg)~42 小时(多剂量)。临床用于成人复杂皮肤及软组织感染和成人复杂的腹内感染,包括复杂阑尾炎、烧伤感染、腹内脓肿、深部软组织感染及溃疡感染。

(二)注意事项

常见不良反应为恶心和呕吐,其发生时间通常在治疗头 1~2 天,程度多为轻中度。复杂皮肤和皮肤结构感染患者应用替加环素治疗时,其恶心和呕吐的发生率分别为 35% 和 20%,替加环素不会抑制细胞色素 P450 酶系介导的代谢。孕妇若应用替加环素可能会对胎儿造成损害。在牙齿发育过程中(包括妊娠后期、婴儿期和 8 岁以前幼儿期)应用替加环素可使婴幼儿牙齿变色(黄色或灰棕色)。

(三)用法与用量

替加环素的推荐初始剂量为 100 mg,维持剂量为 50 mg,每 12 小时经静脉滴注 1 次;每次滴注时间为30~60 分钟。替加环素治疗复杂皮肤和皮肤结构感染或者复杂腹内感染的推荐疗程均为 5~14 天。轻中度肝功能损害患者、肾功能损害患者或者血液透析患者均无须调整给药剂量;重度肝功能损害患者的推荐初始剂量仍为 100 mg,维持剂量降低至 25 mg,每 12 小时 1 次。

(四)制剂与规格

替加环素为橙色冻干粉针,规格为 50 mg。

(马焕焕)

第七节 抗真菌药

本节主要介绍治疗系统性真菌感染的药物,有多烯类(两性霉素 B 及其衍生物)、三唑类(如氟康唑、伊曲康唑和伏立康唑等)、嘧啶类(如氟胞嘧啶)及棘白菌素类(如卡泊芬净、米卡芬净)等。

多烯类:是临床上应用最早的抗真菌药物,主要是两性霉素 B 及类似物。其机制为通过与敏感真菌细胞膜上的固醇相结合,损伤细胞膜的通透性,导致细胞内重要物质,如钾离子、核苷酸和氨基酸等外漏,破坏细胞的正常代谢从而抑制其生长。该类药物的优点为抗真菌谱广、抗菌活性强,缺点为不良反应大,包括肾毒性、肝毒性及输液相关毒性等。剂型改造后脂质体包埋的两性霉素 B 通过肝脏摄取,缓慢释放入血液,避免了直接造成器官损害。目前,临床上应用的两性霉素 B 脂质复合体(ABLC,abelcet)、两性霉素 B 胆固醇复合体(ABCD、amphotec 和 amphocil)和两性霉素 B 脂质体。因分子大小、包埋颗粒等的不同,药物的药代动力学与生物活性有所不同。其中两性霉素 B 脂质体的直径小,药代动力学参数好,肝肾毒性小。

吡咯类:包括咪唑类和三唑类。本类药物作用机制为影响麦角甾醇合成,使真菌细胞膜合成受阻,影响真菌细胞膜的稳定性,导致真菌细胞破裂而死亡。其抗菌谱和抗菌活性差异较大,部分有抗曲霉菌活性。咪唑类包括酮康唑、克霉唑、咪康唑和益康唑等,因毒性较大,目前多为浅表真菌感染或皮肤黏膜念珠菌感染的局部用药。三唑类包括氟康唑、伊曲康唑和伏立康唑,均可用于治疗深部真菌感染。该类药物对肝肾功能有一定影响,部分患者可能会有视觉改变,表现为视敏度、视力范围或色觉异常。另外,该类药物通过肝脏 P450 酶系统代谢,可能影响其他药物(如抗排异药物)的代谢,用于移植患者时应注意监测抗排异药物的血药浓度。另一方面,其血药浓度也容易受到其他药物的影响。

氟胞嘧啶(5-FC):是目前临床比较常用的作用于核酸合成的抗真菌药物,其作用机制涉及干扰嘧啶的代谢、RNA 和 DNA 的合成及蛋白质的合成等。临床上很少单独使用 5-FC,多与氟康唑和两性霉素 B 等合并使用。真菌对 5-FC 的天然耐药多是由于胞嘧啶脱氨酶或鸟苷磷酸核糖基转移酶的缺失引起。对 5-FC 耐药株曲霉菌属最常见,其次为新型隐球菌和念珠菌。

棘白菌素类:是较新的一类抗真菌药,是 1,3-β-D-葡聚糖合成酶的非竞争性抑制剂。通过抑制1,3-β-D-葡聚糖的合成,从而破坏真菌细胞壁的完整性,导致真菌细胞壁的通透性改变、渗透压消失,最终使真菌细胞溶解。这种独特的干扰真菌细胞壁合成的作用机制,决定了该类药物对很多耐唑类药物的真菌具有良好的抗菌活性,对高等生物无影响,而且具有低毒高效的临床效果。另外,该类药物与唑类无交叉耐药,并同其他抗真菌药有协同作用和增效作用。

对抗真菌药物进行比较,就抗菌谱而言,两性霉素 B 及其脂质体的抗菌谱最广。氟康唑对近平滑念珠菌、光滑念珠菌及克柔念珠菌疗效差,对曲霉和接合菌无抗菌活性。伊曲康唑和伏立康唑对念珠菌的抗菌活性优于氟康唑,对氟康唑耐药的念珠菌也有较强的抗菌活性,二者均有抗曲霉活性,但对接合菌感染均无效。而卡泊芬净对隐球菌、镰刀霉菌等疗效较差外,对其他临床常见真菌均有较好的抗菌作用。就安全性而言,卡泊芬净、伏立康唑和伊曲康唑与两性霉素 B 比较,毒性降低,尤以卡泊芬净最为明显。从药物之间的相互作用看,两性霉素 B 和卡泊芬净的代谢与细胞色素 P450 酶无关,对其他药物的代谢影响不大。而唑类药物则相反,对其他药物的代谢有影响。就耐药性来说,多烯类药物和棘白菌素 B 衍生物产生耐药菌较少见,而真菌对唑类药物的耐药,特别是对氟康唑的耐药,最常出现于 HIV 患者口腔黏膜白色念珠菌感染长时间使用氟康唑的治疗后。近年来,由于氟康唑的选择性压力,其他种类的念珠菌如光滑念珠菌和克柔念珠菌及新型隐球菌也出现耐药菌株。

一、两性霉素 B

两性霉素 B 由链霉菌 Streptomyces nodosus 的培养液中提炼制得，国内由 Streptomyces lushanensis sp.产生，是一种多烯类抗真菌抗生素。

其他名称：二性霉素和 FUNGIZONE。

ATC 编码：J02AA01。

（一）性状

本品为黄色或橙黄色粉末，无臭或几乎无臭，无味；有引湿性，在日光下易破坏失效。在二甲亚砜中溶解，在二甲基甲酰胺中微溶，在甲醇中极微溶解，在水、无水乙醇、氯仿或乙醚中不溶。其注射剂添加有一定量的脱氧胆酸钠（起增溶作用），可溶于水形成胶体溶液，但遇无机盐溶液则析出沉淀。

（二）药理学

本品为抗深部真菌感染药。本品与真菌细胞膜上的甾醇结合，损伤膜的通透性，导致真菌细胞内钾离子、核苷酸、氨基酸等外漏，破坏正常代谢而起抑菌作用。

（三）适应证

用于隐球菌、球孢子菌、荚膜组织胞浆菌、芽生菌、孢子丝菌、念珠菌、毛霉和曲菌等引起的内脏或全身感染。

（四）用法和用量

临用前，加灭菌注射用水适量使溶解（不可用氯化钠注射液溶解与稀释），再加入 5% 葡萄糖注射液（pH＞4.2）中，浓度每 1 mL 不超过 1 mg。

（1）注射用两性霉素 B 静脉滴注：开始用小剂量 1～2 mg，逐日递增到每天 1 mg/kg。每天给药 1 次，滴注速度通常为 1～1.5 mL/min。疗程总量：白色念珠菌感染约 1 g，隐球菌脑膜炎约 3 g。

（2）两性霉素 B 脂质复合体（AmLC）：成人及小儿推荐剂量为每天 5 mg/kg，静脉滴注液浓度为 1 mg/mL。小儿和心血管疾病患者可为 2 mg/mL，每天 1 次，滴注速度小时 2.5 mg/kg，时间超过 2 小时应再次摇匀。

（3）两性霉素 B 脂质体（AMBL）：系统真菌感染每天 3～5 mg/kg；HIV 感染的脑隐球菌脑膜炎，每天 6 mg/kg；中性粒细胞减少症发热时的经验治疗，每天 3 mg/kg；内脏利什曼原虫病的治疗，免疫功能正常者，第 1～5 天，每天 3 mg/kg，于第 14 天和第 21 天各再加 1 剂。免疫功能不正常者第 1～5 天，每天 4 mg/kg，第 10、17、21、31 和 38 天各再给 1 剂。均为静脉滴注，每天静脉滴注 1 次，每次滴注时间约 2 小时，耐受良好者可缩短为 1 小时，药液需通过输液管内滤膜后方可给予。

（4）两性霉素 B 胆固醇复合体（ABCD）：成人和儿童均为每天 3～4 mg/kg，每天 1 次静脉滴注。先用灭菌注射用水溶解，再加 5% 葡萄糖液稀释至 0.6 mg/mL，以每小时 1 mg/kg 速度滴注。首次，给药前先以本品小剂量 5 mg/10 mL 静脉滴注 30 分钟以上，滴完后观察 30 分钟，如患者适应则可正式给药滴注 2 小时，如表现不耐受，则应延长给药时间，每次 2 小时以上。

（5）鞘内注射：对隐球菌脑膜炎，除静脉滴注外尚需鞘内给药。每次从 0.05～0.10 mg 开始，逐渐递增至 0.5～1.0 mg（浓度为 0.10～0.25 mg/mL）。溶于注射用水 0.5～1.0 mL 中，按鞘内注射法常规操作，共约 30 次，必要时可酌加地塞米松注射液，以减轻反应。

（6）雾化吸入：适用于肺及支气管感染病例。每天量 5～10 mg，溶于注射用水 100～200 mL 中，分4次用。

（7）局部病灶注射：浓度 1～3 mg/mL，3～7 天用 1 次，必要时可加普鲁卡因注射液少量；对真菌性脓胸和关节炎，可局部抽脓后注入药 5～10 mg，每周 1～3 次。

（8）局部外用：浓度 2.5～5.0 mg/mL。

（9）腔道用药：栓剂 25 mg。

（10）眼部用药：眼药水 0.25％；眼药膏 1％。

（11）口服：对肠道真菌感染，每天 0.5～2.0 g，分 2～4 次服。

（五）不良反应

毒性较大，可有发热、寒战、头痛、食欲缺乏、恶心和呕吐等反应，静脉用药可引起血栓性静脉炎，鞘内注射可引起背部及下肢疼痛。对肾脏有损害作用，可致蛋白尿、管型尿，定期检查发现尿素氮＞20 mg 或肌酐＞3 mg 时，应采取措施，停药或降低剂量。尚有白细胞数下降、贫血和血压下降或升高、肝损害、复视、周围神经炎及皮疹等反应。使用期间可出现心率加快，甚至心室颤动，多与注入药液浓度过高、速度过快和用量过大，以及患者低血钾有关。

（六）禁忌证

对本药过敏者、严重肝病患者禁用。

（七）注意

（1）肝、肾功能不全者慎用。

（2）用药期间应监测肝功能、肾功能、血常规及血钾。

（3）出现低钾血症，应高度重视，及时补钾。

（4）使用期间，应用抗组胺药可减轻某些反应。皮质激素也有减轻反应的作用，但只限在反应较严重时，勿作常规使用。

（5）静脉滴注如漏出血管外，可引起局部炎症，可用 5％葡萄糖注射液抽吸冲洗，也可加少量肝素注射液于冲洗液中。

（八）药物相互作用

（1）与氟胞嘧啶合用，两药药效增强，但氟胞嘧啶的毒性增强。

（2）与肾上腺皮质激素合用时，可能加重两性霉素 B 诱发的低钾血症。

（3）与其他肾毒性药物合用，如氨基糖苷类、抗肿瘤药、万古霉素等，可加重肾毒性。

（九）制剂

注射用两性霉素 B（脱氧胆酸钠复合物）：每支 5 mg、25 mg、50 mg。

（十）贮法

15 ℃以下，严格避光。配成的药液也必须注意避光。

二、伊曲康唑

其他名称：依他康唑、斯皮仁诺和美扶。

ATC 编码：J02AA01。

（一）药理学

本品是具有三唑环的合成唑类抗真菌药。对深部真菌与浅表真菌都有抗菌作用。三唑环的结构使本品对人细胞色素 P450 的亲和力降低，而对真菌细胞色素 P450 仍保持强亲和力。本品口服吸收良好,饭后服用吸收较好,由于脂溶性强,在体内某些脏器,如肺、肾及上皮组织中浓度较高,但由于蛋白结合率很高,所以很少透过脑膜,在支气管分泌物中浓度也较低。

(二)适应证

主要应用于深部真菌所引起的系统感染,如芽生菌病、组织胞浆菌病、类球孢子菌病、着色真菌病、孢子丝菌病和球孢子菌病等,也可用于念珠菌病和曲菌病。

(三)用法和用量

一般为每天 100～200 mg,顿服,1 个疗程为 3 个月,个别情况下疗程延长到 6 个月。

短程间歇疗法:1 次 200 mg,每天 2 次,连服 7 天为 1 个疗程,停药 21 天,开始第 2 疗程,指甲癣服 2 个疗程,趾甲癣服 3 个疗程,治愈率分别为 97% 和 69.4%。

(四)不良反应

本品对肝酶的影响较酮康唑为轻,但仍应警惕发生肝损害,已发现肝衰竭死亡病例。有恶心及其他胃肠道反应,还可出现低钾血症和水肿。本品有一定的心脏毒性,已发现充血性心力衰竭多例且有死亡者。

(五)禁忌证

对本药过敏者、室性心功能不全者禁用。

(六)注意

(1)肝、肾功能不全者,心脏病患者应慎用。

(2)儿童、妊娠期妇女及哺乳期妇女使用应权衡利弊。

(七)药物相互作用

(1)酶诱导药物如卡马西平、利福平和苯妥英等可明显降低本品的血药浓度,相反酶抑制剂如克拉霉素、红霉素能增加伊曲康唑的血药浓度。而降低胃酸的药物可能会减少伊曲康唑的吸收。

(2)与环孢素、阿司咪唑和特非那定有相互作用。同服时应减少剂量。

(3)本品可干扰地高辛和华法林正常代谢使消除减慢,同服时应减少剂量。

(八)制剂

片剂:每片 100 mg、200 mg。注射液:25 mL：250 mg。

(九)贮法

避光、密闭,25 ℃以下室温保存。

三、氟康唑

其他名称:大扶康、三维康和 DIFLUCAN。
ATC 编码:J02AC01。

(一)性状

本品为白色结晶状粉末,微溶于水或盐水中,溶于乙醇和丙酮,略溶于氯仿和异丙醇,易溶于甲醇,极微溶于甲苯。

(二)药理学

本品为氟代三唑类抗真菌药。本品高度选择抑制真菌的细胞色素 P_{450},使菌细胞损失正常的甾醇,而 14α-甲基甾醇则在菌细胞中蓄积,起抑菌作用。对新型隐球菌、白色念珠菌及其他念珠菌、黄曲菌、烟曲菌、皮炎芽生菌、粗球孢子菌和荚膜组织胞浆菌等有抗菌作用。

本品口服吸收 90%,空腹服药,1～2 小时血药达峰、$t_{1/2}$ 约 30(20～50) 小时。志愿者空腹口服400 mg,平均峰浓度为 6.72 μg/mL。剂量在 50～400 mg,血药浓度和 AUC 值均与剂量成正比。每天口服本品1次,5～10 天血药浓度达坪。第 1 天倍量服用,则在第 2 天即接近达坪。V_d 约与全身水量接近(40 L)。血浆蛋白结合率低(11%～12%)。单剂量或多剂量服药,14 天时药物可进入所有体液、组织中,尿液及皮肤中药物浓度为血浆浓度的 10 倍;水疱皮肤中为 2 倍;唾液、痰、水疱液和指甲中与血浆浓度接近;脑脊液中浓度低于血浆,为 0.5～0.9 倍。80%药物以原形自尿排泄,11%以代谢物出现于尿中,肾功能不全者药物清除率明显降低。3 小时透析可使血药浓度降低 50%。

(三)适应证

应用于敏感菌所致的各种真菌感染,如隐球菌性脑膜炎、复发性口咽念珠菌病等。

(四)用法和用量

念珠菌性口咽炎或食管炎:第 1 天口服 200 mg,以后每天服 100 mg,疗程 2～3 周(症状消失仍需用药),以免复发。

念珠菌系统感染:第 1 天 400 mg,以后每天 200 mg,疗程 4 周或症状消失后再用 2 周。

隐球菌性脑膜炎:第 1 天 400 mg,以后每天 200 mg,如患者反应正常也可用每天 1 次 400 mg,至脑脊液细菌培养阴性后 10～12 周。

肾功能不全者减少用量。肌酐清除率＞50 mL/min 者用正常量;肌酐清除率为 21～50 mL/min 者,用 1/2 量;肌酐清除率为 11%～20% 者,用 1/4 量。

注射给药的用量与口服量相同。静脉滴注速度约为 200 mg/h。可加入到葡萄糖液、生理氯化钠液、乳酸钠林格液中滴注。

(五)不良反应

偶见剥脱性皮炎(常伴随肝功能损害发生)。较常见的不良反应有恶心(3.7%)、头痛(1.9%)、皮疹(1.8%)、呕吐(1.7%)、腹痛(1.7%)、腹泻(1.5%)及味觉异常。其他不良反应包括头痛、头晕、中性粒细胞减少、血小板减少症和粒细胞缺乏症,肝毒性,包括很少数致死性肝毒性病例,碱性磷酸酶升高,胆红素升高,血清丙氨酸氨基转移酶(SGOT)和血清天门冬氨酸氨基转移酶(SG PT)升高。免疫系统:变态反应(包括血管神经性水肿、面部水肿和瘙痒);肝胆系统:肝衰竭、肝炎、肝细胞坏死和黄疸;高胆固醇血症、高甘油三酯血症、低钾血症。

(六)禁忌证

对本药或其他吡咯类药过敏者禁用。

(七)注意

(1)本品对胚胎的危害性尚未肯定,给妊娠期妇女用药前应慎重考虑本品的利弊。哺乳妇慎用。

(2)本品的肝毒性虽较咪唑类抗真菌药为小,但也须慎重,特别对肝脏功能不健全者更应小心。遇有肝功能变化要及时停药或处理。

(3)用药期间应监测肝、肾功能。

(八)药物相互作用

(1)与华法林合用可延长凝血酶原时间。

(2)本品可抑制口服降糖药的代谢。

(3)使苯妥英的血药浓度升高。

（4）肾移植后使用环孢素者,联用本品可使环孢素血药浓度升高。

（5）利福平可加速本品的消除。

（九）制剂

片剂（胶囊）:每片（粒）50 mg;100 mg;150 mg 或 200 mg。注射剂:每瓶 200 mg/100 mL。

（十）贮法

避光、密闭、干燥处保存。

四、伏立康唑

其他名称:活力康唑、威凡、Vfend 和 VRC。

ATC 编码:J02AC03。

（一）药理学

本品为三唑类抗真菌药,通过抑制对真菌细胞色素 P450 有依赖的羊毛甾醇 14α-去甲基化酶,进而抑制真菌细胞膜麦角甾醇的生物合成,使真菌细胞膜的结构和功能丧失,最终导致真菌死亡。对分枝霉杆菌、链孢霉菌属以及所有曲霉菌均有杀菌活性,对耐氟康唑的克柔念珠菌、光滑念珠菌和白色念珠菌等也有抗菌作用。

口服后吸收迅速,达峰时间为 1～2 小时,生物利用度为 96%,食物影响其吸收。本品消除半衰期为 6 小时,经肝脏细胞色素 P450 酶代谢,代谢产物经尿液排出,尿中原形药物低于 5%。

（二）适应证

用于治疗侵入性曲霉病,以及对氟康唑耐药的严重进入性念珠菌病感染及由足放线病菌属和镰刀菌属引起的严重真菌感染。主要用于进行性、致命危险的免疫系统受损的 2 岁以上患者。

（三）用法和用量

负荷剂量:第 1 天静脉注射每次 6 mg/kg,每 12 小时 1 次;口服,体重大于 40 kg 者每次 400 mg,小于 40 kg 者 200 mg,均为每 12 小时 1 次。

维持剂量:第 2 天起静脉注射每次 4 mg/kg,每天 2 次;口服,体重大于 40 kg 者每次 200 mg,小于 40 kg 者 100 mg,均为每 12 小时 1 次。

治疗口咽、食管白色念珠菌病:口服,每次 200 mg,每天 2 次;静脉注射,每次 3～6 mg/kg,每 12 小时 1 次。

（四）不良反应

最为常见的不良事件为视觉障碍、发热、皮疹、恶心、呕吐、腹泻、头痛、败血症、周围性水肿、腹痛及呼吸功能紊乱。与治疗有关的,导致停药的最常见不良事件包括肝功能试验值增高、皮疹和视觉障碍。

（五）禁忌证

已知对伏立康唑或任何一种赋形剂有过敏史者、妊娠和哺乳期妇女禁用。

（六）注意

（1）肝、肾功能不全者慎用。12 岁以下儿童不推荐使用。

（2）对驾驶和操作机器者,本品可能会引起一过性的、可逆性的视觉改变,包括视物模糊、视觉改变、视觉增强和/或畏光。

（3）本品使用时先用 19 mL 注射用水溶解,溶解后的浓度为 10 mg/mL。本品仅供单次使用,未用完的溶液应当弃去。只有清澈的、没有颗粒的溶液才能使用。稀释后的溶液:2～8 ℃保

316

存,不超过 24 小时。

(4)伏立康唑片剂应在餐后或餐前至少 1 小时服用。

(七)药物相互作用

(1)西罗莫司与伏立康唑合用时,前者的血浓度可能显著增高。

(2)利福平、卡马西平和苯巴比妥等酶促药,可降低本品的血药浓度。

(3)本品抑制细胞色素 P450 同工酶 CYP2C19、CYP2C9 和 CYP3A4 的活性,可使特非那定、阿司咪唑、奎尼丁、麦角碱类、环孢素、他克莫司、华法林和他汀类降血脂药等血药浓度升高,从而导致 QT 间期延长,并且偶见尖端扭转性室性心动过速。应禁止合用。

(八)制剂

片剂:每片 50 mg;200 mg。注射用伏立康唑:每支 200 mg。

(九)贮法

密闭,阴凉干燥处保存。

五、氟胞嘧啶

其他名称:Fluorocytosin 和 5-FC。

ATC 编码:J02AX01。

(一)性状

本品为白色结晶性粉末,无臭,溶于水,溶解度为 1.2%(20 ℃)。干燥品极稳定,水溶液在 pH 6～8 时也较稳定,在低温时可析出结晶。在酸或碱液中则迅速分解,可检出含有脱氨化合物氟尿嘧啶。

(二)药理学

抗真菌药,对念珠菌、隐球菌及地丝菌有良好的抑制作用,对部分曲菌,以及引起皮肤真菌病的分枝孢子菌、瓶真菌等也有作用。对其他真菌和细菌都无作用。口服吸收良好,3～4 小时血药达到高峰,血中半衰期为 8～12 小时,可透过血-脑屏障。

(三)适应证

用于念珠菌和隐球菌感染,单用效果不如两性霉素 B,可与两性霉素 B 合用以增疗效(协同作用)。

(四)用法和用量

口服:每天 4～6 g,分 4 次服,疗程自数周至数月。静脉注射,每天 50～150 mg/kg,分 2～3 次。单用本品时真菌易产生耐药性,宜与两性霉素 B 合用。

(五)不良反应

不良反应:氨基转移酶和碱性磷酸酶值升高、胃肠道症状、白细胞数减少、贫血、血小板数减少、肾损害、头痛、视力减退、幻觉、听力下降、运动障碍、血清钾和钙磷值下降,以及变态反应(如皮疹)等。

(六)禁忌证

对本药过敏者、严重肾功能不全和严重肝脏疾病患者禁用。

(七)注意

(1)骨髓抑制、有血液系统疾病者,以及肝、肾功能损害者慎用。

(2)因脑脊液中药物浓度较高,故无须鞘内注射给药。

(3)如单次服药量较大,可间隔 15 分钟分次服用,以减少恶心、呕吐等不良反应。

(八)药物相互作用

(1)与两性霉素 B 联用有协同作用,应注意毒性反应。

(2)与其他骨髓抑制药合用,可增加造血系统的不良反应。

(3)与阿糖胞苷联用有拮抗作用。

(九)制剂

片剂:每片 250 mg;500 mg。注射液:2.5 g(250 mL)。

(十)贮法

避光、密闭,阴凉处保存。

六、特比萘芬

其他名称:兰美舒、疗霉舒、丁克和 Lamisil。

ATC 编码:D01AE15,D01BA02。

(一)性状

本品为白色或几乎白色粉末,微溶于水,易溶于无水乙醇和甲醇,微溶于丙酮。本品为烯丙胺类抗真菌药,抑制真菌细胞麦角甾醇合成过程中的鲨烯环氧化酶,并使鲨烯在细胞中蓄积而起杀菌作用。人体细胞对本品的敏感性为真菌的万分之一。

(二)药理学

本品有广谱抗真菌作用,对皮肤真菌有杀菌作用,对白色念珠菌则起抑菌作用。

本品口服吸收约 70%。口服 250 mg,2 小时血药浓度达峰值 0.97 μg/mL。在剂量 50~750 mg 范围内血药浓度呈正比递升。吸收 $t_{1/2}$ 为 0.8~1.1 小时,分布 $t_{1/2}$ 为 4.6 小时,$t_{1/2\beta}$ 为 16~17 小时。在体内与血浆蛋白高度结合,分布容积 V_d 约 950 L,在皮肤角质层与指甲内有较高浓度,并持续一段时间。在体内代谢后由尿排泄,肝、肾功能不全者药物的血药浓度升高。

(三)适应证

用于浅表真菌引起的皮肤、指甲感染,如毛癣菌、狗小孢子菌和絮状表皮癣菌等引起的体癣、股癣、足癣、甲癣及皮肤白色念珠菌感染。

(四)用法和用量

口服,每天 1 次 250 mg,足癣、体癣和股癣服用 1 周;皮肤念珠菌病 1~2 周;指甲癣 4~6 周;趾甲癣12 周(口服对花斑癣无效)。

外用(1%霜剂)用于体癣、股癣、皮肤念珠菌病和花斑癣等,每天涂抹 1~2 次,疗程不定(1~2 周)。

(五)不良反应

不良反应有消化道反应(腹胀、食欲缺乏、恶心、轻度腹痛和腹泻等)和皮肤反应(皮疹),偶见味觉改变。本品对细胞色素 P450 酶抑制较轻,但仍有一定的肝毒性,已发现肝损害病例,其症状是胆汁淤积,在停药后恢复缓慢。

(六)禁忌证

对本药过敏者、严重肾功能不全者禁用。

(七)注意

(1)肝功能不全者和肾功能不全者慎用。2 岁以下儿童、妊娠期妇女使用要权衡利弊。

（2）进食高脂食物可使本药的生物利用度增加约 40％。

（3）如出现皮肤变态反应、味觉改变,应停止用药。

（八）药物相互作用

（1）本品可抑制由细胞色素 P450 同工酶 CYP2D6 介导的代谢反应,可导致如三环类抗抑郁药、β 受体阻滞剂及选择性 5-羟色胺再吸收抑制剂等主要通过该酶代谢的药物的血药浓度改变。

（2）利福平加速本品代谢。西咪替丁抑制本品代谢。

（九）制剂

片剂:每片 125 mg 或 250 mg。霜剂 1％。

（十）贮法

避光、密封保存。

七、美帕曲星

美帕曲星系由链霉菌 S.aureofaciens 所产生的多烯类抗生素帕曲星,经甲基化,得美帕曲星。口服片的制品有两种:一种是与十二烷基硫酸钠组成复合片,另一种是不含十二烷基硫酸钠的片剂。

其他名称:克霉灵、甲帕霉素和 Montricin。

ATC 编码:A01AB16、D01AA06、G01AA09 和 G04CX03。

（一）药理学

为抗深部真菌药,对白色念珠菌有较强的抑制作用,其作用类似两性霉素 B,与真菌细胞膜的甾醇结构结合而破坏膜的通透性。本品对滴虫有抑制作用。

本品中的十二烷基硫酸钠为助吸收剂,使美帕曲星口服后迅速被小肠吸收,服药期间美帕曲星的血浓度远高于其 MIC。本品在肾脏中分布浓度最高,且由尿液排泄,在肝脏及肺中较低。未吸收的药物主要从粪便排泄,停药后 30 小时即从体内消除,无蓄积现象。

（二）适应证

用于白色念珠菌阴道炎和肠道念珠菌病,也可用于阴道或肠道滴虫病。本品在肠道内与甾醇类物质结合成不吸收的物质,可用于治疗良性前列腺肿大。

（三）用法和用量

阴道或肠道念珠菌感染或滴虫病(用含十二烷基硫酸钠的复合片):1 次 10×10^4 U(2 片),每 12 小时 1 次,连用 3 天为 1 个疗程。对于复杂性病例,疗程可酌情延长。宜食后服用。

治疗前列腺肿大或肠道念珠菌病、滴虫病(用不含十二烷基硫酸钠的片剂):每天 1 次,每次 10×10^4 U。

（四）不良反应

主要有胃肠道反应,如胃部烧灼感、消化不良、恶心、腹泻、肠胀气和便秘等不良反应。

（五）禁忌证

对本品过敏者禁用。妊娠期妇女,尤其是妊娠初 3 个月内不宜应用。

（六）注意

饭后服用减少胃肠道不良反应。

（七）制剂

肠溶片:每片 5×10^4 U。阴道片:每片 2.5×10^4 U。乳膏:供黏膜用。

八、阿莫罗芬

其他名称：盐酸阿莫罗芬、罗噻尼尔、罗每乐、Loceryl 和 Pekiron。

ATC 编码：D01AE16。

(一)药理学

本品为吗啉类局部抗真菌药，通过干扰真菌细胞膜麦角固醇的合成而导致真菌死亡。对皮肤癣菌、念珠菌、隐球菌、皮炎芽生菌、荚膜组织胞浆菌和申克孢子丝菌等有抗菌活性。

局部用乳膏剂可在甲板上形成一层非水溶性薄膜，并在 24 小时内穿入甲板达到远高于最低抑菌浓度的浓度，能维持 1 周时间。局部用药后有 4%～10% 被吸收入血，血药浓度小于 0.5 ng/mL。吸收后的药物主要由尿排出，少量从粪便排出。

(二)适应证

用于治疗皮肤及黏膜浅表真菌感染，如体癣、手癣、足癣、甲真菌病及阴道白色念珠菌病等。

(三)用法和用量

甲真菌病：挫光病甲后将搽剂均匀涂抹于患处，每周 1～2 次。指甲感染一般连续用药 6 个月，趾甲感染，持续用药 9～12 个月。皮肤浅表真菌感染：用 0.25% 乳膏局部涂抹，每天 1 次，至临床症状消失后继续治疗 3～5 天。阴道念珠菌病：先用温开水或 0.02% 高锰酸钾无菌溶液冲洗阴道或坐浴，再将一枚栓剂置入阴道深处。

(四)不良反应

不良反应轻微，仅见一过性局部瘙痒、轻微烧灼感，个别有变态反应。

(五)禁忌证

对本品过敏者、妊娠期妇女及准备怀孕的妇女禁用。

(六)注意

(1)局部用药后，吸收极少。

(2)阿莫罗芬有较强的体外抗真菌作用，全身用药却没有活性，仅用于浅表局部感染。

(七)制剂

搽剂：每瓶 125 mg(2.5 mL)。乳膏剂：每支 0.25%(5 g)。栓剂：每枚 25 mg、50 mg。

(八)贮法

密闭，置阴凉干燥处。

九、醋酸卡泊芬净

醋酸卡泊芬净是一种由 Glarea lozoyensis 发酵产物合成而来的半合成脂肽（棘白菌素，echinocandin）化合物。

其他名称：科赛斯、Cancidas 和 GRIVULFIN。

ATC 编码：J02AX04。

(一)性状

本品为白色或类白色冻干块状物。辅料：蔗糖、甘露醇、冰醋酸和氢氧化钠（少量用于调节 pH）。

(二)药理学

卡泊芬净是一种 β(1,3)-D-葡聚糖合成抑制剂，可特异性抑制真菌细胞壁的组成成分

β(1,3)-D-葡聚糖的合成,从而破坏真菌结构,使之溶解。由于哺乳动物细胞不产生 β(1,3)-D-葡聚糖,因此卡泊芬净对患者不产生类似两性霉素 B 样的细胞毒性。此外,卡泊芬净不是 CYP450 酶抑制剂,因此不会与经 CYP3A4 途径代谢的药物产生相互作用。本品对许多种致病性曲霉菌属和念珠菌属真菌具有抗菌活性。

单剂量卡泊芬净经 1 小时静脉输注后,其血浆浓度下降呈多相性。输注后立即出现一个短时间的 α 相,接着出现一个半衰期为 9～11 小时的 β 相。另外,还会出现 1 个半衰期为 27 小时的 γ 相。大约 75% 放射性标记剂量的药物得到回收:其中,有 41% 在尿中,34% 在粪便中。卡泊芬净在给药后的最初 30 个小时内,很少有排出或生物转化。蛋白结合率大约为 97%。通过水解和 N-乙酰化作用卡泊芬净被缓慢代谢。有少量卡泊芬净以原形从尿中排出(大约为给药剂量的1.4%)。原形药的肾脏消除率低。

(三)适应证

用于治疗对其他治疗无效或不能耐受的侵袭性曲霉菌病,对疑似真菌感染的粒缺伴发热患者的经验治疗,口咽及食管念珠菌病。侵袭性念珠菌病,包括中性粒细胞减少症及非中性粒细胞减少症患者的念珠菌血症。

(四)用法和用量

第 1 天给予单次 70 mg 负荷剂量,随后每天给予 50 mg 的剂量。本品约需要 1 小时的时间经静脉缓慢地输注给药。疗程取决于患者疾病的严重程度、被抑制的免疫功能恢复情况及对治疗的临床反应。对于治疗无临床反应而对本品耐受性良好的患者可以考虑将每天剂量加大到 70 mg。

(五)不良反应

不良反应常见有皮疹、面部肿胀、瘙痒、温暖感或支气管痉挛;罕见的肝脏功能失调;心血管:肿胀和外周水肿;实验室异常:高钙血症、低清蛋白、低钾、低镁血症、白细胞数减少、嗜酸性粒细胞数增多、血小板数减少、中性白细胞数减少、尿中红细胞数增多、部分凝血激酶时间延长、血清总蛋白降低、尿蛋白增多、凝血酶原时间延长、低钠、尿中白细胞增多及低钙。

(六)禁忌证

对本品中任何成分过敏的患者禁用。

(七)注意

(1)肝功能不全者、骨髓移植患者、肾功能不全者、妊娠期妇女和哺乳期妇女慎用。

(2)不推荐 18 岁以下的患者使用。

(3)本药配制后应立即使用。

(4)与右旋葡萄糖溶液存在配伍禁忌。除生理盐水和林格溶液外,不得将本品与任何其他药物混合或同时输注。

(八)药物相互作用

(1)环孢霉素能使卡泊芬净的 AUC 增加大约 35%。AUC 增加可能是由于肝脏减少了对卡泊芬净的摄取所致。本品不会使环孢霉素的血浆浓度升高。但与环孢霉素同时使用时,会出现肝酶 ALT 和 AST 水平的一过性升高。

(2)本品与药物消除诱导剂如依非韦伦、奈韦拉平、利福平、地塞米松、苯妥英或卡马西平同时使用时,可能使卡泊芬净的浓度下降。应考虑给予本品每天 70 mg 的剂量。

(3)本品能使他克莫司的 12 小时血药浓度下降 26%。两种合用建议对他克莫司的血浓度进行标准的检测,同时适当地调整他克莫司的剂量。

(九)制剂

注射用醋酸卡泊芬净:50 mg、70 mg(以卡泊芬净计)。

(十)贮法

密闭的瓶装冻干粉末应于 2～8 ℃储存。

十、阿尼芬净

其他名称:Eraxis、VER-002 和 LY303366。

ATC 编码:J02AX06。

(一)药理学

阿尼芬净是第三代棘白菌素类的半合成抗真菌药,是棘白菌素 B 的衍生物。通过抑制 β-1,3-葡聚糖合成酶,从而导致真菌细胞壁破损和细胞死亡。临床前研究证实具有强大的体内外抗真菌活性,且不存在交叉耐药性。对绝大部分的念珠菌和真菌有强大的抗菌活性,包括氟康唑耐药的念珠菌、双态性真菌和霉菌感染。

口服生物利用度仅 2％～7％。静脉输注后,血药浓度即达峰值(C_{max}),吸收半衰期低于 1 小时,消除半衰期约 24 小时。静脉给药后迅速广泛的分布于全身组织中,表观分布容积可达到与体液相当。阿尼芬净在健康受试者体内的分布容积为 33 L(30～50 L),C_{max} 和药时曲线下面积呈剂量依赖性。血浆清除率(Cl)为 1 L/h,呈剂量依赖性。蛋白结合率为 84％。约 10％的原形药经粪便排泄,小于 1％的药物经尿排泄。

(二)适应证

用于治疗食管念珠菌感染,念珠菌性败血症,念珠菌引起的腹腔脓肿及念珠菌性腹膜炎。

(三)用法和用量

静脉给药:食管性念珠菌病,第 1 天 100 mg,随后每天 50 mg 疗程至少 14 天,且至少持续至症状消失后 7 天。念珠菌性败血症等,第 1 天 200 mg,随后每天 100 mg,疗程持续至最后 1 次阴性培养后至少 14 天。

(四)不良反应

常见恶心、呕吐、γ-谷氨酰胺转移酶升高、低钾血症和头痛,尚有皮疹、荨麻疹、面红、瘙痒、呼吸困难及低血压。阿尼芬净对血液系统、血生化和心电图中的 QT 间期没有影响。

(五)禁忌证

对本品或其他棘白菌素类药物过敏者禁用。

(六)注意

(1)中、重度肝功能不全者慎用。

(2)妊娠期妇女、哺乳期妇女用药应权衡利弊。

(3)输注速率不宜超过 1.1 mg/min,避免不良反应发生。

(七)药物相互作用

(1)与环孢素合用,可使本药的血药浓度提高,无须调整阿尼芬净的剂量。

(2)阿尼芬净和伏立康唑合并用药,药动学参数均未见改变。阿尼芬净和不同消除机制的两性霉素 B 脂质体联合应用,彼此的药动学参数也没有统计学意义上的差别。

（八）制剂

注射用阿尼芬净：每瓶 50 mg、100 mg。

（狄咏赞）

第八节 抗 病 毒 药

病毒是病原微生物中最小的一种，体积微小，结构简单，其核心是核酸，外壳是蛋白质，不具有细胞结构。大多数病毒缺乏酶系统，不能独立自营生活，必须依靠宿主的酶系统才能使其本身繁殖（复制），具有遗传性和变异性。病毒的种类繁多，约 60% 的流行性传染病是由病毒感染引起的，常见的有流行性感冒、普通感冒、麻疹、腮腺炎、小儿麻痹症、传染性肝炎和疱疹性角膜炎等。20 世纪 80 年代，医学家发现的人免疫缺陷病毒（HIV）所致艾滋病是危害性极大、死亡率很高的传染病。此外，病毒与肿瘤、某些心脏病、先天性畸形等也有一定关系。

抗病毒药在某种意义上说只是病毒抑制剂，不能直接杀灭病毒和破坏病毒体，否则也会损伤宿主细胞。抗病毒药的作用在于抑制病毒的繁殖，使宿主免疫系统抵御病毒侵袭，修复被破坏的组织，或者缓和病情使之不出现临床症状。目前，抗病毒药物研究的重点主要是针对人免疫缺陷病毒、疱疹病毒、流感病毒、乙肝病毒、丙肝病毒、呼吸道病毒和胃肠道病毒的抑制作用，增强机体抵御病毒感染的免疫调节剂和预防疫苗等。

抗病毒药物的分类主要是按结构、抗病毒谱和作用分类。抗病毒药物按结构可分为核苷类药物、三环胺类、焦磷酸类、蛋白酶抑制剂、反义寡核苷酸及其他类药物。按作用（抗病毒谱）可分为广谱抗病毒药物、抗反转录酶病毒药物、抗巨细胞病毒药物、抗疱疹病毒药物、抗流感及呼吸道病毒药物及抗肝炎病毒药物等。其中，抗人类免疫缺陷病毒药物有核苷类反转录酶抑制剂、非核苷类反转录酶抑制剂、蛋白酶抑制剂、细胞进入抑制剂及免疫调节剂；抗肝炎病毒药物包括生物类药物、核苷类药物和免疫调节药几个方面。抗流感病毒药物有 M_2 例子通道蛋白抑制剂及神经氨酸酶抑制剂。另外，有一些中草药，如金银花、板蓝根、大青叶、连翘、菊花、薄荷、芙蓉叶、白芍、黄连、黄芩、牛蒡子、丁香叶、大黄和茵陈等对某些病毒有抑制作用，对病毒引起的上呼吸道感染有治疗作用。

一、阿昔洛韦

本品为化学合成的一种抗病毒药，其钠盐供注射用。

其他名称：无环鸟苷、克毒星、Acyciovir 和 ZOVIRAX。

ATC 编码：J05AB01。

（一）性状

本品为白色结晶性粉末，微溶于水（2.5 mg/mL）。其钠盐易溶于水（<1∶100），5% 溶液的 pH 为 11，pH 降低时可析出沉淀。在体内转化为三磷酸化合物，干扰单纯疱疹病毒 DNA 聚合酶的作用，抑制病毒 DNA 的复制。对细胞的 α-DNA 聚合酶也有抑制作用，但程度较轻。

（二）药理学

口服吸收率低（约 15%）。按 5 mg/kg 和 10 mg/kg 静脉滴注 1 小时后，平均稳态血浆药物浓度分别为 9.8 $\mu g/mL$ 和 20.7 $\mu g/mL$，经 7 小时后谷浓度分别为 0.7 $\mu g/mL$ 和 2.3 $\mu g/mL$。1 岁以上儿童，用量为 250 mg/m^2 者其血浆药物浓度变化与成人 5 mg/kg 用量者相近，而用量为 500 mg/m^2 者与成人 10 mg/kg 用量者相近。新生儿（3 月龄以下），每 8 小时静脉滴注 10 mg/kg，每次滴注持续 1 小时，其稳态峰浓度为 13.8 $\mu g/mL$，而谷浓度则为 2.3 $\mu g/mL$。脑脊液中药物浓度可达血浆浓度的 50%。大部分体内药物以原形自尿排泄，尿中尚有占总量 14% 的代谢物。部分药物随粪排出。正常人的 $t_{1/2}$ 为 2.5 小时；肌酐清除率每分钟 15～50 $mL/1.73 \ m^2$ 者 $t_{1/2}$ 为 3.5 小时，无尿者可延长到 19.5 小时。

（三）适应证

用于防治单纯疱疹病毒 HSV_1 和 HSV_2 的皮肤或黏膜感染，还可用于带状疱疹病毒感染。

（四）用法和用量

口服：1 次 200 mg，每 4 小时 1 次或每天 1 g，分次给予。疗程根据病情不同，短则几天，长者可达半年。肾功能不全者酌情减量。

静脉滴注：1 次用量 5 mg/kg，加入输液中，滴注时间为 1 小时，每 8 小时 1 次，连续 7 天。12 岁以下儿童 1 次按 250 mg/m^2 用量给予。急性或慢性肾功能不全者不宜用本品静脉滴注，因为滴速过快时可引起肾衰竭。

国内治疗乙型肝炎的用法为 1 次滴注 7.5 mg/kg，每天 2 次，溶于适量输液，维持滴注时间约 2 小时，连续应用 10～30 天。

治疗生殖器疱疹，1 次 0.2 g，每天 4 次，连用 5～10 天。

（五）不良反应

不良反应有一时性血清肌酐升高、皮疹和荨麻疹，尚有出血，红细胞、白细胞和血小板计数减少，出汗、血尿、低血压、头痛和恶心等。肝功能异常、黄疸和肝炎等。静脉给药者可见静脉炎。阿昔洛韦可引起急性肾衰竭。肾损害患者接受阿昔洛韦治疗时，可造成死亡。

（六）禁忌证

对本品过敏者禁用。

（七）注意

(1)肝、肾功能不全者、脱水者、精神异常者慎用。

(2)对疱疹病毒性脑炎及新生儿疱疹的疗效尚未能肯定。

(3)注射给药，只能缓慢滴注（持续 1～2 小时），不可快速推注，不可用于肌内注射和皮下注射。

(4)应用阿昔洛韦治疗，应摄入充足的水，防止药物沉积于肾小管内。

（八）药物相互作用

(1)与膦甲酸钠联用，能增强本药对 HSV 感染的抑制作用。

(2)与更昔洛韦、膦甲酸和干扰素合用，具有协同或相加作用。

(3)与齐多夫定合用，可引起肾毒性，表现为深度昏迷和疲劳。

(4)并用丙磺舒可使本品的排泄减慢，半衰期延长，体内药物量蓄积。

(5)与肾毒性药物合用可加重肾毒性，特别是肾功能不全者更易发生。

（九）制剂

胶囊剂：每粒 200 mg。注射用阿昔洛韦（冻干制剂）：每瓶 500 mg（标示量，含钠盐 549 mg，折合纯品 500 mg）。滴眼液：0.1%。眼膏：3%。霜膏剂：5%。

（十）贮法

密闭，干燥凉暗处保存。

二、更昔洛韦

其他名称：丙氧鸟苷、丽科伟，赛美维，ClTO VIRAX，CYM EVENE。

ATC 编码：J05AB06。

（一）性状

本品为白色至类白色结晶性粉末，水中溶解度 2.6 mg/mL。其钠盐溶解度＞50 mg/mL，溶液呈强碱性。

（二）药理学

本品进入细胞后由病毒的激酶诱导生成三磷酸化物，竞争性抑制病毒的 DNA 聚合酶而终止病毒 DNA 链增长。

口服生物利用度约为 5%，食后服用可增至 6%～9%。日剂量 3 g（3 次分服），24 小时的 AUC 为（15.4±4.3）（$\mu g \cdot h$）/mL；C_{max} 为（1.18±0.36）μg/mL。5 mg/kg 静脉滴注 1 小时，即时 AUC 达 22.1（$\mu g \cdot h$）/mL；C_{max} 达 8.27 μg/mL。体内稳态分布容积为（0.74±0.15）L/kg，脑脊液浓度为血浆浓度的 24%～70%。口服标记药物有 86%±3% 在粪便中和 5% 在尿液中回收。$t_{1/2}$：静脉滴注 3.5±0.9 小时；口服给药 4.8±0.9 小时；肾功能不全者半衰期明显延长。

（三）适应证

用于巨细胞病毒感染的治疗和预防，也可适用于单纯疱疹病毒感染。

（四）用法和用量

诱导治疗：静脉滴注 5 mg/kg（历时至少 1 小时），每 12 小时 1 次，连用 14～21 天（预防用药则为 7～14 天）。

维持治疗：静脉滴注，5 mg/kg，每天 1 次，每周用药 7 天；或 6 mg/kg，每天 1 次，每周用药 5 天。口服，每次 1 g，每天 3 次，与食物同服，可根据病情选择用其中之一。

输液配制：将 500 mg 药物（钠盐），加 10 mL 注射用水振摇使其溶解，液体应澄明无色，此溶液在室温时稳定 12 小时，切勿冷藏。进一步可用 0.9% 氯化钠、5% 葡萄糖、林格或乳酸钠林格等输液稀释至含药量低于 10 mg/mL，供静脉滴注 1 小时。主要不良反应是血常规变化，表现为白细胞下降（粒细胞减少）、血小板数减少，用药全程每周测血常规 1 次。其他不良反应尚有发热、腹痛、腹泻、恶心、呕吐、厌食、稀便、瘙痒、出汗、视觉变化和继发感染等。

（五）不良反应

对本药和阿昔洛韦过敏者禁用。严重中性粒细胞或血小板计数减少者禁用。

（六）禁忌证

（1）儿童、妊娠期妇女及哺乳期妇女使用应权衡利弊。

（2）不可肌内注射，不能快速给药或静脉推注。

（3）用药期间定期监测血常规。

（七）药物相互作用

（1）与齐多夫定或去羟肌苷联合应用，本品 AUC 减少而上述两药的 AUC 则增大。

（2）与丙磺舒联用，本品的肾清除量明显减少。

（3）本品不宜与亚胺培南西司他汀联用。与有可能抑制骨髓的药物联用可增大本品的毒性。

（八）制剂

胶囊剂：每粒 250 mg。注射剂（冻干粉针）：每瓶 500 mg。

（九）贮法

避光、密闭，干燥处保存。

三、伐昔洛韦

其他名称：万乃洛韦、明竹欣、VALTREX 和 ZELITREX。

ATC 编码：J05AB11。

（一）性状

本品为白色或类白色粉末，水中溶解度为 174 mg/mL（25 ℃）。

（二）药理学

本品为阿昔洛韦与 L-缬氨酸所成的酯，口服后迅速吸收并在体内几乎完全水解释出阿昔洛韦而起抗单纯疱疹病毒 HSV_1 和 HSV_2 和水痘-带状疱疹病毒（VZV）的作用。口服本品 1 g 在体内的生物利用度以阿昔洛韦计为 54.5%±9.1%。其吸收不受食物影响。健康者口服 1 g，C_{max} 为 5.65±2.37 μg/mL、AUC 为 19.52±6.04（$\mu g \cdot h$）/mL。本品在体内的蛋白结合率为 13.5%～17.9%，在体内不蓄积，其标记化合物经 96 小时在尿液和粪便中分别回收 45.60% 和 47.12% $t_{1/2}$ 为 2.5～3.3 小时。

（三）适应证

本品主要应用于治疗带状疱疹，也用于治疗 HSV_1 和 HSV_2 感染。

（四）用法和用量

口服，成人每天 0.6 g，分 2 次服，疗程 7～10 天。

（五）不良反应

不良反应与阿昔洛韦类同，但较轻。

（六）禁忌证

对本药和阿昔洛韦过敏者、妊娠期妇女禁用。

（七）注意

（1）儿童慎用，2 岁以下儿童不宜用本品。

（2）脱水、免疫缺陷者慎用。

（3）服药期间宜多饮水，防止阿昔洛韦在肾小管内沉淀。

（八）制剂

片剂：每片 200 mg、300 mg。

（九）贮法

密封，干燥处保存。

四、泛昔洛韦

其他名称：凡乐、罗汀、诺克和 Famvir。

ATC 编码：J05AB09。

（一）性状

本品为白色薄膜衣片，除去薄膜衣片后显白色。

(二)药理学

本品在体内迅速转化为有抗病毒活性的化合物喷昔洛韦,后者对Ⅰ型单纯疱疹病毒(HSV$_1$),Ⅱ型单纯疱疹病毒(HSV$_2$)及水痘带状疱疹病毒(VZV)有抑制作用。在细胞培养研究中,喷昔洛韦对下述病毒的抑制作用强弱次序为 HSV-1、HSV-2 和 VZV。口服在肠壁吸收后迅速去乙酰化和氧化为有活性的喷昔洛韦。生物利用度为 75%～77%。口服本品 0.5 g 后,得到的喷昔洛韦的峰浓度(C_{max})为 3.3 mg/L,达峰时间为 0.9 小时,AUC 为 8.6(mg·h)/L,血消除半衰期($t_{1/2}$)为 2.3 小时。喷昔洛韦的血浆蛋白结合率小于 20%。全血/血浆分配比率接近于 1。本品口服后在体内经由醛类氧化酶催化为喷昔洛韦而发生作用,失去活性的代谢物有6-去氧喷昔洛韦、单乙酰喷昔洛韦和 6-去氧乙酰喷昔洛韦等,每种都少于服用量的 0.5%,血或尿中几乎检测不到泛昔洛韦,主要以喷昔洛韦和 6-去氧喷昔洛韦形式经肾脏排出。

(三)适应证

用于治疗带状疱疹和原发性生殖器疱疹。

(四)用法和用量

口服,成人 1 次 0.25 g,每 8 小时 1 次。治疗带状疱疹的疗程为 7 天,治疗原发性生殖器疱疹的疗程为 5 天。

(五)不良反应

常见不良反应是头痛和恶心。神经系统有头晕、失眠、嗜睡和感觉异常等。消化系统常见腹泻、腹痛、消化不良、厌食、呕吐、便秘和胀气等。全身反应有疲劳、疼痛、发热和寒战等。其他反应有皮疹、皮肤瘙痒、鼻窦炎和咽炎等。

(六)禁忌证

对本品及喷昔洛韦过敏者禁用。

(七)注意

(1)妊娠期妇女、哺乳期妇女一般不推荐使用本品。儿童使用泛昔洛韦的安全性与疗效尚待确定。

(2)肾功能不全患者应注意调整用法与用量。

(3)食物对生物利用度无明显影响。

(八)药物相互作用

(1)本品与丙磺舒或其他由肾小管主动排泄的药物合用时,可能导致血浆中喷昔洛韦浓度升高。

(2)与其他由醛类氧化酶催化代谢的药物可能发生相互作用。

(九)制剂

片剂:每片 125 mg、250 mg、500 mg。

(十)贮法

避光密封,干燥处保存。

五、奥司他韦

其他名称:奥塞米韦、达菲、特敏福和 TAMIFLU。
ATC 编码:J05AH02。

(一)药理学

本品在体内转化为对流感病毒神经氨酸酶具有抑制作用的代谢物,有效地抑制病毒颗粒释放,阻抑甲、乙型流感病毒的传播。

口服后在体内大部分转化为有效活性物,可进入气管、肺泡、鼻黏膜及中耳等部位,并由尿液排泄,少于 20% 的药物由粪便排泄 $t_{1/2}$ 为 6～10 小时。

(二)适应证

用于成人和 1 岁及 1 岁以上儿童的甲型和乙型流感治疗(磷酸奥司他韦能够有效治疗甲型和乙型流感,但是乙型流感的临床应用数据尚不多)。用于成人和 13 岁及 13 岁以上青少年的甲型和乙型流感的预防。

(三)用法和用量

成人推荐量,每次 75 mg,每天 2 次,共 5 天。

肾功能不全者:肌酐清除率＜30 mL/min 者每天 75 mg,共 5 天;肌酐清除率＜10 mL/min 者尚无研究资料,应用应十分慎重。

(四)不良反应

主要不良反应有呕吐、恶心、失眠、头痛和腹痛,尚有腹泻、头晕、疲乏、鼻塞、咽痛和咳嗽。偶见血尿、嗜酸性粒细胞增多、白细胞计数降低、皮炎、皮疹及血管性水肿等。

(五)禁忌证

对本药过敏者禁用。

(六)注意

(1)妊娠期妇女和哺乳期妇女应用的安全尚未肯定,一般不推荐应用。儿童用量未确定。

(2)在使用该药物治疗期间,应对患者的自我伤害和谵妄事件等异常行为进行密切监测。

(3)1 岁以下儿童使用奥司他韦的效益要大于风险。流感大流行期间,1 岁以下儿童使用奥司他韦的推荐剂量为 2～3 mg/kg。

(七)药物相互作用

在使用减毒活流感疫苗 2 周内不应服用本品,在服用磷酸奥司他韦后 48 小时内不应使用减毒活流感疫苗。

(八)制剂

胶囊剂:每粒 75 mg(以游离碱计)。

六、扎那米韦

其他名称:依乐韦、乐感清和 Relenza。

ATC 编码:J05AH01。

(一)性状

本品为白色或灰白色粉末,20 ℃时水中的溶解度约为 18 mg/mL。

(二)药理学

扎那米韦是一种唾液酸衍生物,能抑制流感病毒的神经氨酸苷酶,影响病毒颗粒的聚集和释放。该药能有效抑制 A 型和 B 型流感病毒的复制。

口腔吸入本品 10 mg 后,1～2 小时 4%～17% 的药物被全身吸收,药物峰浓度范围 17～142 ng/mL,药时曲线下面积为 111～1364(ng·h)/mL。本品的血浆蛋白结合率低于 10%。药物以原形在 24 小时内由肾排出,尚未检测到其代谢物。血清半衰期为 2.5～5.1 小时不等。总消除率为 2.5～10.9 L/h。

(三)适应证

用于治疗流感病毒感染及季节性预防社区内 A 和 B 型流感。

(四)用法和用量

成年和 12 岁以上的青少年,每天 2 次,间隔约 12 小时。每天 10 mg,分 2 次吸入,一次 5 mg,经口吸入给药。连用 5 天。随后数天 2 次的服药时间应尽可能保持一致,剂量间隔 12 小时。季节性预防社区内 A 和 B 型流感:成人 10 mg,每天 1 次,连用 28 天,在流感爆发 5 天内开始治疗。

(五)不良反应

鼻部症状、头痛、头晕、胃肠功能紊乱、咳嗽、感染、皮疹和支气管炎。罕见变态反应,心律不齐、支气管痉挛、呼吸困难、面部水肿、惊厥和晕厥。过敏样反应包括口咽部水肿、严重皮疹和变态反应。如果发生或怀疑发生变态反应,应停用扎那米韦,并采取相应的治疗。

(六)禁忌证

对本药过敏者禁用。

(七)注意

(1)妊娠期妇女和哺乳妇慎用。儿童用量未确定。

(2)慢性呼吸系统疾病患者用药后发生支气管痉挛的风险较高。哮喘/COPD 患者应给予速效性支气管扩张剂。避免用于严重哮喘患者。在使用本药前先吸入支气管扩张剂。如果出现支气管痉挛或呼吸功能减退,应停药。

(3)有报道使用神经氨酸酶抑制剂(包括扎那米韦)的流感患者因发生谵妄和异常行为导致伤害,应密切监测。

(八)药物相互作用

吸入本药前 2 周内及后 48 小时内不要接种减毒活流感疫苗。

(九)制剂

扎那米韦吸入粉雾剂:每个泡囊含扎那米韦(5 mg)和乳糖(20 mg)的混合粉末。

(十)贮法

密闭,室温,干燥处保存。

七、阿巴卡韦

其他名称:硫酸阿波卡韦和 ZIAGEN。

ATC 编码:J05AF06。

(一)性状

常用其硫酸盐,为白色至类白色固体。溶解度约 77 mg/mL(23 ℃)。

(二)药理学

本品为核苷酸类抗反转录酶药物。在细胞内转化为有活性的三磷酸化合物而抑制反转录酶,对抗底物 dGTP,并掺入病毒 DNA,而使病毒的延长终止。

口服吸收迅速,片剂的绝对生物利用度约 83%。口服 300 mg,每天 2 次时,其血浆血药峰浓度为 3.00±0.89 μg/mL。食物对药物吸收影响不大。血浆蛋白结合率约 50%。表观分布容积为 0.86 L/kg。主要分布于血管外部位。主要由醇脱氢酶代谢为无活性的羧基化合物。对 P450 无抑制作用。大部分由尿、少量由粪(16%)排泄。$t_{1/2}$ 为 1.5～2.0 小时。静脉注射后的消除率为每小时 0.8 L/kg。

（三）适应证

本品常与其他药物联合用于艾滋病治疗。

（四）用法和用量

与其他抗反转录酶药物合用。成人：一次 300 mg，每天 2 次。3 月龄至 16 岁儿童：1 次 8 mg/kg，每天 2 次。

（五）不良反应

不良反应可见变态反应，为多器官全身反应，表现为发热、皮肤瘙痒、乏力、恶心、呕吐、腹泻、腹痛或不适、昏睡、肌痛、关节痛、水肿、气短和感觉异常等，尚可检出淋巴结病、黏膜溃疡或皮疹。实验室检查可有氨基转移酶、肌酸磷酸激酶、肌酐升高和淋巴细胞减少。严重者也可伴有肝衰竭、肾衰竭和低血压，甚至死亡。

（六）禁忌证

对本药过敏者禁用。中、重度肝功能损害及终末期肾病患者避免使用。

（七）注意

(1)65 岁以上老年患者慎用。

(2)妊娠期妇女和哺乳期妇女需权衡利弊。

（八）药物相互作用

(1)与乙醇同用可致本品的 AUC 增加 41%、$t_{1/2}$ 延长 26%。

(2)与利巴韦林合用，可致乳酸性酸中毒。

(3)与大多数抗 HIV 药有协同作用。

（九）制剂

片剂：300 mg(以盐基计)。口服液：20 mg/mL。

八、阿糖腺苷

本品为嘌呤核苷，可自链霉菌 Streptomyces antibioticus 的培养液中提取或合成制备。国外产品为本品的混悬液，国内产品为本品的单磷酸酯溶液。

其他名称：Vira-A。

ATC 编码：J05AB03。

（一）性状

本品为白色结晶状粉末，极微溶解于水(0.45 mg/mL,25 ℃)。本品单磷酸酯的溶解度为100 mg/mL。

（二）药理学

静脉滴注后，在体内迅速去氨成为阿拉伯糖次黄嘌呤，并迅速分布进入一些组织中。按 10 mg/kg剂量缓慢静脉滴注给药，阿拉伯糖次黄嘌呤的血浆峰值为 3～6 μg/mL,阿糖腺苷则为 0.2～0.4 μg/mL。阿拉伯糖次黄嘌呤可透过脑膜，脑脊液与血浆中的浓度比为 1：3。每天用量的 41%～53%，主要以阿拉伯糖次黄嘌呤的形式自尿排泄，母体化合物只有 1%～3%。肾功能不全者，阿拉伯糖次黄嘌呤在体内蓄积，其血浆浓度可为正常人的几倍。阿拉伯糖次黄嘌呤的平

均 $t_{1/2}$ 为 3.3 小时。

（三）适应证

有抗单纯疱疹病毒 HSV_1 和 HSV_2 作用，用以治疗单纯疱疹病毒性脑炎，也用于治疗免疫抑制患者的带状疱疹和水痘感染。但对巨细胞病毒则无效。本品的单磷酸酯有抑制乙肝病毒复制的作用。

（四）用法和用量

单纯疱疹病毒性脑炎：每天量为 15 mg/kg，按 200 mg 药物、500 mL 输液（预热至 35～40 ℃）的比率配液，作连续静脉滴注，疗程为 10 天。

带状疱疹：10 mg/kg，连用 5 天，用法同上。

（五）不良反应

消化道反应，如恶心、呕吐、厌食和腹泻等较常见。中枢系统反应，如震颤、眩晕、幻觉、共济失调和精神变态等，偶见。尚有氨基转移酶升高、血胆红素升高、血红蛋白含量降低、血细胞比容下降和白细胞计数减少等反应。用量超过规定时，出现的反应较严重。

（六）禁忌证

对本品过敏者、妊娠期妇女及哺乳期妇女禁用。

（七）注意

(1)肝、肾功能不全者慎用。

(2)大量液体伴随本品进入体内，应注意水、电解质平衡。

(3)配得的输液不可冷藏以免析出结晶。

(4)本品不可静脉推注或快速滴注。美国已禁用本药的注射制剂。

（八）药物相互作用

(1)别嘌醇有黄嘌呤氧化酶抑制作用，使阿拉伯糖次黄嘌呤的消除减慢而蓄积，可致较严重的神经系统毒性反应。

(2)与干扰素合用，可加重不良反应。

（九）制剂

注射液（混悬液）：200 mg(1 mL)、1 000 mg(5 mL)。加入输液中滴注用。

注射用单磷酸阿糖腺苷：每瓶 200 mg。

九、利巴韦林

其他名称：三氮唑核苷、病毒唑和 VIRAZOLE。

ATC 编码：J05AB04。

（一）性状

本品为白色结晶性粉末，无臭，无味，溶于水(142 mg/mL)，微溶于乙醇、氯仿和乙醚等。

（二）药理学

本品为一种强的单磷酸肌苷(IMP)脱氢酶抑制剂，抑制 IMP，从而阻碍病毒核酸的合成。具广谱抗病毒性能，对多种病毒如呼吸道合胞病毒、流感病毒和单纯疱疹病毒等有抑制作用。对流感（由流感病毒 A 和 B 引起）、腺病毒肺炎、甲型肝炎、疱疹和麻疹等有防治作用，但临床评价不一。国内临床已证实，对流行性出血热有效，对早期患者疗效明显，有降低病死率，减轻肾损害，降低出血倾向，改善全身症状等作用。

（三）适应证

用于呼吸道合胞病毒引起的病毒性肺炎与支气管炎，皮肤疱疹病毒感染。

（四）用法和用量

口服：每天 0.8～1 g，分 3～4 次服用。肌内注射或静脉滴注：每天 10～15 mg/kg，分 2 次。静脉滴注宜缓慢。

用于早期出血热，每天 1 g，加入输液 500～1 000 mL 中静脉滴注，连续应用 3～5 天。

滴鼻：用于防治流感，用 0.5％溶液（以等渗氯化钠溶液配制），每小时 1 次。

滴眼：治疗疱疹感染，浓度 0.1％，每天数次。

（五）不良反应

最主要的毒性是溶血性贫血，大剂量应用（包括滴鼻在内）可致心脏损害，对有呼吸道疾病者（慢性阻塞性肺疾病或哮喘者）可致呼吸困难、胸痛等。全身不良反应有疲倦、头痛、虚弱、乏力、胸痛、发热、寒战和流感症状等；神经系统症状有眩晕；消化系统症状有食欲减退，胃部不适、恶心、呕吐、轻度腹泻、便秘和消化不良等；肌肉骨骼系统症状有肌肉痛、关节痛；精神系统症状有失眠、情绪化、易激惹、抑郁、注意力障碍和神经质等；呼吸系统症状有呼吸困难、鼻炎等；皮肤附件系统出现脱发、皮疹和瘙痒等。另外，还观察到味觉异常、听力异常表现。

（六）禁忌证

对本品过敏者、妊娠期妇女禁用。禁用于有自身免疫性肝炎患者。

（七）注意

（1）活动性结核患者、严重或不稳定型心脏病不宜使用。

（2）严重贫血患者，肝、肾功能异常者慎用。

（八）药物相互作用

（1）利巴韦林可抑制齐多夫定转变成活性型的磷酸齐多夫定，同用时有拮抗作用。

（2）与核苷类似物、去羟肌苷合用，可引发致命或非致命的乳酸性酸中毒。

（九）制剂

片剂：每片 50 mg、100 mg。颗粒剂：每袋 50 mg、100 mg。注射液：100 mg（1 mL）、250 mg（2 mL）。

（十）贮法

避光、密闭保存。

十、齐多夫定

本品为 3'-叠氮-3'-去氧胸腺嘧啶，由人工合成制造。

其他名称：叠氮胸苷、Azidothymidine 和 AZT。

ATC 编码：J05AF01。

（一）性状

本品为白色或类白色结晶性粉末，无臭。

（二）药理学

其与病毒的 DNA 聚合酶结合，中止 DNA 链的增长，从而阻抑病毒的复制。对人的 α-DNA 聚合酶的影响小而不抑制人体细胞增殖。

口服吸收迅速。服用胶囊，经过首过代谢，生物利用度为 52％～75％。应用 2.5 mg/kg 静脉滴注 1 小时或口服 5 mg/kg 后，血药浓度可达 4～6 μmol/L（1.1～1.6 mg/L）；给药后 4 小时，脑脊液浓度可达血浆浓度的 $50\%\sim60\%$。$V_d=1.6$ L/kg,蛋白结合率 $34\%\sim38\%$。本品主要在肝脏内葡萄糖醛酸化为非活性物 GAZT。口服 $t_{1/2}$ 为 1 小时,静脉滴注 $t_{1/2}$ 为 1.1 小时。约有 14% 药物通过肾小球滤过和肾小管主动渗透排泄入尿,代谢物有 74% 也由尿排出。

（三）适应证

用于治疗获得性免疫缺陷综合征（AIDS）。患者有并发症（卡氏肺孢子虫病或其他感染）时尚需应用对症的其他药物联合治疗。

（四）用法和用量

成人常用量:1 次 200 mg,每 4 小时 1 次,按时间给药。有贫血的患者:可按 1 次 100 mg 给药。

（五）不良反应

有骨髓抑制作用,可引起意外感染、疾病痉愈延缓和牙龈出血等。可改变味觉,引起唇、舌肿胀和口腔溃疡。遇有发生喉痛、发热、寒战、皮肤灰白色、不正常出血、异常疲倦和衰弱等情况。肝功能不全者易引起毒性反应。

（六）禁忌证

对本品过敏者、中性粒细胞计数小于 0.75×10^9/L 或血红蛋白含量小于 7.5 g/dL 者禁用。

（七）注意

(1)骨髓抑制患者、有肝病危险因素者、肌病及肌炎患者长期使用本药时应慎用。

(2)在用药期间要进行定期血液检查。嘱咐患者在使用牙刷、牙签时要防止出血。叶酸和维生素 B_{12} 缺乏者更易引起血象变化。

(3)进食高脂食物,可降低本药的口服生物利用度。

（八）药物相互作用

(1)对乙酰氨基酚、阿司匹林、苯二氮䓬类、西咪替丁、保泰松、吗啡和磺胺药等都抑制本品的葡萄糖醛酸化,而降低消除率,应避免联用。

(2)与阿昔洛韦(无环鸟苷)联用可引起神经系统毒性,如昏睡、疲劳等。

(3)丙磺舒抑制本品的葡萄糖醛酸化,并减少肾排泄,可引起中毒危险。

（九）制剂

胶囊剂:每粒 100 mg。

十一、拉米夫定

其他名称:贺普丁、雷米夫定、EPIVIR 和 HEPTOVIR。

ATC 编码:J05AF05。

（一）性状

本品为白色或类白色结晶,20 ℃时水中溶解度约 7%。

（二）药理学

本品可选择性地抑制 HBV 复制。其作用方式通过在肝细胞内转化为活性的拉米夫定三磷酸酯,竞争性地抑制 HBV-DNA 聚合酶,同时终止 DNA 链的延长,从而抑制病毒 DNA 的复制。

口服吸收迅速,1 小时血浆药物峰浓度可达 $1.1\sim1.5$ μg/mL,绝对生物利用度为 $80\%\sim85\%$,食物可延缓本品的吸收,但不影响生物利用度。体内分布广泛,V_d 为 $1.3\sim1.5$ L/kg,血浆蛋白结合率为 $35\%\sim50\%$,可通过血-脑屏障进入脑脊液。口服后 24 小时内,约 90% 以原形经肾排泄,5％～10％被代谢为反式亚砜代谢产物并从尿中排出。消除半衰期为5～7小时,肾功能不全可影响本品的消除,肌酐清除率小于30 mL/min时应慎用。

(三)适应证

用于乙型肝炎病毒所致的慢性乙型肝炎,与其他抗反转录病毒药联用于治疗人类免疫缺陷病毒感染。

(四)用法和用量

成人:慢性乙型肝炎,每天1次,100 mg口服;HIV感染,推荐剂量一次150 mg,每天2次,或1次300 mg,每天1次。

(五)不良反应

常见的不良反应有上呼吸道感染样症状、头痛、恶心、身体不适、腹痛和腹泻、贫血、纯红细胞再生障碍及血小板计数减少。可出现重症肝炎、高血糖及关节痛、肌痛和皮肤变态反应等。

(六)禁忌证

对拉米夫定过敏者及妊娠期妇女禁用。

(七)注意

(1)哺乳期妇女慎用,严重肝大、乳酸性酸中毒者慎用。

(2)尚无针对16岁以下患者的疗效和安全性资料。

(3)肌酐清除率<30 mL/min的患者不宜使用。

(4)用药期间应定期做肝、肾功能检查及全血细胞计数。

(八)药物相互作用

(1)与齐多夫定合用,可使后者血药浓度增加13％,血药峰浓度升高约28％,但生物利用度无显著变化。

(2)不宜与扎西他滨合用,由于本药可抑制扎西他滨在细胞内的磷酸化。

(九)制剂

片剂:每片100 mg、150 mg。

(十)贮法

避光、密闭,在30 ℃以下干燥处保存。

（宋鲁萍）

第十二章

肿瘤用药

第一节 作用于 DNA 分子结构的抗肿瘤药

一、烷化剂

烷化剂在肿瘤治疗中有非常重要的作用。该类药物的化学活性高,呈脂溶性,容易穿透细胞膜,一旦进入细胞内就会形成不稳定的中间体,可形成碳正离子或其他具有活泼的亲电性基团,能与细胞中许多具有亲核作用的生物大分子基团(如 DNA、RNA 和酶等)快速共价结合,使生物大分子丧失活性或 DNA 分子发生断裂,从而抑制细胞的分裂增殖或者导致细胞死亡。尽管在大多数上皮癌的治疗方案中烷化剂已逐渐被取代,但在儿童实体肿瘤、淋巴瘤、成人肉瘤及高剂量化疗方案中,烷化剂仍是主要药物。经过发展,目前已有多种烷化剂用于临床。

(一)氮芥类

氮芥类抗肿瘤药物是 β-氯乙胺类化合物的总称。该类药物的作用机制一般认为是通过形成不稳定的乙撑亚胺干扰 DNA 和 RNA 的功能而发挥细胞毒性作用。该类药物对 DNA 的损伤能够阻碍 DNA 复制、转录或引起基因突变,因此具有强烈的细胞毒性与致癌性。这种强烈的细胞毒性使得氮芥类成为十分有效的化疗药物,但同时也使它们具有较严重的不良反应。最早的盐酸氮芥已不再是常用的化疗药物,其他常用的氮芥类化疗药物包括环磷酰胺、异环磷酰胺、苯丁酸氮芥、白消安、美法仑等。

1.环磷酰胺

(1)药理作用:环磷酰胺在体外无抗肿瘤活性,进入体内后通过肝 CYP450 酶水解成醛磷酰胺,再转运至组织中形成磷酰胺氮芥,抑制 DNA 合成而发挥作用;经脱氨酶转化为羧磷酰胺而失活,或以丙烯醛形式经尿道排出。

(2)药动学:口服吸收完全,1 小时可达峰浓度,生物利用度为 74%～97%。吸收后迅速分布至全身,肿瘤组织内的浓度高于正常组织,脏器中以肝脏最高。可少量通过血-脑屏障,脑脊液中的浓度仅为血浆浓度的 20%。静脉注射后半衰期为 4.0～6.5 小时,50%～70% 在 48 小时内通过肾脏排泄,其中 68% 为代谢物,32% 为原形。

(3)适应证:用于恶性淋巴瘤、多发性骨髓瘤、淋巴细胞白血病、实体瘤如神经母细胞瘤、卵巢癌、乳腺癌、各种肉瘤及肺癌等。

(4)用法用量:静脉注射,联合用药一次 500 mg/m²,每周静脉注射 1 次,每 3～4 周为 1 个疗程。口服,每次 50～100 mg,每天 2～3 次,1 个疗程的总量为 10～15 g。

(5)不良反应:①骨髓抑制是最常见的毒性,白细胞最低点通常在给药后的 10～14 天,多在 21 天左右恢复正常,血小板减少较其他烷化剂少见;其他常见不良反应还有恶心、呕吐等。严重程度与给药剂量有关。②大剂量使用时,代谢产物丙烯醛可引起严重的出血性膀胱炎,表现为膀胱刺激症状、少尿、血尿及蛋白尿;常规量使用时发生率较低。大量补液及使用美司钠可以预防。③超高剂量(>120 mg/kg)可引起心肌损伤及肾毒性。④用于白血病或淋巴瘤时易发生高尿酸血症及尿酸性肾病。⑤其他反应尚包括脱发、口腔炎、中毒性肝炎、皮肤色素沉着、月经紊乱、无精或少精及肺纤维化等。

(6)禁忌证:感染,严重肝、肾功能损害者禁用或慎用;孕妇及哺乳期妇女禁用。

(7)药物相互作用:①由于本药能增加血尿酸水平,故与抗痛风药合用需增加后者的使用量;但别嘌醇能增加本药的肾毒性,需严密监测。②与大剂量的巴比妥或皮质激素合用可增加急性毒性。③与多柔比星合用可增加心脏毒性,多柔比星的总剂量应不超过 400 mg/m²。④本药可降低假胆碱酯酶的浓度,因此加强琥珀胆碱的神经肌肉阻滞作用,可使呼吸暂停延长。

(8)注意事项:①肝、肾功能不全者应适当减量。②白血病、淋巴瘤患者出现尿酸性肾病时可通过大量补液、碱化尿液及或给予抗痛风处理。③口服给药一般空腹服用,如果胃部不适,可与食物一起分次给予。④常规剂量无心脏毒性,但高剂量有心肌损害及肺纤维化。

2.异环磷酰胺

(1)药理作用:与 CTX 相比,IFO 仅一个氯乙基的取代位置不同,使其水溶性增大,稳定性增强。IFO 也属于前药,需经肝脏活化成活性代谢产物。作用机制与 CTX 相似。

(2)药动学:主要通过肝脏激活和降解,活性代谢产物仅少量通过血-脑屏障。单次高剂量快速静脉给药,药物平均终末消除半衰期约 15 小时,大多数较低剂量则为 4～8 小时。以原形和代谢物的形式经尿排出。

(3)适应证:用于睾丸癌、卵巢癌、乳腺癌、肉瘤、恶性淋巴瘤和肺癌等。

(4)用法用量。①单药化疗:每次 1.2～2.5 g/m²,每天 1 次,静脉滴注,连续 5 天为 1 个疗程,每 3～4 周重复 1 次。②联合化疗:每次 1.2～2.0 g/m²,每天 1 次,静脉滴注,连续 3～5 天为 1 个疗程,每 3～4 周重复 1 次。治疗肉瘤时也可 6～10 g/m²,连续静脉给药 72～96 小时。

(5)不良反应:参见环磷酰胺,但心脏毒性和肺毒性较环磷酰胺少见。另外还有神经毒性,与剂量相关,通常表现为焦虑不安、神情慌乱、幻觉和乏力等,少见晕厥、癫痫样发作甚至昏迷。

(6)禁忌证:严重感染、骨髓抑制者禁用,肾功能不全和/或尿路梗阻者禁用,膀胱炎者禁用;孕妇及哺乳期妇女禁用。

(7)药物相互作用:①曾应用顺铂的患者骨髓抑制、神经毒性及肾毒性明显。②同时使用抗凝药物可能引起凝血机制紊乱而导致出血危险。③同时使用降血糖药可增加降糖作用。④与别嘌醇合用可引起更严重的骨髓抑制。

(8)注意事项:①与放疗同时应用可使放疗引起的皮肤反应加重。②应用时需要使用尿路保护剂美司钠及适当水化。③儿童长期应用可引起范可尼综合征。④忌与其他中枢神经抑制药(镇静药、镇痛药、抗组胺药及麻醉药等)合用,一旦出现脑病症状,应停止使用,即使患者在恢复正常后也不应再次使用。

3.苯丁酸氮芥

(1)药理作用:具有双功能烷化剂的作用,通过形成不稳定的亚乙基亚胺而发挥作用,对处于增殖状态的细胞敏感,特别对 G_1 期和 M 期细胞作用最强。

(2)药动学:口服吸收完全,生物利用度>70%,达峰时间为 40~70 分钟,蛋白结合率约99%,不能通过血-脑屏障。半衰期约 1.5 小时,主要经肾脏排泄,24 小时内约 50%随尿液排出。

(3)适应证:慢性淋巴细胞白血病、卵巢癌和低度恶性非霍奇金淋巴瘤。

(4)用法用量:口服给药,每天 0.1~0.2 mg/kg(或 4~8 mg/m²),每天 1 次,连服 3~6 周,1 个疗程总量为 300~500 mg。也可以 10~15 mg/(m²·d),每 2 周 1 次。

(5)不良反应:消化道反应、骨髓抑制均较轻;但高剂量或长期使用骨髓抑制较严重,恢复缓慢。少数患者有变态反应和发热。长期使用可导致间质性肺炎及抽搐。

(6)禁忌证:严重骨髓抑制,严重肝、肾功能不全者禁用;孕妇及哺乳期妇女禁用。

(7)药物相互作用:免疫受损者不推荐免疫接种疫苗;苯丁唑酮可增加本药的毒性,故合用时需减少本药用量。

(8)注意事项:给药期间避免接种活体疫苗。

4.白消安

(1)药理作用:属于双甲基磺酸酯类双功能烷化剂。与 DNA 相互作用时,形成 7-(4'-羟丁基)鸟嘌呤和 1',4'-二(7-鸟嘌呤基)丁烷,主要的反应有可能发生在螺旋链内而不在连接鸟嘌呤残基的链间。

(2)药动学:口服吸收良好,吸收后很快自血浆消失,反复给药可逐渐蓄积。主要在肝脏代谢,半衰期为 2~3 小时,以代谢物的形式经肾脏排出。

(3)适应证:慢性粒细胞白血病。

(4)用法用量:口服,每天 2~8 mg,分 3 次口服;维持量为一次 0.5~2 mg,每天 1 次。小儿每天 0.05 mg/kg。

(5)不良反应:主要为消化道反应及骨髓抑制、肺纤维化。有的患者可有头晕、面红、男性乳腺发育或睾丸萎缩;妇女无月经,可能会导致畸胎。

(6)禁忌证:急性白血病、再生障碍性贫血或其他出血性疾病者及孕妇禁用。

(7)药物相互作用:①苯妥英钠可使本药的清除率增加。②与硫鸟嘌呤合用于慢性髓性白血病时,出现了多例肝结节再生性增生,伴肝功能异常、门静脉高压和食管静脉曲张,单独使用本药则无此反应。③使用高剂量的本药为干细胞移植前清髓治疗的患者,使用甲硝唑可显著增加本药的血药浓度和毒性反应,包括肝功能异常、静脉闭塞性病变和黏膜炎。④合并使用 α 干扰素可出现严重的血细胞数量减少。

(8)注意事项:慢性粒细胞白血病急变期应停药。肾上腺皮质功能不全者慎用。用药期间应严格检查血常规。

5.美法仑

(1)药理作用:作用机制与其他烷化剂相同。抑制谷胱甘肽 S 转移酶可增加本药的抗肿瘤作用。

(2)药动学:口服吸收个体差异大。分布半衰期为 6~10 分钟,消除半衰期为 40~120 分钟。不足 15%以原形经尿排泄,大部分以代谢物的形式排出。脑脊液中的浓度不足血浆浓度的 10%。

（3）适应证：①多发性骨髓瘤、乳腺癌、卵巢癌、慢性淋巴细胞和粒细胞白血病、恶性淋巴瘤、骨软骨病。②动脉灌注用于肢体恶性黑色素瘤、软组织肉瘤及骨肉瘤。

（4）用法用量：口服，8～10 mg/m²，每天 1 次，共 4～6 天，间隔 6 周重复。动脉灌注，一般每次 20～40 mg，视情况而定。

（5）不良反应：有消化道反应和骨髓抑制；可能会出现超敏反应（包括过敏），有报道心跳停止可能与此有关。其他尚有溶血性贫血、脉管炎、肺纤维化、肝炎和黄疸等肝功能异常。

（6）禁忌证：严重贫血者、孕妇禁用。

（7）药物相互作用：儿童使用萘啶酸和高剂量的美法仑静脉给药会导致致命的出血性小肠结肠炎。

（8）注意事项：根据肾功能和骨髓抑制程度增减剂量。

（二）亚硝基脲类

亚硝基脲类抗肿瘤药物的分子结构中含有 β-氯乙基亚硝基脲结构，N-亚硝基的存在使该氮原子与邻近羰基之间的键变得不稳定，在体内分解生成偶氮氢氧化物中间体，继续分解产生碳正离子，碳正离子可与 DNA 发生反应，从而破坏 DNA 的结构。此类药物具有较强的亲脂性，易通过血-脑屏障进入脑脊液中，可用于脑瘤、转移性脑瘤、中枢神经系统肿瘤和恶性淋巴瘤的治疗。目前，用于临床的亚硝基脲类抗肿瘤药物有卡莫司汀、洛莫司汀、司莫司汀、尼莫司汀等。

1.卡莫司汀

（1）药理作用：本药进入体内后，在 OH⁻ 的作用下形成异氰酸盐和重氮氢氧化物。异氰酸盐使蛋白质氨甲酰化，重氮氢氧化物生成正碳离子使生物大分子烷化。异氰酸盐可抑制 DNA 聚合酶，抑制 DNA 修复和 RNA 合成。

（2）药动学：口服吸收迅速，但仅静脉注射有效。化学半衰期为 5 分钟，生物半衰期为 15～30 分钟。经肝脏代谢，代谢物可在血浆中停留数天，造成延迟性骨髓毒性，可能存在肝肠循环。96 小时内有 60%～70% 由肾脏排出，1% 由粪便排出，10% 以二氧化碳的形式由呼吸道排出。可以通过血-脑屏障，脑脊液中的浓度为血浆浓度的 50% 以上。

（3）适应证：主要用于脑瘤、恶性淋巴瘤及小细胞肺癌，对多发性骨髓瘤、恶性黑色素瘤、头颈部癌及睾丸癌也有效。

（4）用法用量：静脉滴注，每天 75～100 mg/m²，连用 2 天。使用时与生理盐水或 5% 葡萄糖注射液 200 mL 混合，1～2 小时滴完。

（5）不良反应：①骨髓抑制，白细胞及血小板减少在给药后的 3 周后出现；白细胞最低值在 5～6 周，在 6～7 周逐渐恢复，但多次给药后可延迟至 10～12 周恢复；血小板最低值见于给药后的 4～5 周，在 6～7 周恢复。②大剂量使用可产生脑脊液病。③长期治疗可产生肺间质纤维化或间质性肺炎，有的甚至 1～2 个疗程后即出现肺部并发症，部分患者不能恢复。此外，还有恶心、呕吐等消化道反应。④有继发白血病、致畸胎的风险。⑤对生殖功能有影响，可抑制睾丸或卵巢功能。⑥静脉注射部位可产生血栓性静脉炎。

（6）禁忌证：孕妇禁用。严重骨髓抑制者禁用。

（7）药物相互作用：应避免和其他骨髓抑制作用强烈或呕吐反应强烈的药物合用。

（8）注意事项：①应用期间停止哺乳。②用药期间注意检查血常规，肝、肾功能，肺功能。③有免疫抑制功能，化疗结束后的 3 个月内不宜接种活疫苗。④预防感染，注意口腔卫生。⑤美国 FDA 妊娠期药物安全性分级为肠道外给药 D 级。

2.洛莫司汀

(1)药理作用:药理作用与卡莫司汀相近。

(2)药动学:口服后 30 分钟可完全吸收,体内迅速转化为代谢产物,代谢产物 3 小时可达血药峰浓度。器官分布以肝(胆汁)、肾、脾中为多,其次为肺、心、肌肉、小肠、大肠等。可以透过血-脑屏障,脑脊液中的浓度为血浆浓度的 15%～30%。在肝内完全代谢,存在肝肠循环。半衰期为 15 分钟,代谢产物的半衰期为 16～48 小时。口服后的 24 小时内,50% 以代谢物的形式随尿排出,但 4 天内的排出量<75%,从粪便排泄的少于 5%,从呼吸道排出 10%。

(3)适应证:原发性或继发性脑瘤、恶性淋巴瘤、肺癌及恶性黑色素瘤。

(4)用法用量:口服,一次 80～100 mg/m²,顿服,每 6～8 周 1 次,3 次为 1 个疗程。

(5)不良反应。①胃肠道反应:口服后 6 小时内可发生恶心、呕吐,预先使用镇静药或甲氧氯普胺并空腹服用可减轻。少数患者可出现胃肠道出血及肝功能损害。②骨髓抑制:服药后 3～5 周可见血小板降低,白细胞降低可在服药后第 1 及第 4 周内出现 2 次,第 6～8 周才恢复;具有累积性。③可能会抑制睾丸或卵巢功能。④有致畸胎的可能。

(6)禁忌证:孕妇及哺乳期妇女禁用。严重骨髓抑制者禁用。

(7)药物相互作用:同卡莫司汀。

(8)注意事项:同卡莫司汀。

3.司莫司汀

(1)药理学:作用机制与卡莫司汀相近。

(2)药动学:口服后易从胃肠道吸收,迅速代谢,能通过血-脑屏障进入脑脊液中。以代谢物的形式经尿排出,48 小时内可排出 60%,少量经粪便排出,部分经呼吸道排出。

(3)适应证:为洛莫司汀的衍生物。对脑部原发性或继发性肿瘤、恶性淋巴瘤、肺癌等有较好作用,与氟尿嘧啶联合用于直肠癌、胃癌和肝癌。

(4)用法用量:口服,成人一次 100～120 mg/m²,间隔 6～8 周,临睡前与止吐、安眠药同服。

(5)不良反应:①消化道反应,如恶心、呕吐。②肝、肾功能损害。③骨髓抑制:呈延迟反应,有累积性。血小板和白细胞在服药后的第 1～4 周降低,于第 6～8 周恢复。④其他:偶见全身性皮疹,有致畸胎的风险,对睾丸及卵巢有抑制作用。

(6)禁忌证:同卡莫司汀。

(7)药物相互作用:同卡莫司汀。

(8)注意事项:同卡莫司汀。

4.尼莫司汀

(1)药理作用:与卡莫司汀相近。

(2)药动学:本药在肝、肾中的浓度高于血浆浓度,在肿瘤组织内的浓度稍高于血中浓度。可通过血-脑屏障,给药 30 分钟后脑脊液中的浓度可达高峰。

(3)适应证:用于脑瘤、肺癌、慢性白血病、恶性淋巴瘤及消化道肿瘤。

(4)用法用量:成人按体重 2～3 mg/kg 或体表面积 90～100 mg/m²,溶于灭菌注射用水(5 mg/mL)中静脉注射;或溶于生理盐水、5% 葡萄糖注射液 250 mL 中静脉滴注,每 6 周给药 1 次。

(5)不良反应:同卡莫司汀。间质性肺炎少见。

(6)禁忌证:同卡莫司汀。

（7）药物相互作用：同卡莫司汀。

（8）注意事项：①不得用于皮下或肌内注射。②静脉注射过程中避免药液外渗，导致局部结节坏死。

（三）三氮烯咪唑类

不同于氮芥类烷化剂的乙基转运至 DNA 分子的亲电子部位及其他大分子上，三氮烯咪唑类药物是将单个甲基转运至 DNA 分子上，药物有达卡巴嗪和替莫唑胺。

1.达卡巴嗪

（1）药理作用：为嘌呤生物合成的中间体，进入体内后由肝微粒体去甲基形成单甲基化合物，有直接细胞毒作用。主要作用于 G_2 期，抑制嘌呤、RNA 和蛋白质的合成，也影响 DNA 的合成。

（2）药动学：口服吸收不良，需静脉给药。血浆蛋白结合率为 20％～28％，仅少量通过血-脑屏障。分布半衰期为 19 分钟，消除半衰期为 5 小时，6 小时内 30％～45％以原形经尿排出。

（3）适应证：主要用于霍奇金淋巴瘤、黑色素瘤及软组织肉瘤。

（4）用法用量：静脉注射，一次 200～400 mg/m²，每天 1 次，连用 5～10 天，以生理盐水 10～15 mL 溶解后静脉注射；或再用 5％葡萄糖注射液 250 mL 稀释后静脉滴注，30 分钟以上滴完，每 4～8 周重复一次。联合用药时每次 200 mg/m²，静脉滴注，连用 5 天，每 3 周重复 1 次。

（5）不良反应：①骨髓抑制，白细胞减少发生于给药后的 16～20 天，最低值见于给药后的 21～25 天；血小板计数减少见于给药后的 16 天。②胃肠道反应常见，如食欲缺乏、恶心、呕吐，一般发生于给药后的 1～12 小时，偶有黏膜炎。③流感样综合征偶见，发生于给药后的第 7 天，持续 1～3 周。④可能会导致发生致命性的肝血管毒性，由肝静脉血栓、坏死和大范围出血所致，一般出现在达卡巴嗪治疗的第 2 个疗程。⑤其他如脱发和面部麻木。

（6）禁忌证：孕妇禁用，水痘或带状疱疹患者及有严重的过敏史者禁用。

（7）药物相互作用：与其他骨髓抑制剂或放疗合用时需减少药物剂量。

（8）注意事项：①用药期间应停止哺乳。②用药期间禁止接种活病毒疫苗。③肝、肾功能不全，感染者慎用。④用药期间监测肝、肾功能及血常规。

2.替莫唑胺

（1）药理作用：给药后在体内迅速转化为活性产物 MTIC。MTIC 主要作用表现为 DNA 分子上鸟嘌呤第 6 位氧原子上的烷基化及第 7 位氮原子的烷基化，通过甲基化加成物的错配修复，发挥细胞毒作用。

（2）药动学：可迅速通过血-脑屏障，进入脑脊液中。口服吸收完全，1 小时后可达峰。进食高脂肪的早餐后服药，C_{max} 和 AUC 分别减少 32％和 9％，t_{max} 增加 2 倍。平均消除半衰期为 1.8 小时，大部分经肾脏排泄，5％～10％为原形。

（3）适应证：用于多形性胶质母细胞瘤，开始先与放疗联合治疗，随后作为辅助治疗；常规治疗后复发或进展的多形性胶质母细胞瘤或间变性星形细胞瘤。

（4）用法用量：口服给药。①新诊断的多形性胶质母细胞瘤：同步放化疗期间，按体表面积每天 75 mg/m²，共 42 天，同时接受放疗。根据患者的耐受程度可暂停药，但无须降低剂量。接受同步放、化疗后 4 周，进行 6 个周期的本药单药辅助治疗，起始剂量为每天 150 mg/m²，共 5 天，然后暂停 23 天，一个周期为 28 天。从第 2 周开始，根据前一周期的不良反应，剂量可增至 200 mg/m²或减至 100 mg/m²。②常规治疗后复发或进展的多形性胶质母细胞瘤或间变性星形细胞瘤：以前曾接受过化疗者的起始剂量为 150 mg/m²，未接受过化疗者起始剂量为

$200\ mg/m^2$，共 5 天，28 天为一个周期。治疗可持续至病变进展，最多为 2 年。

（5）不良反应：轻、中度的消化道反应，恶心，呕吐等，具有自限性或标准止吐方案可控制；重度呕吐的发生率为 4%。骨髓抑制一般出现在开始几个周期的第 21～28 天，通常在 1～2 周可恢复，与给药剂量有关。其他常见的不良反应有疲乏、便秘、头痛、食欲缺乏、腹泻、发热等。有致癌、致畸及致突变作用。

（6）禁忌证：对 DTIC 及本药过敏者禁用。严重的骨髓抑制及孕妇或计划妊娠的妇女禁用。

（7）注意事项：①对于接受 42～49 天合并治疗者需要进行预防卡氏肺孢子菌感染，可以予复方磺胺甲𫫇唑等抗菌药物。②严重肝、肾功能不全者尚无资料，需严密观察。老年患者（>70 岁）的骨髓毒性发生率可能会增加。③有致癌、致畸及致突变作用。

二、铂类

铂类抗肿瘤药物是多种恶性肿瘤的治疗基石。作用机制主要通过与 DNA 结合形成交叉键，从而破坏 DNA 的功能，导致 DNA 不能进行复制；高浓度时也能抑制 RNA 和蛋白质的合成。该类药物具有周期非特异性作用特征。第一代铂类药物顺铂是目前最常用的抗肿瘤药物之一，但由于存在肾毒性，现已经开发出了第二、第三代铂类药物。具体药物有卡铂、奈达铂和奥沙利铂等。

(一)顺铂

1.药理作用

本药能与 DNA 结合形成交叉键，从而破坏 DNA 的功能，使其不能再复制；高浓度时也能抑制 RNA 及蛋白质的合成；对乏氧细胞也有作用。

2.药动学

仅供静脉、动脉或腔内给药。给药后吸收迅速，分布于全身各组织内，肾、肝、卵巢、子宫、皮肤和骨骼内的含量较多，脾、胰、肠、心、肌肉和脑中较少，肿瘤组织无选择性分布。血浆蛋白结合率高，分布半衰期为 25～49 分钟，消除半衰期为 58～73 小时。药物自体内清除缓慢，5 天内仅27%～54% 经尿排出，少量经胆道排出。腹腔内给药时腹腔器官内的药物浓度是静脉给药时的2.5～8 倍。

3.适应证

适用于多种实体瘤，特别是膀胱、宫颈、肺、卵巢和睾丸的肿瘤，同时也用于胃癌、食管癌、子宫内膜癌、前列腺癌、乳腺癌、头颈部癌、恶性黑色素瘤、骨肉瘤、恶性淋巴瘤及儿童的神经母细胞瘤等治疗。

4.用法用量

作为单药治疗成人按照体表面积一次 15～20 mg/m^2，连续 5 天静脉滴注，间隔 3～4 周可重复用药；亦可 80～100 mg/m^2，最大不超过 120 mg/m^2，一次使用或分成 3 天静脉滴注，每间隔3～4 周一次。

5.不良反应

通常为剂量限制性和累积性毒性。

（1）肾脏毒性：单次中、大剂量用药后可能会出现轻微的、可逆的肾功能障碍，可以为血尿或氮质血症；多次高剂量和短期内反复用药会导致不可逆性的肾功能损害，重者可表现为肾小管坏死。采用静脉水化、甘露醇利尿及延长顺铂输注时间至 6～8 小时可减轻肾毒性。

(2)消化道反应:包括恶心、呕吐、食欲缺乏及腹泻。恶心、呕吐的发生率在 17%～100%,一般在给药后的 1～6 小时出现,多数可以在 3 天内恢复,但也有持续至给药后的 1 周。

(3)骨髓抑制:表现为白细胞、血小板减少,在剂量＞50 mg/m² 更为显著,最低点一般发生在用药后的 3 周。其导致的贫血可能与肾小管功能损伤后促红细胞生成素缺乏有关。

(4)神经毒性:主要为感觉神经损害,表现为麻木、刺痛感、振动感和深部肌腱反射减弱,重者可发展为感觉性共济失调。多见于累积剂量达到 300～600 mg/m² 者,为可逆性,但可能需要很长时间恢复。

(5)听力损害:可出现耳鸣和高频听力减弱,多为可逆性的。

(6)超敏反应:常在给药后的几分钟内出现,膀胱内灌注、腹膜或胸膜内给药也可发生过敏。

(7)电解质紊乱:顺铂引起的电解质紊乱可发生于治疗后的数天至数周不等,绝大部分出现在反复长时间治疗后,其原因可能在于消化道反应及肾毒性。顺铂导致的肾损害可以发生在承担机体电解质重吸收的近端小管、远端小管及集合管等不同部位,因此当肾小管重吸收功能受到影响时,血 Na^+、K^+、Cl^-、Mg^{2+}、Ca^{2+} 等均有可能下降,其中以低钾及低镁最常见,也可发生严重的低钙血症。

6.禁忌证

肾功能严重损害者、孕妇及对顺铂或其他含铂化合物过敏者禁用。

7.药物相互作用

与其他骨髓抑制剂、有肾毒性或耳毒性的药物联合会增加顺铂的毒性反应;顺铂对肾功能的影响也可能会影响其他经肾排泄药物的药动学参数。

8.注意事项

治疗期间应监测肾功能、神经系统功能和听力;定期监测血常规,观察血细胞计数;监测患者的肝功能、电解质及尿酸水平。

(二)卡铂

1.药理作用

作用有待深入研究,主要引起靶细胞 DNA 的链间及链内交联,破坏 DNA 而抑制肿瘤的生长。

2.药动学

血浆蛋白结合率低,终末半衰期至少 5 天,分布半衰期为 1.1～2 小时,消除半衰期为 2.6～5.9 小时。肌酐清除率为 60 mL/min 时,24 小时内由肾脏清除 71%。

3.适应证

其为顺铂类似物,与顺铂具有相似的抗肿瘤活性及用途。主要用于小细胞肺癌、卵巢癌、睾丸肿瘤、头颈部肿瘤,也可用于非小细胞肺癌、膀胱癌、子宫颈癌、胸膜间皮瘤、黑色素瘤及子宫内膜癌。

4.用法用量

目前多采用根据 Calvert 公式给药,即根据患者的肾小球滤过率(GFR,mL/min)和设定的药-时曲线下面积[AUC,mg/(mL·min)]计算卡铂的用量,具体:卡铂的总剂量(mg)＝目标 AUC×(GFR＋25)。推荐的目标 AUC 见表 12-1。

5.不良反应

(1)肾脏毒性:较轻。肌酐清除率＜60 mL/min 时卡铂的肾脏和全身清除率随肌酐清除率降低而降低,故需要减量;<20 mL/min 时应避免使用。

(2)消化道反应:较顺铂轻,表现为恶心、呕吐、腹泻、畏食等。

表 12-1　卡铂的剂量调整参照表

目标 AUC[mg/(mL·min)]	化疗方案	患者情况
5~7	单药	初次化疗
4~6	单药	接受过化疗
4~6	联合用药	初次化疗

(3)骨髓抑制:最常见,为剂量依赖性毒性。一次用药后,白细胞和血小板在用药后的 21 天最低;联合化疗一般在 15 天。

(4)超敏反应:常在给药后的几分钟内出现,常见于多个周期给药后。

(5)神经毒性:较罕见。

6.禁忌证

禁用于对本品及其他含铂类化合物曾有过敏史的患者,禁用于出血性肿瘤患者。

7.药物相互作用

与其他骨髓或肾毒性药物合用时,警惕骨髓抑制及肾损害的发生。

8.注意事项

定期监测血常规及仔细评估肾功能。

(三)奈达铂

1.药理学

顺铂类似物。进入细胞后,甘醇酸酯配基上的醇性氧与铂之间的键断裂,水与铂结合,导致离子型物质的形成;然后断裂的甘醇酸酯基配基变得不稳定并被释放,产生多种离子型物质与DNA 结合,抑制 DNA 复制,从而产生抗肿瘤活性。

2.药动学

本药主要以游离形式存在于血浆中,动物试验发现本药主要分布在肾脏和膀胱内,组织浓度高于血浆浓度。主要经尿排泄,24 小时内尿液中的铂回收率在 40%~69%。

3.适应证

头颈部癌、小细胞肺癌、非小细胞肺癌、食管癌、卵巢癌等实体瘤。

4.用法用量

临用前生理盐水溶解,再稀释至 500 mL,静脉滴注时间>1 小时,静脉滴注完成后需继续予1 000 mL 以上的液体。推荐剂量为每次 80~100 mg/m²,每个疗程给药一次,间隔 3~4 周方可进入下一周期。

5.不良反应

主要不良反应为骨髓抑制,可见白细胞、血小板计数及血红蛋白含量下降;其他常见的不良反应有恶心、呕吐、食欲缺乏等消化道症状及肝肾功能损害、耳神经毒性、脱发等;也有肺间质病变的报道。这些不良反应的发生率较低。

6.禁忌证

禁用于有明显的骨髓抑制及严重的肝肾功能不全者,对其他铂类过敏及对赋形剂右旋糖酐过敏者,妊娠期妇女及有严重并发症者。

7.药物相互作用

因本品有耳、肾毒性,故与其他具有耳、肾毒性的药物合用时需警惕,如氨基糖苷类抗生素、呋塞米、万古霉素等。

8.注意事项

(1)长期给药的毒副作用可累加,需警惕。

(2)有较强的骨髓毒性,故应定期监测血常规,观察白细胞、血小板、红细胞及中性粒细胞计数等。

(3)有肝、肾损害的可能,需定期监测肝、肾功能,给药完成后需水化1 000 mL,对于血容量不足的患者需更加注意。

(4)本品禁止与含铝制品接触,输注时避免阳光直射。

(四)奥沙利铂

1.药理学

奥沙利铂是二氨环己烷的铂类化合物,即以1,2-二氨环己烷基团代替顺铂的氨基。与其他铂类的作用机制相同。

2.药动学

给药后可迅速分布于全身,和红细胞呈不可逆性结合。以130 mg/m^{2}静脉连续滴注2小时,C_{max}为$(5.1\pm0.8)\mu g/mL$,AUC为$(189\pm45)\mu g/(mL \cdot h)$。50%的铂与红细胞结合,50%存在于血浆中,其中25%为游离状态、75%与蛋白结合。给药后5天蛋白结合率稳定在95%左右。分布相迅速在15分钟内完成,但消除很慢,给药后的3小时仍能测出残余铂。分布半衰期为(0.28 ± 0.06)小时,消除半衰期为(16.3 ± 2.90)小时,终末半衰期为(273 ± 19.0)小时。给药后28小时,尿中排出40%~50%。

3.适应证

与氟尿嘧啶和亚叶酸钙联合一线用于转移性结直肠癌(FOLFOX方案);对卵巢癌有较好疗效,对胃癌、非霍奇金淋巴瘤、非小细胞肺癌及头颈部肿瘤有一定效果。与其他铂类无交叉耐药性。

4.用法用量

推荐剂量为85 mg/m^2,溶于250~500 mL 5%GS中,静脉滴注时间2~6小时,每2周重复一次;或130 mg/m^2,每3周一次;严重肾功能不全者的起始剂量下调至65 mg/m^2(Ccr>30 mL/min);肝功能异常者、轻至中度肾功能不全者无须调整剂量。禁止用含盐溶液配制或稀释。

5.不良反应

(1)与顺铂相似,但恶心和呕吐、肾毒性及骨髓抑制较轻。

(2)具有独特的神经毒性,可以在静脉给药后立即发生,表现为受冷后加重的感觉异常、肌肉痉挛和肌颤。这些急性症状通常在1周内缓解,但累积剂量较高时,奥沙利铂可以诱发剂量限制性感觉神经病变,并导致功能障碍甚至共济失调。

(3)奥沙利铂可以导致肝窦损伤(肝窦阻塞综合征或蓝肝综合征),病理变化与肝窦阻塞综合征相似,以肝窦扩张和充血,随后发生结节性增生为特点,化验指标可见氨基转移酶和碱性磷酸酶升高;当出现无法用肝转移解释的肝功能异常或门静脉高压时,应警惕该综合征。

(4)变态反应可见于治疗的任何周期中。

6.禁忌证

禁用于已知对本品过敏者,哺乳期妇女,Ccr<30 mL/min者。

7.药物相互作用

高剂量的奥沙利铂(130 mg/m^2)会降低氟尿嘧啶的清除率,导致后者的血药浓度增高;铂类主要经肾脏排泄,因此与其他有肾毒性的药物合用时需警惕肾损害;本品不经肝药酶代谢,故药物之间的相互影响不大。

8.注意事项

(1)高剂量的奥沙利铂与氟尿嘧啶合用时,因氟尿嘧啶的清除率降低,ADR 发生率增高,此时可以根据 ADR 程度适当调整氟尿嘧啶的用量。

(2)美国 FDA 妊娠期药物安全性分级为肠道外给药 D 级。

三、其他

(一)丝裂霉素

1.药理作用

本药在细胞内通过还原酶活化后,可使 DNA 解聚,同时拮抗 DNA 的复制。高浓度时对 RNA 和蛋白质的合成亦有抑制作用。主要作用于晚 G$_1$ 期和早 S 期。在酸性和乏氧条件下也有作用。

2.药动学

主要在肝脏进行生物转化,不能透过血-脑屏障,静脉给药后分布半衰期和消除半衰期分别为 5～10 分钟和 50 分钟,主要通过肾脏排泄。口服能吸收,但浓度仅为静脉给药的 1/20,故采用静脉给药方式。主要经过肾小球滤过,肝、脾、肾、脑及心脏等组织参与本药失活,最可能经肝内微粒体代谢。静脉注射后有相当剂量由尿排出,数小时内有 10% 以原形排出。

3.适应证

对多种实体瘤有效,特别是消化道肿瘤。

4.用法用量

静脉注射,每天 2 mg 或每周 2 次,每次 4～6 mg,40～60 mg 为 1 个疗程;或 8～10 mg/m^2 静脉冲入,每 3 周 1 次。

5.不良反应

毒性反应与烷化剂相似,主要为骨髓抑制和消化道反应;对肾脏和肺也有毒性;个别患者可引起发热、乏力、肌肉痛及脱发。

6.禁忌证

水痘或带状疱疹患者禁用;用药期间禁用活病毒疫苗接种和避免口服脊髓灰质炎疫苗;孕妇及哺乳期妇女禁用。

7.药物相互作用

其与多柔比星合用可增加心脏毒性,建议多柔比星的总剂量限制在 450 mg/m^2 以下。

8.注意事项

(1)用药期间应严格检查血常规;避免药液外渗。

(2)本药溶解后需在 6 小时内应用。与维生素 C、维生素 B$_6$ 等配伍时,本药的疗效显著下降。

(二)博来霉素

1.药理作用

本药与铁的复合物嵌入 DNA 中,引起 DNA 单链和双链断裂,它不引起 RNA 链断裂。作用的第一步是本药的二噻唑环嵌入 DNA 的 G-C 碱基对之间,同时末端三肽氨基酸的正电荷和

DNA 的磷酸基作用,使其解链;作用的第二步是本药与铁的复合物导致超氧或羟自由基的生成,引起 DNA 链断裂。

2.药动学

口服无效,需静脉或肌内注射。肌内或静脉注射后在血中消失较快,广泛分布到肝、脾、肾等组织中,以肺和皮肤中最多,因该处细胞中酰胺酶活性低,本药水解失活少,在其他正常组织内可迅速代谢失活。部分药物可以通过血-脑屏障,血浆蛋白结合率近 1%。一次量静脉注射后,消除半衰期和终末半衰期分别为 24 小时和 4 小时,3 岁以下的儿童分别为 54 分钟和 3 小时。静脉滴注后消除半衰期为 1.3 小时,终末半衰期为 8.9 小时。主要经肾脏排泄,24 小时内可排出 50%~80%。不能被血液透析清除。

3.适应证

用于头颈部、食管、皮肤、宫颈、阴道、外阴、阴茎的鳞癌和霍奇金淋巴瘤、睾丸癌等,亦用于治疗银屑病。

4.用法用量

肌内、静脉及动脉注射,成人每次 15 mg,每天 1 次或每周 2~3 次,总量不超过 300 mg;小儿每次按体表面积 10 mg/m²。第一次用药时,先肌内注射 1/3 量,若无反应再将剩余量注射完。静脉注射应缓慢,注射时间不少于 10 分钟。

5.不良反应

(1)主要的急性毒性为皮肤红斑、触痛和关节或四肢末端溃疡,偶有雷诺现象;长期用药会发生色素沉着、指甲改变和脱发。

(2)最严重的远期毒性是肺毒性,为剂量相关性毒性。主要表现为干咳、气短,有些患者可能伴有发热,后期会导致肺实质纤维化。

(3)其他反应有恶心、呕吐、口腔炎、食欲减退、脱发等。

6.禁忌证

禁用于严重的肺部疾病、严重的弥散性肺纤维化者,对本药有过敏史者,严重的肾功能障碍者,严重的心脏疾病,胸部及周围接受过放疗的患者。

7.药物相互作用

其与顺铂合用可能会导致药物的清除速度变慢,毒性反应增加;与吉西他滨合用则肺毒性的发生率很高。

8.注意事项

(1)肾功能减退(Ccr<80 mL/min)者应至少减量 50%,肾衰竭(Ccr<30 mL/min)者禁用本药。

(2)接受博来霉素治疗后的患者再接受高浓度的吸氧,有时会出现急性肺功能减退。

(3)需定期检查血常规、肝功能、肾功能和肺功能。用药过程中出现发热、咳嗽和活动性呼吸困难时应立即停药,并予影像学、血气分析等检查,以免出现严重的肺毒性。

(4)长期使用博来霉素不良反应有增加及延迟性发生的倾向,需十分注意。

(5)儿童和育龄者应考虑对性腺的影响。

(三)平阳霉素

1.药理作用

本品为博来霉素的活性成分 A5,作用与博来霉素相近。

2.药动学

动物实验发现除肾脏外,肿瘤组织中的药物浓度最高,瘤血比达到 4：1。静脉注射后

30 分钟血药浓度达最高峰,以后迅速下降。在 24 小时内由尿排出 25%～50%。

3.适应证

头颈部鳞癌、恶性淋巴瘤、乳腺癌、食管癌及鼻咽癌等,亦可用于肺、子宫颈及皮肤的鳞癌。

4.用法用量

肌肉、静脉或肿瘤内注射,一次 8 mg,隔天 1 次,1 个疗程的总量为 240 mg。

5.不良反应

有发热、胃肠道反应、皮肤反应(色素沉着、皮炎、角化增厚、皮疹等)、脱发、肢端麻痛、口腔炎等。肺毒性的发生率较博来霉素少。

6.禁忌证

对本药过敏者禁用。

7.注意事项

应用时须接受试验剂量,一般可以小剂量 2 mg 以下开始。用药期间关注肺功能。

(郑晓丽)

第二节 影响核酸合成或转录的药物

一、二氢叶酸还原酶抑制剂

抗叶酸药最早是作为抗白血病药物应用于临床的,主要影响细胞周期 S 期,临床应用最主要的是甲氨蝶呤和培美曲塞。甲氨蝶呤是天然的叶酸盐类似物,一方面通过竞争性抑制二氢叶酸还原酶,阻止食物中的叶酸还原成二氢叶酸和四氢叶酸,从而阻止嘧啶核苷酸的合成;另一方面还能抑制嘌呤合成前期的转甲基酶,直接阻断嘌呤的生物合成。培美曲塞是一种新型的多靶点抗叶酸药,能抑制嘧啶和嘌呤生物合成通路中的多种酶,包括胸苷酸合成酶、二氢叶酸还原酶、甘氨酸核苷甲基转移酶。尽管同属于抗叶酸药,但两药的适应证却有较大差异。

(一)甲氨蝶呤

1.药理作用

本药不可逆性抑制叶酸还原酶,阻断四氢叶酸的生物合成;24 天后胸腺嘧啶核苷合成酶也受到抑制。本药可使细胞阻断在 S 期,是否影响从 G1 期进入 S 期尚且认识不一致。此外,由于还原性叶酸不足,可导致嘌呤和胸腺嘧啶核苷酸合成的障碍,从而引起 DNA、RNA 及蛋白质合成的抑制。

2.药动学

低剂量给药可迅速从胃肠道吸收,高剂量口服吸收较差,肌内注射后吸收也迅速及完全。口服 1～2 小时可达峰浓度,肌内注射为 30～60 分钟。本药主要分布在组织和细胞外液中,能穿过腹水和渗出物,并将其作为储库。血中清除呈三相模式,剂量低于 30 mg/m² 时终末消除半衰期为 3～10 小时;高剂量胃肠外给药时终末消除半衰期为 8～15 小时,血浆蛋白结合率为 50%。本药进入细胞后,一部分通过自主转运机制和聚谷氨酸盐形成辄合物,结合的药物可以在体内保持数月,尤其在肝脏中。口服或胃肠外给药时可以少量通过血-脑屏障,本药可以通过胎盘屏障。主要经肾小球滤过和肾小管主动分泌排泄,少量经粪便排泄,存在肝肠循环。

3.适应证

用于各种类型的急性白血病,特别是急性淋巴细胞白血病、恶性葡萄胎、绒毛膜上皮癌、乳腺癌、恶性淋巴瘤、头颈部癌、卵巢癌、宫颈癌、睾丸癌、支气管肺癌、多发性骨髓瘤和各种软组织肉瘤;大剂量用于骨肉瘤。鞘内注射可以用于预防和治疗脑膜白血病及恶性淋巴瘤的神经侵犯。

4.用法用量

(1)白血病:每天 0.1 mg/kg,一次口服,一般有效疗程的安全剂量为 50～150 mg,总剂量视骨髓情况而定。对急性淋巴细胞白血病,有颅内侵犯者或作为缓解后预防其复发,可给鞘内注射每次 10～15 mg,每 5～14 天 1 次,共 5～6 次。

(2)绒毛膜癌:成人一般 1 次 10～30 mg 口服或肌内注射,每天 1 次,连续 5 天。

(3)实体癌:根据情况可给 10～20 mg 静脉注射,每周 2 次,连续 6 周为 1 个疗程。

(4)骨肉瘤:大剂量化疗,一般 3～15 g/m² 溶于 5% 葡萄糖注射液 500～1 000 mL 中,静脉给药 6 小时。给药前需予以水化、碱化尿液,同时需要监测血药浓度以调整亚叶酸钙的解救剂量。

5.不良反应

(1)胃肠道反应:包括口腔炎、咽喉炎、恶心、呕吐、腹痛、腹泻、消化道出血。

(2)肝功能损害:可见氨基转移酶升高、黄疸,长期口服可导致肝细胞坏死、脂肪肝、肝纤维化甚至肝硬化。

(3)肾脏:本药主要经肾脏排泄(40%～90%),大剂量使用时药物原形及代谢产物可以沉积在肾小管中,进而导致高尿酸血症性肾病,此时可出现血尿、蛋白尿、少尿、氮质血症甚至肾衰竭。

(4)呼吸系统:长期用药可引起咳嗽、气短、肺炎或肺间质纤维化。

(5)血液系统:主要为白细胞和血小板下降;大剂量化疗可能会导致致死性血恶病质疾病。

(6)皮肤及附件:脱发、皮肤发红、瘙痒或皮疹等。

(7)鞘内注射可引起视物模糊、眩晕、头痛、意识障碍,甚至嗜睡或抽搐等。

(8)致突变、致畸和致癌作用较烷化剂轻,但长期给药有潜在的继发肿瘤的风险。

(9)对生殖功能的影响较烷化剂轻,但也能导致闭经和精子减少或缺乏。

6.禁忌证

孕妇禁用。

7.药物相互作用

(1)甲氨蝶呤主要经肾排泄,故能降低其排泄的药物如非甾体抗炎药和水杨酸盐、丙磺舒和某些青霉素等可能会增加甲氨蝶呤的作用。同时使用非甾体抗炎药和甲氨蝶呤可能会导致致死性的毒性反应,故大剂量的甲氨蝶呤禁止和非甾体抗炎药同时使用。

(2)与其他有骨髓抑制、肾毒性或肝毒性的药物同时使用,甲氨蝶呤的毒性风险增加。

(3)口服抗菌药物如四环素和不能吸收的广谱抗菌药物可能通过抑制肠道菌群或通过细菌抑制药物代谢,从而降低本药的肠道吸收或干扰肝肠循环。

8.注意事项

(1)用药期间停止哺乳。

(2)美国 FDA 妊娠期药物安全性分级为口服及肠道外均 X 级。

(3)有肾病史或发现肾功能异常时,禁止大剂量甲氨蝶呤疗法;未准备好亚叶酸钙、未充分进行补液和碱化尿液时,也禁止大剂量甲氨蝶呤疗法。

(4)使用大剂量甲氨蝶呤疗法需严密监测血药浓度;静脉滴注给药时间需大于 6 小时,否则肾毒性增加。

(5)胸腔积液或腹水可储存甲氨蝶呤,导致其清除率下降,因此给药前建议引流。

(6)定期监测血常规、肝功能、肾功能，以及胃肠道毒性，如果发生骨髓抑制、腹泻或口腔炎应中断治疗。

（二）培美曲塞

1.药理作用

本品为一多靶点抗叶酸代谢的药物。通过干扰细胞复制过程中叶酸依赖性代谢过程而发挥作用。可抑制胸苷酸合成酶、二氢叶酸还原酶、甘氨酸核糖核苷甲酰基转移酶等叶酸依赖性酶，这些酶参与胸腺嘧啶核苷和嘌呤核苷的生物合成。

2.药动学

本药主要经尿清除，肾功能正常时总清除率为 91.8 mL/min，消除半衰期为 3.5 小时。血浆蛋白结合率为 81%，AUC 和 C_{max} 与给药剂量成正比。在 26～80 岁，未发现年龄对本药的代谢存在影响，无儿童用药的相关资料。药物代谢物有性别差异。肝功能不全者，ALT、AST 及胆红素不影响本药的代谢。

3.适应证

非小细胞肺癌，不推荐用于鳞癌；与顺铂联合用于恶性胸膜间皮瘤。

4.用法用量

静脉注射，与顺铂联用，推荐剂量为 500 mg/m²，第 1 天，滴注时间超过 10 分钟，21 天为一个周期。顺铂的推荐剂量为 75 mg/m²，在培美曲塞滴注完成后 30 分钟给予。

5.不良反应

不良反应主要为骨髓抑制，表现为中性粒细胞、血小板减少和贫血。此外还有发热、感染、口腔炎、咽炎、皮疹和脱发等。

6.禁忌证

禁用于对本药过敏者，禁用于孕妇及哺乳期妇女，Ccr＜45 mL/min 者禁用。

7.药物相互作用

高剂量的非甾体抗炎药和水杨酸类药物可能会降低本药的清除率。Ccr 45～79 mL/min 的患者，在使用培美曲塞的前 2 天及后 2 天内应避免使用非甾体抗炎药和水杨酸类。

8.注意事项

(1)为减轻本药对骨髓造血系统的影响，接受培美曲塞治疗的患者必须在首次培美曲塞治疗的前 7 天中，至少有 5 天每天口服低剂量的叶酸制剂或含叶酸的复合物（一般为 0.4 mg/d），并持续服药至给药后的 21 天。在培美曲塞给药的前 1 周，必须接受 1 次维生素 B_{12} 肌内注射（一般为 1 mg/d），此后每 3 个周期 1 次（可以与培美曲塞同天给药）。

(2)为减轻皮肤毒性，可以在培美曲塞给药的前 1 天开始连续 3 天予地塞米松 4 mg 口服。

(3)Ccr≥45 mL/min 者不需要进行剂量调整，但不推荐用于 Ccr＜45 mL/min 者。

(4)美国 FDA 妊娠期药物安全性分级为肠道外给药 D。

二、DNA 聚合酶抑制剂

（一）阿糖胞苷

1.药理作用

本品为抗嘧啶药。在细胞内先经脱氧胞苷酶催化磷酸化，转变为有活性的阿糖胞苷酸，再转为二磷酸及三磷酸阿糖胞苷起作用。现认为本药主要通过与三磷酸脱氧胞苷竞争，抑制 DNA 多聚酶，干扰核苷酸掺入 DNA。并能抑制核苷酸还原酶，阻止核苷酸转变为脱氧核苷酸。但对 RNA 和蛋白质的合成无显著作用。属作用于 S 期的周期特异性药物，并对 G_1/S 级 S/G_2 转换期也有作用。

2.药动学

本药不宜口服,可经静脉、皮下、肌内或鞘内注射吸收。静脉注射后能广泛分布于体液、组织及细胞内,静脉滴注后有中等量的药物可以进入血-脑屏障,其浓度约为血浆浓度的40%。本药主要在肝、肾内代谢,在血及组织中容易被胞嘧啶脱氨酶迅速脱氨而失活。在脑脊液内,由于脱氨酶的含量低,故脱氨作用较为持久。静脉给药的分布半衰期为10~15分钟,消除半衰期为2.0~2.5小时;鞘内给药的半衰期可延至11小时。24小时内约10%以阿糖胞苷、90%以尿嘧啶阿糖胞苷为主的无活性物质经尿排出。

3.适应证

用于急性淋巴细胞及肺淋巴细胞白血病的诱导缓解期及维持巩固期、慢性粒细胞白血病的急变期。亦适用于恶性淋巴瘤。

4.用法用量

(1)成人常用量如下。①诱导缓解:静脉注射,每天2 mg/kg,连用10天,若无明显的不良反应,剂量可增大至4 mg/kg;静脉滴注按0.5~1.0 mg/kg,持续1~24小时,连用10天,如无明显的不良反应,可增大至2 mg/kg。②维持巩固:完全缓解后改用继续治疗量,皮下注射,按体重一次1 mg/kg,每天1~2次。

(2)中、大剂量方案。①中剂量:按体表面积一次0.5~1.0 mg/m²,一般静脉注射1~3小时,每12小时1次,以2~6天为1个疗程;②大剂量:一次1~3 g/m²,一般静脉注射1~3小时,每12小时1次,2~6天为1个疗程。因阿糖胞苷的不良反应随剂量增大而增加,故目前一般采用中剂量。大剂量化疗主要用于难治性或复发性急性白血病,亦用于急性白血病的缓解后,试以延长缓解期。

(3)小剂量方案:一次10 mg/m²,皮下注射,每12小时1次,14~21天为1个疗程;如不缓解而患者情况允许,可于2~3周后重复1个疗程。这种给药方式一般用于原始细胞增多或转化型原始细胞增多的骨髓增生异常综合征患者,亦可治疗低增生性急性白血病、老年急性非淋巴细胞白血病。

(4)鞘内注射:主要用于预防脑膜白血病的第二线药物,一次10~25 mg,加地塞米松5 mg鞘内注射,1周2次,共约5次;如预防性使用则每4~8周1次,中枢系统已有病变者应加放疗。

5.不良反应

(1)骨髓抑制及消化道反应常见,严重者可发生再生障碍性贫血。

(2)较少见口腔炎、食管炎、肝功能损害、血栓性静脉炎。阿糖胞苷综合征多出现于用药后的6~12小时,表现为骨痛或肌痛、咽痛、发热、全身不适、皮疹、眼睛发红等。

(3)中、大剂量治疗时,部分患者可能发生严重的胃肠道反应及神经系统反应,如胃肠道溃疡、坏死性结肠炎、腹膜炎、周围神经病变、大小脑功能障碍如性格改变、肌张力减退、癫痫、嗜睡、昏迷、语音失调等;其他尚有严重的心肌病、肺脓肿、毒血症、出血性结膜炎、皮疹和脱发等。如果出现,则应立即停药,并给予治疗,使用肾上腺皮质激素可能会减轻。

6.禁忌证

有增加胎儿死亡及先天性畸形的风险,故应避免在妊娠初期的3个月内使用。

7.药物相互作用

四氢尿苷可抑制脱氨酶,延长本品血浆半衰期,提高血中浓度,起增效作用。使用胞苷也有类似增效作用。本品可使细胞部分同步化,继续应用柔红霉素、阿霉素、环磷酰胺及亚硝脲类可增效。在用药后6~8小时,再用6-MP可加强对粒细胞白血病的作用。

8.注意事项

(1)给药期间适当增加患者的补液量,保持尿液呈碱性,必要时可使用别嘌醇以防止高尿酸血症。

(2)本药快速静脉滴注可引起恶心、呕吐,但对骨髓的抑制作用较轻。

(3)哺乳期妇女慎用。

(4)用药期间监测血常规、肝肾功能。

(5)过去曾接受过门冬酰胺酶的患者,再使用阿糖胞苷时可能会发生急性胰腺炎。本药不能和氟尿嘧啶合用。

(6)美国 FDA 妊娠期药物安全性分级为肠道外给药 D 级。

(二)吉西他滨

1.药理作用

作用机制和阿糖胞苷相同。但不同的是本药除了掺入 DNA 外,还能抑制核苷酸还原酶,导致细胞内脱氧核苷三磷酸酯减少;和阿糖胞苷另一不同点是它能抑制脱氧胞嘧啶脱氨酶减少细胞内代谢物的降解,具有自我增效的作用。

2.药动学

本药的血浆蛋白结合率极低,半衰期为 32～94 分钟,药物分布容积与性别有关。总清除率为 30～90 L/(h·m²),受年龄和性别影响。药物在体内代谢为活性的双氟脱氧尿苷,99% 经尿排泄,原药的排泄不足 10%。

3.适应证

主要用于非小细胞肺癌和胰腺癌,也用于膀胱癌、乳腺癌、卵巢癌等。

4.用法用量

(1)非小细胞肺癌及其他肿瘤:一次 800～1 000 mg/m²,溶于 250 mL 生理盐水中,静脉滴注 30 分钟,1 周 1 次,连用 2 周休息 1 周(3 周方案)或连用 3 周休息 1 周(4 周方案)。

(2)胰腺癌一次 800～1 000 mg/m²,溶于 250 mL 生理盐水中,静脉滴注 30 分钟,1 周 1 次,连用 7 周休息 1 周,以后 1 周 1 次,连用 3 周休息 1 周或 4 周方案。

5.不良反应

(1)骨髓抑制:为剂量限制性毒性,对中性粒细胞及血小板均有较大影响。4 周方案(第 1、第 8 和第 15 天给药)比 3 周方案(第 1 和第 8 天给药)对血常规的影响大。

(2)胃肠道反应:轻到中度,如腹泻、便秘、口腔炎等。

(3)肝功能损害:一过性氨基转移酶升高,胆红素升高少见。

(4)皮肤毒性:躯干、四肢斑疹及斑丘疹,呈一过性,必要时可以服用地塞米松或抗组胺药。

(5)其他可见发热、流感样症状,罕见呼吸困难、ARDS、蛋白尿、血尿等。

6.禁忌证

孕妇及哺乳期妇女禁用。

7.药物相互作用

与其他抗肿瘤药物合用需要考虑骨髓毒性的累积。

8.注意事项

(1)定期监测肝、肾功能及血常规,用药期间必须停止驾驶和操纵机器。

(2)高龄患者不需要调整剂量,剂量调整主要根据血液毒性,参考肝、肾功能。

(3)美国 FDA 妊娠期药物安全性分级为肠道外给药 D 级。

三、胸腺核苷合成酶抑制剂

其主要为氟尿嘧啶类。除氟尿嘧啶外,其余药物均为前药,在体内代谢成氟尿嘧啶起抗肿瘤作用。此类药物具有广谱抗肿瘤活性,是治疗上皮来源肿瘤的基石类药物,尤其是乳腺癌、头颈部和消化道肿瘤。主要通过多种途径和多种代谢产物干扰肿瘤细胞的核酸代谢:①氟尿嘧啶在肿瘤细胞中转化为5-氟尿嘧啶脱氧核苷酸(5F-dUMP),与还原型四氢叶酸及胸腺嘧啶核苷酸合成酶(TS)共价结合成三联复合物,阻止dUMP转化为dTMP,后者是胸腺嘧啶三磷酸脱氧核苷酸(dTTP)合成所需的前体物质,而dTTP则是DNA合成所需的四个脱氧核苷酸底物中的一个;②转化为5-氟尿嘧啶核苷(5F-dUTP),整合入RNA分子中,干扰蛋白质合成;③5F-dUMP也可进一步磷酸化为5F-dUTP,直接掺入DNA中,抑制DNA链的延长,同时改变DNA的稳定性,继而引起DNA双链断裂。目前应用于临床的药物有氟尿嘧啶、卡莫氟、卡培他滨、替吉奥等。

(一)氟尿嘧啶

1.药理作用

本药需经过酶转化为5-氟脱氧尿嘧啶核苷酸而具有抗肿瘤活性。氟尿嘧啶通过抑制胸腺嘧啶核苷酸合成酶而抑制DNA的合成,对RNA的合成也有一定抑制作用。

2.药动学

本药主要由肝脏代谢,大部分代谢为二氧化碳,经呼吸道排出,约15%在给药后的1小时内经肾以原形排泄。大剂量用药时能透过血-脑屏障,静脉给药30分钟后到达脑脊液,并可维持3小时。分布半衰期为10～20分钟,消除半衰期为20小时。

3.适应证

对多种肿瘤有效,如消化道肿瘤、乳腺癌、卵巢癌、绒毛膜上皮癌、子宫颈癌、肝癌、膀胱癌、皮肤癌等。

4.用法用量

(1)静脉注射:一次0.25～0.5 g,每天或隔天1次,1个疗程的总量为5～10 g。

(2)静脉滴注:一次0.25～0.75 g,每天或隔天1次,1个疗程的总量为8～10 g。治疗绒毛膜癌可将剂量增大至每天25～30 mg/kg,溶于1 000 mL 5%葡萄糖注射液中滴注6～8小时,每10天为1个疗程。根据时辰药理学,在转移性结直肠癌上,氟尿嘧啶通常采用持续给药的方式。

5.不良反应

(1)食欲缺乏、恶心、呕吐,一般不严重;口腔黏膜炎常见于持续给药。常见白细胞计数减少,血小板数下降少见。脱发或注入药物的静脉上升性色素沉着常见。

(2)长期用药可发生神经系统反应,如小脑变性、共济失调;偶有用药后出现心肌缺血。

6.禁忌证

当伴发水痘或带状疱疹时禁用;妊娠初期的3个月内禁用。

7.药物相互作用

先予亚叶酸钙再予本药,可增效;与MTX合用,应先给MTX,4～6小时再给本药,否则会减效。

8.注意事项

(1)肝、肾功能不全者慎用。

(2)给药期间不宜饮酒或同时予水杨酸类及非甾体抗炎药,以减少消化道出血的风险。

(3)静脉注射部位药液外渗可引起局部疼痛、坏死或蜂窝织炎。

(4)口服能吸收,但达峰时间较长,体液分布和浓度不恒定,生物利用度不如静脉给药。

(5)美国 FDA 妊娠期药物安全性分级为肠道外给药 D 级,局部/皮肤外用 X 级。

(二)卡莫氟

1.药理作用

为氟尿嘧啶的衍生物,给药后可迅速释放氟尿嘧啶,干扰或阻断 DNA、RNA 及蛋白质合成而发挥抗肿瘤作用。

2.药动学

口服给药。口服后能在体内经多种途径代谢,逐渐释放出氟尿嘧啶,并能较长时间维持氟尿嘧啶于有效的血药浓度范围内,t_{max} 为 2~4 小时,肝、肾及胃壁内的浓度较高,主要由尿排出。

3.适应证

用于消化道肿瘤,对乳腺癌亦有效。

4.用法用量

口服,每天 600~800 mg,分 2~4 次。

5.不良反应

有引起脑白质病变的可能,出现言语、步行、意识及认知障碍;造血系统毒性不明显;消化道反应可见恶心、呕吐、腹泻、口炎等;部分病例可有尿路刺激症状及热感。

6.禁忌证

孕妇及哺乳期妇女禁用。

7.药物相互作用

与抗胆碱药、镇静药合用疗效降低,与胸腺嘧啶、尿嘧啶合用增加疗效。

8.注意事项

用药期间出现下肢乏力、步行摇晃、说话不清、头晕麻木、站立不稳和健忘等症状应及时停药。慎用于营养状况差或有肝病、肾病的患者。

(三)卡培他滨

1.药理作用

口服给药后迅速吸收,在肝脏被羧基酯酶转化为无活性的中间体 5'-脱氧-5-氟胞苷,以后经肝脏和肿瘤组织胞苷脱氨酶的作用转化为 5'-脱氧-5-氟尿苷,最后在肿瘤组织内经胸苷磷酸化酶催化为氟尿嘧啶起作用。

2.药动学

本药易经胃肠道吸收,t_{max} 约为 1.5 小时,食物可以减少吸收的速度和程度,血浆蛋白结合率<60%。

3.适应证

晚期乳腺癌、大肠癌;可作为蒽环类和紫杉醇治疗失败的乳腺癌解救治疗。

4.用法用量

每天 2 500 mg/m²,连用 2 周停 1 周。食物同服可使本药不被降解,因此推荐每天剂量分早、晚 2 次于饭后 30 分钟服用。

5.不良反应

参见氟尿嘧啶。卡培他滨的常见不良反应有腹泻(可能为重度)、恶心和呕吐、腹痛、口腔炎及手足综合征,并且可能是剂量限制性毒性。

6.禁忌证

严重骨髓抑制者,严重肝、肾功能不全者及孕妇、哺乳期妇女禁用。

7.药物相互作用

服用华法林的患者给予本药可出现凝血参数改变和出血。

8.注意事项

(1)无论单药或联合化疗,手足综合征对接受卡培他滨的患者而言非常常见,出现的时间为单药化疗的前两个周期或联合化疗的前三个周期。与多西他赛合用时,之前化疗诱导的口腔炎是手足综合征出现的重要危险因素。

(2)卡培他滨引起的腹泻有时可能会较重,应仔细监护严重的腹泻患者,出现脱水症状应补充液体和电解质。

(3)轻度肾功能损害者无须调整剂量,中度肾功能损害(Ccr 30～50 mL/min)者减量25%,重度肾功能损害者禁用。

(四)替吉奥

1.药理作用

本药为复方制剂,由替加氟(FT)、吉美嘧啶(CDHP)和奥替拉西钾(Oxo)按照1:0.4:1的摩尔比组成。其中FT是氟尿嘧啶的前体药物,可在体内转化为氟尿嘧啶;CDHP可抑制氟尿嘧啶的代谢酶二氢嘧啶脱氢酶活性,从而抑制FT分解,增加氟尿嘧啶浓度;Oxo具有选择性抑制氟尿嘧啶代谢酶的作用,在肠道中的浓度远高于肿瘤和血清中,因此可以抑制氟尿嘧啶在胃肠道中的磷酸化,降低其消化道毒性,且对氟尿嘧啶的抗肿瘤作用无明显影响。

2.药动学

12名癌症患者于餐后单次口服本药$32～40$ mg/m²,72小时内尿中各成分累积排泄率:吉美嘧啶52.8%,替加氟7.8%,奥替拉西钾2.2%,代谢物氰尿酸11.4%、氟尿嘧啶7.4%。口服$25～200$ mg后,吉美嘧啶、替加氟、奥替拉西钾、氟尿嘧啶的AUC和C_{max}呈剂量依赖性上升。

3.适应证

晚期胃癌、头颈部癌。

4.用法用量

口服。体表面积<1.25 m²者每次40 mg,每天2次,早餐和晚餐后服用,28天为一个周期,间隔14天后再重复;体表面积在$1.25～1.5$ m²者每次50 mg;体表面积在$\geqslant1.5$ m²者每次60 mg。可根据患者情况进行增减药量,每次给药量按4 mg、50 mg、60 mg和75 mg四级等级顺序递增或递减。如果患者服药期间肝、肾功能正常,未胃肠道出现不适,可将间隔时间缩短至7天。在没有出现安全性问题的情况下,判断可增减量时从初次标准量开始逐级增加或减少,最大剂量限定为一次75 mg,最低为40 mg。

5.不良反应

骨髓抑制、肝功能损伤、食欲减退;严重腹泻的发生率为0.4%,严重肠炎的发生率为0.2%,间质性肺炎的发生率为0.4%,严重口腔溃疡和出血的发生率为0.2%。

6.禁忌证

严重骨髓抑制者,严重肝、肾功能损害者禁用。

7.药物相互作用

可增强双香豆素类的作用,导致凝血功能异常。

8.注意事项

(1)停药后,至少间隔7天以上再给予其他氟尿嘧啶类药物或抗真菌药物氟胞嘧啶。

(2)本药的限制性毒性是骨髓抑制,需密切关注。

(3)孕妇需考虑潜在的性腺影响。

（4）本药可能会引发或加重间质性肺炎，因此给药前需确定患者是否有间质性肺炎，给药期间关注患者的呼吸、咳嗽和有无发热等症状，必要时进行影像学检查。

（5）本药有可能导致严重的肝功能损害，需加强肝功能监测。

四、嘌呤核苷酸合成抑制剂

本类药物属于抑制嘌呤合成途径的细胞周期特异性药物，经过发展目前已有巯嘌呤、硫鸟嘌呤、氟达拉滨、克拉屈滨和克罗拉滨等。巯嘌呤为次黄嘌呤类似物，能特征性地抑制次黄嘌呤的转变过程而达到抗肿瘤目的；硫鸟嘌呤是鸟嘌呤的类似物，作用途径类似于巯嘌呤；氟达拉滨、克拉屈滨和克罗拉滨是腺嘌呤的 2 位氟或氯取代物，通过对抗腺苷脱氨酶的脱氨作用抑制 DNA 合成和修复而起抗肿瘤作用。

（一）巯嘌呤

1.药理作用

本药属于抑制嘌呤合成途径的细胞周期特异性药物。化学结构与次黄嘌呤相似，因而能竞争性抑制次黄嘌呤的转变过程。本药进入体内后，必须在细胞内经磷酸核糖转移酶转化为 6-巯基嘌呤核糖核苷酸后才具有活性。

2.药动学

口服吸收迅速，广泛分布于体液内，仅少量进入脑脊液，因此常规口服剂量对预防和治疗脑膜白血病无效。血浆蛋白结合率约 20%，主要在肝脏内代谢，经黄嘌呤氧化酶及甲基化作用分解为无活性的代谢物。静脉注射半衰期为 90 分钟，约半量经代谢后在 24 小时内即迅速从肾脏排出，其中 7%～39% 以原形排出，最慢的于开始服药后的 17 天才经尿排出。

3.适应证

适用于绒毛膜上皮癌、恶性葡萄胎、急性淋巴细胞白血病及急性非淋巴细胞白血病、慢性粒细胞白血病的急变期。

4.用法用量

（1）成人用量：绒毛膜上皮癌为每天 6.0～6.5 mg/kg，分早、晚 2 次服用，以 10 天为 1 个疗程，疗程间歇 3～4 周。白血病为开始每天 2.5 mg/kg，每天 1 次或分次服用，一般于用药后的 2～4 周开始显效，如用 4 周后仍未见效，可在仔细观察的情况下加量至每天 5 mg/kg；维持量为每天 1.5～2.5 mg/kg 或 50～100 mg/m²，每天 1 次或分次口服。

（2）儿童用量：小儿常用量为每天 1.5～2.5 mg/kg 或 50 mg/m²，每天 1 次或分次口服。

（3）老年患者用量：由于老年患者对化疗的耐受性差，服用本药时需要加强支持治疗，并严密观察症状、体征及血常规结果等变化。

5.不良反应

（1）主要毒性为骨髓抑制和免疫抑制，表现为白细胞及血小板计数减少，常在用药后的第 5、第 6 天出现，停药后仍可持续 1 周左右。

（2）肝脏损害：可致胆汁淤积和肝细胞坏死。

（3）消化系统：恶心、呕吐、食欲减退、口腔炎、腹泻，但较少发生，可见于服用量过大的患者。

（4）高尿酸血症：多见于白血病治疗的初期，严重的可发生尿酸性肾病。

（5）少见间质性肺炎及肺纤维化。

6.禁忌证

有增加胎儿死亡及先天性畸形的风险，故妊娠初期的 3 个月内禁用。

7.药物相互作用

本药通过2种途径代谢，其中一条为经黄嘌呤氧化酶（XO）氧化，而别嘌醇是XO的强抑制剂，故使本药的效果及毒性反应均增加；与肝细胞毒性药物合用时，有增加本药对肝细胞毒性损害的危险，需权衡利弊；本药与其他对骨髓抑制作用的抗肿瘤药物或放射治疗合用时，会增加本药的效应，因而需酌情调整本药的剂量与疗程。

8.注意事项

（1）肝、肾功能不全者应适当减量，用药期间需密切监测肝功能、肾功能、血常规等。

（2）服药初期因白血病细胞大量破坏，导致血液及尿中的尿酸浓度明显增高，严重者可产生尿酸盐肾结石，因此需要适当增加患者水的摄入量并维持尿液呈碱性，以加速尿酸的排泄及阻止尿酸性肾病的发生。因与别嘌醇存在相互作用，故使用别嘌醇降尿酸时需要谨慎，仅用于血尿酸含量显著增高的患者，如一天加服别嘌醇300～600 mg时，本药需减量至常规量的1/4～1/3。

（3）本药有迟缓作用，因此在疗程中出现显著的粒细胞减少症、粒细胞缺乏症、血小板减少、出血或出血倾向、黄疸等应立即停药，当各项实验室指标恢复后，再恢复给原有剂量的一半，继续服用。

（4）美国FDA妊娠期药物安全性分级为口服给药D级。

（二）硫鸟嘌呤

1.药理学

本药需转化为6-TG核糖核苷酸后才具有活性，作用环节与硫嘌呤相似。此外6-TG核糖核苷酸通过对鸟苷酸激酶的抑制作用，阻止GMP磷酸化为GDP。本药经代谢为脱氧核糖三磷酸后，能掺入DNA，因而能进一步抑制核酸的生物合成，硫嘌呤无此作用。

2.药动学

口服吸收不完全，约30%，仅少量通过血-脑屏障。主要在肝脏代谢，无黄嘌呤氧化酶参与。静脉注射后半衰期为25～240分钟，平均为80分钟。经肾脏排泄，一次口服，约40%的药物在24小时内以代谢产物的形式排出。

3.适应证

用于急性淋巴细胞白血病及急性非淋巴细胞白血病的诱导缓解期及继续治疗期、慢性粒细胞白血病的慢性期及急变期。

4.用法用量

口服，成人每天2 mg/kg或100 mg/m²，每天1次或分次服用，给药4周后未见效，可慎将每天剂量增至3 mg/kg。维持量每天2～3 mg/kg或100 mg/m²。

5.不良反应

参见硫嘌呤。本药有抑制睾丸或卵巢功能的可能，与药物的剂量和疗程有关，可能是不可逆的。

6.禁忌证

孕妇及哺乳期妇女禁用，严重肝、肾功能不全者禁用。

7.药物相互作用

与硫嘌呤不同，正常剂量的本药可以与别嘌醇同时使用；与白消安合用时，有门静脉高压和肝结节再生的病例报道；柔红霉素可增加本药的肝毒性。

8.注意事项

参见硫嘌呤。

(三)氟达拉滨

1.药理作用

本药是阿糖腺苷的氟化核苷酸衍生物,某些药理作用与阿糖胞苷相似。阿糖腺苷很快被腺苷脱氨酶作用而失活,而本药却不被这种酶灭活。

2.药动学

本药的药动学表现个体差异较大。静脉给药后,迅速去磷酸化成为氟达拉滨,被淋巴细胞吸收后复磷酸化转变为有活性的三磷酸核苷。细胞内三磷酸氟达拉滨的 t_{max} 约为 4 小时。口服给药的生物利用度为 50%～60%。本药的终末半衰期为 20 小时,主要经肾脏排泄。

3.适应证

对 B 细胞慢性淋巴细胞白血病(CLL)的疗效显著,特别是对常规治疗方案失效的患者有效。

4.用法用量

推荐剂量为 25 mg/m²,每天静脉滴注 30 分钟,连用 5 天,隔 28 天重复给药 1 次。药液配制后 8 小时内使用。

5.不良反应

(1)主要为剂量依赖性骨髓抑制,如中性粒细胞计数减少和贫血。白细胞及血小板计数最低值在出现用药后的 13～16 天。

(2)其他不良反应有恶心、呕吐、腹泻、畏食、药疹、咳嗽等。

(3)可出现神经紊乱,包括周围神经病、精神激动、意识错乱、视觉障碍、癫痫发作和昏迷等;大剂量可发生进行性脑病,可致死。

(4)肺毒性表现为呼吸困难、发热、低氧血症,有发生间质性肺炎的报道。

6.禁忌证

严重骨髓抑制者,严重肝、肾功能不全者,以及孕妇、哺乳期妇女禁用。

7.药物相互作用

与喷司他丁合用可出现高发生率的致命性肺毒性;本药的治疗效果会被双嘧达莫及其他腺苷吸收抑制剂所减弱。

8.注意事项

(1)本药主要经肾脏排泄,Ccr 介于 30～70 mL/min 者剂量需减少 50%,并加强监测不良反应;Ccr<30 mL/min 时不可使用。

(2)有报道接受氟达拉滨治疗的患者在使用血液制品时出现输血引发的移植物抗宿主病,对于这类患者需要输血,应将血制品经过辐射以灭活任何有活性的 T 细胞。

(3)大剂量的氟达拉滨出现神经系统毒性的概率高,但低剂量也有可能会导致进行性白质脑病。

(四)克拉屈滨

1.药理作用

本药的抗肿瘤活性与脱氧胞苷激酶和脱氧核苷酸激酶的活性有关。进入细胞后,可被脱氧胞苷激酶磷酸化,转化为克拉屈滨三磷酸,掺合到 DNA 分子中,妨碍 DNA 断裂后的修复作用,影响 DNA 的合成。

2.药动学

静脉给药后,终末半衰期为 3～22 小时。本药分布较广,可进入脑脊液中。血浆蛋白结合率约 20%。

3.适应证

主要用于淋巴细胞恶性肿瘤,包括毛细胞白血病和慢性淋巴细胞白血病,适用于无痛低度恶性非霍奇金淋巴瘤、组织细胞综合征等。

4.用法用量

(1)毛细胞白血病:每天 90 $\mu g/kg$(3.6 mg/m^2)连续静脉输注,7 天为 1 个疗程;如患者对初始疗程无应答,也不可能对更多的剂量有所应答。也可每天 140 $\mu g/kg$(5.6 mg/m^2)皮下给药,连续 5 天。

(2)慢性淋巴细胞白血病:每天 120 $\mu g/kg$(4.8 mg/m^2),连续 5 天,28 天为一个周期;输注时间为 2 小时。应每隔 2 周期进行疗效评价,一旦出现最大应答,建议增加 2 个周期的治疗,最多可达 6 个周期。对于治疗 2 个周期后淋巴细胞减少没有达到 50％或 50％以上者,应停止进一步治疗。也可皮下注射,每天 100 $\mu g/kg$(4 mg/m^2),连用 5 天。

5.不良反应

(1)可导致严重的骨髓毒性,表现为中性粒细胞、血小板计数减少及贫血等;可出现长时间的 CD4 细胞减少,4～6 个月达最低值;也可发生长时间的骨髓细胞减少。

(2)其他不良反应包括发热、疲劳、不适、轻度呕吐和胃肠道功能紊乱、皮疹、瘙痒、紫癜、头痛、眩晕、咳嗽、呼吸困难、心动过速、关节痛和肌肉痛等。

(3)有致癌性,可能会导致 Epstein-Barr 病毒相关淋巴瘤的报道;肺癌的发生率明显增加。

(4)极高剂量的克拉屈滨会导致严重的神经毒性,正常剂量较少发生严重的神经毒性,但可能会有意识模糊、神经病变、共济失调、失眠和嗜睡等。

6.禁忌证

孕妇及哺乳期妇女禁用。

7.注意事项

(1)5％葡萄糖注射液可使本药发生降解,故不能以此为溶媒。

(2)推荐严密进行血液监测,尤其是治疗开始的 4～8 周期间。

(3)密切监测肝、肾功能。

(4)因有严重的骨髓抑制,故在接受克拉屈滨的毛细胞白血病患者,在淋巴细胞计数>1×10^9/L 并且 CD4 细胞计数≥0.2×10^9/L 前,应常规予阿昔洛韦和复方磺胺甲噁唑分别预防疱疹病毒和卡氏肺孢子菌病。

(五)克罗拉滨

1.药理作用

本药既能抑制 DNA 聚合酶,又抑制核糖核酸还原酶,具有很强的抗肿瘤活性。

2.药动学

本药的血浆蛋白结合率约 47％,一次剂量的 50％～60％以原形经尿排出,终末半衰期约 5 小时。

3.适应证

用于 1～21 岁的复发或难治性急性淋巴细胞白血病。

4.用法用量

每天 52 mg/m^2,静脉输注 2 小时,连续 5 天,每 2～6 周重复一次(根据患者的骨髓抑制情况和其他不良反应而定)。

5.不良反应

参见氟达拉滨,但神经毒性轻于氟达拉滨。使用克罗拉滨会导致细胞因子释放引起毛细血管渗漏综合征,表现为呼吸性窘迫、低血压、胸膜和心包积液及多器官衰竭,皮质激素预防可能有效;其他不良反应包括全身炎症反应(SIRS)、心动过速、低血压、肝毒性、肌痛、关节痛和头痛。

6.禁忌证

孕妇及哺乳期妇女禁用。

7.药物相互作用

一位曾接受定向造血干细胞器官移植的患者在使用依托泊苷(100 mg/m²)和环磷酰胺(440 mg/m²)时应用氯法拉滨(40 mg/m²)出现静脉闭塞性疾病,暗示一种潜在的肝脏毒性的风险增加。

8.注意事项

(1)使用克罗拉滨治疗期间应监测肝、肾功能,血常规。

(2)治疗时应维持水化,使肿瘤溶解综合征和其他不良反应的发生率降至最低。

(3)需要监测血压和呼吸,以防出现毛细血管渗漏综合征,一旦发生应立即停药。

(4)对于在全身炎症反应、毛细血管渗漏综合征和器官功能障碍之后稳定的患者,再次使用克罗拉滨应减量25%,可以预防性使用甾体类药物来阻止细胞因子释放的症状和体征。

五、影响核酸转录的药物

以放线菌素为例。

(一)药理作用

其能抑制RNA的合成,作用于mRNA干扰细胞的转录过程。

(二)药动学

静脉注射后迅速由血中消失,在24小时内12%~25%由肾脏、50%~90%由胆汁排出。与放疗并用可提高肿瘤对放疗的敏感性。

(三)适应证

肾母细胞瘤、横纹肌肉瘤、神经母细胞瘤、霍奇金病及绒毛膜上皮癌,对睾丸肿瘤也有一定作用。

(四)用法用量

一次0.2~0.4 mg,溶于5%葡萄糖注射液500 mL中静脉滴注,或溶于生理盐水20~40 mL中静脉注射,每天或隔天1次,1个疗程的总剂量为4~6 mg,两个疗程间隔2周。

(五)不良反应

有消化道反应、骨髓抑制,少数者可有脱发、皮炎、发热及肝功能损害。

(六)禁忌证

严重的骨髓抑制,严重的肝、肾功能不全者禁用;孕妇及哺乳期妇女禁用。

(七)药物相互作用

可增加放疗的敏感性,与放疗合用可能会加重放疗降低白细胞和局部组织损害作用;本药能削弱维生素K的疗效。

(八)注意事项

(1)水痘或近期患过水痘的患者不宜应用。

(2)骨髓功能低下,有痛风病史、肝功能损害、感染及尿酸盐性结石病史者慎用。

(3)用药期间严密检查血常规,肝、肾功能。

(郑晓丽)

第三节　拓扑异构酶抑制剂

拓扑异构酶(topoisomerase,Topo)是一类可以控制和改变 DNA 拓扑状态的核酶,在 DNA 的代谢过程中发挥重要作用,可分为 Topo I 和 Topo II 两大类,是抗肿瘤药物的重要的作用靶点。

一、作用于 Topo I 的药物

肿瘤细胞 Topo I 的含量和活性明显高于正常细胞,因此 Topo I 是抗肿瘤药物作用的重要靶点和新药研究热点。Topo I 可诱导 DNA 单链发生可逆性断裂,使 DNA 的超螺旋结构松解。Topo I 抑制剂通过与 Topo I-DNA 形成复合物,阻止 DNA 单股断链重新连接,进而影响 DNA 的合成,起到抗肿瘤的目的,属于 S 期细胞周期特异性抑制剂。目前已经上市的药物主要为喜树碱类,包括伊立替康和拓扑替康,另尚且有许多新药在临床试验当中。

(一)伊立替康

1.药理作用

本药及其代谢产物 SN38 是 Topo I 抑制剂,与 Topo I 及 DNA 形成的复合物能引起 DNA 单链的断裂,阻止 DNA 复制及抑制 RNA 合成,是作用于 S 期的特异性药物。

2.药动学

静脉注射后,本药大部分迅速转化为活性代谢产物 SN-38。分布半衰期约 6 分钟,消除半衰期为 2.5 小时,终末半衰期为 16.5 小时。SN-38 与原药有平行的血浆分布,半衰期为 13.8 小时。主要经胆道排泄,24 小时内的尿中排泄量为原药的 20%。可以透过血-脑屏障。SN-38 主要与葡萄糖醛酸结合,形成无活性的 SN-38G。

3.适应证

(1)用于晚期结直肠癌:与氟尿嘧啶和亚叶酸钙联合治疗既往未接受化疗的晚期大肠癌患者;单一用药用于治疗含氟尿嘧啶的化疗失败的患者。

(2)对小细胞肺癌、乳腺癌、胃癌、胰腺癌、宫颈癌、卵巢癌也有一定疗效。

4.用法用量

仅用于成人。

(1)单药治疗(对既往接受过治疗的患者):推荐剂量为按体表面积一次 300～350 mg/m²,静脉滴注 30～90 分钟,每 3 周 1 次。

(2)联合化疗:与氟尿嘧啶及亚叶酸钙组成的 2 周方案中,推荐 180 mg/m²,持续静脉给药 30～90 分钟,随后静脉滴注氟尿嘧啶及亚叶酸钙。

5.不良反应

(1)迟发性腹泻:多发生于用药后 5 天,平均持续 4 天,可致命。

(2)骨髓抑制:为剂量限制性毒性,主要表现为中性粒细胞计数减少、血小板计数下降及贫血,联合用药更常见。

(3)胃肠道反应:常见恶心、呕吐,但不严重。

(4)急性胆碱能综合征:用药后 24 小时内出现,可用阿托品预防。

(5)其他:包括肌肉痉挛、感觉异常、脱发等,有导致间质性肺炎的可能。

6.禁忌证

(1)慢性肠炎和/或肠梗阻患者禁用。

(2)胆红素超过 3 倍正常值高限者禁用。

(3)严重的骨髓功能不全者禁用。

(4)孕妇或哺乳期妇女禁用。

7.药物相互作用

伊立替康有抗胆碱酯酶作用,因此与其他具有抗胆碱酯酶活性的药物合用时会延长神经肌肉阻滞作用,非去极化神经肌肉阻滞药可能会被拮抗。

8.注意事项

(1)伊立替康可导致急性腹泻和迟发性腹泻,具体的发生机制及处理方式见抗肿瘤药物的常见不良反应。

(2)伊立替康主要经肝脏代谢,一方面可被肝药酶 CYP2B6 和 CYP3A4 代谢;另一方面其活性代谢产物 SN-38 经葡萄糖醛酸化后经胆道系统排泄,该过程由 UGT1A1 催化完成,而约 10% 的普通患者存在该酶缺乏,因此这部分患者容易出现迟发性腹泻和中性粒细胞减少。目前已有针对此酶的商业检测。

(3)由于制剂中含有山梨醇,因此不适合用于遗传性果糖不耐受者。

(4)美国 FDA 妊娠期药物安全性分级为肠道外 D 级。

(二)拓扑替康

1.药理作用

作用机制与伊立替康相似。

2.药动学

给药后本药很容易分布到肝、肾等血流灌注好的组织中。分布半衰期为 4.1～8.1 分钟,消除半衰期为 2.4～4.3 小时。血浆蛋白结合率为 6.6%～21.3%。26%～80% 经肾脏排泄,约 90% 可在给药后的 12 小时内排出,其余部分由胆汁排出。本药可以通过血-脑屏障,并能蓄积。

3.适应证

二线治疗进展期、对铂类无效或耐药的卵巢癌;治疗复发的小细胞肺癌。

4.用法用量

按体表面积一次 1.2 mg/m²,静脉滴注 30 分钟,每天 1 次,连用 5 天,21 天为 1 个疗程。倘若治疗中出现严重的中性粒细胞减少者,其后的疗程可减少 0.2 mg/m²,或与粒细胞刺激因子(G-CSF)同时使用。

5.不良反应

(1)骨髓抑制:为剂量限制性毒性,主要表现为中性粒细胞减少,白细胞最低值通常发生在一次用药后的第 9～12 天。血小板和血红蛋白减少也能发生,但不普遍。

(2)胃肠道反应:恶心、呕吐、腹泻、便秘、肠梗阻、腹痛、口腔炎和肝功能损害。

(3)皮肤及附件:脱发,偶见严重的皮炎及瘙痒。

(4)神经肌肉:头痛、关节痛、肌肉痛、全身痛、感觉异常。

(5)呼吸系统:可致呼吸困难。

(6)全身反应:疲乏、发热和不适。

(7)罕见变态反应及血管神经性水肿。

6.禁忌证

(1)对喜树碱类药物有过敏史者禁用。

（2）严重的白细胞减少者禁用。

（3）孕妇及哺乳期妇女禁用。

7.注意事项

（1）主要经肾排泄，1/3～1/2以原形经尿排出。Ccr为40～59 mL/min时血浆清除率下降33%，一般不需要调整剂量；Ccr为20～39 mL/min时血浆清除率下降75%，此时剂量应调整为0.6 mg/m²。胆红素增高一般不影响药物代谢和毒性。

（2）骨髓毒性较大，因此需要严密监测血常规，避免出现中性粒细胞减少性发热。

（3）美国FDA妊娠期药物安全性分级为肠道外D级。

二、作用于TopoⅡ的药物

（一）蒽环类

蒽环类药物是从S.peucetius菌中提取的，为嵌入型拓扑异构酶Ⅱ（TopoⅡ）抑制剂，通过插入到DNA相邻的碱基对之间，药物以嵌入的形式与DNA双螺旋形成可逆的结合，使DNA与TopoⅡ形成的复合物僵化，最终导致DNA断裂并使肿瘤细胞死亡。该类药物是许多肿瘤的根治性化疗方案中的重要组成部分，尤其对造血系统肿瘤和实体瘤具有高效的治疗作用。具体药物有多柔比星、表柔比星、柔红霉素、吡柔比星、伊达比星（去甲氧柔红霉素）、米托蒽醌等。鉴于其突出的心脏毒性，目前已有其脂质体剂型，如多柔比星脂质体及柔红霉素脂质体。

1.多柔比星

（1）药理作用：本药直接作用于DNA，插入DNA的双螺旋链，使后者解开，改变DNA的模板性质，抑制DNA聚合酶从而既抑制DNA，也抑制RNA。此外，本药还具有超氧基自由基的功能，有特殊的破坏细胞膜结构和功能的作用。属于周期非特异性药物，对S期最敏感，M期次之，G1期最不敏感。

（2）药动学：本药仅静脉给药，血浆蛋白结合率很低，进入体内后可迅速分布于心、肾、肝、脾、肺组织中，不能透过血-脑屏障。主要在肝脏内代谢，经胆汁排出，仅5%～10%在6小时内从尿液中排泄。分布半衰期为0.5小时，消除半衰期为3小时，终末半衰期为40～50小时。

（3）适应证：用于急性白血病（淋巴细胞性和粒细胞性）、恶性淋巴瘤、乳腺癌、支气管肺癌（未分化小细胞性）、卵巢癌、软组织肉瘤、成骨肉瘤、横纹肌肉瘤、尤因肉瘤、肾母细胞瘤、神经母细胞瘤、膀胱癌、甲状腺癌、前列腺癌、头颈部鳞癌、睾丸癌、胃癌和肝癌等。

（4）用法用量：缓慢静脉或动脉注射。临用前以生理盐水溶解，浓度一般为2 mg/mL。一般主张间断给药，40～50 mg/m²，每3周1次；或20～30 mg/m²，1周1次，连用2周。

（5）不良反应：骨髓抑制、脱发、消化道反应和口腔溃疡常见；心脏毒性呈剂量累积性，具体见抗肿瘤药物的常见不良反应及处理；少数患者注射部位可能出现皮肤发红或色素沉着，若药液外渗，可导致红肿疼痛甚至蜂窝织炎及局部坏死；白血病和恶性淋巴瘤患者使用本药时，特别是初次使用者，可因肿瘤细胞溶解导致高尿酸血症，进而造成关节疼痛或肾功能损害。

（6）禁忌证：①可过胎盘屏障，因此妊娠初期的3个月内禁用；孕妇用本药后，对胎儿的毒性反应有时可能会在数年后发生。②在进行纵隔或胸腔放疗期间禁用。③周围血血常规检查显示白细胞<3.5×10⁹/L或血小板低于50×10⁹/L者禁用。④明显感染或发热、恶病质、失水、电解质或酸碱平衡失调者禁用。⑤胃肠道梗阻、明显黄疸或肝功能损害者禁用。⑥心肺功能失代偿者禁用。⑦水痘或带状疱疹患者禁用。

（7）药物相互作用：任何可导致肝功能损害的药物和本药合用可增加本药的肝毒性，与阿糖胞苷合用可导致坏死性结肠炎，与柔红霉素呈交叉耐药性，用药期间慎用活病毒疫苗接种。

(8)注意事项:①少数经肾排泄,但在用药后的 1～2 天可出现红色尿,一般在 2 天后消失。肾功能不全者用药后需要警惕高尿酸血症的出现;痛风患者用药后需适当增加别嘌醇的用量。②少数患者用药后可引起黄疸或其他肝功能损害,有肝功能不全者用量应酌减。③用药期间需检查:用药前后定期检查心脏功能、监测心电图、超声心动图、血清酶和其他心肌功能试验;监测血常规及肝功能;③检查有无口腔溃疡、腹泻及黄疸等情况,教育患者多喝水以加快尿酸排泄,必要时检查肾功能和尿酸水平。④美国 FDA 妊娠期药物安全性分级为肠道外 D 级。

2.表柔比星

(1)药理作用:本药是多柔比星的主体异构体,是多柔比星氨基糖部分中 C'_4 羟基的反式构型,作用机制与多柔比星相似。但由于 C'_4 羟基易与葡糖醛酸酶结合,从而使毒性低于多柔比星。

(2)药动学:本药的体内代谢和排泄较多柔比星快,其分布半衰期、消除半衰期和终末半衰期分别为 3.1～4.8 分钟、1.3～2.6 小时和 20～40 小时。主要在肝脏代谢,经胆汁排泄。48 小时内 9％～10％由尿排出,4 天内 40％的给药量经胆汁排出。本药不通过血-脑屏障。肝损害或肝转移患者本药在血浆中的浓度维持时间长,故需适当减量。肾功能情况对本药的代谢影响不大。

(3)适应证:同多柔比星。

(4)用法用量:50～90 mg/m² 静脉给药,每 3 周 1 次。

(5)不良反应:同多柔比星,但程度较轻,尤其是心脏毒性。

(6)禁忌证:①禁用于因化疗或放疗导致的严重的骨髓抑制者。②禁用于既往已用过大剂量蒽环类药物的患者。③禁用于近期或既往有心脏受损病史的患者。④禁用于血尿患者膀胱内灌注。

(7)药物相互作用:给药前先予紫杉醇类药物,本药原形及代谢产物的血药浓度会升高;但若先予本药,则无影响。

(8)注意事项:①定期检查血常规、心电图、肝功能等。②联合用药及肝胆疾病患者适当减量。

3.柔红霉素

(1)药理作用:为第一代蒽环类药物,作用机制与多柔比星相似,抗瘤谱窄于多柔比星。

(2)药动学:本药不能透过血-脑屏障。经肝脏代谢成活性产物柔红霉素醇,并与原形药物一起分布至全身,以肾、脾、肝和心脏中的浓度较高。本药的分布半衰期和消除半衰期分别为 45 分钟和 18.5 小时。13％～25％经肾脏排泄,约 40％经胆汁排出。

(3)适应证:用于各种类型的急性白血病、红白血病、慢性粒细胞白血病、恶性淋巴瘤,也用于神经母细胞瘤、尤因肉瘤和肾母细胞瘤。

(4)用法用量:静脉注射或滴注。使用前将所需量加 10 mL 生理盐水溶解。静脉滴注用生理盐水 250 mL 溶解后再滴注,1 小时内完成给药。成人用量一般为 0.4～1.0 mg/kg,儿童为 1.0 mg/kg,每天 1 次,共 3～5 次,连续或隔天各药。停药 1 周后重复,总给药量不超过 25 mg/kg。

(5)不良反应:常见恶心、呕吐、口腔炎及食管炎;白细胞减少几乎不可避免,但血小板减少罕见;胃痛、腹泻等的发生率低于多柔比星;心脏毒性同多柔比星,但累积剂量不同。

(6)禁忌证:对本药或多柔比星或表柔比星过敏者禁用;哺乳期妇女及孕妇禁用;心脏疾病、既往有心脏病史的患者禁用。

(7)药物相互作用:见多柔比星。

(8)注意事项:见多柔比星。

4.吡柔比星

(1)药理作用:半合成的蒽环类药物,化学结构与多柔比星相近。主要是以很快的速度进入细胞内,迅速分布于细胞核,抑制 DNA 聚合酶 α 和 β,阻止核酸的合成;药物嵌入 DNA 的双螺旋链,使细胞终止在 G2 期。

(2)药动学:静脉给药后细胞内的浓度高于血浆中的浓度。静脉给予 30 mg/m² 后,血浆浓度迅速降低。5 分钟内药物在血浆中迅速被消除,转移至组织内,脾、肺、肾中的浓度较高,心脏中较低;一次给药和多次给药,组织内的浓度相近。分布半衰期、消除半衰期和终末半衰期分别为 0.89 分钟、0.46 小时和 14.2 小时。主要经胆汁随粪便排泄。

(3)适应证:主要用于恶性淋巴瘤、急性白血病、乳腺癌、泌尿道上皮癌(膀胱癌及输尿管癌)、卵巢癌,也用于子宫颈癌、头颈部癌及胃癌。

(4)用法用量:用 5% 葡萄糖注射液或灭菌注射用水溶解,置于小壶内静脉冲入。①静脉冲入:一次 40~50 mg/m²,每 3~4 周重复;一次 20~25 mg/m²,1 周 1 次,连用 2 周,3 周为 1 个周期;一次 20 mg/m²,每天 1 次,连用 2 天,3~4 周为 1 个周期。②动脉冲入(用于头颈部癌、膀胱癌):7~14 mg/m²,每天 1 次,连日或间隔使用 5 次。③膀胱内注射:导管导尿后,15~30 mg 溶成 0.5~1.0 mg/mL 的稀释液行膀胱内灌注,每天 1 次,1 周 3 次,每次使药液保留 1~2 小时为 1 个周期,反复 2~3 个周期。

(5)不良反应:①常见骨髓抑制、消化道反应及心脏毒性。②其他不良反应包括乏力、脱发、发热、肝肾功能损害。

(6)禁忌证:①对柔红霉素、多柔比星或表柔比星过敏者禁用。②孕妇及哺乳期妇女禁用。

(7)药物相互作用:尚不明确。但因是多柔比星的异构体,可能存在与多柔比星相似的药物相互作用。

(8)注意事项:①难溶于生理盐水中,只能用灭菌注射用水或 5% 葡萄糖注射液溶解。②定期检查心脏功能、血常规,以及肝、肾功能。

5.伊达比星

(1)药理作用:柔红霉素的类似物,因蒽环第 4 位少一个甲氧基,故比柔红霉素的脂溶性高,更易透过细胞膜。本药可抑制核酸合成,干扰 TopoⅡ。

(2)药动学:静脉给药后迅速分布于全身组织中,广泛与组织结合。在肝内和肝外广泛代谢,主要的代谢产物伊达比星醇也具有抗肿瘤作用。骨髓和有核细胞中伊达比星和伊达比星醇的峰浓度分布比血浆中的浓度高 400 倍和 200 倍。本药主要以原形和代谢产物的形式从胆汁中排泄。

(3)适应证:成人急性非淋巴细胞白血病的一线治疗,以及复发和难治患者的诱导缓解治疗;二线用于成人和儿童的急性淋巴细胞白血病。

(4)用法用量:仅供静脉注射给药。①急性非淋巴细胞白血病:与阿糖胞苷合用时推荐 12 mg/m²,连用 3 天;另一种单独和联合用药的用法推荐 8 mg/m²,连用 5 天。②急性淋巴细胞白血病:成人推荐 12 mg/m²,连用 3 天;儿童 10 mg/m²,连用 3 天。

(5)不良反应:参见多柔比星,20%~30% 的患者有氨基转移酶或胆红素升高。

(6)禁忌证:①禁用于严重的肝、肾功能不全或心脏功能不全者。②禁用于曾接受过其他蒽环类药物并且达到最高累积剂量者。③治疗期间应停止哺乳。

(7)药物相互作用:①合并用药引起的肝、肾功能变化可能会影响伊达比星的代谢、药动学、疗效或毒性反应。②同时应用其他作用于心脏的药物时,需在整个治疗期间严密监测心脏功能。

(8)注意事项:①定期监测血常规、心脏,以及肝、肾功能。②如果发生严重的黏膜炎,第 2 个周期应减量 25％。

6.米托蒽醌

(1)药理作用:作用机制与其他蒽环类相似,对 RNA 合成也有抑制。

(2)药动学:本药静脉给药后迅速分布于各组织中,消除缓慢。血浆蛋白结合率为 78％。半衰期为 40～120 小时,有腹水者半衰期进一步延长。主要在肝脏代谢,经粪便排泄,可分泌入乳汁中。

(3)适应证:恶性淋巴瘤、乳腺癌及各种急性白血病。

(4)用法用量:静脉滴注。①单药:成人 10 mg/m²,溶于 5％葡萄糖注射液 100 mL 内,静脉滴注 30 分钟,每 3～4 周 1 次。②联合用药:成人 6～8 mg/m²,其余同单药治疗。

(5)不良反应:参见多柔比星。白细胞减少常见于给药后的 10 天,在 21 天恢复;尿液可暂时变成青绿色,偶尔出现巩膜呈青绿色,不需特殊处理;外渗后组织坏死较少见。

(6)禁忌证:对本品过敏者禁用,孕妇及哺乳期妇女禁用。

(7)药物相互作用:与多柔比星同用可加重心脏毒性。

(8)注意事项:不宜做鞘内注射,可能会出现截瘫;用药过程中需关注心脏功能,肝、肾功能及血常规。

(二)鬼臼毒素类

鬼臼毒素本身的抗肿瘤作用主要通过破坏有丝分裂的细胞中的微管蛋白集解及微管的形成,使细胞有丝分裂停止于 M 期。而其衍生物依托泊苷(VP-16)和替尼泊苷(VM-26)的抗肿瘤作用与之不同,主要作用于 TopoⅡ来实现:通过与 DNA-酶复合物结合后,抑制酶的再封闭活性,导致断裂的 DNA 链不能修复,最终使肿瘤细胞终止于 G 期。

1.依托泊苷

(1)药理作用:本药为细胞周期特异性药物,主要作用于晚 S 期或 G₂期,干扰 TopoⅡ,致使受损的 DNA 不能修复。

(2)药动学:①静脉滴注后分布半衰期为 1.4 小时,消除半衰期为 5.7 小时,血浆蛋白结合率为 97％,脑脊液中的浓度(给药后 2～20 小时)仅为血药浓度的 1％～10％。44％～60％经肾排泄(其中 67％为原形),经粪便排泄仅 16％。②口服给药后 t_{max} 为 0.5～4 小时,生物利用度为 48％。血药浓度仅为静脉注射的(52±8)％,半衰期为(4.9±0.4)小时。药物体内代谢的变异大,与消化道 pH 等因素有关。

(3)适应证:主要用于小细胞肺癌、恶性淋巴瘤、恶性生殖细胞瘤、急性粒细胞白血病,对卵巢癌、乳腺癌和神经母细胞瘤也有效。

(4)用法用量:每天 60～100 mg/m²,静脉注射,每天 1 次,连用 5 天,每 3～4 周重复 1 次。口服相同剂量,连服 10 天或加倍剂量连服 5 天,亦每 3～4 周重复 1 次。

(5)不良反应:骨髓抑制明显,最低值出现在给药后的 14 天;消化道反应可见恶心、呕吐、口腔炎及食欲下降;脱发常见;静脉滴注速度过快(<30 分钟)易引起低血压、喉痉挛等变态反应。

(6)禁忌证:对本品过敏者、孕妇禁用。

(7)药物相互作用:①可抑制机体的免疫防御机制,使疫苗接种不能继发人体产生抗体,因此化疗结束后的 3 个月内不宜接种病毒疫苗。②本药与血浆蛋白的结合率高,因此与血浆蛋白结合的药物可影响本药的排泄。

(8)注意事项:①哺乳期妇女使用本药期间应终止哺乳。②用药期间需定期监测血常规和肝、肾功能。③注意口腔卫生和口腔炎的发生。④美国 FDA 妊娠期药物安全性分级为肠道外 D 级。

2.替尼泊苷

(1)药理作用:为依托泊苷的衍生物,通过阻止细胞的有丝分裂起作用。作用机制与依托泊苷相似。

(2)药动学:主要为静脉注射给药。给药后骨髓中的浓度最高,肾、肝、肺、脾、心肌、胃、肠次之,肌肉和脑中最低。静脉给药后 2 小时,各组织中的浓度迅速下降,但骨髓中的浓度下降较慢。血浆蛋白结合率>99%。分布半衰期为 56 分钟,消除半衰期为 4.45 小时,终末半衰期为 20.3 小时。本药可以通过血-脑屏障。体内代谢主要在肝脏进行,给药后的 24 小时内排出约 50%,其中 42.2%经尿排出、6.3%经粪便排出。

(3)适应证:小细胞肺癌、急性淋巴细胞白血病、神经母细胞瘤和淋巴瘤。

(4)用法用量:使用前以 5%葡萄糖注射液或生理盐水配制成 0.5~1.0 mg/mL 的溶液,静脉滴注 30~60 分钟。每天 50~100 mg,每天 1 次,连用 3~5 天,每 3~4 周重复。

(5)不良反应:参见依托泊苷,但一些研究揭示替尼泊苷的致突变和致癌性大于依托泊苷。

(6)禁忌证:因溶剂中含有聚氧乙基蓖麻油,故对此过敏者禁用;严重的白细胞及血小板减少者禁用。

(7)药物相互作用:本药主要在肝脏代谢,肝药酶诱导剂苯妥英钠和苯巴比妥可提高本药的清除率,可能会降低疗效;环孢素可能会使本药的清除率下降,增加血药浓度,进而导致毒副作用增加。

(8)注意事项:肝功能不全者酌情减量。用药期间需监测血压,静脉给药时间不少于30 分钟。

(郑晓丽)

第四节　干扰有丝分裂和影响蛋白质合成的药物

一、紫杉醇类

紫杉醇类药物是最有效的抗肿瘤药物之一,具有广谱抗肿瘤活性,是目前应用最多的抗肿瘤药物。该类药物通过打破细胞有丝分裂时微管蛋白二聚体和微管蛋白之间的动态平衡起抗肿瘤作用,此类药物目前已上市的有紫杉醇和多西他赛(多烯紫杉醇)。

(一)紫杉醇

1.药理作用

本药是新型的抗微管药物,可促进微管双聚体装配成微管,并通过干扰去多聚化过程使微管稳定,从而抑制微管网正常动力学重组,导致细胞分裂受阻。另外,本药还具有放射增敏效应,可促进离子照射所致细胞损害。

2.药动学

静脉给药后,消除半衰期为 5.3~17.4 小时,有广泛的血管外分布和组织结合效应,本药的血浆蛋白结合率为 89%~98%。主要在肝脏代谢,经胆道排泄,仅有 13%经尿液排出。

3.适应证

与铂类联合用于卵巢癌;常规治疗失败后的转移性卵巢癌和转移性乳腺癌;与多柔比星、环磷酰胺联合治疗结节阳性乳腺癌;非小细胞肺癌;另外对头颈部癌、食管癌、胃癌、膀胱癌、恶性淋巴瘤及恶性黑色素瘤也有效。

4.用法用量

仅供静脉输注给药,可予5%葡萄糖注射液或0.9%生理盐水稀释,稀释液浓度应为0.3~1.2 mg/mL,稀释好后缓慢旋转使紫杉醇分散,禁剧烈摇动。单药剂量一般为135~200 mg/m²,每3周一次;联合化疗时一般为135~175 mg/m²,每3周一次,输注时间持续3小时以上。单周方案时,剂量为50~80 mg/m²,联用2~3周,休息1周,为1个周期,3~4周期为1个疗程。

5.不良反应

(1)变态反应:由溶剂聚氧乙烯蓖麻油引起,变态反应的发生率很高,需预处理。主要表现为支气管痉挛性呼吸困难、低血压、血管神经性水肿、全身荨麻疹,通常发生于给药后最初的10分钟左右,与给药剂量无关。

(2)骨髓抑制:为主要的剂量限制性毒性,但无累积性,延长输注时间亦可增加骨髓毒性,以中性粒细胞减少为主,少见血小板数量减少。白细胞计数最低值一般见于给药后的11天之后,15~21天可恢复。

(3)心脏毒性:紫杉醇治疗过程中可出现心动过缓和低血压,大多数心血管事件为无症状性,不需要治疗。但与蒽环类药物合用时,因为存在药物相互作用,可能会增加充血性心力衰竭的发生率。

(4)神经系统:为周围神经毒性,且为剂量依赖性毒性,表现为指(趾)末端轻度麻木及感觉异常,呈对称性,每周方案可减轻。

(5)肝脏毒性:紫杉醇主要经肝脏代谢、经胆汁排出,因此存在一定的肝损害。为剂量相关性毒性,表现为 ALT、AST 及 AKP 增高。

(6)其他:几乎所有接受紫杉醇治疗的患者均发生脱发;55%的患者可能会出现关节或肌肉疼痛,症状持续时间一般较短,治疗后的2~3天可消失;少数患者可出现轻到中度的胃肠道反应;另外还有指甲毒性。

6.禁忌证

禁用于对本品过敏者;禁用于对聚氧乙基-35-蓖麻油或用聚氧乙基-35-蓖麻油配制的药物(如环孢素浓缩注射液和替尼泊苷浓缩注射液)过敏者。

7.药物相互作用

(1)与肝药酶抑制剂如氟康唑、环孢素、红霉素等合用时需加以注意。

(2)有高致敏风险,尽管给予相应的预处理,但仍能发生,在整个治疗过程中需严加观察,尤其是刚开始输注时。

8.注意事项

(1)因致敏风险高,需予皮质激素、抗组胺药及 H_2 受体抑制剂预处理,但仍有过敏可能,在整个给药过程中需严密观察,尤其在给药后的10分钟内。

(2)药液不能接触含有聚氯乙烯树脂(PVC)的器械。

(二)多西他赛

1.药理作用

作用机制与紫杉醇相同。

2.药动学

本药代谢符合三室模型。分布半衰期为4分钟,消除半衰期为36分钟,终末半衰期为

11.2 小时。血浆蛋白结合率＞98％，主要在肝脏代谢，以胆道排泄为主，仅有 5％～7％随尿液排出。肝功能不全者本药的体内清除率减少，但年龄差异未见影响。

3.适应证

多西他赛的适应证与紫杉醇相似，对晚期乳腺癌、非小细胞肺癌、前列腺癌、卵巢癌有较好效果，对头颈部癌、胰腺癌、胃癌、黑色素瘤、软组织肉瘤也有一定作用。

4.用法用量

单药治疗为 $75\sim100$ mg/m²，国内一般为 75 mg/m²；联合用药为 $60\sim75$ mg/m²，国内用 60 mg/m²，静脉给药 1 小时，每 3 周重复 1 次。每周方案可按 $35\sim40$ mg/m² 给药，连用 6 周，停 2 周。可以生理盐水或 5％葡萄糖注射液溶解，浓度为 $0.3\sim0.9$ mg/mL。

5.不良反应

(1)变态反应：由溶剂聚山梨酯-80(吐温-80)引起，发生率较紫杉醇低。轻度变态反应表现为瘙痒、潮红、皮疹、药物热及寒战；严重变态反应不多见，表现为支气管痉挛、呼吸困难及低血压。使用接受 3 天地塞米松(8 mg，每天 2 次)预防处理仍不能完全避免。

(2)骨髓抑制：为剂量依赖性、非时间依赖性毒性。可见白细胞和中性粒细胞数减少，最低值多见于用药后的 8 天；85.5％的患者可发生贫血，其中 2.4％为Ⅳ度贫血；血小板数减少少见，为 12.9％。

(3)体液潴留：为多西他赛的特殊不良反应，一般发生于累积剂量达 400 mg/m² 后，主要表现为下肢水肿、体重增加，少数可出现鞘膜腔积液。给药前连续口服 $3\sim5$ 天地塞米松不仅能降低发生过敏的风险，同时也能延迟和抑制体液潴留的发生，并降低其严重程度。

(4)指甲、皮肤毒性：与紫杉醇相似，是一种常见的局部不良反应。表现为指甲变色、松动、剥离、疼痛、甲下血肿和囊肿等，与多西他赛的累积剂量有关，无法治愈，但可通过指甲自行生长而好转。

(5)神经毒性：为周围神经病变，是一种剂量累积性中毒，多数情况下停药可逐渐消失。主要包括感觉、运动与视神经毒性，表现为感觉异常、手脚麻木及沉闷感、足踝反射和膝跳反射消失。

(6)胃肠道反应：恶心、呕吐和腹泻。

(7)其他：可见脱发、肌肉关节疼痛、黏膜炎，心脏节律异常的发生率低。

6.禁忌证

(1)孕妇及哺乳期妇女禁用。

(2)严重的肝功能不全者禁用。

(3)对吐温-80 严重过敏者禁用。

7.药物相互作用

(1)同紫杉醇。

(2)多西他赛给药初期若无糖皮质激素预处理，接受 $3\sim5$ 个周期约 50％的患者可出现累积性体液潴留(毛细血管渗漏综合征)，并呈剂量限制性毒性，因此接受多西他赛化疗的患者需予糖皮质激素预处理，药物剂型一般选择口服制剂。

8.注意事项

(1)静脉输注时，刚开始的 10 分钟滴速宜控制在 20 滴之内，并严密观察变态反应。轻度变态反应一般不需要停止治疗，通常可以采用减慢给药速度来缓解；严重变态反应应立即停止给药并及时对症处理，后续治疗不能再选用该药。

(2)对 ALT 和/或 AST＞1.5 倍正常值上限合并 AKP＞2.5 倍正常值上限者，重度不良反应的风险增加，包括致死的脓毒血症和胃肠道出血、发热性中性粒细胞减少症、血小板减少症、口腔炎及乏力,所以使用多西他赛前需检查肝功能。若胆红素增高且(或)ALT 及 AST＞3.5 倍正常值上限伴 AKP＞6 倍正常值上限,除非有严格的使用指征,否则禁用。

(3)患者可发生重度的体液潴留,连续使用 3 天地塞米松预防处理亦不能完全避免,仍有6.5％发生可能,应密切注意胸腔积液、心包积液和腹水的发生。

二、长春碱类

该类药物主要作用于细胞有丝分裂期。通过与 β-微管蛋白上的一个共价结合位点结合,进而阻断微管蛋白 α 和 β 亚单位形成微管的二聚化过程,导致有丝分裂受阻,细胞死亡。具体药物有长春新碱、长春地辛和长春瑞滨等。

(一)长春新碱

1.药理作用

通过与有丝分裂中的微管蛋白结合,阻止其进一步聚集成纺锤体而起作用。作用方式与浓度有关。低浓度时与微管蛋白的低亲和点结合,抑制微管聚合;高浓度时与高亲和点结合,使微管聚集,形成类结晶。

2.药动学

口服吸收差。静脉给药后迅速分布至各组织中,肝内较多,肿瘤组织可选择性地浓集药物,由于浓集于神经细胞较血细胞多,因此神经毒性较大,本药很少透过血-脑屏障。血浆蛋白结合率为 75％。分布半衰期为 0.07 小时,消除半衰期为 2.27 小时,终末半衰期为 85 小时。本药主要在肝脏内代谢,通过胆汁排泄,可进入肝肠循环。70％经粪便排泄,5％～16％经尿排泄。

3.适应证

主要用于急、慢性白血病,Hodgkin 病及 Burkitt 淋巴瘤在内的其他淋巴瘤的联合化疗,也用于治疗 Wilin 瘤、骨髓瘤、成神经细胞瘤、肉瘤包括 Kaposi 肉瘤和横纹肌肉瘤,以及脑、乳腺、头颈部和肺肿瘤。

4.用法用量

以适量生理盐水稀释,供静脉注射给药。成人常用量为按体表面积一次 1～1.4 mg/m² 或体重一次 0.02～0.04 mg/kg,一次量不超过 2 mg,1 周 1 次,1 个疗程的总剂量为 20 mg;儿童1.5～2.0 mg/m²,每周 1 次,最大 2 mg。

5.不良反应

(1)轻微的骨髓毒性。

(2)反复注射可致血栓性静脉炎,液体外渗可导致局部组织坏死。

(3)在动物中有致癌作用,长期应用可抑制生殖系统功能。

6.禁忌证

对本品过敏者、孕妇禁用。

7.药物相互作用

其与 CYP3A4 抑制剂合用可能会降低长春新碱的代谢,增加毒性;与门冬酰胺酶合用可增加神经毒性,故需先于门冬酰胺酶 12～24 小时应用(合用或后用时长春新碱的清除率降低);本品可阻止甲氨蝶呤从细胞内渗出,提高后者的细胞内浓度,故先注射本品;可以改变地高辛的吸收而降低其疗效。

8.注意事项

(1)本品仅供注射给药,主要不良反应为神经系统毒性,如出现严重的神经毒性,应停药或减量。

（2）由于孕妇为 D 级，应用本品期间应停止哺乳。

（3）可以导致血钾、尿酸水平增高。

（4）2 岁以下儿童周围神经的髓鞘尚不健全，应慎用。

（二）长春地辛

1.药理作用

作用机制与长春新碱相同。

2.药动学

本药分布半衰期为 0.037 小时，消除半衰期为 0.912 小时，终末半衰期为 24.2 小时。静脉注射后，血浆中药物浓度迅速下降，广泛分布于脾脏、肺和肝脏中，周围神经和淋巴结等中的浓度高于血浆浓度数倍，但脑脊液中的浓度很低。本药不与血浆蛋白结合，大部分以未代谢物的形式经胆汁分泌至肠道排出，约 10% 由尿液排出。

3.适应证

非小细胞肺癌、小细胞肺癌、恶性淋巴瘤。

4.用法用量

按体表面积一次 3 mg/m²，每周 1 次，连续用药 3 周为 1 个周期，以生理盐水或 5% 葡萄糖注射液溶解后缓慢静脉滴注（6～12 小时）。

5.不良反应

骨髓毒性较长春碱轻，但强于长春新碱，可以引起白细胞减少，但严重的白细胞减少不多见；对血小板的影响小；神经毒性常见；其他可见脱发、静脉炎。

6.禁忌证

骨髓功能低下和严重感染者禁用；孕妇和哺乳期妇女禁用。

7.药物相互作用

（1）主要经过肝药酶 CYP3A4 代谢，因此潜在的药物相互作用较多。肝药酶诱导剂如苯妥英钠与长春碱类药物相互增加代谢，容易引起癫痫发作；唑类抗真菌药为 3A4 抑制剂，会减慢长春碱类药物的代谢，因此合用时需要严加注意，必要时减量处理。

（2）与脊髓放疗等合用可加重神经系统毒性。

8.注意事项

（1）应用本品期间应终止哺乳。

（2）用药期间定期检查以下项目：血常规，肝、肾功能，注意观察心率、肠鸣音及肌腱反射等。

（3）能增加尿酸量，因此慎用于有痛风病史者；因本品通过胆汁排泄，因此慎用于胆管阻塞、感染者。

（三）长春瑞滨

1.药理作用

作用机制与长春新碱相同。

2.药动学

本药静脉给药后吸收迅速，肝脏中的浓度最高，其次为肺、脾、淋巴结和骨骼，可以在肺内维持较高浓度数天，肺内浓度分别是 VCR 和 VDS 的 14.8 和 3.4 倍。终末半衰期为 40 小时，主要经胆管由粪便排出，经尿排泄 10%～15%。

3.适应证

主要用于非细胞肺癌、乳腺癌、卵巢癌和淋巴瘤等。

4.用法用量

一般为 $25\sim30$ mg/m²,静脉滴注,每周 1 次,连用 2 次为 1 个疗程。低于 20 mg/m²时疗效下降或无效。

5.不良反应

(1)骨髓抑制明显,主要为白细胞减少,多在 7 天内恢复;血小板减少及贫血少见。

(2)神经毒性:主要表现为肌腱反射消失及便秘,个别者有肠麻痹,多为卵巢癌既往腹腔手术或肝功能不全且与顺铂合用者。指(趾)麻木的发生率低于长春新碱。

(3)其他:轻微的消化道反应;肝功能受损、脱发和下颌痛,偶见呼吸困难和支气管痉挛,多于注射给药后的数分钟或数小时内发生。

6.禁忌证

严重的骨髓抑制,严重的肝、肾功能不全,孕妇及哺乳期妇女禁用。

7.药物相互作用

主要经过肝药酶 CYP3A4 代谢,因此潜在的药物相互作用较多。肝药酶诱导剂,如苯妥英钠与长春碱类药物相互增加代谢,容易引起癫痫发作;唑类抗真菌药为 3A4 抑制剂,会减慢长春碱类药物的代谢,因此合用时需要严加注意,必要时减量处理。

8.注意事项

可刺激静脉,给药后予 $100\sim250$ mL 生理盐水冲洗静脉。

三、影响蛋白合成的药物

门冬酰胺是细胞合成蛋白质及增殖生长必需的氨基酸,正常细胞有合成门冬酰胺的功能,而一些肿瘤细胞却不能自身合成,必须从血中获取。门冬酰胺酶是一种细菌来源性蛋白,通过催化左旋门冬酰胺的脱氨基作用使其含量下降,导致肿瘤细胞增殖受抑;同时,也能干扰细胞 DNA 和 RNA 的合成。主要有 2 种剂型:普通门冬酰胺酶(L-ASP)和聚乙二醇化的门冬酰胺酶(培门冬酶,PEG-ASP)。这两种制剂的药理作用及不良反应相似,故只介绍门冬酰胺酶。

(一)应用原则与注意事项

(1)L-ASP 具有高度的致敏风险,故给药前需皮试,给药后需严密观察患者的生命体征;PEG-ASP 的过敏风险尽管低于 L-ASP,但仍需给予地塞米松及抗组胺药预防。

(2)本类药物通过影响蛋白质合成而起抗肿瘤作用,因此正常组织蛋白质的合成也会受到影响,如肝脏蛋白质合成障碍导致低蛋白血症、抑制胰岛素合成导致高血糖、抑制纤维蛋白原和凝血因子合成导致凝血异常等,建议在使用过程中常规监测凝血功能。

(二)门冬酰胺酶

1.药理作用

本药可将血清中的门冬酰胺水解为门冬氨酸和氨,而门冬酰胺是细胞合成蛋白质及增殖生长所必需的氨基酸。正常细胞具有自身合成门冬酰胺的功能,而肿瘤细胞却无此作用。因而,当本药使门冬酰胺急剧缺失时,可导致肿瘤细胞蛋白质合成障碍,增殖受抑,达到抗肿瘤的目的。

2.药动学

本药经肌肉或静脉途径吸收,血浆蛋白结合率约 30%,吸收后能在淋巴液中测出,但在脑脊液中的浓度很低。注射后,血中的门冬酰胺浓度几乎立即下降至不能检测出的水平,说明本药能很快起作用。肌内注射后,本药的半衰期为 $39\sim49$ 小时;静脉注射后,本药的半衰期为 $8\sim30$ 小时。

3.适应证

对急性淋巴细胞白血病疗效最好,缓解率在 50% 以上;对急性粒细胞白血病和急性单核细胞白血病也有一定的疗效;对恶性淋巴瘤也有较好的疗效。单药应用缓解期短,多与其他药物联合应用。

4.用法用量

根据不同疾病,用量差异较大。以急淋的缓解方案为例,按体表面积日剂量为 500 IU/m² 或 1 000 IU/m²,最高 2 000 IU/m²,10～20 天为 1 个疗程。

5.不良反应

(1)变态反应:主要表现为突发性呼吸困难、关节肿痛、皮疹、皮肤瘙痒和面部水肿,严重者可发生呼吸窘迫、休克甚至致死,一般在多次反复注射者中易发生。

(2)肝功能损害常见,一般见于开始治疗的 2 周内发生,表现为氨基转移酶及胆红素升高。

(3)胰腺炎、恶心、呕吐和腹泻。

(4)脱氨基作用可导致血氨、血/尿尿酸水平升高。

(5)血糖过高:停药或给予适量胰岛素及补液可减轻或消失。

(6)高热、畏寒、寒战,可能由制剂中的内毒素引起。

(7)精神及神经毒性:程度不一的嗜睡、精神抑郁、错乱、激动或幻觉,偶可导致帕金森综合征。

(8)罕见的有凝血异常,包括血栓及出血、骨髓抑制等。

6.禁忌证

(1)对本品过敏者禁用。

(2)有胰腺炎病史或患胰腺炎者禁用。

(3)现患水痘、广泛带状疱疹等严重感染者禁用。

(4)妊娠第 1～3 个月的孕妇禁用。

7.药物相互作用

(1)在使用甲氨蝶呤前应用门冬酰胺酶会导致甲氨蝶呤的活性降低。

(2)静脉使用门冬酰胺酶可能会增加长春碱类药物的神经毒性。

8.注意事项

(1)超敏反应的发生率高,应用前后密切监测呼吸、血压、心率及液体出入量,一般给药后观察1 小时,防止超敏反应。抢救措施与青霉素过敏相同,包括应用肾上腺素、糖皮质激素、抗组胺药及吸氧。首次使用或停药 1 周及以上者必须皮试。

(2)血糖、血氨、尿酸、尿素氮水平可能会增加。监测血糖;大量补充水分、碱化尿液和口服别嘌醇,以预防高尿酸血症及尿酸性肾病。

(3)治疗的最初 3 周内部分凝血酶原时间、凝血酶时间可能延长,血小板计数增加。

(4)本品可抑制蛋白质合成,患者的血浆纤维蛋白原、抗凝血酶、纤维蛋白溶酶原和血清蛋白等可能降低。

(5)可进一步抑制患者的免疫功能,并增加所接种病毒的增殖能力、毒性和不良反应,故接受本品后的 3 个月内禁止接种活病毒疫苗,另与患者密切接触者的口服脊髓灰质炎疫苗的时间亦推迟。

(冯新蕊)

第五节　激素类抗肿瘤药

一、抗雌激素药

雌激素对乳腺癌的发生和发展有非常重要的促发作用,对于雌激素受体阳性的乳腺癌患者,内分泌治疗占有重要地位,主要通过减少雌激素的产生或拮抗雌激素受体达到治疗作用。具体药物有雌激素受体调节药和芳香化酶抑制剂。

(一)雌激素受体调节药

1.他莫昔芬

(1)药理作用:本药是非甾体抗雌激素药。结构与雌激素相近,存在 Z 和 E 两种异构体。E 型具有弱雌激素样作用,Z 型具有抗雌激素作用。如果乳腺癌细胞内有 ER,则 E 型进入肿瘤细胞内刺激肿瘤细胞生长;Z 型则与 ER 竞争结合,阻止雌激素作用的发挥,从而抑制雌激素依赖性的乳腺癌生长。

(2)药动学:口服吸收迅速。口服 20 mg 后 6～7.5 小时达到峰浓度,半衰期为 7～14 小时;4 天或 4 天后出现血中第二高峰,可能是肝肠循环引起的,半衰期>7 天。其排泄较慢,主要经粪便排出,约占 4/5;尿中排泄较少,约 20%。口服后的 13 天仍能从粪便中测出。

(3)适应证:女性复发转移乳腺癌及乳腺癌术后辅助治疗;适用于绝经前及绝经后,但绝经后效果较佳。

(4)用法用量:口服,每次 10 mg,每天 2 次;也可 20 mg,每天 2 次。

(5)不良反应。①皮肤:颜面潮红、皮疹、脱发;②因有雌激素作用,可引起体重增加、水肿和脂肪肝;③胃肠道:可引起食欲减退、恶心、呕吐和腹泻;④生殖系统:月经失调、闭经、阴道出血、外阴瘙痒、子宫内膜增生、内膜息肉及内膜癌;⑤眼睛:大剂量(240～320 mg)服用 17 个月以上可能出现视网膜病或角膜浑浊;⑥少数患者出现血栓,包括肺栓塞;⑦偶见肝功能损害及骨髓抑制。

(6)禁忌证:孕妇禁用。

(7)药物相互作用:CYP2D6 抑制剂类抗抑郁药(SSRIs)能显著降低他莫昔芬的活性代谢产物,从而限制他莫昔芬的疗效。临床试验也证明,与他莫昔芬单药相比,SSRIs 联合他莫昔芬增加乳腺癌再发的风险。因此,对使用他莫昔芬,需要辅助 SSRIs 类药物的患者,可优先选择 2D6 弱抑制剂,如舍曲林、西酞普兰、文拉法辛和艾司西酞普兰;其他肝药酶诱导剂及抑制剂亦可影响其血药浓度。

(8)注意事项:①治疗初期可能有一过性骨和肿瘤疼痛,继续治疗可逐渐减轻;②定期检查肝功能,骨转移患者注意监测血钙;③大剂量长期使用应定期检查视力;④定期进行妇科检查,关注阴道出血及子宫内膜情况;⑤所有考虑接受他莫昔芬治疗的患者应评估血栓增加的风险。

2.托瑞米芬

(1)药理作用:本药是选择性雌激素受体调节剂,竞争性结合雌激素受体,抑制雌激素受体阳性的乳腺癌生长。通过与雌激素竞争性地与乳腺癌细胞质内雌激素受体结合,阻止雌激素诱导的癌细胞 DNA 合成和增殖。本药对子宫、骨和心血管有雌激素样作用。

(2)药动学:口服吸收迅速。单次给药的达峰时间为 4 小时,主要经肝药酶 P450 代谢,经肝肠循环后随粪便排泄。分布半衰期为 4 小时,消除半衰期为 5 天。肝功能不全的患者清除率降低、半衰期延长,但对肾功能不全的个体变化不明显。

(3)适应证:绝经后女性雌激素受体阳性或不详的转移性乳腺癌。

(4)用法用量:每天 1 次,每次 60 mg,肾功能受损者无须调整剂量,肝功能损伤者慎用。

(5)不良反应:与他莫昔芬相似。

(6)禁忌证:禁用于患有子宫内膜增生的患者及有严重血栓栓塞疾病者或严重肝功能损伤者。

(7)药物相互作用:托瑞米芬经 CYP3A4 代谢,酶诱导剂及抑制剂均能影响其浓度;避免与香豆素类药物合用,因存在出血时间延长的可能。

(8)注意事项:同他莫昔芬。

3.氟维司群

(1)药理作用:本药是一类新的雌激素受体拮抗剂,亲和力与雌二醇相似,是他莫昔芬的 100 倍,是唯一在他莫昔芬失败后可广泛用于临床的抗激素药。本药阻断雌激素的营养作用,而不会产生雌激素样作用。

(2)药动学:肌内注射后吸收缓慢,约 7 天到达血浆峰浓度,3～6 个剂量达到稳态浓度。本药的血浆蛋白结合率高,主要在肝脏代谢,从粪便排出,半衰期为 40～50 天。

(3)适应证:用于治疗雌激素受体阳性,绝经后局部晚期或转移的乳腺癌。

(4)用法用量:250 mg 肌内注射,每月 1 次。

(5)不良反应:耐受性良好。①最常见:恶心、呕吐、便秘、腹泻和腹痛、头痛、背痛、热潮红和咽炎;②其他:皮疹、乏力、泌尿道感染、静脉血栓和氨基转移酶升高,肌痛、白细胞减少、眩晕和阴道出血等也有报道。

(6)禁忌证:对本品过敏者,孕妇、儿童禁用。

(7)药物相互作用:主要的代谢酶为 CYP3A4,尚未发现有药物相互作用,但无与强 CYP3A4 抑制剂合用的研究报道。

(8)注意事项:①给药前需排除怀孕的可能,服药期间采取有效的避孕措施;②对胎儿的毒性作用为致畸风险性属 D 类;③轻度肝肾功能不全者无须调整剂量;严重肾功能损伤(Ccr ＜30 mL/min)及中度肝功能损害者慎用;有出血倾向、服用抗凝药者慎用。

(二)芳香化酶抑制剂

绝经期前女性的雌激素主要来自卵巢分泌,而绝经后女性则主要来自雄激素的转化。雄激素(雄烯二酮和睾酮)在芳香化酶的作用下转化为雌酮和雌二醇,芳香化酶抑制剂(AI)通过抑制芳香化酶,阻断雄激素转化为雌激素而发挥抗肿瘤作用。

1.阿那曲唑

(1)药理作用:本药是高效、高选择的非甾体类芳香化酶抑制剂,可抑制绝经后妇女外周组织中芳香化酶复合物的作用,减少循环中雌二醇水平,间接抑制肿瘤生长。

(2)药动学:口服吸收完全,空腹的血药浓度达峰时间为 2 小时。服药后 7 天可达稳态浓度的 90%～95%,血浆蛋白结合率为 40%。服药 72 小时内大部分药物被机体代谢,主要的代谢物形式通过尿和粪便排出。消除速度较慢,消除半衰期为 40～50 小时。

(3)适应证:绝经后雌激素受体阳性的晚期乳腺癌;雌激素受体阴性,但既往对他莫昔芬有效者。

(4)用法用量:口服给药,1 mg,每天 1 次。

(5)不良反应:①最常见:潮热、乏力;关节痛/强直、关节炎;头痛、恶心、呕吐和皮疹,一般为轻到中度；②常见：脱发、头发油脂分泌过度，嗜睡和腕管综合征；肝功能异常，表现为氨基转移酶、AKP 升高；阴道干燥和出血，畏食和高胆固醇血症，骨痛；③偶见胆红素增高和荨麻疹。④罕见：多形红斑、类变态反应、血管性水肿及 Steven-Johnson 综合征。

（6）禁忌证：①绝经前妇女、孕妇或哺乳期妇女禁用。②严重肾功能不全者（Ccr＜20 mL/min），中、重度肝功能不全者禁用；③合并使用他莫昔芬者禁用。

（7）药物相互作用：含有雌激素的疗法会降低本品的疗效，不宜合用。

（8）注意事项：FDA 妊娠期药物安全性分级为 D 级。

2.来曲唑

（1）药理作用：是一种高选择性的非甾体芳香化酶抑制剂。通过竞争性与 CYP450 酶亚单位中的血红素结合，从而抑制芳香化酶，导致雌激素在所有组织中的生物合成减少。

（2）药动学：口服给药后吸收迅速且完全，生物利用度高达 99.9%，与食物同服可轻度下降本药的吸收速率，但不影响吸收程度。口服后 1 小时可达血药峰浓度，服药 2～6 周可达到稳态浓度。本药组织分布迅速、广泛，血浆蛋白结合率为 60%。主要经肾脏排泄，终末半衰期为 75～110 小时。

（3）适应证：绝经后激素受体阳性的晚期乳腺癌。

（4）用法用量：口服给药，2.5 mg，每天 1 次。

（5）不良反应：见阿那曲唑。

（6）禁忌证：孕妇和哺乳期妇女及儿童禁用。

（7）药物相互作用：见阿那曲唑。

（8）注意事项：轻、中度肝损伤者不需调整剂量；肝硬化和重度肝损伤者需减量 50%；余见阿那曲唑。

3.依西美坦

（1）药理作用：是不可逆性甾体芳香酶灭活剂，结构上与该酶的自然底物雄烯二酮相似，是芳香酶的伪底物，可通过不可逆地与该酶的活性位点结合而使其失活，从而降低绝经妇女血液循环中的雌激素水平。

（2）药动学：口服吸收迅速，存在首过效应，与食物同服能增加其生物利用度。本药组织分布广泛，血浆蛋白结合率高，主要通过 CYP4503A4 氧化，以及通过醛固酮酮基还原酶代谢。代谢产物由尿和粪便排出，终末半衰期约 24 小时。

（3）适应证：经他莫昔芬治疗失败的绝经后雌激素受体阳性的晚期乳腺癌；也用于绝经后早期乳腺癌患者的术后辅助治疗。

（4）用法用量：口服给药，25 mg，每天 1 次，饭后服用。

（5）不良反应：①最常见的不良反应有胃肠道功能紊乱、热潮红、关节痛、肌痛、出汗、疲劳和眩晕；②其他有头痛、失眠、嗜睡、抑郁、皮疹、脱发、无力及外周和腿部水肿。少见骨髓抑制。

（6）禁忌证：孕妇和哺乳期妇女及儿童禁用，禁用于绝经期女性。

（7）药物相互作用：经肝药酶 CYP3A4 代谢，但与强效 3A4 抑制剂合用时药动学参数未发生改变；但 3A4 诱导剂（利福平）可降低其血药浓度。

（8）注意事项：①中、重度肝和肾功能不全者慎用；②FDA 妊娠期药物安全性分级为 D 级；③与食物同服可增加其生物利用度；④轻度肝、肾功能不全者不需调整剂量。

二、抗雄激素药

前列腺癌的治疗药物主要有两种：促性腺激素释放激素（LHRH）类似物，能促进也能消耗下丘脑分泌的 LHRH,降低血浆促性腺激素的水平,阻断睾丸合成雄激素,此类药物有亮丙瑞林和戈舍瑞林;雄激素受体阻滞剂,为小分子雄激素类似物,抑制雄激素与雄激素受体结合,此类药物有比卡鲁胺、氟他胺等。

(一)LHRH 类似物

1.戈舍瑞林

(1)药理作用:是 LHRH 类似物,长期使用可抑制脑垂体促黄体生成素的合成,从而引起男性血清睾酮和女性血清雌二醇下降。这一作用是可逆的,停药后可消失。初用本药,可出现短期男性睾酮和女性雌二醇水平升高。用药后 21 天可达到去势水平,28 天达到绝经水平。

(2)药动学:本药的生物利用度近乎完全。每 4 周给药 1 次,在无组织蓄积的情况下保持有效的血药浓度。本药与血浆蛋白的结合率较低。肾功能正常时,消除半衰期为 2~4 小时,肾功能不全者其半衰期会延长,但无实际的临床意义。肝功能不全者的药动学参数无明显变化。

(3)适应证:前列腺癌,适用于可用激素治疗的前列腺癌;乳腺癌,可用于激素治疗的绝经前期或围绝经期妇女的乳腺癌;子宫内膜异位症,缓解症状包括减轻疼痛并减少子宫内膜损伤的大小和数目。

(4)用法用量:成人皮下给药,1 次 3.6 mg,每 28 天 1 次。

(5)不良反应:①皮疹,多为轻度,不需中断治疗,偶有注射部位轻度淤血;②LHRH 类似物能显著降低雄激素水平,因此会出现雄激素减少引发的各种临床症状,包括血管舒缩功能失调、性欲降低、男性乳腺发育、骨骼和肌肉重量减轻、髋骨骨折、向心性肥胖和糖尿病,心肌梗死和心源性猝死的风险增加;③女性患者的不良反应有皮肤潮红、多汗及性欲下降,也有观察到头痛、情绪变化、阴道干燥及乳房大小变化。初治的乳腺癌患者偶有症状加重,应对症处理。

(6)禁忌证:①已知对 LHRH 类似物过敏的患者禁用;②孕妇禁用。

(7)注意事项:①对可能出现尿道阻塞或脊髓压迫风险的男性患者慎用,在治疗的第 1 个周期应密切随访,可考虑开始 LHRH 类似物治疗时使用抗雄激素药(如在本品治疗开始的 3 天前和治疗开始后的 3 周每天使用),如果存在或出现脊髓压迫综合征或因输尿管梗阻引起肾脏损伤或恶化,应给予适当治疗;②男、女患者均能引起骨密度下降,可予双膦酸盐预防;子宫内膜异位症患者也可以加入激素替代疗法(每天给予雌激素和孕激素),可减少骨矿物质丢失和血管舒缩症状;③男性患者在给药后 21 天左右睾酮浓度下降至去势水平,并在以后每 28 天的治疗中维持此浓度;女性患者初次给药后的 21 天左右雌二醇浓度受到抑制,并在以后每 28 天的治疗中维持绝经后水平;④女性乳腺癌药物性卵巢功能抑制的疗程一般为 2 年,治疗 2 年后依据患者的总体耐受性及其他复发危险因素再综合考虑是否延长后续用药时间;⑤FDA 妊娠期药物安全性分级为肠道外 X 级;⑥肝、肾功能不全者及老年人不需调整剂量。

2.亮丙瑞林

(1)药理作用:作用机制同戈舍瑞林。

(2)药动学:①血药浓度:前列腺癌皮下给药 3.75 mg 后,分别每 4 周共 6 次、每 4 周共 3 次及 12 次,原形药物和代谢产物未显示蓄积作用;②尿中排泄:给前列腺癌患者 1 次给药 3.75 mg,给药后观察 28 天的原形药物及代谢产物经尿排泄率分别为 2.9% 和 1.5%。

(3)适应证:绝经前激素受体阳性的乳腺癌;前列腺癌;也用于良性疾病,如子宫内膜异位症、中枢性性早熟症,以及伴有月经过多、严重出血和腹痛的子宫肌瘤。

(4)用法用量:皮下给药。前列腺癌、绝经前乳腺癌:成人 1 次 3.75 mg,每 4 周 1 次;子宫内膜异位症/子宫肌瘤:成人 1 次 3.75 mg,每 4 周 1 次,初次给药应从月经周期的 1~5 天开始;中枢性性早熟:1 次 30 μg/kg,每 4 周 1 次,可根据症状增至 90 μg/kg。

（5）不良反应：参见戈舍瑞林。另外还有间质性肺炎，女性患者由于雌激素水平降低而出现更年期综合征样的精神抑郁状态。

（6）禁忌证：①已知对 LHRH 类似物过敏的患者禁用；②孕妇或哺乳期妇女禁用；③性质不明、异常的阴道出血者禁用。

（7）药物相互作用：有引起静脉血栓及肺栓塞的可能，故与抗凝药物合用时需要注意监测凝血酶原时间。

（8）注意事项：①乙醇可增加本品的不良反应；②一过性雄性激素水平增加，可见骨性疼痛暂时加重、尿潴留或脊髓压迫症状，需对症处理；③已有脊髓压迫或尿潴留引起的肾功能不全或有重新发作可能的患者及高龄者慎用；④治疗前需确定患者是否妊娠，且于月经周期的 1～5 天开始给药，治疗期间应采用非激素性方法避孕；⑤FDA 妊娠期药物安全性分级为肠道外 X 级。

（二）雄激素受体阻滞剂

1.氟他胺

（1）药理作用：是非甾体类雄激素拮抗剂。本药及其代谢产物 2-羟基氟他胺可与雄性激素竞争雄激素受体，并与雄激素受体结合成复合物，进入细胞核，与核蛋白结合，抑制雄激素依赖性前列腺癌细胞生长。

（2）药动学：口服吸收迅速完全，本药大部分在体内生物转化。单次口服 250 mg 后 1 小时达到血药峰浓度；服药后 2 小时主要的活性代谢产物到达峰浓度。本药及其活性代谢产物主要分布于前列腺和肾上腺中，血浆蛋白结合率＞85％。活性代谢产物的半衰期为 6 小时，老年患者可延长至 8 小时。本药及代谢产物甚少通过尿、粪和胆汁排泄，不能被血透清除。

（3）适应证：前列腺癌。

（4）用法用量：口服，每次 250 mg，每天 3 次。

（5）不良反应：①最常见的不良反应是热潮红及可逆性男性乳腺发育或乳房触痛；②少数患者有食欲缺乏、呕吐和腹泻等胃肠道反应，一过性氨基转移酶升高；③精子数量减少、血清睾酮反馈性升高等；④可引起水、钠潴留，有心血管疾病的患者应谨慎。

（6）禁忌证：对本品过敏者禁用。

（7）药物相互作用：与 LHRH 激动剂合用具有协同作用；与华法林合用会增加出血倾向，必要时需调整华法林的用量。

（8）注意事项：①治疗期间应检查肝功能，有肝毒性迹象时应停止使用或减量；另外，还需检查精子计数、血压及 PSA 水平；治疗期间需避孕；②老年患者的消除半衰期可延长；③服药期间尿液可能变成琥珀色或黄绿色，是由氟他胺及其代谢产物引起的；④肝损伤者使用需谨慎，严重的肝损害者应禁止使用。

2.比卡鲁胺

（1）药理作用：非甾体类抗雄激素药物，没有其他激素的作用，与雄激素受体结合而使其无有效的基因表达，从而抑制了雄激素的刺激，导致前列腺肿瘤萎缩。

（2）药动学：口服吸收良好。主要在肝内代谢，代谢产物通过尿和粪便排泄。血浆蛋白结合率约为 96％。

（3）适应证：前列腺癌。

（4）用法用量：口服给药。与 LHRH 激动剂或已手术去势联合用于晚期前列腺癌的治疗：每次 50 mg，每天 1 次；用于局部晚期、无远处转移的前列腺癌患者；这些患者不适宜或不愿接受外科去势或其他内科治疗，每次 150 mg，每天 1 次。

（5）不良反应：参见氟他胺。胃肠道反应较氟他胺轻。另常见瘙痒、无力、脱发、毛发再生和干皮病。

（6）禁忌证：妇女和儿童禁用。

（7）药物相互作用：体外试验揭示比卡鲁胺可抑制多种肝药酶，尤其是 CYP3A4，建议禁止和特非那定、阿司咪唑或西沙必利合用；与环孢素和钙通道阻滞剂合用需谨慎。

（8）注意事项：①本品在肝内代谢，严重肝功能不全者可发生蓄积，应慎用；②定期检查肝功能；③可抑制 CYP3A4，当与主要由该酶代谢的药物合用时应加以警惕；④轻度肝功能不全及肾功能不全者无须调整剂量；中、重度肝功能不全者有发生蓄积的可能。

三、糖皮质激素类

糖皮质激素（glucocorticoid，GC）是由肾上腺皮质分泌的类固醇激素，在肿瘤的治疗过程中也发挥着重要作用，不仅可以作为化疗方案中的组成药物直接抗肿瘤，还可以治疗肿瘤的某些并发症和肿瘤治疗相关的一些不良反应。具体药物包括氢化可的松、泼尼松、泼尼松龙、地塞米松和倍他米松等。

糖皮质激素具有溶解淋巴细胞的作用，因此是淋巴系统恶性肿瘤如急性淋巴细胞白血病、淋巴瘤、多发性骨髓瘤等的联合治疗方案的组成之一。另外，糖皮质激素在与细胞毒性药物合用时能增强对肿瘤细胞蛋白质合成的抑制作用，并能促进蛋白质分解而提高细胞毒性药物的疗效。

除了直接抗肿瘤作用外，糖皮质激素还被广泛用于抗肿瘤药物不良反应的预处理及肿瘤并发症的处理方面：①具有减轻血管内充血、降低微血管壁通透性及减少血管活性的作用，可缓解与肿瘤坏死和放疗相关的水肿及炎症反应，用于治疗颅内高压症、脊髓压迫症、化疗和放疗所致的脏器炎症改变；②糖皮质激素可增加肝糖原的合成而升高血糖，可用于紧急情况下低血糖的抢救；③激素可能通过刺激胆碱能神经以提高摄食中枢的兴奋性，从而促进胃酸和胃蛋白酶的分泌，增加食欲；④用于治疗化疗引起的恶心、呕吐等胃肠道反应；⑤地塞米松还能通过刺激骨髓中粒细胞进入血液循环，治疗化疗引起的白细胞减少症。

（冯新蕊）

第六节　靶向治疗药物

随着肿瘤生物学的发展，肿瘤细胞生存、增殖或转移过程的机制不断被阐明，使主导这些过程的关键蛋白或基因成为潜在的抗肿瘤作用靶点。目前，已经发现的肿瘤形成机制有基因突变、生长因子或其受体过表达、肿瘤细胞抗凋亡机制及促进增殖、抑制凋亡、导致侵袭/转移的细胞内信号转导通路活性增强等。针对这些特殊过程，目前已有的靶向药物大致可以分成单克隆抗体、EGFR 拮抗剂、VEGFR 拮抗剂、信号转导通路阻断药及蛋白酶体抑制剂等。

一、单克隆抗体

单克隆抗体抗肿瘤药的作用机制目前还不完全清楚，普遍认为是通过其与肿瘤细胞上的抗原结合，激活补体介导的细胞死亡，诱导肿瘤细胞凋亡。另外，单克隆抗体通过与一些参与肿瘤细胞生长、扩增和分化、肿瘤的浸润、转移和血管生成所需的生长因子受体结合，抑制配体-受体的相互作用，从而使得这些肿瘤细胞得不到生长因子的刺激而自行死亡。

(一)利妥昔单抗

1.药理作用

本药为一种抗 CD20 的 IgG1 人/鼠联合嵌合单克隆抗体,能够与跨膜 CD20 抗原特异性结合。CD20 抗原位于前 B 淋巴细胞和成熟 B 淋巴细胞的表面,95%以上的 B 细胞性非霍奇金淋巴瘤(NHL)可表达 CD20。与 B 淋巴细胞 CD20 抗原结合后,可介导 B 淋巴细胞发生裂解,使之迅速被清除,从而使肿瘤消除或体积缩小。此外,本药可提高耐药的人体淋巴细胞对某些细胞毒性药物的敏感性。

2.药动学

对滤泡性非霍奇金淋巴瘤患者,本药按体表面积 125 mg/m^2、250 mg/m^2 和 375 mg/m^2 静脉滴注,每周 1 次,共 4 次,血清抗体浓度随着剂量增加而升高。对于接受 375 mg/m^2 的患者,第一次给药后的平均血浆半衰期为 68.1 小时,血药峰浓度为 238.7 $\mu g/mL$,平均血浆清除率为 0.0459 L/h;第 4 次给药后的血浆半衰期、血药峰浓度和清除率分别为 78.9 小时、480.7 $\mu g/mL$ 和 0.0145 L/h。另外,在病情缓解的患者体内,本药的浓度显著高于治疗无效的患者,经过 3～6 个月仍能在血清中检测到本药。在弥漫大 B 细胞性非霍奇金淋巴瘤患者中,本药与 CHOP 方案联合的清除和分布尚未进行研究。

3.适应证

(1)用于复发或耐药的滤泡中央型淋巴瘤的治疗。

(2)与 CHOP 方案组成 R-CHOP 方案用于 CD20 抗原阳性的弥漫性淋巴大 B 细胞性非霍奇金淋巴瘤。

(3)理论上能表达 CD20 的 B 细胞淋巴瘤均可以应用本药,如套细胞淋巴瘤、边缘带 B 细胞淋巴瘤等。

4.用法用量

单药治疗:成人的推荐剂量为 375 mg/m^2,静脉滴注,1 周 1 次,共用 4 周。本药可以生理盐水或 5%葡萄糖注射液稀释,稀释浓度为 1～4 mg/mL。第 1 次滴注时推荐的初始给药速度为 50 mg/h,自开始输注后的 30 分钟输注速度可增加 50 mg/h,直到达到最大输注速度 400 mg/h;以后的输注开始速度为 100 mg/h,每 30 分钟增加 100 mg/h,直到达到最大输注速度 400 mg/h。

5.不良反应

(1)输液反应:约 80%的患者可出现,常见于第 1 次输注开始后的 1～2 小时。主要表现为发热、寒战,其他症状还有面部潮红、血管性水肿、恶心、荨麻疹或皮疹、疲乏、头痛、呼吸困难和咽喉刺激、鼻炎及肿瘤疼痛等。约 10%的患者可合并有低血压和支气管痉挛,个别患者可发生心绞痛、CHF。既往有心血管病变如心绞痛、充血性心力衰竭者个别可能出现病情加重。输液相关不良反应的发生率在下一次用药会降低。有严重的细胞因子释放综合征致死的报道,这一反应偶尔与肿瘤溶解综合征的症状和体征相关,可导致多脏器功能衰竭、呼吸衰竭和肾衰竭。

(2)重要脏器损害:可引起轻度、暂时性的肝功能异常,肺部损害可见间质性肺炎。

(3)血液系统:较少出现异常,且一般为轻度。

(4)心血管系统:发生的不良反应主要和输液反应有关。

(5)肿瘤溶解综合征:对于肿瘤负荷较大(单个病灶直径＞10 cm)的患者,发生严重的肿瘤溶解综合征的危险性升高,可见高尿酸血症、高钾血症、低钙血症、急性肾衰竭和 LDH 升高等。

(6)乙肝病毒激活,可导致急性重型肝炎、肝衰竭和死亡。

6.禁忌证

非霍奇金淋巴瘤患者、已知对本药的任何组分或鼠蛋白过敏的患者禁用利妥昔单抗。

7.药物相互作用

尚无。

8.注意事项

(1)利妥昔单抗的输液反应主要发生在第 1 次输注开始后的 1～2 小时,随着用药次数的增加而减少。可以使用苯海拉明、对乙酰氨基酚(滴注前 30～60 分钟给予)或皮质激素等对症处理,一旦症状缓解消除,可以再次给予利妥昔单抗,但需要将给药速度降至初始给药速度的一半。

(2)本药尽管没有骨髓抑制作用,但仍然需要监测血常规。

(3)由于本药在使用过程中可出现低血压,因此在治疗前的 12 小时及治疗过程中应避免应用抗高血压药物。同时有心绞痛和心律失常的报道,需警惕。

(4)利妥昔单抗和化疗联用时可能会导致乙肝病毒复发,因此推荐任何接受利妥昔单抗治疗的患者均应进行乙肝表面抗原(HBsAg)和核心抗体(HBcAb)检测,阳性者应进行病毒载量检测。推荐合并有乙肝/丙肝病毒感染的患者在抗肿瘤治疗的同时应进行经验性抗病毒治疗,治疗期间每月进行一次病毒载量检测,治疗结束后每 3 个月检测一次。抗肿瘤治疗结束后,乙肝的预防性治疗至少维持 6 个月。

(二)阿仑单抗

1.药理作用

本药的作用靶点是 CD52。CD52 主要表达于正常和恶性 B 细胞、T 细胞、NK 细胞、单核细胞、巨噬细胞、部分粒细胞亚群、部分 $CD34^+$ 骨髓细胞、附睾细胞、精子和精囊细胞。本药与带 CD52 的靶细胞结合后,通过宿主效应子的补体依赖性细胞溶解(CDC)、抗体依赖性细胞毒性(ADCC)和细胞凋亡等机制导致细胞死亡。

2.药动学

本药的消除为非线性的。血浆半衰期在给药的早期(11 小时)明显短于晚期(6 天),用药 12 周后的 AUC 均值比首次用药后高 7 倍。

3.适应证

用于传统化疗如氟达拉滨治疗无效或治疗后复发的 B 细胞慢性淋巴细胞白血病。

4.用法用量

标准用法:推荐起始剂量为每天 3 mg,静脉输注 2 小时,患者如能耐受可将剂量提高到每天 10 mg;维持治疗的起始剂量为每天 10 mg,3～7 天后如患者能耐受,可 1 周 3 次,隔天应用,每次 30 mg(1 周最多 90 mg),连续使用 12 周。

5.不良反应

(1)第 1 个严重的不良反应是输液反应:首次给药的输液反应明显,发生率约为 90%(严重或危及生命的为 14%),后续给药的发生率会降低。症状包括寒战(90%)、发热(85%)、恶心(54%)、呕吐(38%)、皮疹(33%)、呼吸困难(28%)和血压过低(17%)。输液反应的处理和利妥昔单抗类似。

(2)第 2 个严重的不良反应是骨髓抑制:本品治疗过程中多数患者会出现短暂的血细胞减少,最常见的是分别在治疗的第 3～5 周出现血小板、中性粒细胞、淋巴细胞减少和贫血,但多数患者从治疗后的 2～6 个月逐渐恢复。50%～70% 的患者可发生 3～4 度骨髓抑制。

(3)第 3 个严重的不良反应是免疫抑制:因参与机体防御功能的细胞广泛表达 CD52,所以接受阿仑单抗的患者可发生严重的免疫抑制,容易导致机会感染,如卡氏肺孢子菌、真菌感染等。

6.禁忌证

严重的骨髓抑制者禁用。

7.注意事项

(1)患者至少每周进行全血检查和血小板计数检查。血液学毒性出现时应暂时停用本品。出现自身免疫性贫血或血小板数减少时需永久停用本品。

(2)使用本药需警惕感染。

(3)肝、肾功能不全者无须调整剂量。

(三)曲妥珠单抗

1.药理作用

本药为重组 DNA 人源化的抗 p185 糖蛋白单克隆抗体,属 IgG 抗体。本药进入人体后能选择性地和由细胞核内表皮生长因子 2(HER-2)基因调控的 p185 糖蛋白结合。是抗体依赖性细胞介导的细胞毒性(ADCC)的潜在介质,本身具有抗肿瘤作用,还可提高肿瘤细胞对化疗的敏感性从而提高化疗的疗效。Her-2 的异常表达可见于乳腺癌、卵巢癌、肺腺癌、胰腺癌、胃癌和大肠癌等。

2.药动学

半衰期和给药剂量有关,10 mg 和 500 mg 的半衰期分别为 1.7 天和 12 天。分布容积大致和血浆容积相近。本药与其他抗肿瘤药物合用,对其半衰期、清除无影响。年龄、血浆肌酐浓度不影响本品的药动学特性。

3.适应证

主要用于 Her-2 过表达的晚期乳腺癌,单药或与紫杉醇类药物合用;也被批准联合顺铂、卡培他滨或氟尿嘧啶用于初治 HER-2 阳性转移胃或胃食管连接部腺癌。

4.用法用量

静脉滴注,限生理盐水配制。

(1)单周方案:首次 4 mg/kg 的负荷剂量,静脉滴注时间为 90 分钟;之后给予每周 2 mg/kg 的维持剂量,静脉滴注时间为 30 分钟。

(2)3 周方案:初次负荷剂量为 8 mg/kg,滴注 180 分钟;维持剂量为一次 6 mg/kg,静脉滴注 120 分钟,每 3 周 1 次。

5.不良反应

(1)输液反应:第 1 次用药约 40% 的患者可出现,后续治疗的发生率为 21%。症状为过敏、发热、寒战、眩晕、支气管痉挛、血管神经性水肿、缺氧、低血压、血压升高、皮疹和乏力。轻度输液反应可减缓滴速。出现以下情况时需中断用药:呼吸急促、有症状的低血压,并及时处理,包括使用肾上腺素、皮质激素、苯海拉明、支气管扩张剂和吸氧,同时严密观察。出现严重的输液反应者应完全终止本品治疗。

(2)肺毒性:可导致严重的肺损伤,包括呼吸困难、间质性肺炎、肺浸润、胸腔积液、肺水肿、肺动脉瓣闭锁不全、低氧血症、急性呼吸道窘迫综合征(ARDS)和肺纤维化等。

(3)与具有骨髓毒性的化疗方案合用时可加重骨髓抑制,增加感染风险。

(4)最严重的毒性是心力衰竭,可表现为 LVEF 下降和 CHF,与蒽环类药物合用时风险增大。

(5)单药使用曲妥珠单抗时腹泻的发生率约为 25%。

6.禁忌证

对本药过敏者禁用。

7.药物相互作用

本药联合紫杉醇与本药联合蒽环类、环磷酰胺相比,本药的平均血药谷浓度升高约 1.5 倍。

在灵长类动物试验中,本药联合紫杉醇,本药的清除率减少了50%。与顺铂、多柔比星或表柔比星、环磷酰胺联合用药时,对本药的血药浓度无任何影响。

8.注意事项

(1)高血压、冠心病、充血性心力衰竭或心功能不全者慎用;肺部疾病者慎用;肝、肾功能不全者慎用。

(2)应用本药前需进行彻底的心功能评估,包括病史采集、体格检查、心电图和左室射血分数等。

(3)用药过程中需监测血常规、肝功能。

(4)肾功能不全者无须调整剂量。

(四)贝伐珠单抗

1.药理作用

本药是一种重组人单克隆免疫球蛋白 G1(IgG1)抗体,通过抑制人血管内皮细胞生长因子的生物活性而起作用。本药可结合血管内皮细胞表面生长因子(VEGF)并防止其与内皮细胞表面的受体 Flt-1 和 KDR 结合。VEGF 与其受体结合可导致内皮细胞增殖和新的血管生成。

2.药动学

本药的初始半衰期为 1.4 天,终末半衰期为 20 天。达稳态的预期时间为 100 天。男性患者和肿瘤负荷较大的患者对本药的清除率高于女性和肿瘤负荷较轻者。

3.适应证

用于转移性结直肠癌一、二线化疗,晚期非小细胞肺癌,进展或转移性肾细胞癌一线化疗,晚期卵巢癌。

4.用法用量

静脉滴注。推荐剂量为结直肠癌 1 次 5 mg/kg,每 2 周 1 次,用生理盐水稀释至 1 mg/mL,首次滴注速率为 50 mg/h,如无反应则可以加快,最高 400 mg/h。用药前予苯海拉明预防变态反应;为预防高血压,服用抗高血压药物的患者可在用药前的 12 小时适当调整抗高血压药物的剂量。

5.不良反应

(1)本药可引起伤口愈合延迟,因此大手术后至少 28 天或外科切口完全愈合后方可进行本药治疗;在择期手术之前也不应使用,以及最后 1 次使用贝伐珠单抗和择期手术之间至少间隔 6 周。对于胃肠道穿孔或伤口裂开需要治疗的患者应永久停药。

(2)出血:可表现为轻微出血,也可出现致命性的出血,包括肺出血、胃肠道出血、颅内出血、阴道出血和鼻出血等。

(3)可增加严重动脉栓塞事件的风险,包括卒中、暂时性缺血、心肌梗死及高血压。

(4)可导致充血性心力衰竭,尤见于曾使用过蒽环类药物或接受照射野包括心脏的患者。

(5)坏死性筋膜炎,可导致死亡,通常发生于出现伤口并发症、胃肠穿孔或瘘管形成的患者,应永久停药。

(6)其他不良反应可能会有输液反应、蛋白尿、无力、疼痛、腹痛、胃肠道紊乱、口腔炎、头痛、呼吸困难、卵巢功能衰竭和下颌部骨坏死等。

6.禁忌证

活动性胃肠道出血或咯血者禁用。

7.药物相互作用

尚缺乏资料。

8.注意事项

(1)本药可引起出血和延迟伤口愈合,故需要关注患者胃肠道、肺部和颅内等重要脏器的情况,一旦发生出血,立即停止给药。在择期手术之前也不应使用,以及最后一次使用贝伐珠单抗和择期手术之间至少间隔6周。

(2)高血压监测:本药治疗期间应每2～3周监测其血压,如果出现高血压需加强监测密度。

(3)监测患者的尿蛋白,如果出现"＋＋"或者更严重的蛋白尿,应检查24小时尿蛋白定量做进一步评价。

(五)西妥昔单抗

1.药理作用

本药是针对EGFR的IgG1单克隆抗体,与EGFR特异性结合后,通过对EGFR结合的酪氨酸激酶的抑制作用,阻断细胞内信号转导途径,从而抑制肿瘤细胞的增殖,诱导肿瘤细胞的凋亡,减少基质蛋白酶和血管内皮细胞生长因子的产生。EGFR信号转导中激活野生型K-Ras蛋白,而突变型K-Ras蛋白不受EGFR调控。

2.药动学

单药治疗或与化疗、放疗联合治疗时药动学呈非线性特征。按照推荐用法(首次400 mg/m²,后续每周1次250 mg/m²,直至疾病进展),本药在第3周达到血清稳态浓度,平均清除半衰期为114小时。西妥昔单抗的药动学性质不受种族、年龄、性别和肝肾状况的影响。

3.适应证

单用或与伊立替康联合用于K-Ras野生型、EGFR过度表达的并经以伊立替康为基础的化疗方案耐药的转移性结直肠癌治疗;局部晚期头颈部鳞癌。

4.用法用量

常规用法是首次先试验性给予20 mg,然后再予400 mg/m²的负荷剂量,滴注时间为2小时;以后每周用药250 mg/m²,滴注时间为1小时。最大滴注速度不得超过10 mg/min。

5.不良反应

最常见的不良反应为痤疮样皮疹、疲劳、腹泻、恶心、呕吐、腹痛和便秘。

(1)输液反应:和其他人源化单克隆抗体一样,首次给药可引起输液反应,包括荨麻疹、支气管痉挛和低血压,约3%的患者可出现严重反应。预防和处理措施同利妥昔单抗。

(2)肺毒性:可发生间质性肺炎。

(3)皮肤毒性:如痤疮样皮疹(常出现在面部、头皮、胸部和上背部)、皮肤干燥、裂伤和感染等,多数可自然消失。

(4)黏膜损伤:包括鼻黏膜、口腔黏膜、食管黏膜和胃肠道黏膜。

(5)低镁血症:约一半的患者可检测到血镁降低。

6.禁忌证

(1)严重的超敏反应患者禁用。

(2)对儿童用药的安全性尚未确认,故儿童禁用。

(3)使用本药期间出现间质性肺炎时应停药。

7.药物相互作用

尚无。

8.注意事项

(1)本药可引起不同程度的皮肤毒性反应,应教育患者注意避光。轻至中度的皮肤毒性无须调整剂量,发生重度的皮肤毒性反应时应酌减。

(2)本药可通过胎盘屏障,故孕妇和未采取避孕措施的育龄女性慎用;可通过乳汁分泌,故哺乳期妇女慎用。

(3)严重输液反应的发生率为3%,致死率为0.1%,90%发生于第1次使用时,以突发性气道梗阻、荨麻疹和低血压为特征。发生轻至中度的输液反应时,可减慢输液速度或服用抗组胺药;发生严重的输液反应须立即停药,并采取静脉肾上腺素、糖皮质激素和抗组胺药并给予气管扩张剂及输氧等治疗。部分患者应禁止再次使用本品。此外,如果在使用期间出现急性发作的肺部症状,应立即停药,以排除间质性肺炎的可能,若确定为肺间质病变应禁止使用本药。

(六)易普利单抗

1.药理作用

本药是一种新型的抗CTLA-4(细胞毒性T淋巴细胞相关抗原4)的全人源单克隆抗体。主要的作用机制:①通过受体与CTLA-4的相互作用,阻断CTLA-4与B7结合,阻止抑制信号的产生,去除CTLA-4的免疫抑制效应,打破免疫系统对自身组织的外周免疫耐受;②促进T细胞的活化,上调免疫系统针对肿瘤细胞的监控活性,增强特异性抗肿瘤免疫反应;③作为一种免疫系统激活剂,在临床观察到抗癌反应及免疫相关不良反应之前激活免疫系统。

2.药动学

在499例不可切除的或转移性黑色素瘤患者中研究了本药的药动学特征,给药剂量为0.3 mg/kg、3 mg/kg或10 mg/kg,每3周1次共4剂。发现在被检查的剂量范围内,C_{max}、C_{min}和AUC与给药剂量成正比例。每3周重复给予本药,本药清除率是恒定的,且有很小的全身蓄积。在第3剂时可达到稳态浓度。通过群体药动学,可得到以下平均参数(变异百分率):终末半衰期14.7天(30.1%),全身清除率15.3 mL/h(38.5%),稳态分布容积7.21 L(10.5%)。3 mg/kg给药后,本药均数C_{min}(±SD)为(21.8±11.2)$\mu g/mL$。

3.适应证

单一疗法用于治疗不可手术切除或转移性黑色素瘤的初始治疗或未化疗的患者,在转移性对去势治疗抵抗的前列腺癌中的疗效正在研究中。

4.用法用量

推荐剂量为3 mg/kg,在90分钟内滴注完,每3周1次,连续使用4个周期。

5.不良反应

本药主要通过活化免疫系统达到抗肿瘤目的,因此不会加重细胞毒性药物的不良反应,但会产生免疫相关性不良反应(immune-related adverse event,IRAE),严重IRAEs的发生率为20%~40%。

(1)胃肠道:腹泻、出血和穿孔性结肠炎、肝炎。

(2)皮肤:瘙痒、皮疹、白癜风和表皮坏死松解症。

(3)其他:可见神经病变、炎症性肌病和内分泌疾病(垂体炎、肾上腺炎和甲状腺炎)。

6.禁忌证

对本品过敏者禁用。

7.注意事项

(1)20%~40%的患者出现3~4级的IRAE,主要表现在胃肠道、内分泌和皮肤方面,大部分可以使用糖皮质激素逆转;大多数不良反应在停止用药6周后消失。

(2)本药的客观有效率低,约为10.9%,但效益可以持续较长时间,是FDA首个批准用于晚期黑色素瘤的靶向药物。

二、表皮细胞增殖抑制剂

表皮生长因子受体（EGFR）是一种广泛分布在人体各组织细胞膜上的功能糖蛋白，是 HER/ErbB 家族成员之一。其介导的信号转导通路在肿瘤细胞的生长、损伤修复、生存、新生血管生成或侵袭转移等有非常重要的作用。已发现 EGFR 在多种表皮来源的恶性肿瘤细胞中过度表达，如乳腺癌、非小细胞肺癌、结直肠癌、胃癌、卵巢癌和头颈部癌等。目前，已开发出作用于该靶点的药物，如小分子酪氨酸激活抑制剂（TKI）、西妥昔单抗等。

(一)拉帕替尼

1.药理作用

本药为可逆性小分子表皮生长因子酪氨酸激酶抑制剂，通过多种途径发挥抗肿瘤活性，能同时作用于 HER-1 和 HER-2，抑制乳腺癌细胞增殖。对曲妥珠单抗抵抗的局部晚期和转移性乳腺癌患者显示了很好的疗效。

2.药动学

口服吸收不完全，个体差异大，达峰时间为 4 小时，半衰期为 24 小时，每天给药后 6～7 天到达稳态。分开服用较 1 次服用的 AUC 增加 1 倍，与食物同服的 AUC 增加 3～4 倍。主要经 CYP3A4 和 3A5 代谢，小部分由 CYP2C19、2C8 代谢，极少经肾脏排泄。

3.适应证

用于联合卡培他滨治疗 HER-2 过表达的，既往接受过一线治疗的晚期或转移性乳腺癌。

4.用法用量

推荐用量为 1 250 mg，每天 1 次，第 1～21 天服用，与卡培他滨 200 mg/d，第 1～14 天分 2 次联用。不推荐分次服用，于饭前 1 小时或饭后 2 小时服用，如果漏服，第 2 天不需剂量加倍。

5.不良反应

(1)主要的不良反应为胃肠道反应，包括腹泻、恶心、呕吐、口腔炎和消化不良等。

(2)皮肤反应包括皮疹、皮肤干燥、红肿、瘙痒、疼痛；其他尚有背痛、疲乏、呼吸困难和失眠等。

(3)极少患者可能会有左心室射血分数下降及间质性肺炎。

6.禁忌证

对本品过敏者禁用。

7.药物相互作用

因经 CYP3A4 等肝药酶代谢，因此抑制此酶活性的药物均能增加本药的血药浓度，如吡咯类抗真菌药、大环内酯类抗菌药物；另外肝药酶诱导剂能加速本药的代谢，降低血药浓度。

8.注意事项

(1)当出现二级以上的心脏左室射血分数（LVEF）降低时，必须停止使用，以免发生心力衰竭；当 LVEF 恢复正常值后 2 周可以以较低剂量重新用药。本药的心脏毒性可逆，无最大限制量。

(2)本药主要经肝药酶代谢，因此当需要和肝药酶抑制剂或诱导剂合用时，必须要注意剂量的调整。

(3)中至重度肝、肾功能不全者应酌减剂量。

(二)厄洛替尼

1.药理作用

本药抑制与 EGFR 相关的细胞内酪氨酸激酶的磷酸化，对其他酪氨酸激酶受体是否有特异性抑制作用尚不明确。

2.药动学

口服后大约 60％可被吸收,半衰期为 36 小时,主要经肝药酶 CYP3A4 代谢。83％通过粪便,8％经尿排泄。

3.适应证

用于局部晚期或转移的非小细胞肺癌的二线治疗,与吉西他滨联合用于胰腺癌的一线治疗。

4.用法用量

非小细胞肺癌推荐每天 150 mg,胰腺癌推荐每天 100 mg,饭前 1 小时或饭后 2 小时服用,直至疾病进展或出现不能耐受的不良反应为止。

5.不良反应

最常见的不良反应是皮疹和腹泻,皮疹与腹泻发生的中位时间分别是 6 天和 12 天。其他常见的不良反应包括胃肠道功能紊乱、口腔炎、瘙痒、皮肤干燥、结膜炎、干燥性角膜结膜炎和腹痛等。肝功能损害一般为一过性;最严重的不良反应是间质性肺炎。

6.禁忌证

对本药过敏者、孕妇及哺乳期妇女禁用。

7.药物相互作用

同拉帕替尼。

8.注意事项

(1)可发生间质性肺炎,因此一旦出现新的急性发作或进行性的不能解释的肺部症状,如呼吸困难、咳嗽和发热时,在诊断评价时需要暂停本药,一经确诊,如有必要需停药处理并予对症治疗。

(2)对于中、重度腹泻,可给予洛哌丁胺对症治疗;对于严重腹泻或持续腹泻者,需要中断治疗,予适当措施进行静脉补液。

(3)美国 FDA 妊娠期药物安全性分级为口服给药 D 级。

(三)吉非替尼

1.药理作用

本药为苯胺喹唑啉化合物,药理作用同厄洛替尼。

2.药动学

口服的生物利用度为 59％,蛋白结合率为 90％,饭后服药比空腹给药的C_{max}和 AUC 均增加。经肝药酶 CYP3A4 代谢,单次口服给药后的 10 天内有 90％主要经粪便排出,尿中排出不到 4％。

3.适应证

晚期非小细胞肺癌铂类药物治疗失败后的二、三线化疗。

4.用法用量

推荐每天 250 mg;若吞咽困难,可将药品溶解于水中(不得使用其他液体)并立即饮下,再以水洗涤杯子 1 次并喝下。

5.不良反应

同厄洛替尼,但皮疹和腹泻均较轻且可逆。

6.禁忌证

对本药过敏者禁用。

7.药物相互作用

同厄洛替尼。使胃酸 pH 升高的药物可降低本药的血药浓度。

8.注意事项

(1)可发生急性间质性肺炎,同厄洛替尼。

(2)有无症状性氨基转移酶升高的报道,因此建议定期检查肝功能。

(3)与华法林合用可导致 INR 升高及出血事件,因此需要定期监测 INR 指数及凝血酶原时间。

(4)出现任何严重的眼部症状或持续的腹泻、恶心、呕吐或畏食时,应立即就医。

(5)与化疗药物合用时不能增加疗效,故不应和化疗同时进行。

(6)美国 FDA 妊娠期药物安全性分级为口服给药 D 级。

(四)埃克替尼

1.药理作用

同厄洛替尼。

2.药动学

埃克替尼组织分布广泛,主要分布于胃肠道、膀胱、胃壁、小肠、卵巢、肝和脂肪组织,与人血浆蛋白结合率为 98.5%。主要以原形、羟基化代谢物和冠醚开环代谢物经粪便排出。对 CYP450 酶系无显著诱导作用,但对个别同工酶的活性有一定的影响,CYP2C 酶活性增加。

3.适应证

既往接受至少一个化疗方案失败后的局部晚期或转移性非小细胞肺癌。

4.用法用量

推荐每次 125 mg,每天 3 次,口服,空腹或与食物同服,高热量的食物可能明显增加药物的吸收。

5.不良反应

同厄洛替尼。

6.禁忌证

对本药或其中的赋形剂过敏者禁用。

7.药物相互作用

本药不经肝药酶代谢,故药物相互作用少见。

8.注意事项

(1)间质性肺炎同厄洛替尼。

(2)少数患者可有一过性氨基转移酶升高,建议定期复查肝功能。

(3)出现下述情况应及时就医:新发的急性发作或进行加重的呼吸困难、咳嗽;严重的或持续性腹泻、恶心、呕吐和畏食。

(4)患者出现不可耐受的皮疹、腹泻等不良反应时可先暂停服药直至症状缓解或消失,随后恢复至常规用量。

(五)阿法替尼

1.药理作用

本药为不可逆性 EGFR-HER2 抑制剂,通过与 EGFR-HER2 不可逆性结合,抑制酪氨酸激酶的活性,进而阻断 EGFR-HER2 介导的肿瘤细胞信号转导,导致细胞凋亡。

2.药动学

口服给药后 t_{max} 为 2~5 小时,高脂肪饮食可降低本药约 50% 的 C_{max} 和 39% 的 AUC,血浆半衰期约为 37 小时。本药不经肝药酶代谢,主要经粪便排出。

3.适应证

EGFR 突变型 NSCLC。

4.用法用量

口服给药,40 mg,每天 1 次,于进餐前至少 1 小时或饭后 2 小时服用。

5.不良反应

不良反应类别同其他 EGFR-TKI。本药可能会导致致命性的肝损害;对角膜也有一定的损伤,可引起角膜炎。

6.禁忌证

对本品过敏者禁用。

7.药物相互作用

给予本药前 1 小时予一种 P-gp 抑制剂(利托那韦,200 mg,2 次/天),本药全身暴露量增加48%;当利托那韦同时或晚于阿法替尼 6 小时给予,本药暴露量没有变化。本药与 P-gp 抑制剂同时服用(包括利托那韦、环孢素 A、酮康唑、伊曲康唑、红霉素、维拉帕米、奎尼丁、他克莫司、奈非那韦、沙奎那韦和胺碘酮)可能会增加本药的暴露量。与 P-gp 诱导剂共同给药(利福平、苯妥英和苯巴比妥)可能会减低暴露量。

8.注意事项

腹泻、皮肤损害、间质性肺炎等参考其他 EGFR-TKI 类药物,美国 FDA 妊娠期药物安全性分级为口服给药 D 级。

(六)克唑替尼

1.药理作用

棘皮动物胃管蛋白 4(*EML*4)与间变性淋巴瘤激酶(ALK)融合基因,及 v-ros 肉瘤致癌因子(*ROS*-1)都是新发现的 NSCLC 的驱动基因。携带 *EML*4-*ALK* 融合基因和 *ROS*-1 融合基因的NSCLC 患者均对克唑替尼治疗敏感。

2.药动学

本药口服的生物利用度约 43%,C_{max} 为 4~6 小时,血浆半衰期约 46 小时,主要经肝药酶CYP3A4 和 3A5 代谢,主要经粪便排出。

3.适应证

用于治疗间变性淋巴瘤激酶(ALK)阳性的局部晚期和转移的非小细胞肺癌。

4.用法用量

口服给药,250 mg,每天 2 次;整粒吞服,不可掰开或嚼碎及溶解后服用;可以与食物同服,但不可与葡萄汁或柚子汁同服。

5.不良反应

本药最常见的不良反应是视力障碍、腹泻和水肿,另可见肝功能损害、肺间质病变等。

6.禁忌证

对本品或药物的非活性成分严重过敏者禁用。

7.药物相互作用

避免和 CYP3A 抑制剂、诱导剂同时使用;与 CYP3A 代谢底物同时给药时可能需要减低剂量,避免与治疗指数狭窄的 CYP3A 底物同时使用。

8.注意事项

本药是 CYP3A4 的中等强度抑制剂,因此和其他 CYP3A4 底物合用时需要对那些药物进行剂量调整;同时需要避免与肝药酶诱导剂合用。

三、血管生成抑制剂

正常生理情况下,血管生成是只发生于暂时的局部过程。在肿瘤组织形成过程中,因抗血管生成及血管生成前因子的不平衡,使内皮细胞不可控性增多,血管生成前因子的释放增加,导致新生肿瘤血管。血管内皮生长因子(vascular endothelial growth factor,VEGF)是目前发现的作用最强、特异性最高的促血管生成因子,其可在多种恶性肿瘤中有过度表达,与肿瘤的生长、转移和预防有密切关系。基于 VEGF 在肿瘤血管生成中的重要作用,以 VEGF 为靶点的抑制剂是目前肿瘤靶向治疗的重要药物。

(一)伊马替尼

1.药理作用

本药是酪氨酸蛋白激酶抑制剂,抑制 Bcr-Abl 酪氨酸激酶,该酶是在慢性髓性白血病患者中由于费城染色体异常所产生的一种异常酪氨酸激酶。本药能选择性抑制 Bcr-Abl 酪氨酸激酶阳性细胞系细胞、费城染色体阳性的慢性髓性白血病的新鲜白血病细胞增殖和诱导其凋亡。同时也是血小板衍生生长因子(PDGF)和干细胞因子(SCF)、c-Kit 的酪氨酸激酶抑制剂,并且抑制 PDGF 和 SCF 介导的细胞事件。

2.药动学

口服吸收良好,2～4 小时达峰,平均生物利用度为 98%,蛋白结合率为 95%。主要经过 CYP3A4 代谢,其他参与代谢的酶还有 CYP1A2、2D6、2C9 和 2C19。清除半衰期为 18 小时,7 天内 68% 经粪便排泄、13% 经尿中排泄。个体之间的清除率有明显差异(约 40%),因此需要密切监测治疗相关的毒性。

3.适应证

用于慢性粒细胞白血病(CML)的治疗;c-Kit 基因突变不能手术切除的和/或转移性胃肠道间质瘤患者;c-Kit 基因突变的恶性黑色素瘤。

4.用法用量

口服,每天 1 次,于进餐时同时服用。慢性 CML:400 mg/d;加速期 CML:600 mg/d;急变期:600 mg/d。

5.不良反应

(1)最常见的不良反应有胃肠道紊乱、肌痛、皮疹和头痛。

(2)白血病性贫血患者更经常发生骨髓抑制,表现为中性粒细胞、血小板数量减少或贫血。

(3)可能会发生严重的体液潴留,可能导致胸膜和胸腔积液、肺水肿和腹水,有死亡病例报道;有脑水肿、颅内压升高和视盘水肿的报告。

(4)可能存在一定的肝毒性。

6.禁忌证

对本药过敏者禁用,孕妇或可能怀孕及哺乳期妇女禁用。

7.药物相互作用

主要经 CYP3A4 代谢,同时也是 CYP1A2、2D6、2C9 和 2C19 等的抑制剂,因此存在较多潜在的药物相互作用。包括吡咯类抗真菌药、大环内酯类抗菌药物能增加伊马替尼的血药浓度;肝药酶诱导剂,苯妥英钠、利福平和苯巴比妥等会降低伊马替尼的血药浓度。

8.注意事项

(1)观察患者的体重,如果体重在短时间内迅速增加,即需要考虑体液潴留,必要时需要停药处理;老年患者和有心脏病病史者的危险性更高。

（2）本药主要在肝脏代谢，故不能用于严重的肝功能不全者；长期使用可能会发生严重的肝、肾毒性及免疫抑制，用药期间需要检查血常规和肝、肾功能。

（3）尚不清楚本药或其代谢产物是否可通过乳汁分泌，故服药期间建议不要哺乳；育龄妇女建议避孕。

（4）服药时应立即饮水，以减轻胃肠道刺激；对于不能吞服薄膜糖衣片的患者，可将药品溶于水中或橘汁中。

（5）美国 FDA 妊娠期药物安全性分级为口服给药 D 级。

（二）索拉非尼

1.药理作用

本药能同时抑制多种存在于细胞内和细胞表面的激酶活性，包括 RAF-1、BRAF 的丝氨酸/苏氨酸激酶活性，以及血管内皮细胞生长因子受体-2（VEGFR-2）、血管内皮细胞生长因子受体-3（VEGFR-3）、血小板衍生生长因子受体-β（PDGFR-β）、C-Kit 受体和 FLT-3 等多种受体的酪氨酸激酶活性。因此，本药具有双重抗肿瘤活性：一方面通过抑制 RAS-RAF-MEK-ERK 信号转导通路，直接抑制肿瘤生长；另一方面通过抑制 VEGFR 和 PDGFR 而阻断肿瘤新生血管的形成，间接抑制肿瘤细胞生长。

2.药动学

其与口服溶液相比，本药片剂的平均生物利用度为 38%～49%，中度脂肪饮食与禁食状态下的生物利用度相似，高脂饮食本药的生物利用度较禁食状态下降 29%。本药口服后达峰时间约 3 小时，给药 7 天后可达稳态。本药的消除半衰期为 25～48 小时，主要经肝脏 CYP3A4 代谢，另外还有尿苷二磷酸葡醛酸转移酶 UGT1A9 介导的糖苷酸代谢。77% 经粪便排泄（51% 为原形），19% 以糖苷酸化代谢产物通过尿排泄。

3.适应证

治疗不能手术的晚期肾细胞癌和无法手术或远处转移的原发肝细胞癌。

4.用法用量

口服，1 次 0.4 g，每天 2 次，空腹或伴低脂、中脂饮食服用。

5.不良反应

（1）最常见的不良反应：腹泻、皮疹、脱发和手足综合征。

（2）很常见的不良反应（>10%）：淋巴细胞减少、低磷血症、出血（包括胃肠道出血、呼吸道和脑出血）、高血压、恶心、呕吐、瘙痒、红斑、乏力、疼痛（口痛、腹痛、骨痛、头痛和癌痛）、淀粉酶升高及脂肪酶升高。

（3）常见的不良反应（1%～10%）：白细胞数量减少、中性粒细胞数量减少、贫血、血小板减少、畏食、抑郁、外周感觉神经病变、耳鸣、声嘶、便秘、口腔炎（包括口干和舌痛）、消化不良、吞咽困难、皮肤干燥、剥脱性皮炎、痤疮、脱屑、关节痛、肌痛、勃起功能障碍、虚弱、发热和流行性感冒样症状。

（4）不常见的不良反应（0.1%～1%）：毛囊炎、感染、超敏反应、甲状腺功能减退、低钠血症、脱水、可逆性后部脑白质病、心肌缺血和心肌梗死、充血性心力衰竭、高血压危象、鼻溢、胃食管反流、胰腺炎、胃炎、胃肠道穿孔、胆红素升高和黄疸、湿疹、轻微的多形红斑、角化棘皮病、皮肤鳞状上皮细胞癌和凝血酶原异常。

6.禁忌证

对本药严重过敏者禁用。

7.药物相互作用

本药主要经 CYP3A4 代谢，因此肝药酶诱导剂及经 3A4 代谢的药物均能影响本药的血药浓度;与多柔比星合用可使多柔比星的 AUC 增加 21％;与多西他赛合用可使多西他赛的 AUC 增加 36％～80％,C_{max} 提高 16％～32％。

8.注意事项

(1)致畸风险:动物试验发现有致畸性和胚胎-胎儿毒性(包括流产的危险性增加、发育障碍),并且这些危害作用在明显低于临床剂量时即出现。

(2)皮肤毒性:手足综合征和皮疹是本药最常见的不良反应,多为 1～2 度,开始服药后的 6 周内出现;另外,严重的皮肤反应还包括角化棘皮病和皮肤鳞状上皮细胞癌。对皮肤反应的处理包括局部用药以减轻症状,暂时性停药或对本药进行剂量调整。严重的皮肤毒性者需永久停药。

(3)高血压风险:服用本药的患者血压升高的概率增加,血压升高多为轻到中度,多数在服药后的早期阶段出现。需在本药服用的前 6 周监测血压,必要时可按照标准治疗方法处理高血压。

(4)心脏缺血和梗死风险:应考虑暂时性或永久性停药。

(5)出血风险:本药可能会增加出血机会,严重的出血不常见。一旦出血需要治疗,应永久性停止治疗。

(6)使用华法林的患者有出现 INR 升高的风险,建议加强监测 INR、凝血酶原时间。

(三)舒尼替尼

1.药理作用

受体酪氨酸激酶 RTKs 在细胞的生长调节中有重要作用,在人类的多种肿瘤中均发现了 RTKs 突变和过度表达。舒尼替是多种酪氨酸激酶受体抑制剂,能够有效抑制血小板衍生生长因子受体、血管内皮生长因子受体、干细胞因子受体、类 Fms 酪氨酸激酶 3、集落刺激因子 I 受体和胶质细胞源性神经营养因子受体,进而抑制肿瘤的生长。

2.药动学

口服舒尼替尼后,6～12 小时达峰,原形和主要代谢物的血浆蛋白结合率分别为 95％ 和 90％。主要经肝药酶 CYP3A4 代谢,粪便中的排泄量约 61％,肾排泄约 16％。食物对本药的生物利用度无影响,因此可以空腹或在进食的条件下给药。

3.适应证

伊马替尼治疗无效的胃肠间质瘤(GIST),进展期肾细胞癌(RCC),进展期胰腺神经内分泌瘤,无法手术的局部进展或转移的分化良好的进展性胰腺神经内分泌癌(pNET)。

4.用法用量

可与或不与食物同服。

(1)GIST 和 RCC:口服 50 mg,每天 1 次,服药 4 周休息 2 周。

(2)pNET:口服 37.5 mg,每天 1 次,无间隔期。根据个体耐受性,以 12.5 mg 为单位进行剂量调整。

5.不良反应

(1)主要包括胃肠道不适、疲劳、发热、高血压、味觉障碍、头痛、关节痛和肌肉痛。皮肤系统的毒性表现为皮肤黄色改变、头发或皮肤褪色、皮肤干燥、皮疹和手足综合征。

(2)严重的不良反应有左心室功能障碍、高血压、出血、肾上腺功能损害、心肌缺血和梗死、静脉栓塞、癫痫、甲状腺功能异常及胰腺功能异常。

6.禁忌证

对本药或非活性成分严重过敏者禁用。

7.药物相互作用

本药主要经 CYP3A4 产生活性代谢物,再通过 3A4 进一步代谢,因此使用 3A4 抑制剂或诱导剂可能会增加或减少本药的血药浓度。

8.注意事项

(1)用本药需要监测 LVEF,监测患者是否有充血性心力衰竭的征兆,如果发生,应中断或终止治疗。在没有发生充血性心力衰竭体征但存在 LVEF 下降症状的患者应减量。

(2)有导致出血的倾向,应监测患者的凝血功能。

(3)所有患者应监测肾上腺功能不全和骨髓抑制。

(四)帕唑帕尼

1.药理作用

本药是一种抑制血管生成的多靶点酪氨酸激酶抑制剂,能选择性地抑制 VEGFR-1、VEGFR-2、VEGFR-3、血小板衍生生长因子受体-α 和 β,通过阻断酪氨酸激酶破坏肿瘤细胞的信号转导,进而抑制肿瘤细胞增殖和新生血管生成,达到抗肿瘤的目的。

2.药动学

口服后 2～4 小时达峰。碾碎可比整片吞服的 AUC 增加 48%,C_{max} 增加 1 倍,t_{max} 缩短 2 小时。食物可增加本药的全身暴露量,低、高脂饮食增加 AUC 和 C_{max} 约 2 倍。血浆蛋白结合率超过 99%。主要经过 CYP3A4 代谢,小部分经 1A2 和 2C8 代谢。以粪便排泄为主,经肾排泄<4%。

3.适应证

晚期肾细胞癌的一线治疗;晚期软组织肉瘤的治疗。

4.用法用量

口服给药,有 200 mg 和 400 mg 两种规格。用于晚期肾癌的推荐剂量为每天 1 次 800 mg,应空腹服用。对中度肝功能障碍者可调整至每天 200 mg;在重度肝功能障碍者中尚无研究资料。

5.不良反应

常见的不良反应包括腹泻、高血压、毛发颜色改变、恶心、食欲缺乏、呕吐、疲劳、虚弱、腹痛和头痛等;严重的不良反应有严重的肝损害、心律不齐、甲状腺功能减退和蛋白尿等。

6.禁忌证

孕妇禁用。

7.药物相互作用

本药主要经 CYP3A4 代谢,因此 3A4 抑制剂或诱导剂均能影响本药的血药浓度。

8.注意事项

(1)观察到血清转氨酶和胆红素水平增加。曾发生严重致死性肝毒性,开始治疗前和治疗期间定期监测肝功能。

(2)观察到 QT 间期延长和尖端扭转性室速。应监测心电图和电解质。

(3)曾报道致死性出血事件。但尚未在既往 6 个月内有咯血、脑出血或有临床意义胃肠道出血史患者中研究,故不应在这些患者中使用。

(4)曾观察到动脉血栓形成事件。这些事件风险增加者慎用。

(5)曾发生胃肠道穿孔或瘘管。曾发生过致死性穿孔事件。

(6)曾观察到高血压,故需监测血压。

(7)手术患者应中断本药治疗。

(8)可能会发生甲状腺机能减退,建议监测甲状腺功能。

(9)可能会发生蛋白尿,对 4 级蛋白尿者应中断治疗。

(五)卡博替尼

1.药理作用

本药是一种多靶点分子靶向药,能抑制 RET、干细胞生长因子受体(MET)、VEGFR-1、VEGFR-2、VEGFR-3、酪氨酸激酶受体(TRKB)、FMS 样酪氨酸激酶 3(FLT-3)、AXL 和上皮生长因子样域酪氨酸激酶 2(TIE-2),发挥抗肿瘤作用,杀死肿瘤细胞并减少转移及抑制肿瘤新生血管生成。

2.药动学

口服后本药的达峰时间为 2～5 小时,血浆蛋白结合率＞99.7％,高脂饮食相对于空腹状态的 C_{max} 和 AUC 分别增加 41％和 57％。体外试验揭示本药主要是 CYP3A4 底物,54％经粪便排泄。

3.适应证

转移性甲状腺髓样癌(MTC)。

4.用法用量

推荐剂量为每天 140 mg,避免与食物同服,药品不可掰开,需整片吞服,持续至疾病进展或出现无法耐受的不良反应。

5.不良反应

常见不良反应有腹泻、口腔炎、手足综合征、体重减轻、食欲缺乏、恶心、疲乏、口腔痛、发色改变、味觉障碍、高血压、腹痛及便秘;实验室指标可见氨基转移酶升高、淋巴细胞数减少、碱性磷酸酶增加、低钙血症、中性粒细胞数减少、血小板数减少、低磷血症和高胆红素血症。

6.禁忌证

对本药及任一辅料过敏的者禁用。

7.药物相互作用

本药主要经 CYP3A4 代谢,因此 3A4 抑制剂或诱导剂均能影响本药的血药浓度。

8.注意事项

(1)穿孔、瘘管:服用本药约 3％的患者发生胃肠穿孔、1％的患者出现瘘管,应终止治疗。

(2)出血:3％的患者有严重出血,有时可致命。出血包括肺出血、胃肠道出血。需监测患者的出血症状和体征,严重者应终止治疗。

(3)血栓风险:包括静脉血栓和动脉血栓。一旦发现有急性心肌梗死或任何有意义的动脉血栓栓塞并发症指征者应终止治疗。

(4)伤口并发症:有报告服用本药后发生伤口并发症。建议手术前至少停用 3 天,后需治疗需根据术后伤口愈合情况而定。

(5)下颌骨坏死:1％的患者有发生。需要再服药前及期间定期检查口腔,建议患者养成良好的口腔卫生习惯。如有可能,在进行有创牙科手术前至少停药 28 天。

(6)中、重度肝功能异常者不建议服用。

(六)阿西替尼

1.药理作用

本药是第二代 VEGFR 抑制剂,具有多靶点作用,能有效抑制 VEGFR-1、VEGFR-2、VEGFR-3、PDGFR 及 C-Kit 受体,进而抑制肿瘤生长。

2.药动学

单次口服 5 mg 后,达到稳态的时间需 2～3 天。在 1～20 mg 的剂量范围内,阿西替尼呈线性药动学。口服 5 mg 后的绝对生物利用度为 58％,血浆半衰期为 2.5～6 小时。约 41％药物经粪便排泄,23%从尿中排泄。

3.适应证

晚期肾癌。

4.用法用量

推荐每天 5 mg,每天 2 次,间隔 12 小时。如果患者呕吐或漏服 1 次给药,不应增加服用。

5.不良反应

最常见的不良反应是腹泻、高血压、疲乏、食欲减低、恶心、发音障碍、手足综合征、呕吐和便秘。

6.禁忌证

对本品过敏者禁用。

7.药物相互作用

避免和强 CYP3A4/5 抑制剂或诱导剂合用。

8.注意事项

(1)观察到高血压(包括高血压危象),因此开始接受本药治疗前应控制好血压,并定期监测。

(2)曾观察到动静脉血栓事件,可能是致命性的。

(3)曾观察到出血事件(包括致命性出血)。本药尚未在未经治疗的脑转移或近期有活动性胃肠道出血患者中进行研究,这些患者不应使用。

(4)曾发生胃肠道穿孔和瘘管,包括死亡。

(5)曾报道甲状腺功能低下,需服药期间定期监测。

(6)手术前停药至少 24 小时。

(7)观察到可逆性后部白质脑病综合征。如发生,则永久性停止使用。

(8)服药期间定期监测尿蛋白。若发生中重度尿蛋白,需减量或暂时中断治疗。

(9)曾观察到肝酶升高,故需定期监测。

(10)中度肝功能损害者应减量。未在重度肝功能损害者中进行研究。

(七)尼洛替尼

1.药理作用

本药为第二代酪氨酸激酶特异性抑制剂,是在伊马替尼的结构上改进而来的,与 Abl 激酶结构域的结合比伊马替尼更加紧密。能够优先抑制 Bcr-Abl,其对 Abl 的抑制力比伊马替尼强 20～30 倍,能够抑制除 T315I 外的伊马替尼耐药的 Bcr-Abl 突变。

2.药动学

患者服用标准剂量的尼洛替尼后,中位血浆浓度达峰时间为 3 天,第 8 天可达稳态浓度,半衰期为 15 小时,主要经 CYP3A4 代谢。

3.适应证

既往治疗耐药(包括伊马替尼)或不耐受的费城染色体阳性的慢性髓性白血病慢性期或加速期成人患者。

4.用法用量

口服给药,推荐剂量为 400 mg,每 12 小时 1 次,不可与食物一起服用。胶囊应整片温水送服,手接触胶囊后应立即洗手。

5.不良反应

最常见的 3～4 级不良反应是血液毒性,其他可见皮疹、脂肪酶和胆红素升高,多数为轻至中度。

6.禁忌证

禁用于低钾血症和低镁血症或长 Q-T 综合征患者。

7.药物相互作用

避免使用 CYP3A4 强诱导剂或延长 QT 间期的药物。

8.注意事项

(1)骨髓抑制:可引起 3/4 级血小板减少、中性粒细胞减少和贫血。骨髓抑制一般是可逆的,可以通过暂时停药或降低剂量来控制,建议加强血常规检查。

(2)QT 间期延长:呈剂量依赖性,可引起尖端扭转型室性心动过速,导致昏厥、惊厥或死亡。建议加强电解质及心电图监测。

(3)猝死:可能与心室复极化异常有关。

(4)血清脂肪酶升高:需谨慎用于胰腺炎患者,应定期监测血清脂肪酶水平。

(5)肝功能损害:可导致氨基转移酶、胆红素和碱性磷酸酶升高,需定期监测。

(八)达沙替尼

1.药理作用

本药抑制 Bcr-Abl 激酶和 SRC 家族激酶及其他选择性致癌激酶,包括 C-Kit、EPH 受体激酶和 PDGF-β 受体,是一种强效的 Bcr-Abl 激酶抑制剂,可以克服伊马替尼耐药。

2.药动学

口服后吸收迅速,0.5～3 小时即可达峰,血浆蛋白结合率为 96%。主要经肝药酶 CYP3A4 代谢,同时也是 3A4 的一种较弱的时间依赖性抑制剂。以代谢产物的形式通过粪便排泄,少量经尿液排泄。

3.适应证

用于伊马替尼耐药,或不耐受的费城染色体阳性(Ph+)的慢性髓细胞白血病(CML)慢性期、加速期和急变期成年患者。

4.用法用量

口服给药。Ph+慢性期 CML 患者的推荐起始剂量为 100 mg,每天 1 次,服药时间应固定;Ph+加速期、急变期 CML 患者的推荐起始剂量为 70 mg,每天 2 次,分别于早、晚口服。本药可与食物同服。如果在推荐剂量下未达到血液学或细胞遗传学缓解,慢性期 CML 患者可增量至 140 mg,每天 1 次;进展期 CML 患者增至 90 mg,每天 2 次。

5.不良反应

最常见的不良反应包括体液潴留(包括胸腔积液)、腹泻、头痛、恶心、皮疹、呼吸困难、出血、疲劳、肌肉骨骼疼痛、感染、呕吐、咳嗽、腹痛和发热。

6.禁忌证

对本药及任一辅料过敏的患者禁用。

7.药物相互作用

达沙替尼是 CYP3A4 的底物和抑制剂,因此与其他经 3A4 代谢或能够调节 3A4 活性的药物同时使用可能会出现相互作用;与 H₂ 受体拮抗剂及质子泵抑制剂同时使用会增加达沙替尼的暴露量,因此不推荐同时使用。

8.注意事项

本药比较严重的不良反应如下。

(1)骨髓抑制:服用达沙替尼期间患者可能会出现贫血、中性粒细胞和血小板减少,进展期较慢性期更常见,需要定期监测血常规。

（2）出血风险：可能与血小板减少有关，可发生胃肠道出血、颅内出血等，因此与抑制血小板功能的药物或抗凝剂合用需谨慎。

（3）体液潴留：3/4级体液潴留的发生率为10%，包括胸腔积液和心包积液。常规处理方法为利尿和短期的激素治疗，必要时可以引流。

（4）肺动脉高压风险：使用前需评估是否存在潜在的心肺疾病的症状和体征，如果发生肺动脉高压需永久性停药。

（5）心脏风险：①QT间期延长；②发生心肌病、充血性心力衰竭、致死性心肌梗死及左心功能不全。

（九）博舒替尼

1.药理作用

本药能抑制引发慢性髓细胞白血病（CML）的Bcr-Abl激酶（包括伊马替尼耐药的Bcr-Abl激酶），同时也能抑制SRC族激酶，具有高效的抗增殖活性，可以抑制CML细胞增殖和存活。

2.药动学

单药口服后达峰时间为4～6小时，蛋白结合率为94%，主要代谢酶为CYP3A4。91.3%从粪便排出，3%经尿中排出。

3.适应证

治疗对伊马替尼等其他治疗耐药或无法耐受的慢性期、加速期或急变期费城染色体阳性的CML患者。

4.用法用量

口服给药，500 mg，每天1次，空腹服用。

5.不良反应

（1）发生率＞10%的有消化道症状，如腹泻、恶心、腹痛和呕吐；血小板计数减少、贫血和中性粒细胞计数减少；呼吸道感染、鼻咽炎；疲乏、无力、发热、氨基转移酶升高、食欲下降、关节痛、背痛、头痛、头晕、呼吸困难、咳嗽、皮疹和瘙痒等。

（2）发生率为1%～10%的有发热性中性粒细胞减少症、心包积液、耳鸣、胃炎、急性胰腺炎、胃肠道出血、胸痛、肝毒性、肺炎、流感、支气管炎、QT间期延长、血肌酐升高、低钾血症、脱水、味觉障碍、胸腔积液和痤疮等。

（3）发生率为0.1%～1%的有心包炎、肝损伤、过敏性休克、急性肺水肿、呼吸衰竭、肺性高血压、多形红斑、剥脱性皮炎和药疹。

6.禁忌证

对本药及任一辅料过敏者禁用。

7.药物相互作用

博舒替尼主要经CYP3A4代谢，因此与其他经3A4代谢或能够调节3A4活性的药物同时使用可能会出现相互作用。

8.注意事项

（1）胃肠道毒性：可发生恶心、呕吐、腹痛和腹泻等，需严密观察。

（2）骨髓毒性：服用本药后可发生血小板计数下降、贫血和中性粒细胞数量减少。治疗第一个月必须每周监测1次血常规，之后可每月监测1次。

（3）肝毒性：可发生转氨酶升高。本药治疗的前3个月需每月监测1次肝功能；若转氨酶已升高，则增加监测密度。

（4）液体潴留：服用本药后，可能会发生液体潴留，表现为心包积液、胸腔积液、肺水肿和/或周围组织水肿。

四、肿瘤细胞信号转导通路抑制剂

信号转导是各类信号包括分子信号和外源性刺激信号等通过细胞膜或细胞内信使分子介导,引起核内靶基因表达改变的过程。当细胞信号转导过程发生障碍或异常时,会引起细胞生长、增殖、分化、代谢和凋亡等生物学的异常,从而引起疾病或肿瘤发生。寻找能对肿瘤细胞信号转导进行调控的药物是目前全球生物医疗领域研究的热点之一。这里主要介绍促有丝分裂原活化蛋白激酶(MAPK)信号转导通路抑制剂达拉菲尼、威罗菲尼及曲美替尼,以及 mTOR 抑制剂依维莫司。

(一)达拉菲尼

1.药理作用

在 BRAFV600E 型突变的细胞株中,本药可强效抑制磷酸化细胞外信号调节激酶(pERK),将细胞阻滞于 G_0/G_1 期,从而导致细胞凋亡。

2.药动学

本药经口服的生物利用度为 $46\%\sim82\%$,血浆蛋白结合率为 98.4%。主要代谢部位为肝脏,可抑制肝药酶 CYP2C8 和 3A4,并轻度抑制 2C9,同时也能抑制有机离子转运蛋白(OATP)1B1 和 1B3。大部分经粪便排泄,少量经尿排泄。

3.适应证

用于携带 BRAF V600E 突变的不可切除性或转移性黑色素瘤。

4.用法用量

口服给药,每次 150 mg,每天 2 次。

5.不良反应

(1)最常见的不良反应:过度角化、头痛、发热、关节疼痛、乳头瘤、脱发、手足综合征、皮疹、腰背部疼痛、肌肉疼痛和便秘等。

(2)严重的不良反应:皮肤鳞状细胞癌的风险增加、发热合并低血压、重度寒战、脱水和肾衰竭及血糖升高。

3.禁忌证

对本过敏者禁用。

4.药物相互作用

因主要影响肝药酶 CYP2C8 和 3A4,以及 OATP1B1 和 1B3,因此与这些药物的底物合用时会存在一定的相互作用。

5.注意事项

(1)本药是用于 BRAFV600E 突变的恶性黑色素瘤,因此使用前需监测该基因的突变情况。

(2)本药可导致高热寒战,与曲美替尼联用时可能发生。

(3)新原发恶性病,包括皮肤和非皮肤,与曲美替尼联用时可能发生。

(4)出血:与曲美替尼联用患者可能发生严重出血事件。需监测出血体征和症状。

(5)静脉栓塞:与曲美替尼联用可发生深静脉血栓形成和肺栓塞。

(6)心肌病:与曲美替尼联用前、治疗后 1 个月及其后每 $2\sim3$ 个月评估 LVEF。

(7)眼毒性:对任何视力障碍进行评估。

(8)高血糖:对糖尿病患者或高血糖者监测血糖水平。

(9)严重皮肤毒性:监测皮肤毒性和继发性感染。

(二)威罗菲尼

1.药理作用

本药与达拉菲尼一样,均为 BRAF 抑制剂。另外,本药还可以抑制其他激酶,如 CRAF、AFAF、野生型 RAF、SRMS、MAP4KS 和 FGR。

2.药动学

达稳态时本药呈线性药动学特征。口服 960 mg 每天 2 次治疗转移性恶性黑色素瘤 15 天后,本药的中位 t_{max} 约 3 小时,给药 15~22 天可达稳态,血浆蛋白结合率>99%,中位消除半衰期约为 57 小时,本药 94% 经粪便排出。

3.适应证

用于 BRAF V600E 突变的不可手术切除或转移性恶性黑色素瘤。

4.用法用量

推荐剂量为 960 mg,每天 2 次,整片吞服,不可嚼碎和压碎。

5.不良反应

常见的不良反应是皮肤角化棘皮瘤或皮肤鳞状细胞癌,其他不良反应包括皮疹、光敏性增加、关节痛、脱发、疲劳和心跳异常。

6.禁忌证

对本品过敏者禁用。

7.药物相互作用

本药是 CYP3A4 的底物同时也是其诱导剂,是 1A2 的中效抑制剂、2D6 的弱效抑制剂,因此与肝药酶诱导剂或抑制剂合用可能会影响血药浓度。

8.注意事项

(1)接受本药治疗 24% 的患者发生皮肤鳞状细胞癌。建议接受本药治疗前及治疗时每隔 2 个月进行评估。

(2)可能会发生严重的皮肤反应,包括 Stevens-Johnson 综合征和中毒性表皮坏死溶解综合征。经受严重皮肤反应的患者应终止治疗。

(3)QT 间期可能会延长。治疗前及剂量调整后需监测心电图、电解质。建议在治疗前3个月的每个月第 15 天,以及其后每 3 个月监测心电图。如果 QT 间期超过 500 ms,暂时停药,纠正可能相关的电解质紊乱或其他危险因素。

(4)可能会发生肝功能异常,需定期监测转氨酶和胆红素。

(5)可能会发生光敏反应,应建议避免暴露在阳光下。

(6)严重眼睛损害,包括葡萄膜炎、虹膜炎和视网膜静脉阻塞,需定期眼科检查。

(三)曲美替尼

1.药理作用

Ras-Raf-MEK-ERK 信号转导通路是 MAPK 通路中重要的转导途径之一,超过 80% 的恶性黑色素瘤的激活发生于此。BRAF 基因是 Raf 激酶亚型中最容易发生突变的,MEK1 和 MEK2 作为 BRAF 的下游调节器,当 BRAF 基因发生突变后,MEK1 和 MEK2 激酶被激活,继而促进了肿瘤细胞的增殖和侵袭转移。曲美替尼是一种可逆的选择性 MEK1 和 MEK2 激酶抑制剂,通过抑制 MEK1 和 MEK2 的活化达到抗恶性黑色素瘤的作用。

2.药动学

本药口服后的 t_{max} 约为 1.5 小时,口服 2 mg 的生物利用度为 72%,血浆蛋白结合率为 97.4%,高脂或高热量饮食延长本药的 t_{max} 4 小时、AUC 下降 24%、C_{max} 下降 70%;本药主要经单独脱乙酰或与单-氧合作用或与葡萄糖醛酸化生物转化途径相结合进行代谢,主要经粪便排泄(＞80%),少量经尿排泄(＜20%)。

3.适应证

单药和/或达拉菲尼联用于 BRAF V600E 和 V600K 突变的不可切除的或转移黑色素瘤患者的治疗;不建议用于已经接受过 BRAF 抑制剂治疗的患者。

4.用法用量

口服给药。

(1)单药:2 mg,每天 1 次。

(2)联合用药:曲美替尼 2 mg,每天 1 次;达拉菲尼 150 mg,每天 2 次。用至疾病进展或发生不能接受的毒性反应。

5.不良反应

(1)曲美替尼单药最常见的不良反应:皮疹、腹泻和淋巴水肿。

(2)严重的不良反应:心肌病、视网膜色素上皮脱落、视网膜静脉阻塞、间质性肺炎和严重的皮肤毒性。

6.禁忌证

对本品过敏者禁用。

7.药物相互作用

未进行正式的临床试验评价 CYP450 介导的药物相互作用。

8.注意事项

(1)给药说明:本药至少在进餐前 1 小时或餐后 2 小时服用,在下一次曲美替尼剂量的12 小时内不能服用丢失剂量。

(2)在 BRAF 野生型的黑色素瘤患者中本药可能会促进肿瘤生长;有葡萄糖-6-磷酸脱氢酶缺乏者会发生溶血性贫血。

(3)联合达拉菲尼时需要注意:①患者可能会出现重大的出血事件,需要监视出血体征和症状;②可能会发生静脉血栓栓塞,如深静脉血栓形成和肺栓塞;③心肌病需要在治疗后的 1 个月再每隔 2～3 个月评估 LVEF;④尽管两药联合在皮肤鳞状细胞癌的发生率低于达拉菲尼单药,但仍需密切注意患者的皮肤状况;⑤两药联合发热、寒战的发生率明显高于达拉菲尼单药。

(4)美国 FDA 妊娠期药物安全性分级为口服给药 D 级。

(四)依维莫司

1.药理作用

本药是西罗莫司的衍生物,通过阻断人西罗莫司靶蛋白/mTOR 起干扰癌细胞的生长、分裂和新陈代谢的作用。

2.药动学

口服给药的 t_{max} 为 1～2 小时,血浆蛋白结合率为 74%。主要经肝脏代谢,部分经胃肠道代谢。大部分代谢物经粪便排泄,少量经尿液排出。

3.适应证

(1)主要用来预防肾移植和心脏移植手术后的排斥反应。

(2)用于治疗某些抗癌药(如舒尼替尼和索拉非尼)之后病情仍持续恶化的晚期肾癌患者。

(3)联合依西美坦用于来曲唑或阿那曲唑治疗失败的晚期激素受体阳性及 HER2 阴性的乳腺癌绝经后妇女的治疗。

(4)用于治疗无法手术切除的伴结节性硬化的室管膜下巨细胞型星形细胞瘤(SEGA)。

4.用法用量

有 2.5 mg 和 10 mg 两种剂型。晚期肾癌患者推荐 10 mg,每天 1 次;SEGA 患者的推荐剂量应根据体表面积而定,体表面积为 0.5~1.2 m²、1.3~2.1 m² 及 2.2 m² 以上时剂量分别为 2.5 mg、5 mg 和 7.5 mg,每天 1 次。

5.不良反应

常见的不良反应包括白细胞、血小板数量减少及贫血,以及口腔溃疡、痤疮和水肿;其他不良反应还包括高胆固醇血症、高脂血症、高三酰甘油血症、高血压、囊性淋巴管瘤、静脉血栓形成及胃肠道不适;还能发生肺炎、肝炎、黄疸、肾小管坏死和肾盂肾炎。

6.禁忌证

对本药、其他西罗莫司衍生物或任何辅料过敏者禁用。

7.药物相互作用

主要在肝脏代谢,部分经胃肠道代谢;P-糖蛋白或肝药酶 CYP3A4 诱导剂或竞争性抑制剂可能影响本药的浓度;避免使用活菌疫苗。

8.注意事项

(1)非感染性肺炎:监测临床症状或影像学改变,曾发生过致命性病例。发生时,可减少剂量或停用直至症状缓解,可考虑使用皮质激素。

(2)感染:本药可增加感染风险,可能致命。

(3)口腔溃疡:口腔溃烂、口内炎和口腔黏膜炎常见。

(4)实验室检查改变:血肌酐、血糖和血脂升高。还有可能发生血红蛋白、中性粒细胞和血小板减少。需定期监测这些指标。

(5)免疫接种:避免接种活疫苗,避免密切接触曾接种活疫苗者。

五、蛋白酶体抑制剂

蛋白酶体是具有多种催化作用的蛋白酶复合物,可以选择性地降解细胞内的蛋白质。蛋白酶体抑制剂通过抑制蛋白酶体的活性,影响细胞生长相关蛋白、细胞因子和信号分子的表达,进而干扰细胞原有的增殖、分化和凋亡过程,对肿瘤细胞的生长抑制更为明显。目前,已有的药物为硼替佐米。

(一)药理作用

本药主要抑制 26S 蛋白酶,该酶是细胞内一种破坏细胞周期调节蛋白的大分子蛋白复合物,通过抑制作用阻断肿瘤细胞更新,诱导细胞凋亡。

(二)药动学

单次静脉给药后血浆药物浓度的衰减呈两相:分布相半衰期<10 分钟,终末消除相半衰期为 5~15 小时。多剂量给药后清除率降低,终末消除相半衰期则延长。血浆蛋白结合率>80%。主要经 CYP3A4、2C19 和 1A2 代谢,小部分由 2D6 和 2C9 代谢。

(三)适应证

(1)多发性骨髓瘤。此患者在使用本品前至少接受过两种治疗,并在最近一次治疗中病情还在进展。

(2)复发或难治性套细胞淋巴瘤。此患者在使用本品前至少接受过一种治疗。用于该适应证的安全有效性数据来自国外一项针对先前治疗后复发的套细胞淋巴瘤的单臂 Ⅱ 期临床研究,尚缺乏针对中国人群的临床研究。

(三)用法用量

初始剂量为 $1.3~mg/m^2$，分别于第 1 天、第 4 天、第 8 天和第 11 天静脉给药，21 天为 1 个周期，连续给药至少间隔 72 小时。本药给药时需用 3.5 mL 生理盐水稀释后 3～5 秒静脉注射，随后以生理盐水冲洗。

(四)不良反应

(1)本药常见的不良反应包括无力、胃肠道功能紊乱、周围神经病变、发热、血小板计数减少、中性粒细胞计数减少、贫血和直立性低血压。

(2)其他还包括视物模糊、眼刺激、耳鸣、眩晕、头晕、呼吸困难、皮疹、关节痛和肌痛，肿瘤溶解综合征和癫痫发作也有报道。

(3)可能有心脏毒性，包括心动过速、心律失常、心房颤动、心悸和心绞痛及心肌梗死。

(4)肝胆紊乱包括胆红素升高、氨基转移酶升高、胆汁淤积和急性肝衰竭。

(五)禁忌证

对硼替佐米、硼或者甘露醇过敏的患者禁用。

(六)药物相互作用

本药主要经过肝药酶 CYP3A4、2C19 和 1A2 代谢，2D6 和 2C9 也有一定作用，因此当与其他诱导或一致这些酶的药物合用时应当注意。本药与有周围神经病变或低血压作用的药物合用应谨慎。

(七)注意事项

(1)周围神经病变。

(2)低血压：发生率为 $11\%～12\%$，在整个治疗过程均能观察到。如果已知患者有晕厥病史、服用能导致低血压的药物或患者脱水，建议慎用。可以通过调整抗高血压药物、补液或使用盐皮质类激素和/或拟交感神经药物治疗直立性低血压。

(3)心脏疾病：有增加充血性心力衰竭的风险。

(4)肺部疾病：有发生肺炎、间质性肺炎、肺浸润和急性呼吸窘迫综合征的报道。

（赵　颖）

第十三章

常用中药

第一节　清热解毒药

一、马齿苋

(一)别名

马苋、酸苋、蛇苋、五行草、五方草、长命苋、长寿菜、马齿草、马齿菜、九头狮子草、酱瓣豆草、瓜子菜。

(二)处方名

马齿苋。

(三)常用量

10～20 g。鲜品 60～120 g。

(四)常用炮制

取鲜品洗净,加开水略泡后,切 1～1.5 cm 段晒干。

(五)常用配伍

1.配山楂

用于治疗痢疾大便脓血、腹痛、里急后重等症。

2.配蒲公英

清热解毒。用于治疗口舌生疮、扁桃体炎等症。

3.配白茅根

清热利水。用于治疗泌尿道感染尿痛尿急等症。

4.配青蒿

治疗肺结核盗汗、手足心热、午后乏力等症。

(六)临床应用

1.细菌性痢疾

鲜马齿苋 60 g,黄芩 10 g,白头翁 10 g,秦皮 9 g,车前子 15 g(另包)。水煎服,日服 1 剂。

2.结肠炎

马齿苋 100 g,黄柏 50 g,白头翁 30 g。水煎取液 100 mL,加 2％盐酸普鲁卡因溶液 10～15 mL,保留灌肠,1 天 1 次。

3.子宫出血

马齿苋 30 g,槐花 6 g,茜草 10 g,地榆炭 6 g。水煎服,日服 1 剂。

4.急性乳腺炎

马齿苋 30 g,蒲公英 30 g,金银花 20 g,大青叶 10 g。水煎服,日服 1 剂。

5.百日咳

马齿苋 30 g,百部 10 g。水煎服,日服 1 剂。

6.带状疱疹

鲜马齿苋 60 g,大青叶 15 g,蒲公英 30 g,皂角刺 4 g。水煎服,日服 1 剂。

7.冠心病

舒心通脉胶囊(马齿苋、千年健、川芎、丹参、降香、冰片),口服,一次 2～3 粒,一日 3 次。

8.肺结核

干马齿苋 3 000 g,加水 7 倍,煮沸 3～4 小时,压汁;残渣再加水 3 倍,煮沸取汁。二汁混合,小火浓缩至 3 000 mL。每次 50 mL,早、晚各服 1 次。

9.小儿夏季皮炎

鲜马齿苋 250 g,煎水外洗患处,每天 1 次。

10.泌尿系统感染

马齿苋 30 g,蒲公英 30 g,白茅根 30 g,甘草 3 g。水煎服,日服 1 剂。

(七)注意事项

(1)孕妇禁用。

(2)脾虚便溏者慎用。

二、连翘

(一)别名

青翘、老翘、黄翘。

(二)处方名

连翘、连壳、连翘壳、连翘芯。

(三)常用量

10～20 g。

(四)常用炮制

1.连翘

取原药材,去掉果柄,筛去灰屑及心,晒干。

2.连翘炭

炒至七八成黑色即可。

(五)常用配伍

1.配板蓝根

清热解毒凉血。用于治疗咽喉肿痛、扁桃体炎、病毒性肝炎、肿瘤等病症。

2.配野菊花

增强清热解毒功效。用于治疗热性传染病高热口渴、烦躁头晕及疮疡肿毒、目赤红肿等症。

3.配麻黄

解毒疏表。可治疗过敏性紫癜,皮肤瘀斑等症。

4.配薄荷

清热解表。用于治疗外感风热、发热恶寒、头痛、脉浮等症。

5.配玄参

清利咽喉。用于治疗慢性咽炎、口干咽痒等症。

(六)临床应用

1.外感风热、感冒咽痛

连翘 30 g,大青叶 15 g,桑叶 15 g,菊花 10 g,甘草 6 g。水煎服,日服 1 剂。

2.慢性咽炎

连翘 3 g,麦冬 3 g,山楂 3 g。冲泡饮用,每天 1 剂。

3.结膜炎

连翘 30 g,野菊花 15 g,金银花 15 g,赤芍 15 g,紫草 6 g,甘草 3 g。水煎服,日服 1 剂。

4.急性扁桃体炎

连翘 20 g,生地黄 20 g,射干 12 g,黄芩 15 g,玄参 12 g,酒大黄 6 g,栀子 6 g,薄荷 6 g,生甘草 6 g。水煎服,日服 1 剂。

5.肠炎、痢疾

连翘 30 g,秦皮 12 g,黄连 12 g,车前子 30 g(另包),山楂 15 g。水煎服,日服 1 剂。

6.痈肿疖疮

连翘 30 g,栀子 10 g,防风 12 g,甘草 10 g。水煎服,日服 1 剂。

(七)注意事项

脾虚者慎用。

三、金银花

(一)别名

南银花、密银花、东银花、济银花、山银花、土银花。

(二)处方名

金银花、二花、双花、银花、二宝花、忍冬花、银花炭、银花子。

(三)常用量

10～30 g。

(四)常用炮制

1.金银花

取原药材,拣净杂质,筛去泥土即可。

2.炒金银花

将金银花放锅内,用微火炒至深黄色。

3.金银花炭

取金银花炒至焦色或焦黑色,喷入少量清水,灭净火星,放凉即可。

(五)常用配伍

1.配蒲公英

增强清热解毒功效。用于治疗扁桃体炎、乳腺炎、中耳炎、泌尿道感染等病症。

2.配玄参

清热利咽。用于治疗咽喉肿痛、慢性咽炎、慢性喉炎等病症。

3.配皂角刺

消肿破脓。用于治疗热毒肿痛、红赤疼痛之症。

4.配菊花

清热明目。用于治疗目赤肿痛、视物昏花、口苦咽干等症。

（六）临床应用

1.风热感冒

金银花 20 g,连翘 20 g,桔梗 6 g,薄荷 6 g,淡竹叶 6 g,生甘草 6 g,荆芥穗 6 g,淡豆豉 10 g,牛蒡子 10 g,芦根 15 g。水煎服,日服 1 剂。

2.风疹

金银花 30 g,连翘 30 g,淡豆豉 15 g,生地黄 15 g,土茯苓 20 g,猪苓 15 g,黄芩 15 g,沙参 15 g,芦根 18 g,大枣 10 枚。水煎服,日服 1 剂。

3.痈肿疖毒

金银花 30 g,蒲公英 30 g,连翘 15 g,陈皮 10 g,甘草 6 g。水煎服,日服 1 剂。

4.扁桃体炎

金银花 30 g,薄荷 6 g,桔梗 6 g,牛蒡子 12 g,玄参 15 g,麦冬 30 g,败酱草 15 g,白花蛇舌草 10 g,甘草 6 g。水煎服,日服 1 剂。

5.中耳炎

金银花 30 g,黄连 15 g,黄芩 15 g,地丁 30 g,苦参 15 g,白芷 6 g,赤芍 15 g,大黄 6 g,板蓝根 30 g,甘草 6 g。水煎服,日服 1 剂。

6.牙龈肿痛

金银花 30 g,生地黄 30 g,生石膏 30 g。水煎服,日服 1 剂。

（七）注意事项

寒证疮疡慎用。

四、蒲公英

（一）别名

布布丁、奶汁草、蒲公丁、白鼓丁、左右丁、黄花草、茅萝卜。

（二）处方名

蒲公英、公英、黄花地丁。

（三）常用量

10～30 g。

（四）常用炮制

取原药材,拣净杂质,去掉泥土,切段,晒干。

（五）常用配伍

1.配瓜蒌

消肿散结。用于治疗热毒郁结所致疮疡肿毒、乳腺炎及咳嗽痰黄、胸痛胸闷等症。

2.配金银花

清热解毒。用于治疗外感发热、咽喉肿痛、目赤肿痛、扁桃体炎、皮肤痈疖、上呼吸道感染、尿道感染等病症。

3.配夏枯草

清热散结。用于治疗淋巴结核、甲状腺肿大等病症。

4.配菊花

清肝降火。用于治疗肝火头痛、头目眩晕及高血压头痛、颈椎病头晕、口苦舌干等症。

5.配白茅根

清热利水。用于治疗泌尿道感染、慢性肾盂肾炎所致尿频、尿痛、尿急之症。

（六）临床应用

1.腮腺炎

蒲公英 20 g,忍冬藤 15 g,板蓝根 12 g,玄参 10 g。水煎服,日服 1 剂。

2.乳腺炎

蒲公英 30 g,野菊花 15 g,败酱草 15 g,马齿苋 15 g,柴胡 6 g,牛蒡子 10 g,生甘草 6 g。水煎服,日服 1 剂。

3.胃溃疡

蒲公英 20 g,木香 10 g,黄连 6 g,白芍 12 g,醋延胡索 12 g,土白术 15 g,牡蛎 30 g,黄芪 18 g,党参 10 g,炙甘草 10 g。水煎服,日服 1 剂。

4.前列腺炎

蒲公英 30 g,桃仁 10 g,黄芪 15 g,土鳖虫 9 g,连翘 30 g,冬葵子 10 g,通草 3 g,红花 6 g,皂角刺 6 g。水煎服,日服 1 剂。

5.附件炎、盆腔炎

蒲公英 30 g,败酱草 30 g,薏苡仁 30 g,赤芍 15 g,苍术 15 g,当归 10 g,川芎 18 g,香附 15 g,泽泻 6 g,土茯苓 30 g,鸡血藤 30 g,白花蛇舌草 15 g,醋延胡索 10 g。水煎服,日服 1 剂。

6.痤疮

蒲公英 30 g,侧柏叶 15 g,鸡血藤 30 g,菟丝子 15 g,柴胡 12 g,鱼腥草 15 g,浮萍 15 g,木通 6 g,白芷 6 g,皂角刺 6 g,玉竹 6 g,黄芩 10 g,山楂 15 g。水煎服,日服 1 剂。

7.急性黄疸型肝炎

蒲公英 30 g,茵陈 15 g,柴胡 12 g,白芍 12 g,黄芩 10 g,云苓 15 g,猪苓 10 g,白茅根 15 g,甘草 6 g。水煎服,日服 1 剂。

8.烫伤

鲜蒲公英根,洗净,捣烂,放瓷器内,2 小时后药汁自然凝成浆糊状。用药汁涂患处,每天 2 次。

9.急性扁桃体炎

蒲公英 30 g,黄芩 15 g,金银花 30 g,地丁 30 g,白鲜皮 10 g,甘草 6 g。水煎服,日服 1 剂。

10.泌尿道感染

蒲公英 30 g,芦根 15 g,黄柏 15 g,淡竹叶 6 g,车前子 30 g(另包)。水煎服,日服 1 剂。

11.黄褐斑

蒲公英 15 g,黄芪 15 g,草决明 12 g,车前草 10 g,荷叶 6 g,山楂 30 g,白芍 10 g,赤芍 15 g,生地黄 15 g,枸杞子 6 g,红花 6 g。水煎服,日服 1 次。

12.跌扑损伤肿痛

蒲公英、栀子各等份,研细末,白酒调成糊状,敷患处。外用塑料薄膜覆盖,加胶布固定。每天换药 1 次,连用 3 次。

（七）不良反应

（1）胃肠道反应恶心、呕吐、轻度腹泻等。

（2）变态反应皮肤瘙痒、荨麻疹、丘疹等。

五、大青叶

（一）别名

大青、路边青、菘蓝、草大青、马蓝叶。

（二）处方名

大青叶、板蓝叶。

（三）常用量

10～15 g。

（四）常用炮制

取原药材、拣净杂质，去梗，筛去沙土，切段，晒干。

（五）常用配伍

配金银花：清热解毒。用于治疗外感风热，发热恶寒、咽喉肿痛及鼻衄、尿血等症。

（六）临床应用

1.上呼吸道感染

大青叶 15 g，金银花 15 g，荆芥穗 6 g，淡豆豉 10 g，黄芪 15 g。水煎服，日服 1 剂。

2.急性扁桃体炎

大青叶 20 g，黄芩 15 g，金银花 10 g，射干 10 g，蒲公英 15 g，地丁 15 g，连翘 15 g，牛蒡子 10 g。水煎服，日服 1 剂。

3.流行性乙型肝炎

大青叶 20 g，板蓝根 15 g，生石膏 30 g，栀子 12 g，黄芩 15 g，黄连 10 g，牡丹皮 10 g，红花 3 g，赤芍 6 g。水煎服，日服 1 剂。

4.尖锐湿疣

大青叶 30 g，板蓝根 30 g，金钱草 15 g，马齿苋 15 g，大黄 12 g。水煎服，日服 1 剂。

5.急性黄疸型肝炎

大青叶 20 g，忍冬藤 15 g，贯众 15 g，丹参 10 g，郁金 10 g，大枣 10 枚。水煎服，日服 1 剂。

6.预防流感

大青叶 30 g，贯众 20 g，葱白 50 g，白茅根 100 g。水煎服，日服 1 剂。

7.咽喉肿痛

大青叶 20 g，蒲公英 30 g，紫花地丁 27～30 g，玄参 15 g，甘草 6 g。水煎服，日服 1 剂。

8.钩端螺旋体病

大青叶成人每次 30～45 g，小儿 5 岁以下 3 g，6～12 岁 18～24 g，12 岁以上 27～30 g。水煎服，每天 1 剂。

9.流行性腮腺炎

鲜大青叶 60 g 捣成糊状，均匀地涂于患侧肿胀处，覆盖纱布，胶布固定，每天换药 1～2 次，连用3～5 次。

（七）不良反应

（1）呕吐、腹泻等胃肠道反应。

（2）大青叶注射液肌内注射可引起变态反应。表现为发热、全身发痒、恶心、四肢麻木、面色苍白、大汗、四肢冰凉、心率加快、血压下降、休克等。

（3）大青叶注射液可引起血尿。

六、板蓝根

(一)别名
大蓝、青蓝、板蓝、山蓝、大叶冬蓝、靛青根、蓝靛根。

(二)处方名
板蓝根、北板蓝根。

(三)常用量
10～20 g。

(四)常用炮制
取原药材,洗净,闷润,切 0.2～0.3 cm 厚的片。

(五)常用配伍

1.配柴胡

清热疏肝。用于治疗传染性肝炎所致胁痛口苦、腹胀少食、小便黄赤、发热恶寒等症。

2.配玄参

清利咽喉。用于治疗热证咽喉肿痛、声音嘶哑、口干等症。

3.配紫草

清热凉血。用于治疗血热所致皮肤斑、丘疹、瘙痒及流行性腮腺炎、咽喉炎等症。

4.配茵陈

清热除黄。用于治疗黄疸型肝炎所致皮肤发黄、口苦腹胀、乏力体重等症。

(六)临床应用

1.流行性乙型脑炎

板蓝根大青汤:板蓝根 30 g,大青叶 15 g,金银花 10 g,连翘 15 g,玄参 15 g,生地黄 30 g,黄芩 12 g,地龙 10 g,生石膏 30 g(先煎)。水煎服,日服 1 剂。

2.腮腺炎

普济消毒饮加减:板蓝根 30 g,黄连 10 g,黄芩 15 g,玄参 10 g,浙贝母 6 g,橘红 6 g,连翘 12 g,牛蒡子 10 g,柴胡 6 g,桔梗 6 g,知母 10 g,升麻 3 g,生石膏 20 g(先煎)。水煎服,日服 1 剂。

3.急性胆囊炎

板蓝根 30 g,蒲公英 30 g,金银花 30 g,赤芍 30 g,黄芪 15 g,大黄 15 g,茵陈 15 g。水煎服,日服 1 剂。

4.扁平疣

板蓝根 30 g,大青叶 20 g,赤芍 15 g,木贼 10 g,薏苡仁 30 g,马齿苋 15 g,龙胆草 10 g,皂角刺 6 g,僵蚕 10 g,桑叶 6 g,生甘草 10 g。水煎服,日服 1 剂。

5.上呼吸道感染

忍冬感冒颗粒(板蓝根、忍冬藤、鱼腥草、山豆根、贯众、重楼、青蒿、白芷)。口服,一次 12～24 g,一日 3 次。

6.咽喉肿痛

板蓝根 30 g,连翘 20 g,金银花 20 g,生甘草 6 g。水煎服,日服 1 剂。

7.传染性肝炎

板蓝根 30 g,柴胡 10 g,茵陈 10 g,枸杞子 10 g,薏苡仁 30 g,冬瓜皮 15 g,猪苓 15 g,马齿苋 15 g,生甘草 6 g。水煎服,日服 1 剂。

8.流行性结膜炎

10％板蓝根眼药水,每天滴眼 4 次,连用 3～5 天。

9.鹅口疮

板蓝根 9 g,水煎汁反复涂搽患处,每天 5～6 次,连用 5～7 天。

10.单纯性疱疹性口炎

板蓝根 30 g 制成 60 mL 煎液。1 岁每服 10 mL,2 岁每服 15 mL,3 岁每服 20 mL,每天 3 次。每次服药前先用稀释后的过氧化氢涂抹患处,连用 4～5 天。

11.带状疱疹

板蓝根注射液局部外搽,每天 3～6 次,3 天为 1 个疗程。连用 2 个疗程。

(七)不良反应

1.消化道反应

恶心、腹胀、胃脘不适、吞酸等,偶见消化道出血反应。

2.溶血反应

出现面色苍白,尿血,巩膜黄染等。

3.变态反应

表现为头晕,胸闷,气短,恶心,呕吐,心悸,烦躁,四肢麻木,皮肤瘙痒,荨麻疹,药疹,甚则出现过敏性休克。

七、青黛

(一)别名

淀花、靛花、蓝露、青蛤粉、青缸花、靛沫花。

(二)处方名

青黛、建青黛。

(三)常用量

1.5～3 g,冲服。

(四)常用炮制

将大青叶的茎、叶割回,放入大缸中用水浸,使其叶腐烂,茎脱皮、脱节,需 2～3 天时间。捞出茎枝,每50 kg茎叶加 0.4～0.45 kg 石灰,充分搅拌,液面浮起泡沫。将此泡沫捞起,于烈日下晒干即为青黛。取原药材,过箩,去净杂质,研细。

(五)常用配伍

1.配黄芩

清热凉血。用于治疗热证出血之证,如衄血、吐血、皮肤紫斑等。

2.配蛤粉

清肺凉血。用于治疗肺结核及支气管扩张所致咳嗽痰多,痰中带血等症。

3.配黄柏

清热燥湿。用于治疗皮肤疮痒流水、瘙痒疼痛等症。

(六)临床应用

1.慢性粒细胞白血病

(1)靛玉红片,口服,一次 50～100 mg,一日 3 次。

(2)青黛 9 g,雄黄 1 g,共研细粉,装入胶囊(每粒 0.5 g),饭后口服,一次 2～5 粒,一日 3 次。

2.胃溃疡

锡类散(青黛、象牙屑、牛黄、珍珠、人指甲、冰片),口服,一次 1 g,一日 3 次。

3.咽喉糜烂

锡类散少许,吹入喉咽部,一日 2～3 次。

4.黄疸型肝炎

青黛 40 g,血余炭 40 g,枯矾 20 g,共研细粉,口服,一次 1.5 g,一日 2 次。

5.带状疱疹

青黛 50 g,滑石 30 g,炉甘石 15 g,黄连 20 g,冰片 3 g。共研细粉,外敷患处,每天 1～2 次。

6.血小板减少性紫癜

升血小板胶囊(青黛、连翘、仙鹤草、牡丹皮、甘草),口服,一次 4 粒,一日 3 次。

7.银屑病

复方青黛胶囊(青黛、马齿苋、白芷、土茯苓、紫草、贯众、蒲公英、丹参、白鲜皮、五味子、焦山楂、建曲),口服,一次 4 粒,一日 3 次。

8.腮腺炎

青黛粉加食醋适量外敷患处,每天 1 次,连用 4～5 天。

9.上消化道出血

青黛粉 5 g,每半小时口服 1 次,共 3 次。

10.湿疹

青黛 2 份,黄柏 1 份,共研细末,外敷患处,每天 1～2 次。

(七)不良反应与注意事项

(1)造血系统,可出现骨髓造血组织损害,脂肪组织增生。

(2)消化系统,出现腹痛,消化道出血等症状。

(3)变态反应,皮肤瘙痒红肿、皮疹、红斑等症状。

(4)脾胃虚寒、便溏者慎用。

八、牛黄

(一)别名

金山黄、印度黄、胆黄、蛋黄、管黄。

(二)处方名

牛黄、丑宝、东牛黄、西牛黄、西黄、京牛黄。

(三)常用量

0.2～1.5 g。冲服。

(四)常用炮制

取原药材,研成细粉或每 30 g 加清水 3 g,研成极细末。

(五)常用配伍

1.配犀角

清神凉血。用于治疗热病神昏抽搐、神志不清、高热不退等症。

2.配胆南星

清热除痰。用于治疗中风昏迷、痰阻喉中及小儿癫痫等病症。

（六）临床应用

1.流行性乙型脑炎

安宫牛黄丸,口服,一次 1 丸,一日 2 次。另用黄连 10 g,黄芩 10 g,黄柏 8 g,栀子 6 g。水煎服,日服 1 剂。

2.重型肝炎

安宫牛黄丸,口服,一次 1 丸,一日 2 次。合用茵陈 30 g,溪黄草 15 g,白茅根 30 g,生大黄 10 g,枳壳 10 g,黄柏 12 g,焦栀子 12 g。水煎服,日服 1 剂。

3.带状疱疹

牛黄解毒丸加生理盐水适量,调成糊状,外搽患部。

4.咽喉肿痛、口舌生疮

牛黄散:牛黄、芒硝、甘草、升麻、栀子、白芍各 5 g,共研细粉。口服,一次 5 g,一日 2 次。

5.癫痫

牛黄醒脑注射液,穴位注射。取穴为天柱、风池、内关、足三里。每穴 0.3 mL,2 天 1 次,10 次为 1 个疗程。

（七）不良反应与注意事项

（1）胃肠道反应,主要为腹泻。

（2）心血管反应,有时出现心律不齐。

（3）偶见变态反应。

（4）孕妇慎服。

九、重楼

（一）别名

蚤休、独脚莲、草河车。

（二）处方名

金钱重楼、重楼、七叶一枝花。

（三）常用量

6～12 g。

（四）常用炮制

取原药材,洗净,切段,晾干即可。

（五）常用配伍

1.配桔梗

清热利咽。用于治疗咽喉肿痛、牙龈肿痛等症。

2.配蒲公英

清热解毒。用于治疗乳腺炎、泌尿道感染等病症。

3.配贯众

泻火解表。用于治疗风热外感,头痛、发热、咽喉干痛及流行性腮腺炎等病症。

（六）临床应用

1.细菌性痢疾

重楼 10 g,黄连 10 g,黄柏 10 g,苦参 12 g,山楂 20 g,金银花 10 g。水煎服,日服 1 剂。

2.偏头痛

重楼 12 g,川芎 15 g,醋延胡索 15 g,当归 10 g,白芷 6 g,黄芩 15 g,桂枝 3 g。水煎服,日服 1 剂。

3.咽喉肿痛

重楼 9 g,桔梗 6 g,牛蒡子 10 g。水煎服,日服 1 剂。

4.慢性支气管炎

重楼 10 g,地龙 12 g,地肤子 30 g,川椒 3 g,甘草 3 g。水煎服,日服 1 剂。

5.流行性腮腺炎

重楼 10 g,用食醋磨成浓汁涂患处,每天 3 次。

6.流行性乙型脑炎

重楼 10 g,金银花 20 g,菊花 10 g,大青叶 15 g,麦冬 10 g,炙甘草 3 g。水煎服,日服 1 剂。

7.乳腺炎

复方重楼酊(重楼、草乌、艾叶、蒲公英、当归、红花、大蒜、冰片),外用,涂抹患处。一次 3～4 mL,一天4 次。宜先热敷乳房肿痛处后再用药。有乳积者应先将滞乳排出后再热敷用药。

8.痤疮

银冰消痤酊(重楼、白果、冰片),外用,一日 2～3 次,蘸少许药液涂于患部。

(七)不良反应

(1)可出现食欲减退、腹胀、腹泻等胃肠道反应。

(2)过量可中毒,表现为恶心、呕吐、头痛、腹泻、烦躁、抽搐、面色苍白、呼吸困难、心律不齐等。

十、鱼腥草

(一)别名

九节莲、重药、狗子耳、奶头草、臭牡丹、狗贴耳、肺形草。

(二)处方名

鱼腥草、蕺菜。

(三)常用量

15～30 g。

(四)常用炮制

取原药材,拣去杂质,去根,切段,晒干即可。

(五)常用配伍

1.配薏苡仁

清肺化痰。用于治疗肺热咳嗽、痰多胸闷及支气管扩张咳痰血之症。

2.配金银花

清热解表。用于治疗外感风热、发热头痛、咽喉肿痛、四肢疼痛等症。

3.配马齿苋

清热解毒。用于治疗湿热痢疾,大便脓血、腹痛、里急后重等症。

4.配土茯苓

清热止痒。用于治疗荨麻疹、湿疹等皮肤瘙痒、溃烂流水等症。

(六)临床应用

1.肺脓疡

鱼腥草 30 g,桔梗 10 g,芦根 30 g,薏苡仁 30 g,知母 10 g,桑白皮 15 g,炙甘草 3 g。水煎服,日服 1 剂。

2.急性支气管炎

(1)鱼腥草注射液,肌内注射,每次 2～4 mL,每天 2 次。

(2)鱼腥草 20 g,桔梗 10 g,川贝母 10 g,桑白皮 15 g,麻黄 6 g,前胡 12 g,苦杏仁 9 g,生甘草 6 g。水煎服,日服 1 剂。

3.前列腺炎

鱼腥草 30 g,白头翁 12 g,蛇床子 10 g,枸杞子 10 g,当归 6 g,柴胡 12 g,车前子 15 g(另包),香附 10 g,生地黄 15 g,淡竹叶 6 g,生甘草 6 g。水煎服,日服 1 剂。

4.痔

鱼腥草 30 g,马齿苋 30 g,贯众 20 g,枳壳 10 g。水煎服,日服 1 剂。

5.红斑狼疮

鱼腥草 30 g,土茯苓 20 g,益母草 20 g,紫草 15 g,丹参 15 g,金银花 15 g,青蒿 10 g,黄精 10 g,红花 6 g。水煎服,日服 1 剂。

6.急性咽喉炎

复方鱼腥草合剂(鱼腥草、黄芩、板蓝根、连翘、金银花),口服,一次 20～30 mL,一日 3 次。

7.百日咳

鱼腥草注射液穴位注射,每穴 0.5 mL,每天 1 次,5 天为 1 个疗程。穴位是肺俞、曲池、定喘、膻中、丰隆、脾俞等。

8.钩端螺旋体病

鱼腥草片,每次 5 片,每天 3 次。

9.咯血

鱼腥草注射液每次 4 mL,肌内注射,每天 2 次。另用鱼腥草 60 g,煎汤,分 2 次服;大黄粉每次 5 g,每天 2 次口服。

10.单纯性疱疹

鱼腥草 500 g,加水 1 500 mL,得蒸馏液 750 mL,局部外敷。同时内服,每次 10～20 mL,每天 3 次。

11.化脓性关节炎

鱼腥草注射液,每次 5～15 mL,注入关节腔内,每 2～3 天 1 次。同时肌内注射鱼腥草注射液 5 mL,每天 2 次。连用 7～12 天。

12.阴囊湿疹

鲜鱼腥草 100 g,水 1 000 mL,煎沸 3～5 分钟,洗患处,每天 2 次,连用 1 周。

13.功能性腹泻

鱼腥草注射液肌内注射,每次 2 mL,每天 2 次,连用 3 天。

14.泌尿系统感染

鱼腥草 30 g,白茅根 30 g,淡竹叶 6 g,蒲公英 30 g,赤芍 10 g,木通 6 g,甘草 6 g。水煎服,日服 1 剂。

（七）不良反应

变态反应，表现为头晕、心慌、胸闷、舌麻、皮肤潮红、荨麻疹、结膜充血、四肢麻木、抽搐、恶心、呕吐、呼吸困难、血压降低、过敏性紫癜等。

十一、射干

（一）别名

紫金牛、地芦竹、紫良姜、六甲花、凤凰草、冷水花。

（二）处方名

射干、寸干。

（三）常用量

6～12 g。

（四）常用炮制

1.射干

取原药材，用微火烧去须根，洗净、闷透，切 0.2～0.3 cm 厚的片，晒干或低温烘干。

2.炒射干

取射干片炒黄为度。

（五）常用配伍

1.配黄芩

清肺利咽。用于治疗肺热所致咽喉肿痛、咳吐黄痰、声音嘶哑等症。

2.配杏仁

降气化痰。用于治疗肺热咳嗽、气喘胸闷、咽喉干痒等症。

3.配麦冬

滋阴清火。用于治疗咽喉干燥、干咳少痰、慢性咽炎等病症。

（六）临床应用

1.慢性支气管炎

射干麻黄汤：射干 20 g，麻黄 6～9 g，细辛 3～6 g，清半夏 15 g，紫菀 10 g，蜜款冬花 10 g，五味子 12 g，生姜 6 g，大枣 3 枚。水煎服，日服 1 剂。

2.咽喉肿痛

射干喉风散：射干，山豆根各 15 g，冰片 2 g，共研极细粉，吹喉，每天 3～4 次。

3.慢性鼻炎

射干 15 g，山豆根 15 g，柴胡 10 g，辛夷 8 g，栀子 10 g，炒苍耳子 10 g。水煎服，日服 1 剂。

4.乳糜尿

射干 15 g，白糖 6 g。水煎服，每天 1 剂。

5.水田皮炎

射干 450 g，水 4.8 kg，水煎 1 小时，过滤，加食盐 120 g 搅匀，待温度至 30～40 ℃时涂洗患处。

6.流行性腮腺炎

射干鲜根 9～15 g，水煎，饭后服，每天 2 次。

(七)不良反应与注意事项

(1)腹泻、水样便。

(2)胃寒腹泻者慎服。

(3)孕妇禁用。

十二、山豆根

(一)别名

苦豆根、桑枝槐、黄结、山大豆根、广豆根。

(二)处方名

山豆根。

(三)常用量

16~12 g。

(四)常用炮制

取原药材,加水稍浸泡,闷透,切 0.1~0.3 cm 厚的片,晒干即可。

(五)常用配伍

1.配板蓝根

增强清热解毒功效。用于治疗病毒性肝炎及咽喉肿痛、口舌生疮、牙龈肿痛之症。

2.配射干

清热利咽。用于治疗热毒所致咽喉肿痛、口干、口苦等症。

(六)临床应用

1.咽喉肿痛

山豆根汤:山豆根 15 g,升麻 6 g,射干 10 g。水煎服,日服 1 剂。

2.钩端螺旋体病

山豆根 15 g,大青叶 60 g,甘草 15 g。水煎服,日服 1 剂。

3.牙龈炎

山豆根 15 g,白头翁 10 g,生石膏 20 g(先煎),生地黄 20 g,连翘 15 g,黄芩 15 g,甘草 6 g,淡竹叶 6 g。水煎服,日服 1 剂。

4.慢性乙型病毒性肝炎

山豆根注射液,每次 2 mL,肌内注射,一日 1~2 次,2 个月为 1 个疗程。

5.宫颈糜烂

先用 1∶1 000 新洁尔灭消毒宫颈,然后用棉球蘸山豆根细粉涂宫颈糜烂处,每 1~3 天 1 次,10 次为 1 个疗程。

6.头癣

取山豆根烘干后研为细末,加猪油调敷患处,每天 1~2 次。连用 4~5 次。

(七)不良反应

1.神经系统症状

头晕、眼花、乏力、嗜睡、步态不稳、共济失调、视物不清、语言障碍、抽搐、惊厥、昏迷等。

2.消化系统症状

恶心、呕吐、腹部不适、纳差、腹痛、腹泻等。

3.心血管系统症状

心悸、心率加快、血压下降等。

4.呼吸系统症状

呼吸急促、呼吸暂停,严重中毒时可发生肺水肿、呼吸衰竭。

5.泌尿系统症状

少尿、无尿等肾衰竭症状。

十三、白头翁

(一)别名

白头草、白头公、老翁花、野丈人、老冠花、山棉花根。

(二)处方名

白头翁。

(三)常用量

6～15 g。

(四)常用炮制

取原药材,用水洗净,当即捞起,切片、晒干。

(五)常用配伍

1.配秦皮

清热止痢。用于治疗痢疾大便脓血、腹痛及胃肠炎腹泻腹痛之症。

2.配苦参

清热止痒。用于治疗阴道滴虫瘙痒症及皮肤瘙痒、荨麻疹等症。

3.配黄连

清热解毒。用于治疗湿热痢疾、阿米巴痢疾等病症。

(六)临床应用

1.阿米巴痢疾

白头翁 30 g,黄连 10 g,秦皮 10 g。水煎,分 3 次口服,每天 1 剂,7 天为 1 个疗程。

2.痢疾

白头翁汤:白头翁 15 g,黄连 10 g,黄柏 12 g,秦皮 10 g。水煎服,日服 1 剂。

3.淋巴结核

白头翁 15 g,薏苡仁 15 g,皂角刺 3 g,夏枯草 15 g,大枣 6 枚。水煎服,日服 1 剂。

4.痈肿疼痛

白头翁 30 g,大黄 6 g,蒲公英 20 g,连翘 10 g,甘草 6 g。水煎服,日服 1 剂。

5.流行性腮腺炎

白头翁 20 g,先煎数沸后,打入 3 个鸡蛋,待蛋熟后,吃蛋喝汤,使患者微微汗出。

6.牙痛

白头翁 25 g,水煎,频频含服,每天 1 剂。

(七)不良反应与注意事项

(1)口腔黏膜灼热肿胀、发炎、呕吐、腹泻、腹痛、便血等。

(2)心搏快而弱、血压下降,严重者可引起休克。

（3）皮肤起水疱、红肿灼痛。

（4）虚寒泻痢者慎用。

十四、白花蛇舌草

（一）别名

白花蛇草。

（二）处方名

白花蛇舌草、蛇舌草。

（三）常用量

10～30 g。

（四）常用炮制

取原药材，拣净杂质，切段，晒干。

（五）常用配伍

1.配半枝莲

清热解毒。用于治疗癌症、肿毒、口舌溃烂、皮肤疮疹等病症。

2.配白茅根

清热利湿。用于治疗泌尿道感染所致尿频、尿痛之症。

3.配九香虫

化瘀止痛。用于治疗胃癌、肝癌所致脘腹疼痛。

4.配大黄

清热凉血。用于治疗痔出血、大便疼痛之症。

（六）临床应用

1.肝癌胁腹疼痛

白花蛇舌草 30 g，九香虫 8 g，薏苡仁 30 g，桃仁 6 g，柴胡 6 g。水煎服，日服 1 剂。

2.胃溃疡

白花蛇舌草 20 g，醋延胡索 15 g，牡蛎 30 g，白术 10 g，炙甘草 10 g。水煎服，日服 1 剂。

3.尿道炎

白花蛇舌草 30 g，白茅根 30 g，黄柏 12 g，淡竹叶 6 g，甘草 6 g。水煎服，日服 1 剂。

4.口腔溃疡

白花蛇舌草 20 g，炒蒲黄 5 g（另包），黄芪 20 g，天冬 30 g，沙参 15 g，射干 6 g，生姜 6 g，生甘草 9 g。水煎服，日服 1 剂。

5.口腔黏膜扁平苔藓

白花蛇舌草 30 g，青蒿 10 g，枸杞子 15 g，菟丝子 15 g，赤芍 15 g，黄芩 10 g，苍耳子 6 g，大枣 10 枚，冬瓜皮 15 g。水煎服，日服 1 剂。

6.胃癌、食管癌

白花蛇舌草 60 g，薏苡仁 30 g，黄药子 10 g，龙葵子 10 g，乌梅 10 g，乌药 6 g，干姜 6 g，桂枝 4 g，生姜 10 g。水煎服，日服 1 剂。

7.急性阑尾炎

白花蛇舌草 60 g，蒲公英 30 g，苦参 15 g。水煎服，日服 1 剂。

8.胆结石

白花蛇舌草 30 g,金钱草 30 g,茵陈 30 g。水煎服,日服 1 剂。

9.肺炎

白花蛇舌草 30 g,鱼腥草 30 g,荆芥穗 6 g,芦根 30 g,桑白皮 10 g。水煎服,日服 1 剂。

10.痈肿疮毒

白花蛇舌草 30 g,野菊花 30 g,金银花 20 g,蒲公英 30 g,甘草 6 g。水煎服,日服 1 剂。

11.急、慢性肝炎

肝康宁片(白花蛇舌草、虎杖、垂盆草、柴胡、五味子、人参、白术、丹参、郁金、三七、青木香、甘草),口服,一次 3～5 片,一日 3 次。

12.寻常型痤疮

美诺平颗粒(白花蛇舌草、金银花、连翘、地黄、牡丹皮、赤芍、黄芩、桑白皮、石膏、丹参、皂角刺、防风、甘草),开水冲服,一次 6 g,一日 3 次。

(七)不良反应与注意事项

(1)变态反应,表现为皮肤红色丘疹,瘙痒,呼吸困难,胸闷等。

(2)孕妇慎用。

(刘红英)

第二节　清热泻火药

一、石膏

(一)别名

细石、白虎、软石膏、细理石。

(二)处方名

生石膏、熟石膏、煅石膏。

(三)常用量

10～30 g。

(四)常用炮制

1.石膏

取原药材,捣碎或研细即可。

2.煅石膏

取石膏放入砂锅或铁锅内,煅至酥松为度,放冷研细即可。

(五)常用配伍

1.配知母

清热泻火。用于治疗发热口渴、头痛、小便黄赤等症。

2.配熟地黄

滋阴泻火。用于治疗阴虚火旺所致牙痛、头痛、口渴、舌黄等症。

3.配麻黄

清肺止喘。用于治疗支气管哮喘、慢性支气管炎咳喘、痰黄、口苦、舌黄等症。

4.配黄芩

清肺胃火邪。用于治疗肺胃热盛,痰黄口渴、恶心腹胀等症。

5.配牡丹皮

凉血消疹。用于治疗血热皮肤斑疹之症。

(六)临床应用

1.流行性乙型脑炎

生石膏 40 g(先煎),知母 18 g,生甘草 6 g,粳米 10 g,生大黄 10 g,板蓝根 15 g,水牛角粉 6 g。水煎服,日服 1 剂。

2.牙痛

生石膏 30 g,细辛 5 g。水煎服,日服 1 剂。

3.急性扭伤

生石膏粉 150 g,鲜白萝卜 50 g,捣料成糊,外敷患处。

4.皮肤溃疡不敛

煅石膏 45 g,红花 5 g,共研细粉,外用适量,撒于患处。

5.口舌生疮

口炎颗粒(石膏、知母、生地黄、玄参、青蒿、木通、淡竹叶、板蓝根、儿茶、芦竹根、甘草),口服,一次3～6 g,一日 3 次。

6.淋巴结炎

生石膏 100 g,研细末。与桐油调匀,敷患处,外加纱布包扎,每天换药 1 次(脓肿溃破者勿用)。

(七)不良反应与注意事项

(1)用量过大,可致神呆不语,疲倦乏力,精神不振。

(2)脾胃虚寒者忌用。

二、知母

(一)别名

名母肉、毛知母、光知母。

(二)处方名

知母、盐知母、炒知母、酒知母、知母肉。

(三)常用量

6～15 g。

(四)常用炮制

1.知母

取原药材,去须毛及外皮,用冷水或温水洗净,闷润,切 0.1～0.3 cm 厚的片,晒干。

2.炒知母

取知母片,放热锅中,用微火炒至深黄色,放冷即可。

3.酒知母

知母片 5 kg,黄酒 1 kg。取知母片,加黄酒拌匀,用微火炒至微黄色。

4.盐知母

知母 5 kg,盐 90 g,水适量。先将知母片加盐水拌匀,微火炒至变色或炒干。

(五)常用配伍

1.配黄柏

滋阴降火。舌红苔黄、咳血等症。

2.配麦冬

清肺泻火。用于治疗肺结核午后低热、手足心热、盗汗、口渴、用于治疗肺中燥热,气管炎导致的干咳、咽喉干燥等症。

3.配酸枣仁

清热养阴除烦。用于治疗虚烦失眠之症。

4.配郁李仁

清火通便。用于治疗血虚津少,大便秘结之症。

(六)临床应用

1.外感发热

白虎汤:生石膏 30~50 g(先煎),知母 12 g,粳米 10 g,甘草 4 g。水煎服,日服 1 剂。

2.肺结核低热咳嗽

知母 15 g,川贝母 10 g,苦杏仁 9 g,炒莛苈子 10 g,法半夏 10 g,秦艽 10 g,橘红 10 g,甘草 6 g。水煎服,日服 1 剂。

3.流行性乙型脑炎

白虎加人参汤:石膏 30 g(先煎),知母 10 g,人参 6 g,粳米 10 g,炙甘草 6 g。水煎至米熟汤成。

4.遗精

知母 15 g,熟地黄 24 g,山茱萸 12 g,山药 12 g,牡丹皮 10 g,云苓 10 g,泽泻 8 g,黄柏 12 g。水煎服,日服 1 剂。

5.妊娠反应

知母 12 g,人参 3 g,黄芩 3 g。水煎服,日服 1 剂。

6.胃火牙痛

知母 15 g,紫花地丁 30 g,白芷 10 g。水煎服,13 服 1 剂。

(七)注意事项

脾胃虚寒、腹泻者慎服。

三、芦根

(一)别名

苇根、芦苇根、苇子根、甜梗子。

(二)处方名

芦根、鲜芦根。

(三)常用量

10~30 g。鲜品 30~60 g。

(四)常用炮制

取鲜品洗净,切 1.5~3 cm 段,晒干即可。

(五)常用配伍

1.配白茅根

增强清热利水功效。用于治疗肾炎水肿及泌尿道感染尿频、尿急之症。

2.配竹茹

清胃止呕。用于治疗胃肠炎呕吐、口渴心烦之症。

3.配麦冬

用于治疗热病伤津、干咳、干哕、口干、烦渴等症。

4.配淡竹叶

用于治疗小便赤痛不畅、口苦舌干、脉数等症。

5.配茜草

凉血消斑。用于治疗皮肤斑疹、红赤或瘙痒等症。

(六)临床应用

1.肺脓疡

芦根 30 g,薏苡仁 30 g,冬瓜子 10 g,桃仁 10 g。水煎服,日服 1 剂。

2.胃热呕吐

鲜芦根 100 g,煎浓汁频饮。

3.尿道炎

芦根 30 g,木通 6 g,车前子 30 g(另包),滑石 15 g,白茅根 10 g。水煎服,日服 1 剂。

4.河豚中毒

鲜芦根 60 g,生姜 10 g,紫苏叶 10 g。水煎服,日服 1 剂。

5.牙龈出血

芦根 30 g。水煎服,日服 1 剂。

6.疝气

芦根 50 g。水煎服,早晚分服,每天 1 剂。

7.荨麻疹

芦根 30 g,黄芩 15 g,茜草 10 g,苍耳子 10 g。水煎服,日服 1 剂。

(七)注意事项

脾胃虚寒者慎用。

四、天花粉

(一)别名

瓜蒌根。

(二)处方名

天花粉、花粉。

(三)常用量

10～15 g。

(四)常用炮制

取原药材,加水浸泡,淋水润透,切 0.2～0.3 cm 厚的片,晒干。

(五)常用配伍

1.配知母

滋阴生津泻火。用于治疗糖尿病口渴、尿频及汗多,伤津口渴等症。

2.配芦根

清热生津。用于治疗热病伤津,心烦口渴、恶心、干呕等症。

3.配川贝母

清热化痰。用于治疗肺热咳嗽、痰黄等症。

4.配天冬

消痰散结。用于治疗乳腺增生,肿硬疼痛之症。

(六)临床应用

1.乳腺增生

天花粉 15 g,天冬 30 g,小茴香 10 g。水煎服,日服 1 剂。

2.糖尿病

天花粉 20 g,夏枯草 10 g,蒲公英 15 g,五味子 3 g,人参 3 g,黄芩 12 g,山楂 15 g。水煎服,日服 1 剂。

3.胃热呕吐

天花粉 15 g,清半夏 12 g,黄芩 15 g。水煎服,日服 1 剂。

4.肺结核咳嗽

天花粉 15 g,蜈蚣 2 条,桑叶 15 g,甘草 10 g。水煎服,日服 1 剂。

5.黄褐斑

天花粉 18 g,当归 10 g,黄芪 30 g,薏苡仁 30 g。水煎服,日服 1 剂。

6.过期流产及死胎

结晶天花粉蛋白针剂肌内注射,剂量以 0.45 mg 乘以月份计算;可加注射地塞米松 5 mL,以减少不良反应。一日 2 次,连用 3 天。

7.流行性腮腺炎

天花粉、绿豆各等份,共研细粉,冷水润涂患处,每天 3～4 次。

(七)不良反应

1.变态反应

荨麻疹、血管神经性水肿、胸闷、气急、过敏性休克等。

2.毒性反应

腹痛、呕吐、阴道出血、肝大、脾大等。

五、栀子

(一)别名

山栀子、红栀子、黄栀子。

(二)处方名

栀子、炒栀子、姜栀子、焦栀子、栀子炭、盐栀子。

(三)常用量

6～15 g。

(四)常用炮制

1.炒栀子

用微火炒至微黄色或者黄色,放冷即可。

2.焦栀子

取栀子放热锅中炒至焦黄色,炒后略洒水取出。

3.栀子炭

取栀子置180 ℃热锅内,炒至外黑内深褐色,喷水取出,筛去屑末,晒干。

4.姜栀子

栀子500 g,姜50 g。用姜汁拌匀栀子,用微火熔干,或微炒干即可。

5.盐栀子

栀子50 kg,食盐1.5 kg,水适量。取栀子用大火炒至内心半透、喷入盐水取出。

(五)常用配伍

1.配玄参

清热利咽。用于治疗慢性咽炎、咽干不适、咽部异物感及喉炎声音嘶哑、口苦舌黄之症。

2.配淡豆豉

清热除烦。用于治疗阴虚或热病伤津,心烦不安、失眠、头痛等症。

3.配侧柏叶

清热凉血。用于治疗肺结核咯血、胃火吐血、鼻炎出血、痔大便出血等症。

4.配牡丹皮

疏泄肝胆。用于治疗慢性肝炎及胆囊炎腹痛、腹胀;月经腹痛、头痛;神经衰弱之头晕头痛、失眠等症。

5.配白茅根

泻火凉血。用于治疗尿血、尿灼热等症。

6.配大黄

清火通便。用于治疗痔大便出血、疼痛之症。

(六)临床应用

1.咽炎

栀子15 g,玄参15 g,麦冬15 g。水煎服,日服1剂。

2.痰中带血

栀子15 g,侧柏叶15 g,荷叶15 g,黄芩12 g,白茅根20 g。水煎服,日服1剂。

3.痔

栀子18 g,大黄10 g,白芍15 g,甘草3 g。水煎服,日服1剂。

4.胆囊炎

栀子12 g,白芍15 g,牡丹皮12 g,柴胡12 g,生姜6 g,甘草3 g,山楂10 g。水煎服,日服1剂。

5.尿道感染

栀子15 g,白茅根30 g,黄柏10 g,蒲公英30 g。水煎服,日服1剂。

6.肝火头痛

栀子15 g,龙胆草8 g,薄荷6 g,白芷8 g,石膏30 g。水煎服,日服1剂。

7.慢性胃炎

炒栀子 10 g,淡豆豉 10 g,蒲公英 30 g。水煎服,日服 1 剂。

8.细菌性痢疾

栀子 15 g,黄连 15 g,黄柏 10 g,白芍 15 g,地榆 10 g,木香 6 g,马齿苋 30 g,山楂 30 g。水煎服,日服 1 剂。

9.血小板减少性紫癜

栀子(炒焦)15 g,生地黄 30 g,赤芍 12 g,白茅根 30 g,炙甘草 3 g。水煎服,日服 1 剂。

10.急性黄疸型肝炎

栀子 15 g,茵陈 20 g,鸡骨草 15 g,田基黄 15 g,甘草 3 g,大枣 5 枚。水煎服,日服 1 剂。

11.胎动不安

栀子 6 g,白芍 10 g,黄芩 9 g。水煎服,日服 1 剂。

(七)不良反应与注意事项

(1)胃部不适、恶心、灼烧感。

(2)外敷偶见皮肤红疹、起疱、瘙痒。

(3)中寒便溏者慎用。

六、夏枯草

(一)别名

东风、六月干、广谷草、灯笼头、白花草、大头花、羊肠菜、牛枯草。

(二)处方名

夏枯草、夏枯头。

(三)常用量

6～20 g。

(四)常用炮制

取原药材,摘去花柄,筛去泥土即可。

(五)常用配伍

1.配杜仲

用于治疗高血压所致之头痛、眩晕、烦躁等症。

2.配黄芩

用于治疗内热炽盛、肝火上攻所致目赤、咽痛、牙痛、头痛等症。

3.配菊花

清肝明目。用于治疗目赤肿痛、迎风流泪及头目眩晕之症。

4.配玄参

用于治疗阴虚内热、淋巴结核之症。

5.配石决明

用于治疗高血压头痛、颈项不适、眩晕、失眠等症。

(六)临床应用

1.高血压

夏枯草 30 g,石决明 30 g,杜仲 12 g,菊花 12 g。水煎服,日服 1 剂。

2.淋巴结核

夏枯草 30 g,沙参 20 g,玄参 15 g,牡蛎 30 g。水煎服,日服 1 剂。

3.结膜炎

夏枯草 30 g,黄芩 15 g,赤芍 15 g,生地黄 30 g。水煎服,日服 1 剂。

4.内耳眩晕症

夏枯草 20 g,竹茹 6 g,清半夏 12 g,云苓 20 g,黄芩 12 g,桂枝 3 g,钩藤 20 g(后下)。水煎服,日服 1 剂。

5.急性黄疸型肝炎

夏枯草 30 g,茵陈 15 g,大枣 10 枚。水煎服,日服 1 剂。

6.甲状腺良性结节

夏枯草 25 g,当归 10 g,丹参 15 g,昆布 10 g,珍珠母 20 g,生牡蛎 30 g(先煎)。水煎服,日服 1 剂。

7.滑膜炎

夏枯草 30 g,防己 6 g,泽兰 6 g,豨莶草 10 g,薏苡仁 30 g,丹参 10 g,功劳叶 10 g,土茯苓 20 g,当归 10 g,黄芪 15 g,川牛膝 12 g,丝瓜络 6 g。水煎服,日服 1 剂。

8.糖尿病

夏枯草 30 g,木贼 6 g,生地黄 15 g,黄芪 20 g。水煎服,日服 1 剂。

(七)不良反应与注意事项

(1)变态反应恶心、呕吐、心悸、头晕、腹痛、腹泻、皮肤红斑、丘疹等。

(2)脾胃虚弱者慎用。

(刘红英)

第三节 清化热痰药

一、桔梗

(一)别名

苦梗、苦桔梗。

(二)处方名

桔梗、炒桔梗、蜜桔梗。

(三)常用量

5~12 g。

(四)常用炮制

1.桔梗

取原药材洗净,急速摊开,去芦,隔一夜,切片,晒干。

2.炒桔梗

取桔梗炒至微黄为度。

3.蜜桔梗

桔梗片 0.5 kg,蜜 150 g。先将蜜炼至起泡,或加入清水炼滚后,再加桔梗片,炒至蜜尽色黄为度。

(五)常用配伍

1.配半夏

止咳祛痰。用于治疗风寒咳嗽、咳痰不利、胸闷不适等症。

2.配紫苏

宣肺止咳。用于治疗风寒感冒、咳嗽吐痰、痰稀量多等症。

3.配白芷

开气排脓。用于治疗疮痈已溃,脓出不畅或脓成不溃等症。

(六)临床应用

1.肺脓肿

桔梗 10 g,桑白皮 15 g,川贝母 10 g,当归 12 g,瓜蒌仁 12 g,防己 9 g,百合 20 g,薏苡仁 30 g,五味子 9 g,地骨皮 10 g,知母 10 g,苦杏仁 9 g,葶苈子 12 g,黄芩 15 g,枳壳 6 g,甘草 5 g。水煎服,日服 1 剂。

2.咽喉炎

桔梗 10 g,牛蒡子 9 g,薄荷 6 g,甘草 6 g,蝉蜕 6 g,乌梅 10 g,射干 9 g,青果 6 g,麦冬 10 g。水煎服,日服 1 剂。

3.外感咳嗽

桔梗 9 g,远志 6 g,蜜款冬花 9 g,紫苏叶 6 g,黄芩 9 g,炙甘草 6 g,生姜 4 片。水煎服,日服 1 剂。

4.乳腺增生症

桔梗 15 g,川芎 15 g,枳实 10 g,皂角刺 6 g,白芍 10 g,桃仁 10 g,赤芍 12 g,牡丹皮 12 g,云苓 20 g,夏枯草 15 g,麦冬 15 g,黄芩 10 g,甘草 5 g。水煎服,日服 1 次。

5.细菌性痢疾

桔梗 20 g,黄连 10 g,陈皮 6 g,枳壳 9 g,白芍 10 g,黄柏 10 g,干姜 3 g。水煎服,日服 1 剂。

(七)不良反应与注意事项

(1)剂量过大,可引起恶心、呕吐、腹痛、腹泻等症。

(2)低血压反应,血压降低、头晕、乏力、心悸等。

(3)咯血者忌服。

二、前胡

(一)别名

冬前胡、信前胡、北前胡、南前胡。

(二)处方名

前胡、炙前胡、炒前胡。

(三)常用量

3～10 g。

(四)常用炮制

1.前胡

取原药材,去梢尾及芦头,切片,晒干。

2.炒前胡

取前胡片用微火炒至微焦为度。

3.蜜前胡

前胡 5 kg,蜜 1.5 kg。将蜜炼黄,加入前胡拌匀,炒至黄色即可。

(五)常用配伍

1.配杏仁

润肺止咳。用于治疗干咳少痰、咽喉发痒、胸闷气喘等症。

2.配紫菀

止咳化痰。用于治疗咳嗽痰多,久咳不止,胸中滞闷等症。

(六)临床应用

1.慢性气管炎

前胡 12 g,紫苏叶 6 g,桔梗 6 g,地龙 15 g,苦参 12 g,陈皮 10 g,黄芩 15 g,姜半夏 12 g,甘草 6 g。水煎服,日服 1 剂。

2.冠心病

前胡 15 g,枳实 10 g,延胡索 10 g,郁金 12 g,木香 6 g,党参 15 g,半夏 12 g,川芎 12 g,黄芪 30 g,香附 10 g,石菖蒲 10 g,丹参 18 g,泽泻 6 g。水煎服,日服 1 剂。

3.咽喉炎

前胡 12 g,柴胡 9 g,法半夏 10 g,桂枝 3 g,射干 15 g,紫苏叶 6 g,虎杖 6 g,葛根 12 g,川芎 12 g,桔梗 6 g,麦冬 15 g,金银花 12 g,甘草 3 g。水煎服,日服 1 剂。

4.过敏性鼻炎

前胡 10 g,防风 10 g,乌梅 9 g,黄芪 15 g,银柴胡 10 g,白术 12 g,辛夷 6 g,白芷 9 g,五味子 6 g,黄芩 12 g,桑寄生 15 g,白芍 10 g,甘草 6 g。水煎服,日服 1 剂。

三、瓜蒌

(一)别名

栝楼、油栝楼、野苦瓜。

(二)处方名

瓜蒌、全瓜蒌、糖瓜蒌、炒瓜蒌。

(三)常用量

9～15 g。

(四)常用炮制

1.全瓜蒌

取原药材,阴干至其皮萎缩为度。

2.瓜蒌丝

取原药材,切丝,晒干。

(五)常用配伍

1.配薤白

通气除痰。用于治疗冠心病胸痛、气短、心悸等症。

2.配天花粉

生津润肺。用于治疗糖尿病口渴咽干、多饮多尿之症。

3.配半夏

止咳化痰。用于治疗肺热咳嗽、口咽干燥、痰黄等症。

4.配杏仁

润肺止咳。用于治疗干咳少痰、胸痛气促、口咽干燥等症。

(六)临床应用

1.冠心病

全瓜蒌30 g,薤白12 g,制半夏9 g,佛手10 g,川芎15 g,当归10 g,丹参15 g,姜黄9 g,甘草3 g。水煎服,日服1剂。

2.急性乳腺炎

全瓜蒌30 g,炒牛蒡子12 g,天花粉10 g,黄芩15 g,栀子12 g,柴胡10 g,连翘30 g,皂角刺6 g,金银花18 g,青皮9 g,陈皮6 g,甘草6 g。水煎服,日服1剂。

3.糖尿病

全瓜蒌30 g,炒山药30 g,炒白术15 g,天花粉15 g,玉竹12 g,黄芩15 g,槐花6 g,天冬30 g,青皮10 g,夏枯草15 g,车前草30 g,五味子6 g。水煎服,日服1剂。

4.慢性气管炎

瓜蒌15 g,炒杏仁10 g,川贝母6 g,桔梗6 g,黄芩12 g,陈皮6 g,紫苏叶6 g,荆芥穗6 g,地龙15 g,白前10 g,前胡10 g,姜半夏10 g,甘草5 g。水煎服,日服1剂。

5.乳腺增生症

瓜蒌30 g,天冬30 g,玄参10 g,枳壳10 g,青皮10 g,三棱12 g,莪术10 g,红花6 g,当归10 g,白芷6 g,石斛10 g,沙参12 g,甘草6 g。水煎服,日服1剂。

6.便秘

全瓜蒌30 g,肉苁蓉12 g,郁李仁6 g,炒杏仁10 g,知母12 g,何首乌10 g,枸杞子6 g,当归6 g,防风6 g,百合15 g,生地黄30 g,甘草3 g。水煎服,日服1剂。

(七)不良反应与注意事项

(1)胃部不适、腹泻。

(2)变态反应,皮肤丘疹、瘙痒、头晕、心悸、血压下降等。

(3)脾胃虚寒者慎用。

四、川贝母

(一)别名

乌花贝母、青贝母、松贝、炉贝、平贝。

(二)处方名

川贝母、川贝。

(三)常用量

3～10 g。

(四)常用炮制

取原药材,洗净,闷3～6小时,去心,晒干。

428

(五)常用配伍

1.配杏仁

润肺化痰。用于治疗外感咳嗽及气管炎、哮喘等病所致之咳嗽痰多、胸闷气促等症。

2.配知母

清热化痰。用于治疗肺热咳嗽,痰稠而黏,咽喉干燥等症。

3.配玄参

清利咽喉。用于治疗慢性咽炎咽部干燥、咳嗽、胸闷不适等症。

(六)临床应用

1.上呼吸道感染

川贝母 10 g,款冬花 10 g,苦杏仁 9 g,炙甘草 10 g,黄芩 12 g,陈皮 12 g,紫苏叶 6 g,生姜 6 g。水煎服,日服 1 剂。

2.慢性咽炎

川贝母 9 g,玄参 15 g,青果 6 g,白芷 6 g,西瓜霜 10 g(冲服),麦冬 15 g,金银花 15 g,甘草 5 g。水煎服,日服 1 剂。

3.哮喘

川贝母 10 g,麻黄 6 g,黄芩 15 g,杏仁 10 g,生石膏 30 g,白花蛇舌草 15 g,荆芥穗 6 g,瓜蒌 30 g,枳壳 6 g,陈皮 10 g,厚朴 6 g,芦根 15 g,炙甘草 6 g。水煎服,日服 1 剂。

4.淋巴结核

川贝母 12 g,牡蛎 30 g,玄参 15 g,牡丹皮 15 g,黄芪 15 g,太子参 30 g,夏枯草 20 g,蜈蚣 2 条,甘草 6 g。水煎服,日服 1 剂。

(七)不良反应与注意事项

(1)皮肤过敏,潮红、丘疹、瘙痒、药疹等。

(2)大便溏泄者慎用。

(刘红英)

第四节　温化寒痰药

一、半夏

(一)别名

蝎子草、三步跳、地巴豆、地雷公、麻草子。

(二)处方名

半夏、清半夏、姜半夏、制半夏、法半夏。

(三)常用量

3～10 g。

(四)常用炮制

1.清半夏

取生半夏,用水浸泡 8 天,每天换水 1 次。再加白矾(每百斤加 2 斤白矾),与水共煮,至无白心、晾至六、七成干,切片,晒干。

2.姜半夏

半夏 50 kg,生姜 5 kg。取生姜汁,喷在干燥的半夏片上,拌匀晒干,以微火炒黄。

3.法半夏

半夏 50 kg,生姜、皂角刺、甘草各 3 kg,白矾冬季 1.5 kg,夏季 3 kg,芒硝夏季 1.5 kg,冬季 3 kg,除半夏外,洗净打碎。将上药分 5 份,先取 1 份用布包好,加水漂洗半夏,夏季 3 天,冬季 4 天,换水;再取另 1 份药,如前法浸泡;至 5 份药泡完后,再用清水泡 1 天,取出切片,晒干。

(五)常用配伍

1.配陈皮

行气化痰。用于治疗肺寒咳嗽痰白,慢性气管炎咳嗽痰多,胃肠炎恶心呕吐、腹胀腹痛等症。

2.配黄连

清胃止呕。用于治疗胃肠炎、痢疾所致恶心呕吐、腹痛腹泻、肠鸣下坠等症。

3.配黄芩

清热化痰。用于治疗外感风热,咳嗽痰黄、咽干口苦及慢性气管炎胸闷咳嗽、痰黄黏稠、咳吐不利等症。

4.配厚朴

温中除胀。用于治疗脾胃寒湿、脘腹胀满、肠鸣泄泻、食少纳呆等症。

(六)临床应用

1.慢性胃炎

姜半夏 12 g,黄芩 15 g,干姜 6 g,党参 9 g,黄连 5 g,陈皮 6 g,枳壳 9 g,炙甘草 6 g,大枣 4 枚。水煎服,日服 1 剂。

2.胃溃疡

清半夏 12 g,白芍 15 g,牡蛎 30 g,黄连 6 g,白及 15 g,香附 12 g,黄芪 30 g,炙甘草 9 g,生姜 6 g。水煎服,日服 1 剂。

3.妊娠呕吐

姜半夏 12 g,云苓 15 g,黄芩 6 g,黄连 3 g,党参 10 g,干姜 3 g,车前子 6 g(另包),炙甘草 2 g。水煎服,日服 1 剂。

4.慢性咽炎

法半夏 12 g,厚朴 10 g,云苓 15 g,紫苏叶 6 g,白芍 12 g,赤芍 12 g,蒲公英 30 g,天花粉 12 g,麦冬 15 g。水煎服,日服 1 剂。

5.高血压

法半夏 10 g,云苓 30 g,天麻 10 g,炒杜仲 15 g,白术 15 g,黄芩 12 g,泽泻 9 g。水煎服,日服 1 剂。

6.感冒咳嗽

姜半夏 10 g,干姜 6 g,紫苏子 10 g,炒莱菔子 6 g,黄芩 10 g,党参 15 g,荆芥穗 6 g,炙甘草 6 g。水煎服,日服 1 剂。

7.癫痫

法半夏 10 g,竹茹 6 g,枳实 6 g,陈皮 6 g,云苓 9 g,全蝎 3 g,白僵蚕 6 g,天竺黄 6 g,酸枣仁 6 g,生姜 2 片,大枣 2 枚。水煎服,日服 1 剂。

8.内耳眩晕症

清半夏 10 g,白术 15 g,陈皮 6 g,竹茹 6 g,黄芩 10 g,泽泻 6 g,钩藤 20 g(后下),生姜 3 片。水煎服,日服 1 剂。

9.呕吐

姜半夏 10 g,党参 10 g。水煎服,日服 1 剂。

10.心悸

二夏清心片(炒半夏、云苓、陈皮、石菖蒲、炒枳实、葛根、炒竹茹、冬虫夏草、干姜、炙甘草),口服,一次 3 片,一日 3 次。

(七)不良反应与注意事项

(1)消化系统:生半夏粉吞服可致舌麻木、喉痒、咳嗽、恶心、腹痛、腹泻、转氨酶升高等。

(2)神经系统:过量可引起痉挛、四肢麻痹。

(3)呼吸系统:呼吸困难、不规则,严重时呼吸中枢麻痹。

(4)孕妇禁用。

(5)肝、肾功能不全者禁用。

二、白芥子

(一)别名

芥菜子、辣菜子。

(二)处方名

白芥子、炒白芥子、芥子。

(三)常用量

3～9 g。

(四)常用炮制

1.白芥子

取原药材,拣净杂质,晒干即可。

2.炒芥子

取白芥子炒至黄色,微有香气为度。

(五)常用配伍

1.配紫苏子

止咳化痰。用于治疗风寒咳嗽及气管炎咳嗽、胸闷喉痒、痰白不爽等症。

2.配地龙

止咳平喘。用于治疗慢性气管炎、支气管哮喘所致咳嗽气喘、胸闷不适等症。

3.配桂枝

温经化痰。用于治疗寒湿关节疼痛、肢体麻木、腰膝怕冷等症。

(六)临床应用

1.渗出性胸膜炎

白芥子 15 g,柴胡 10 g,黄芩 12 g,半夏 12 g,白芷 9 g,陈皮 9 g,浙贝母 12 g,苦杏仁 10 g,皂角刺 8 g,昆布 15 g,葶苈子 10 g,海藻 12 g,云苓 18 g,赤芍 12 g,夏枯草 30 g,甘草 6 g。水煎服,日服 1 剂。

2.滑膜炎

白芥子 15 g,薏苡仁 30 g,苍术 15 g,白芷 10 g,云苓 30 g,木瓜 30 g,当归 10 g,土鳖虫 10 g,益母草 30 g,川芎 10 g,川牛膝 15 g,柴胡 6 g,甘草 6 g。水煎服,日服 1 剂。

3.耳软骨膜炎

白芥子 12 g,薏苡仁 30 g,半夏 10 g,泽泻 12 g,白术 15 g,云苓 30 g,柴胡 10 g,黄芩 15 g,通草 6 g,鹿角霜 30 g,蒲公英 30 g,牡蛎 30 g,甘草 6 g。水煎服,日服 1 剂。

4.淋巴结核

白芥子、百部、乌梅各等份,共研细末,拌醋调糊状,敷患处,第一次敷 7 天,第二次敷 5 天,第三次敷 3 天。每次间隔 3 天。

5.慢性气管炎

白芥子 12 g,陈皮 10 g,姜半夏 12 g,地龙 12 g,五味子 6 g,炒杏仁 10 g,紫菀 12 g,黄芩 15 g,甘草 6 g。水煎服,日服 1 剂。

6.急性腰扭伤

炒白芥子末,每次 5 g,每天 2 次,黄酒送服。连用 1~3 天。

(七)不良反应与注意事项

(1)胃肠道反应:恶心、呕吐、腹中隐痛等。

(2)外敷时间过长,可致皮肤发疱、疼痛、瘙痒等。

三、旋覆花

(一)别名

金沸花、金盏花。

(二)处方名

旋覆花、覆花、蜜旋覆花。

(三)常用量

3~9 g。

(四)常用炮制

1.旋覆花

取原药材,拣净杂质,筛去土。晒干。

2.蜜旋覆花

旋覆花 0.5 kg,蜜 180 g。先将蜜熔化,倒入旋覆花拌炒,至老黄色不粘手为度。

3.炒旋覆花

将旋覆花用微火炒至具焦斑为度。

(五)常用配伍

1.配半夏

降逆平喘。用于治疗胃肠炎呕吐及哮喘胸闷气喘,咳嗽痰多等症。

2.配前胡

止咳化痰。用于治疗咳嗽痰多、胸闷喉痒、痰白而稀等症。

（六）临床应用

1.呕吐

旋覆花 10 g（另包），党参 12 g，姜半夏 12 g，生姜 10 g，赭石 20 g，甘草 6 g，大枣 4 枚。水煎服，日服1剂。

2.胃神经官能症

旋覆花 6 g（另包），香附 12 g，党参 12 g，炒白术 15 g，鸡内金 10 g，神曲 30 g，淡豆豉 15 g，木香 6 g。水煎服，日服 1 剂。

3.膈肌痉挛

旋覆花 6 g（另包），代赭石 30 g（先煎），太子参 15 g，制半夏 12 g，丁香 3 g，柿蒂 9 g，麦冬 12 g，黄芪 15 g，竹茹 6 g，甘草 3 g。水煎服，日服 1 剂。

4.慢性气管炎

旋覆花 9 g（另包），桔梗 6 g，白前 6 g，紫菀 10 g，姜半夏 12 g，陈皮 10 g，前胡 6 g，远志 5 g，黄芩 10 g，干姜 6 g，沙参 10 g，甘草 6 g。水煎服，日服 1 剂。

（七）不良反应与注意事项

（1）恶心、呕吐、胸闷、烦躁等。

（2）变态反应：皮肤潮红、瘙痒、皮炎、哮喘等。

（3）大便溏泄者慎用。

四、白前

（一）别名

鹅管白前、鹅白前、南白前。

（二）处方名

白前、炒白前、蜜白前。

（三）常用量

3～10 g。

（四）常用炮制

1.白前

取原药材，洗净，切段，晒干。

2.炒白前

取白前段炒至黄色。

3.蜜白前

白前段 50 kg，蜜 12 kg。将蜜炼熟，加入白前段拌匀，炒至老黄色。

（五）常用配伍

1.配紫菀

止咳化痰。用于治疗外感风寒，咳嗽胸闷以及慢性气管炎咳嗽痰多，胸闷气喘等症。

2.配桑白皮

清肺止咳。用于治疗肺热咳嗽、痰黄黏稠、口苦咽干等症。

3.配百部

润肺止咳。用于治疗干咳少痰、喉痒胸闷、肺结核咳嗽咳血等症。

（六）临床应用

1.肺热咳嗽

前胡 9 g,赤芍 10 g,麻黄 3 g,川贝母 10 g,白前 12 g,大黄 3 g,陈皮 6 g,黄芩 10 g,甘草 3 g。水煎服,日服 1 剂。

2.支气管哮喘

白前 10 g,麦冬 15 g,桑白皮 15 g,炒白果 12 g,炙紫菀 15 g,炙麻黄 6 g,款冬花 10 g,百部 15 g,陈皮 9 g,地龙 15 g,黄芩 12 g,桃仁 g9,枳壳 10 g,细辛 4 g,紫苏叶 6 g,甘草 5 g。水煎服,日服 1 剂。

3.顽固咳嗽

白前 12 g,黄芪 15 g,枸杞子 15 g,前胡 10 g,当归 10 g,党参 15 g,金银花 18 g,连翘 15 g,牛蒡子 10 g,蝉蜕 10 g,百合 12 g,南沙参 10 g,北沙参 10 g。水煎服,日服 1 剂。

4.慢性气管炎

白前 10 g,桔梗 9 g,紫菀 12 g,百部 15 g,紫苏子 9 g,陈皮 10 g。水煎服,日服 1 剂。

5.跌打胁痛

白前 15 g,香附 10 g,青皮 6 g。水煎服,日服 1 剂。

（刘红英）

第五节　止咳平喘药

一、杏仁

（一）处方名

苦杏仁、杏仁、光杏仁、杏仁泥、炙杏仁、蜜杏仁、炒杏仁。

（二）常用量

5～9 g。

（三）常用炮制

1.杏仁

取原药材,置开水锅中浸泡半小时,或者至皮皱起,倾入冷水中搓去皮,晒干,筛去皮即可。

2.炒杏仁

取杏仁用微火炒至微黄色有焦香味为度。

3.蜜杏仁

杏仁 0.5 kg,蜜 100 g。取杏仁加蜜炙,以不粘手为度。

（四）常用配伍

1.配前胡

止咳化痰。用于治疗感冒咳嗽、气管炎咳嗽、痰多胸闷等症。

2.配桔梗

止咳祛痰。用于治疗外感风寒、咳嗽痰多、胸闷气促等症。

3.配瓜蒌

润肺止咳。用于治疗肺热咳嗽,干咳少痰、口舌干燥、胸闷、吐痰不利等症。

(五)临床应用

1.上呼吸道感染

杏仁 10 g,法半夏 10 g,云苓 12 g,陈皮 10 g,前胡 10 g,枳壳 6 g,桔梗 6 g,甘草 6 g,生姜 3 片,大枣3 枚。水煎服,日服 1 剂。

2.急性气管炎

杏仁 10 g,麻黄 6 g,生石膏 30 g,黄芩 15 g,金银花 30 g,小蓟 15 g,陈皮 6 g,甘草 6 g,生姜 3 片。水煎服,日服 1 剂。

3.便秘

杏仁 10 g,生地黄 30 g,当归 12 g,火麻仁 10 g,桃仁 6 g,枳壳 6 g。水煎服,日服 1 剂。

4.扁平疣

杏仁 9 g,麻黄 6 g,薏苡仁 30 g,大青叶 20 g,赤芍 15 g,紫草 12 g,牡丹皮 12 g,皂角刺 6 g,柴胡 9 g,紫花地丁 30 g,白花蛇舌草 15 g,甘草 9 g。水煎服,日服 1 剂。

(六)不良反应

大量服用可发生中毒,严重者导致死亡。中毒表现为眩晕、头痛、呕吐、心悸、发绀、呼吸急促、血压下降、昏迷、惊厥等。

二、百部

(一)别名

百条根、九丛根、山百根、野天门冬。

(二)处方名

百部、炙百部、制百部、炒百部。

(三)常用量

5～12 g。

(四)常用炮制

1.百部

取原药材洗净,切片,晒干。

2.制百部

百部片 50 kg,甘草 4 kg。取甘草煎汤,加入百部片浸泡后捞出晒干。

3.蜜百部

百部 50 kg,蜜 7 kg。取百部微炒至焦斑,加蜜及水和匀,再用微火缓炒变干。

4.炒百部

取百部用微火炒至微黄色。

(五)常用配伍

1.配沙参

润肺止咳。用于治疗干咳少痰、肺结核咳嗽、低热乏力,以及慢性咽炎咽部干痒、干咳等症。

2.配川贝母

清肺化痰。用于治疗肺热咳嗽、咳吐黄痰、胸痛胸闷等症。

(六)临床应用

1.滴虫性肠炎

百部 15 g,党参 15 g,白术 12 g,黄芪 18 g,云苓 15 g,苦参 10 g,秦皮 8 g,砂仁 6 g,蛇床子 6 g,木香 6 g,黄柏 9 g,白头翁 9 g,炙甘草 6 g。水煎服,日服 1 剂。

2.阴虱

百部 60 g,硫黄 30 g,鹤虱 20 g,苦参 20 g,白鲜皮 20 g,地肤子 20 g,五倍子 25 g,蛇床子 18 g,大黄 20 g。水煎洗并湿敷患处,一日 1~2 次。

3.足癣

百部 30 g,苦参 60 g,黄芩 30 g,黄柏 30 g,白鲜皮 30 g,蛇床子 40 g,姜黄 20 g,白芷 20 g。水煎,泡足,每次 30 分钟,每天 1 次。

4.滴虫性阴道炎

百部 30 g,蛇床子 30 g,苦参 40 g,白鲜皮 20 g,明矾 10 g,硫黄 10 g,乌梅 9 g,花椒 3 g。水煎,待药液温度适当时坐浴,每次 30 分钟,每天 1~2 次。

5.淋巴结核

百部 15 g,白果 6 g,牡蛎 30 g,沙参 15 g,百合 15 g,瓜蒌 30 g,黄芩 12 g,紫菀 6 g,桑白皮 12 g。水煎服,日服 1 剂。

(七)不良反应与注意事项

(1)腹痛、腹泻、胸部灼热感、口咽干燥、头晕等。

(2)过量可引起呼吸中枢麻痹,表现为恶心、呕吐、头晕、头痛、面色苍白、呼吸困难、呼吸麻痹。

(3)脾虚泄泻者慎用。

三、紫菀

(一)别名

青菀、紫倩、山紫菀。

(二)处方名

紫菀、炙紫菀、炒紫菀。

(三)常用量

6~10 g。

(四)常用炮制

1.紫菀

取原药材,拣净杂质,洗净,切片,晒干。

2.炒紫菀

取紫菀,用微火炒至老黄色或微焦。

3.蜜紫菀

紫菀 0.5 kg,蜜 150 g。先将蜜熔化,将紫菀片放入拌匀,炒至深黄色不粘手为度。

(五)常用配伍

1.配款冬花

化痰止咳。用于治疗咳嗽痰多、胸闷气喘之症。

2.配五味子

润肺止咳。用于治疗久咳不止、咳嗽痰多、气喘自汗等症。

(六)临床应用

1.支气管扩张

紫菀10 g,阿胶15 g(烊化),桔梗9 g,知母10 g,党参12 g,云苓10 g,川贝母9 g,五味子6 g,甘草3 g。水煎服,日服1剂。

2.支气管炎

紫菀10 g,芒硝6 g,木通6 g,桔梗9 g,白茅根20 g,大黄5 g,甘草6 g。水煎服,日服1剂。

3.百日咳

紫菀9 g,百部9 g,白僵蚕5 g,川芎5 g,乳香3 g,胆南星3 g,赭石10 g。水煎服,日服1剂。

4.支气管哮喘

紫菀10 g,炙麻黄6 g,地龙15 g,延胡索10 g,紫苏子10 g,桃仁10 g,枳实9 g。水煎服,日服1剂。

(七)不良反应与注意事项

(1)阴虚火旺者慎用。

(2)紫菀皂苷有强力溶血作用,其粗制剂不宜静脉注射。

四、紫苏子

(一)别名

黑苏子、杜苏子、南苏子。

(二)处方名

紫苏子、苏子、炒苏子、蜜苏子。

(三)常用量

3～9 g。

(四)常用炮制

1.炒紫苏子

取紫苏子用微火炒至有香味,或起爆声为度。

2.蜜紫苏子

紫苏子50 kg,蜜6 kg。取紫苏子加蜜炒至深棕色不粘手为度。

(五)常用配伍

1.配半夏

祛痰平喘。用于治疗咳嗽气喘、胸闷痰多等症。

2.配川贝母

止咳化痰。用于治疗咳嗽气喘、痰多黏稠、咳吐不利等症。

3.配火麻仁

润肠通便。用于治疗体虚津少大便燥结、脘腹胀闷之症。

(六)临床应用

1.慢性气管炎

紫苏子10 g,半夏10 g,当归10 g,前胡6 g,陈皮6 g,肉桂2 g,甘草3 g,生姜3片。水煎服,日服 1 剂。

2.哮喘

炙苏子 12 g,炙麻黄 6 g,紫菀 10 g,佛耳草 10 g,苦杏仁 9 g,黄芩 12 g,法半夏 10 g,云苓 15 g,白僵蚕 10 g,橘红 10 g,炙款冬花 10 g,甘草 6 g。水煎服,日服 1 剂。

3.便秘

紫苏子 10 g,火麻仁 10 g,知母 12 g,防风 10 g,杏仁 9 g,生姜 3 片,陈皮 6 g。水煎服,日服 1 剂。

五、桑白皮

(一)别名

桑树皮、桑皮。

(二)处方名

桑白皮、双皮、炙桑白皮。

(三)常用量

6~15 g。

(四)常用炮制

1.桑白皮

取原药材,去外皮,洗净,切片,晒干。

2.炙桑白皮

桑白皮 5 kg,蜜 1.2 kg。先将蜜加水适量化开,加入桑白皮片拌匀,炒至黄色蜜尽为度。

3.炒桑白皮

取桑白皮片,用微火炒至黄色即可。

(五)常用配伍

1.配枇杷叶

清肺化痰。用于治疗肺热咳嗽、痰黄胸闷、口干苔黄等症。

2.配地骨皮

养阴退热。用于治疗阴虚低热、手足心热、夜间盗汗、口咽干燥等症。

3.配白茅根

清热利水。用于治疗泌尿系统感染,尿痛尿频、小便不畅及慢性肾炎下肢水肿等症。

(六)临床应用

1.急性气管炎

桑白皮 15 g,黄芩 15 g,苦杏仁 9 g,川贝母 9 g,枇杷叶 10 g,桔梗 9 g。水煎服,日服 1 剂。

2.鼻出血

桑白皮 30 g,白茅根 30 g,芦根 20 g,黄芩 15 g,大黄 6 g。水煎服,日服 1 剂。

3.支原体肺炎

桑白皮 15 g,姜半夏 6 g,紫苏子 10 g,杏仁 6 g,浙贝母 6 g,黄芩 6 g,黄连 2 g,栀子 6 g,苇茎 20 g,白僵蚕 6 g,瓜蒌 15 g,金银花 6 g。水煎服,日服 1 剂。

4.痤疮

桑白皮 20 g,黄芩 15 g,枇杷叶 10 g,苦参 10 g,栀子 6 g,金银花 15 g,茵陈 10 g,白花蛇舌草

20 g,甘草 5 g。水煎服,日服 1 剂。

5.小儿急性肾炎

麻黄 3 g,连翘 6 g,金银花 6 g,赤小豆 30 g,桑白皮 9 g,云苓 9 g,泽泻 6 g,车前草 10 g,白茅根 30 g,蝉蜕 6 g。水煎服,日服 1 剂。

6.肾炎水肿

桑白皮 30 g,冬瓜皮 30 g,大腹皮 10 g,薏苡仁 30 g,芦根 30 g,桑寄生 15 g,车前草 30 g,白花蛇舌草 15 g。水煎服,日服 1 剂。

六、葶苈子

(一)别名

独行菜子、辣辣根子、播娘蒿子。

(二)处方名

葶苈子、炒葶苈子、蜜葶苈子。

(三)常用量

5～10 g。

(四)常用炮制

1.炒葶苈子

取葶苈子用微火炒 2～3 分钟,至有响声并有香气时为度。

2.蜜葶苈子

葶苈子 0.5 kg,蜜 200 g。先将蜜熬黄,加入葶苈子,用微火翻炒呈紫色为度。

(五)常用配伍

1.配桑白皮

行水平喘。用于治疗水气壅肺、喘咳胸闷、下肢水肿、小便不利等症。

2.配泽泻

泻水消肿。用于治疗肾性及心性水肿、小便不利、脘胸胀闷等症。

3.配干姜

温肺止咳。用于治疗肺寒咳喘、痰多胸闷、呕恶脘胀等症。

(六)临床应用

1.胸腔积液

炒葶苈子 10 g,大枣 12 枚。水煎服,日服 1 剂。

2.内耳眩晕症

葶苈子 10 g,云苓 15 g,桂枝 8 g,炒白术 10 g,天麻 10 g,泽泻 6 g,半夏 10 g,淡竹叶 6 g,甘草 3 g。水煎服,日服 1 剂。

3.肺心病

葶苈子 10 g,百合 15 g,川贝母 10 g,法半夏 10 g,陈皮 10 g,枳壳 6 g,紫苏子 6 g,云苓 10 g,虎杖 6 g,茵陈 6 g,板蓝根 15 g,丹参 15 g,牡丹皮 6 g。水煎服,日服 1 剂。

4.支气管哮喘

葶苈子 15 g,紫苏子 15 g,炙麻黄 8 g,陈皮 10 g,地龙 15 g,麦冬 30 g,沙参 15 g,干姜 3 g,甘草 6 g。水煎服,日服 1 剂。

5.慢性肾炎

葶苈子 10 g,防己 10 g,椒目 6 g,大黄 6 g,桂枝 6 g,黄芪 30 g,白术 15 g,云苓 20 g,泽泻 6 g,蝉蜕 6 g,薏苡仁 30 g,甘草 6 g。水煎服,日服 1 剂。

6.肝硬化腹水

葶苈子 15 g,黄芪 30 g,党参 15 g,云苓 20 g,益母草 15 g,炙鳖甲 15 g,白术 15 g,泽泻 6 g,土鳖虫10 g,莪术 10 g,三棱 6 g,白花蛇舌草 15 g,蒲公英 30 g,车前草 30 g。水煎服,日服 1 剂。

(七)不良反应与注意事项

(1)心脏毒性:心律减慢、传导阻滞。

(2)过敏性休克胸闷、恶心、呕吐、头晕、心慌、面色苍白、大汗、呼吸困难、血压下降等。

(3)体质虚弱者慎用。

七、枇杷叶

(一)别名

杷叶。

(二)处方名

枇杷叶、蜜枇杷叶、炒枇杷叶。

(三)常用量

6～10 g。

(四)常用炮制

1.枇杷叶

取原药材,刷净背面毛茸,去柄,洗净,切丝,晒干。

2.炒枇杷叶

取枇杷叶丝,放 120 ℃热锅内,炒至微焦即可。

3.蜜枇杷叶

枇杷叶 0.5 kg,蜜 100 g。先将蜜化开,加适量水与枇杷叶拌匀,炒至微黄色不粘手为度。

(五)常用配伍

1.配紫菀

化痰止咳。用于治疗感冒咳嗽及气管炎咳嗽痰多、胸闷、喉痒等症。

2.配竹沥

清肺化痰。用于治疗肺热咳嗽、痰黄黏稠、咳吐不利、舌干口苦等症。

3.配半夏

止咳祛痰。用于治疗咳嗽痰多、呕恶痞闷、胸闷胸痛等症。

(六)临床应用

1.痤疮

枇杷叶 10 g,桑白皮 15 g,黄柏 10 g,黄连 6 g,人参 6 g,黄芩 12 g,桑寄生 12 g,玄参 12 g,蒲公英30 g,小蓟 30 g,白花蛇舌草 15 g,甘草 3 g。水煎服,日服 1 剂。

2.妊娠呕吐

枇杷叶 6 g,白术 6 g,黄芩 9 g,云苓 10 g,姜竹茹 6 g,法半夏 6 g,陈皮 6 g,大枣 6 枚。水煎服,日服 1 剂。

3.百日咳

枇杷叶 9 g,麦冬 10 g,天冬 10 g,北沙参 9 g,百合 10 g,瓜蒌仁 6 g,百部 8 g,桔梗 4 g,木蝴蝶 3 g,橘红 6 g,桑白皮 6 g,地龙 6 g,蒲公英 10 g。水煎服,日服 1 剂。

4.慢性气管炎

枇杷叶 10 g,紫菀 10 g,黄芩 10 g,金银花 15 g,黄芪 15 g,姜半夏 10 g,竹茹 6 g,紫苏叶 6 g,炙甘草 6 g。水煎服,日服 1 剂。

5.回乳

枇杷叶 20 g,炒麦芽 30 g,炒神曲 30 g。水煎服,日服 1 剂。

(七)不良反应

未除毛之枇杷叶可引起咳嗽、喉头水肿、痉挛等症状。

八、白果

(一)别名

银杏果、公孙树果、佛指柑。

(二)处方名

白果、白果仁、炒白果。

(三)常用量

3～9 g。

(四)常用炮制

炒白果:取白果肉用微火炒至黄色。

(五)常用配伍

1.配地龙

止咳平喘。用于治疗哮喘、气管炎所致喘促胸闷、咳嗽痰多等症。

2.配半夏

止咳祛痰。用于治疗感冒咳嗽、气管炎咳嗽、痰多、胸脘痞闷等症。

3.配干姜

温肺止咳。用于治疗肺寒咳嗽、痰白清稀、食纳少进、四肢不温等症。

(六)临床应用

1.支气管炎

白果 10 g,麻黄 3 g,葶苈子 10 g,紫苏子 6 g,款冬花 10 g,炒杏仁 9 g,蜜桑白皮 15 g,黄芩 15 g,法半夏 12 g,陈皮 6 g,枳壳 6 g,甘草 3 g。水煎服,日服 1 剂。

2.遗尿

白果 6 g,益智仁 6 g,茯神 5 g,女贞子 5 g,覆盆子 4 g,金樱子 3 g,桑螵蛸 6 g,菟丝子 9 g,五味子 6 g,莲须 3 g,生龙骨 10 g,生牡蛎 10 g。水煎服,日服 1 剂。或将白果仁炒熟,每岁 1 枚,最多不超过 20 枚,每晚服 1 次,连用 7～10 天。

3.肺结核

白果 10 g,枇杷叶 12 g,沙参 15 g,百部 15 g,白及 10 g,夏枯草 20 g,瓜蒌 20 g,枸杞子 10 g,阿胶 15 g(烊化),紫菀 10 g,白薇 6 g,甘草 3 g。水煎服,日服 1 剂。

4.冠心病

白果 10 g,丹参 15 g,赤芍 12 g,牡丹皮 12 g,红花 6 g,川芎 10 g,当归 6 g,生地黄 30 g,桂枝 3 g,葛根 15 g,三七粉 2 g(冲服)。水煎服,日服 1 剂。

(七)不良反应

1.消化系统

呕吐、腹胀、腹痛、腹泻等。

2.造血系统

白细胞升高。

3.神经系统

头痛、昏迷、惊厥、抽搐、触觉、痛觉消失等。

4.皮肤过敏

潮红、瘙痒、丘疹、血肿、起疱等。

(韩秀清)

参考文献

[1] 范大超.新药临床试验实践[M].上海:上海科学技术出版社,2021.

[2] 张艳秋.现代药物临床应用实践[M].北京:中国纺织出版社,2021.

[3] 文爱东,王靖雯.常用药物相互作用速查手册[M].北京:中国医药科技出版社,2020.

[4] 史录文.国家药物政策与基本药物制度[M].北京:人民卫生出版社,2020.

[5] 时慧.药学理论与药物临床应用[M].北京:中国纺织出版社,2021.

[6] 吴晓玲,赵志刚,于国超.临床药物治疗管理学[M].北京:化学工业出版社,2020.

[7] 文爱东,石小鹏.常用药物配伍禁忌速查手册[M].北京:中国医药科技出版社,2020.

[8] 蒋萌,邹冲.药物 1 期临床试验质量管理实践[M].北京:人民卫生出版社,2021.

[9] 姚文山.国家基本药物临床应用指南[M].天津:天津科学技术出版社,2019.

[10] 何红梅,杨志福.常用药物不良反应速查手册[M].北京:中国医药科技出版社,2020.

[11] 张茂清.现代药理学与药物治疗基础[M].长春:吉林科学技术出版社,2019.

[12] 赵丽娅.药物学基础[M].郑州:河南科学技术出版社,2020.

[13] 王博.药物学基础[M].重庆:重庆大学出版社,2021.

[14] 伦志彩.常见药物临床应用[M].北京:科学技术文献出版社,2020.

[15] 崔一民,阳国平.1 期临床试验设计与实施[M].北京:人民卫生出版社,2021.

[16] 丛晓娟,杨俊玲,韩本高.实用药物学基础[M].石家庄:河北科学技术出版社,2021.

[17] 赵桂法.药物学临床诊疗常规[M].天津:天津科学技术出版社,2020.

[18] 程青芳.靶向抗肿瘤药物[M].南京:南京大学出版社,2021.

[19] 徐世军.实用临床药物学[M].北京:中国医药科技出版社,2019.

[20] 曹玉,元唯安.药物临床试验实践[M].北京:中国医药科学技术出版社,2021.

[21] 何波.心血管药物和药理学发展研究[M].广州:世界图书出版广东有限公司,2020.

[22] 周林光.临床药物应用实践[M].开封:河南大学出版社,2019.

[23] 程国华,李正奇.药物临床试验管理学[M].北京:中国医药科技出版社,2020.

[24] 刘翠玲.临床药物学研究[M].长春:吉林科学技术出版社,2019.

[25] 杨光,王雁群,何宁.药理学[M].广州:世界图书出版广东有限公司,2020.

[26] 周宏灏.药物临床试验管理基础[M].北京:人民卫生出版社,2020.

[27] 姚再荣.药事管理与药剂学应用[M].北京:中国纺织出版社,2020.

[28] 叶发青,李飞.药物化学[M].武汉:华中科技大学出版社,2019.

[29] 叶晓芬,金美玲.呼吸系统疾病药物治疗经典病例解析[M].上海:复旦大学出版社,2021.

[30] 宋茂民.药物临床试验伦理审查[M].北京:北京科学技术出版社,2019.

[31] 李菊萍.简明中药使用手册[M].昆明:云南科技出版社,2020.

[32] 蔡建强.肿瘤药物常见不良反应指导手册[M].北京:科学技术文献出版社,2021.

[33] 杨红梅.药剂学[M].天津:天津科学技术出版社,2020.

[34] 皮荣标.药物筛选和成药性评价的基础与实践[M].广州:中山大学出版社,2019.

[35] 杨世民.药事管理与法规[M].北京:高等教育出版社,2021.

[36] 王肖雲,邵欣,杨扬,等.基于药物临床试验项目管理系统的受试者诊疗模块的实现与评价[J].中国药房,2021,32(13):1537-1542.

[37] 李梅欣,郑欣,史文丽,等.慢性病患者参与药物临床试验意愿的影响因素:医学伦理观念调查[J].中国康复理论与实践,2021,27(3):361-367.

[38] 吴薇,年宏蕾,李天佐.药物临床试验知情同意书伦理审查意见分析[J].医药导报,2021,40(8):1141-1145.

[39] 薛朝军,任炳楠,郭彩会,等.基于EVIDEM理念的医疗机构药品遴选多准则循证决策框架探究[J].中国医院药学杂志,2021,41(3):303-308.

[40] 孔慧敏,杨四福,迟宝明,等.喹诺酮类抗生素在水环境中降解和吸附影响因素[J].科学技术与工程,2021,21(3):1196-1201.